张丑丑 编

裴正学
系列方药的
研究

PEIZHENGXUE
XILIE FANGYAO DE
YANJIU

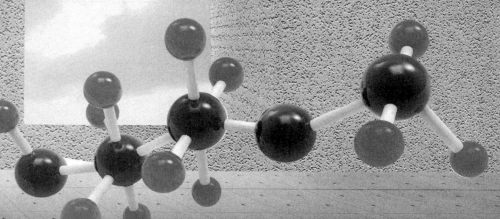

甘肃科学技术出版社

图书在版编目(CIP)数据

裴正学系列方药的研究 / 张丑丑编. -- 兰州 ：甘
肃科学技术出版社，2014.10 (2021.8重印)
ISBN 978-7-5424-2040-4

Ⅰ.①裴… Ⅱ.①张… Ⅲ.①中风 － 验方 － 汇编
Ⅳ.①R289.5

中国版本图书馆CIP数据核字(2014)第234185号

裴正学系列方药的研究

张丑丑 编

责任编辑	史文娟 左文绚
编 辑	于佳丽
封面设计	黄 伟

出 版 甘肃科学技术出版社
社 址 兰州市读者大道568号 730030
网 址 www.gskejipress.com
电 话 0931-8125103(编辑部) 0931-8773237(发行部)
京东官方旗舰店 https://mall.jd.com/index-655807.html

发 行 甘肃科学技术出版社 印 刷 三河市华东印刷有限公司
开 本 787毫米×1092毫米 1/16 印 张 24.5 插 页 1 字 数 538千
版 次 2014年10月第1版
印 次 2021年8月第2次印刷
印 数 501~1250
书 号 ISBN 978-7-5424-2040-4 定 价 98.00元

序

　　《裴正学系列方药的研究》一书，行将付梓发行，全书 40 余万字，汇集了共 18 篇论文，这些论文都是我的硕士研究生在攻读硕士期间的实验研究和研究报告。他们研究的题目都针对我在临床中的常用方药。我在 50 余年的临床生涯中，共有数十种临床用药所配制的中成药，这些中成药全是我在临床中数十年的有效方药配制，是我 50 余年的临床心血结晶，由于临床疗效突出，在广大患者中享有好评，服药的患者覆盖了全国各地，远至京、津、沪、粤，近至陕、甘、宁、青，还有一些港、澳、台及国外患者，也对这些中成药给予了很高的评价。我想通过研究生们的研究课题，将这些药品的治病机理和微观改变，进行系统的研究，从而为研发新药打下基础。由此，也可把传统中医药的研究从宏观推向微观，使其登上现代科学技术的快车，与时俱进。我的学生张丑丑硕士将这些论文收集起来，进行了校对，拿给我看，我翻阅了全书，认为这是一部丰富的裴氏临床药物研究资料。它应该流传后世，供人参考，成为发展裴氏系列药物的宝贵资料之一。陈学忠院长在百忙中翻检了全书，作为该书的主审是当之无愧的。谨此为序。

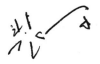

裴正学于甘肃省医学科学研究院

2013 年 12 月 18 日

目　录

裴氏升血颗粒对再障小鼠
血液系统影响的实验研究

白丽君

中文摘要

目的：本实验通过观察裴氏升血颗粒(PeiShiShengXue grain PSSX)对免疫介导的障碍模型小鼠外周血象、骨髓组织形态学及股骨有核细胞数的影响，以此证实其确切疗效探讨其机理。

方法：采用 90 只健康 BALB/C 小鼠，随机分为 6 组：正常组、模型组、PSSX 大剂量组、PSSX 中剂量组、PSSX 小剂量组、贞芪扶正组(ZhenQiFuZheng ZQFZ)。将除正常组小鼠外的 BALB/C 小鼠经 3.0GY 直线加速器 γ 射线全身照射，4h 内由尾静脉输入取自 DBA/2 小鼠胸腺淋巴细胞混悬液，输细胞量为每只 0.2ml。7d 后测外周血象及各组均处死 5 只取材来判断造模是否成功。模型复制成功后每天按浓度为 PSSX 大剂量(0.02g/g·d)、PSSX 中剂量(0.01g/g·d)、PSSX 小剂量(0.005g/g·d)，ZQFZ 组(0.01g/g·d)，剂量 1ml 分别给各组小鼠灌胃，模型组予等量蒸馏水灌胃，连续灌胃 40d。分别于用药 20d 和 40d 后测血象；40d 后将小鼠脱颈处死后取双侧股骨进行有核细胞计数和病理学切片观察，并对所测结果进行统计学处理。

结果：给药组与模型组比较：HGB、WBC、PLT 数值显著升高($p < 0.05$)，WBC 数值升高不明显；裴氏升血颗粒中剂量优于贞芪组，小剂量组与贞芪组比较无显著差异，大剂量组先升高后降低；股骨有核细胞数示：给药组与模型组比较有显著差异($p < 0.05$)，且裴氏升血颗粒中剂量、小剂量优于大剂量组和贞芪组，但无显著性差异($p > 0.05$)；骨髓组织形态学观察示：给药组与模型组比较对造血组织容量升高有显著差异($p < 0.05$)，裴氏升血颗粒中剂量优于其他给药组。

结论：裴氏升血颗粒具有改善骨髓微环境、促进骨髓造血细胞的增殖分化，提高造血祖／干细胞数量，抑制非造血组织细胞增生分化的作用，并通过以上环节使骨髓造血功能恢复，外周血象升高。

关键词：裴氏升血颗粒；再生障碍性贫血；免疫介导；外周血象

ABSTRACT

Objective：To explore the effects of PeiShiShengXue granule （PSSX）solution on bone marrow proliferation of immune mediated aplastic anemia mice .

Methods：90 mice were divided into 6 groups randomly :normal group ,high dose of PSSX group ,middle dose of PSSX group, low dose of PSSX group and ZhenQiFuZheng（ZQFZ） group. AA mice models were made according to reformed Yaojun method：Except the normal mice, the BALB/c mice were irradiated by3.0 GY γ ray from beenline acce lerator for whole body and were given mixed cells from thymus and lymph nodes of DBA/2 mice through tail vein to establish the immune−mediated aplastic anemia mice models Afier one week, hemogram and bone matopoiesis tissue volulme of model mice obviously increased, it is a remarkable imparity compared with AA group ; The results indicats that mice models were made successfuly.Afier 20 days and 40 days the changes in hemogram were tested.After the experiment were finished ,those mice were kill to take femoral bone to figure out the BMNC and the bone marrow hematopoiesis tissue volume.

Result：ln the peripheral blood, it reveals that pssx granule can obviously increase the level of Hb, wight blood cell and platelet（$p<0.05$） of aplastic anemia ,but it can not improve the level of red blood cell significantly. Middle dose of PSSX group are better than other gjoup And pssx gianule also can increase the level of karyocyte cell count in the femoral bone remarkablely compared with AA group （$p<0.05$）. As far as the pathohistology fact, pssx gianule can significantly improve the sigp of myelopathy pathology（$p<0.05$）.

Conclusion：pssx granule can improve the level of peripheral blood and karyocyte cell count in the femoral bone. And it can improve the content of hematopoietic tissue notably. That means pssx granule has the function of improving marrow microenvironment, enhancing the generation and differentiahon of hemopoietic stem cellin the marrow, improving the number of haemopoietic sLem ceU, and suppressing the generation and differentiation in the non−hematopoietic tissue. Through the above processes ,we think that pssx granule can retrieve haematogenesis function of marrow and enhance the the level in peripheral blood.

Key words：peishishengxue granule ; aplastic anemia ; hemogam ; immune mediated

前 言

再生障碍性贫血(aplastic anemia,AA)简称再障,是由化学、物理、生物等因素引起的骨髓造血干细胞、造血微环境损伤以及免疫机制改变,导致骨髓造血功能衰竭,以全血细胞减少为主要临床表现的疾病[1]。病理变化为造血细胞的减少和红髓的脂肪化。根据起病缓急,病情轻重、骨髓损伤程度和转归,国内分为急性和慢性两型,国外分为轻、重两型。虽然各年龄组均可发病,但以青壮年多见,男性多于女性,北方多于南方。据国内 21 个省、市、自治区调查,再障发病率为 $7.4/10^6$,慢性再障为 $6.0/10^6$,急性再障为 $1.4/10^6$。

再障属于虚劳、虚损、血虚、血证范畴。《金匮要略》"男子面色薄,主渴及亡血,脉浮者,里虚也"。"面色白,时瞑兼衄,少腹痛,此为劳使之然","男子脉大为劳,极虚亦为劳。"这些描述与再障相似[2]。

裴氏升血颗粒为我国著名中西医结合专家裴正学教授自行研制的具有抗肿瘤、提升机体免疫力的验方制剂,早在 20 世纪 70 年代初,该药因治愈白血病多例被全国血液病会议命名为"兰州方",在国内各地使用,反映良好。1997 年作为甘肃省医学科学研究院院内制剂命名为 "裴氏升血颗粒",2002 年作为甘肃省医科院临床科研课题通过科技成果鉴定,并于 2003 年被评为甘肃省中医药皇甫谧科技成果一等奖。

由于该制剂在基础研究方面尚缺乏系统资料,为了对这一临床具特效的中草药进行系统研究,全面开发,在导师裴正学教授的指导下对本课题立题实施实验研究。

立论研究背景及依据

1 再障的国内外研究现状

1.1 现代医学对再障的认识

1.1.1 再障的病因病机

对于再生障碍性贫血的发病机理,医学科学家经过多年研究探索,提出种子学说、土壤学说,虫子学说以及体质或遗传因素等相关学说[3]。

1.1.1.1 种子学说(造血干细胞缺乏或有缺陷)

研究发现,再障患者的骨髓增生低下,全血细胞减少,红细胞、粒细胞、血小板均减少。因为这三系血细胞均由同一造血干细胞分化而来,所以可以推测再障是由造血干细胞缺乏或异常引起的。实验证明[3],患者骨髓祖细胞的体外培养显示粒－巨噬细胞系祖细胞(CFU-GM 及 CFU-C)、红细胞系祖细胞(BFU-E 及 CFU-E)均显著减少,而骨髓移植成功后,很快恢复正常造血功能。用药物马利兰注射小鼠导致再障[4],观察该小鼠骨髓发现,其多能干细胞减少,由此可以作为佐证。而导致造血干细胞数量减少的原因是再障患者的周围血和骨髓中存在着抑制细胞,抑制细胞主要是淋巴细胞和巨噬细胞。近年来,重点研究了抑制性 T 细胞致使干细胞分化障碍,从而引起骨髓增生低下,造成再生障碍性贫血。学者将造血干细胞形象地比喻为"种子",称这一理论为"种子学说"。

1.1.1.2 土壤学说(骨髓微环境改变)

造血干细胞的生长、发育、分化,要有良好的骨髓中的造血微环境作为基础。它的构成有神经、血管和基质,它的功能是向造血组织输送营养物质,排走代谢产物,以利于造血干细胞的更新。有些再障的致病因子,并不直接损伤造血干细胞,而是先影响造血微环境,使其中的微血管痉挛或使微血管壁上的内皮细胞发生损害,进而导致血流灌注障碍,最后引起多能干细胞坏死。此外,骨髓微环境中基质成分的缺陷[5],也有一定的影响。学者将骨髓中的造血微环境形象地比喻成"土壤",称这一理论为"土壤学说"。

1.1.1.3 虫子学说(免疫缺陷)

再障的免疫缺陷有两种机制:即体液免疫机制和细胞免疫机制,但二者是相互联系、相互影响的。部分再障患者血清中存在抑制因子,它能抑制 GM-CFU 集落形成,而且最常见于原发性再障。实验发现[6]这种"再障血清抑制因子"在体外能抑制造血,并具有抗体的某些特征。有的研究表明[7],再障患者中淋巴细胞能抑制骨髓造血,使正常人红系细胞显著增生减低,少数可出现巨幼细胞改变。T 淋巴细胞是细胞免疫中的主要效应细胞[7],是极不均一的群体,也是再障免疫异常网络中的重要细胞,Th 与 Ts 细胞的失衡可导致骨髓造血功能抑制。再障患者 Th 细胞亚群失衡、Th1 细胞数量增多及功能亢进可能是导致再障骨髓衰竭的重要环节,迄今发现参与造血调控的细胞因子有数十种,分为正性及负性造血调控因子两类,造血正负细胞因子分泌紊乱在再障发病中亦起重要的作用。有学者认为[8],再障患者发生造血衰竭是正性因子活性减弱,负性因子异常激活所致。各种造血调控因子能使 $CD34^+$ 细胞上表达 Fas 抗原,从而通过 Fas L 使 $CD34^+$ 细胞发生凋亡。IL-2 主要由 Th1 细胞分泌,IL-2 活性及 IL-2 受体(IL-2R)表达的细胞(Ts 细胞,NK 细胞及单核/巨噬细胞)增加,可导致 T 细胞的增殖和激活,促进干扰素的增加,增强了对造血干细胞的抑制。IL-2 作为一种造血负调控因子在再障发生发展中起重要作用[9],IL-2 还能促进 NK 细胞的活力,NK 细胞也具有抑制造血细胞活性的作用。红细胞膜表面的 C_{3b} 受体具有黏附 CIC,并使其被清除的功能,CIC80%黏附于红细胞上,由红细胞携带至肝脾等巨噬细胞系统内溶解,从而避免激活补体所致的病理性损害。再障患者红细胞清除功能下降,导致血中 CIC 增多[10],其可沉积于骨髓的血窦壁上,损害造血微环境,以致影响造血细胞的分化与成熟。有学者对慢性再障患者治疗前后的红细胞免疫功能进行检测发现:红细胞免疫复合物花环率(RICR)、补体 C_{3b} 均比治疗前显著提高,CIC 比治前明显降低。故免疫缺陷也是引发再障的机制之一,这一理论为"虫子学说"。

1.1.2 分型及临床表现

再障的临床分型有先天性再生障碍性贫血和获得性再生障碍性贫血[1]。其临床表现为贫血、出血及感染。我国学者把再障分为急性和慢性。

1.1.2.1 急性型

特点为发病急,病情重,进展迅速。贫血:患者有苍白、乏力、头昏、心悸和气短等症状,且多呈进行性加重;感染:多数患者有发热,体温在38℃以上,个别患者自发病到死亡均处于难以控制的高温之中,以呼吸道感染最为常见,其他有消化道、泌尿生殖道及皮肤感染,感染的菌种以革兰氏阴性杆菌、金黄色葡萄球菌和真菌为主,常合并败血症;出血:均有程度不同的皮肤黏膜及内脏出血,鼻衄、龈血、眼结膜出血,口腔黏膜有小血泡,皮肤可见瘀点或瘀斑。所有脏器都可有出血,但只有开口于外部的脏器出血才能为临床所查知。如呕血、便血、尿血,女性的阴道出血、眼底出血和颅内出血,后者常危及患者生命。出血部位由少增多,由浅表转为内脏,常预兆会有更严重的出血。

1.1.2.2 慢性型:特点为起病和进展较缓慢,病情较急性型轻。贫血:慢性过程,常见苍白、乏力、头昏、心悸、活动后气短等,经输血症状改善,但维持时间不长;感染:高热比急性型少见,感染相对容易控制;出血:出血倾向较轻,以皮肤出血为主,内脏出血少见,久治无效的晚期病人有发生脑出血者,表现为剧烈的头痛和呕吐。

1.1.3 诊断标准

1.1.3.1 国内诊断标准:1987年第四届再生障碍性贫血学术会议的最后修改意见如下[11]:①全血红细胞减少,网织红细胞绝对值减少。②一般无肝脾肿大。③骨髓象中至少1个部位增生减低或重度减低(如增生活跃,须有巨核细胞明显减少),骨髓小粒非造血细胞增多(有条件者做骨髓活检等检查,显示造血组织减少,脂肪组织增加)。④能除外引起全血细胞减少的其他疾病,PNA、MDS中的难治性贫血(MDS-RA)、急性造血功能停滞、骨髓纤维化、急性白血病、恶性组织细胞病等。⑤一般抗贫血药物治疗无效。

1.1.3.2 国内急性再障(亦称SAA-I型)[12]的诊断标准:①临床表现:发病急,贫血呈进行性加重,常伴严重感染,内脏出血。②血象:除血红蛋白下降较快外,须具备以下任意两项:网织红细胞百分比小于1%,绝对值小于 $15×10^9/L$;白细胞明显减少、中性粒细胞绝对值小于 $0.5×10^9/L$,血小板小于 $20×10^9/L$。③骨髓象:多部位增生减低,三系造血细胞明显减少,非造血细胞增多,如增生活跃须有淋巴细胞增多,骨髓小粒中非造血细胞及脂肪细胞增多。

1.1.3.3 国内慢性再障的诊断标准:①临床表现:发病缓慢,贫血、感染、出血均较轻。②血象:血红蛋白下降速度较慢,网织红细胞、白细胞、中性粒细胞及血小板值常较急性再障为高。③骨髓象:三系或两系减少,至少1个部位增生不良,巨核细胞明显减少,骨髓小粒中非造血细胞及脂肪细胞增加。④病程中如病情恶化,临床、血象及骨髓象与急性再障相同,称SAA-Ⅱ型。

1.1.3.4 国外诊断标准[13]:国外常用的是1979年Camitta所提出的标准,一直沿用至今,Camitta将再障分为重型与轻型。①重型再障诊断标准:骨髓细胞增生程度<正常的25%;如<正常的50%,则造血细胞应<30%;血象须具备下列三项中的两项:粒细胞<$0.5×10^9/L$;网织红细胞<1%或绝对值<$4×10^9/L$;血小板<$20×10^9/L$;若中性粒细胞<$0.2×10^9/L$为极重型。②轻型再障诊断标准:骨髓增生减低;全血细胞减少。

1.1.4 鉴别诊断

再障当与以下几种疾病鉴别:一是阵发性睡眠性血红蛋白尿(PNH):部分PNH病人虽有全血细胞减少,有时在某一时期亦可发生骨髓增生低下,容易与再障相混淆,但PNH常有轻度黄疸,网织红细胞常有轻度增多,酸化血清溶血试验(Ham试验)、糖水试验、尿含铁血黄素实验均阳性,而再障则为阴性,红细胞的胆碱酯酶活性明显减低,中性粒细胞的碱性磷酸酶活性大多明显减低,这些特点可与再障相鉴别。再障与阵发性睡眠性血红蛋白尿有时可同时存在或互相转化。二是骨髓纤维化症:此症作骨髓穿刺时常常抽不到骨髓组织,仅抽到少量血水,涂片中细胞很少,容易被误诊为再障。但在血片中常可见到较多形态各异的红细胞,如泪滴形细胞、椭圆形细胞、破碎细胞,并出现有核细胞、幼稚粒细胞;白细胞计数常增高;肝脾明显增大;骨髓活检显示骨髓中纤维组织大量增生,这些都是再障所没有的。三是急性白血病:常有贫血、出血和发热,肝脾肿大多见;血象有全血细胞减少,骨髓象示增生减低,易与再障相混,但低增生低百分比白血病血中可出现幼稚细胞,骨髓中充满原始或幼稚细胞,而再障病例骨髓中原始细胞并不增多。四是白血病前期:亦有全血细胞减少,血细胞常有较多形态异常,如红细胞大小不等,出现椭圆形的大红细胞和有核红细胞,常见有少数幼稚粒细胞和形态典型的粒细胞,单核细胞增多,血小板形态不正常;查骨髓象:白血病前期患者的骨髓增生活跃,白血病原始细胞不增多,但中幼粒细胞轻至中度增多,成熟和未成熟的单核细胞增多,幼红细胞可有类巨幼红变,巨核细胞大多不减少,这些可与再障作鉴别。五是恶性组织细胞病:全血细胞减少,但往往有高热,不能用感染解释,出血严重,有肝脾淋巴结肿大,骨髓检查有异常的组织细胞,可与再障区别。六是骨髓增生异常综合征(MDS):全血细胞减少,表现为慢性贫血症状,容易与再障混淆。粒细胞、红细胞、巨核细胞三系中均可见到病态造血,粒细胞系,核分叶过多、核异常,双核的未成熟粒细胞,巨大晚幼粒细胞,异常的原始粒细胞和早幼粒细胞,颗粒分布异常、减少或消失过氧化酶染色阴性,碱性磷酸酶活性减低;红细胞系,核浆成熟分离,有核异常,多核,核破裂,环形铁粒幼细胞占幼红细胞的 20%以上;巨核细胞系,有小巨核细胞,分叶过多巨核细胞和巨大血小板。MDS 患者骨髓增生活跃或明显活跃,有的病例骨髓中原始、早幼细胞增多,红细胞系统增生,粒红比例倒置,巨核细胞多不减少,末梢血中有时血小板较多,单核细胞比例增高,易见有核红细。

此外,引起全血细胞减少的疾病尚有:骨髓转移瘤、骨髓硬化症、大理石病、多发性骨髓瘤、恶性淋巴瘤、全身性真菌病、重症败血症、营养缺乏症等。诸病均各有特征性改变,不难与再障鉴别。

1.1.5 再障的主要治疗

1.1.5.1 药物治疗

1.1.5.1.1 雄性激素治疗:如康力龙、康复龙(羟甲雄酮 oxymetholone)、庚酸睾丸酮、复方长效睾丸酮注射剂(巧理宝,triolandren)、17-去氢甲基睾丸酮(methandienonum. 商品名 dianabol),其目的在于增加促红细胞生成素的产生,加强促红细胞生成素对造血干细胞的作用,能激发处于休止期的多能干细胞(CFU-S)进入细胞增殖周期,而产生红系定向干细胞,可促进 CFU-E、CFU-C 向成熟分化。

1.1.5.1.2 血管扩张剂作用机理:如 654-2,莨菪浸膏片,其作用在于解除微环境的血管痉挛,调整其血流灌注,从而改善造血微环境,使造血组织有丰富的血液供给,恢复其造血功能。此外,再障病人血中环核苷酸(cAMP)降低、环鸟苷酸(cGMP)升高,而 654-2 为 M 型受体阻滞剂,可增加 cAMP 而抑制 cGMp,使 cAMP/cGMP 比值升高,有利于造血干细胞的增殖和分化。

1.1.5.1.3 骨髓神经兴奋剂:如硝酸士的宁、一叶萩碱,此类药物可能通过兴奋神经、扩张骨髓血管,调节骨髓血流,改善骨髓微环境而发挥作用,常用于治疗慢性再障。

1.1.5.1.4　免疫抑制剂:一是淋巴细胞球蛋白(ALG)和抗胸腺细胞球蛋白(ATG):具有杀伤抑制性 T 细胞(Ts)、CD4$^+$ 细胞和使 CD4$^+$/ CD8$^+$ 比值恢复正常的作用,同时又有丝裂原的促增值作用,从而改善和恢复重型再障的造血功能。二是环孢菌素 A(cyclosporin)有抑制 T 细胞,减少 IL-2 活力等免疫抑制作用,用于治疗重型再障(SAA)疗效较为肯定,对于 ALG/ATG 治疗无效的患者亦可获得疗效,并作为治疗 SAA 的第一线药物。三是环磷酰胺(CTX)为一种强力免疫抑制剂,常规用于重型再障患者异基因骨髓移植 allo-BMT 的预处理,有报道少数重型再障患者经大剂量环磷酰胺预处理后未接受 allo-BMT 治疗而恢复了自身造血功能。

1.1.5.1.5　生长因子:可促进血细胞生成,这是基因工程发展的产物,如重组粒－巨噬细胞集落刺激因子(rGM-CSF)及重组人体粒细胞集落刺激因子(rhG-CSF)可使白细胞迅速上升。还有研究表明:G-CSF、GM-CSF 及 EPO 均是作用于分化后期的祖细胞生长因子,G-CSF、GM-CSF 能增加粒、巨噬系等的细胞数,从而减少了感染机会,EPO 可增加血红蛋白,减轻患者的贫血。IL-3,SCF,bFGF 是作用于较早期祖细胞、干细胞,是作用较广泛的造血生长因子,能增强 G-CSF、GM-CSF 及 EPO 的作用。所以造血因子在临床上对再障治疗有广阔的应用前景。

1.1.5.1.6　碳酸锂:体外实验证明,锂盐对人体粒细胞的集落有刺激生长的作用,故推论可能治疗再障有效。

1.1.5.2　移植治疗

1.1.5.2.1　骨髓移植(BMT):再生障碍性贫血(AA)的主要发病机理是原发和继发性造血干细胞数量和(或)质的缺陷。采用异基因骨髓移植(allo-BMT)是使重型再障(SAA)造血功能重建而且消除造血干细胞质缺陷的最好方法,对接受 HLA 匹配同胞供体的 SAA 患者,不宜应用含照射的预处理方案,而用 CTX+ATG 方案更为适宜,植活后的长期生存率可达 70%左右。

1.1.5.2.2　外周血干细胞移植:从外周血中分离到足量的造血干细胞供自体移植之用。90 年代造血刺激因子(G-CSF. GM-CSF)广泛用于临床,发现他们有很强的动员作用,且副作用较少,异基因造血干细胞移植才成为可能。

1.1.5.2.3　脐血移植:脐血中早期干细胞较骨髓中丰富,是造血干细胞移植的另一个理想来源。脐血中高增值潜能的集落形成单位(HPP-CSF)的含量和 CD34$^+$ CD38$^-$ 细胞形成集落比骨髓多,对脐血中淋巴细胞研究的结果则提示脐血淋巴细胞不够成熟。T 淋巴细胞受异体抗原刺激后,相应的细胞活毒性比成人 T 细胞活性低,连续刺激对异体抗原能产生耐受性。一些 T 辅助细胞还表达 CD45RA 和 CD38,这类 T 细胞没有辅助功能,主要起免疫抑制作用。

1.2　中医对再障的认识

再障中医属于"血虚"、"血枯"、"虚劳"、"虚损"等范畴。祖国医学对再障的认识源远流长,与现代医学有许多相似之处。中医认为"肾主骨,骨藏髓","髓血同源",可见肾与骨髓造血有密切关系。此外,中医还认为"血者水谷之精也,生化于脾","中焦受气取汁,变化而赤是为血"[14],可见脾与造血也有一定关系。因此,辨证论治应以肾、脾为核心,尤其以肾的关系最为密切。在临床方面,自20世纪50年代以来,中医治疗再生障碍性贫血大体分为三个阶段:20世纪60年代以前,以补益心脾或益气养血为主;20世纪70年代在前法的基础上,出现了健脾补肾法;80年代以来,几乎均以补肾为主,兼以益气养血等。此后,国内出现了不少以补肾为主的经验方,虽然处方药物组成不同,但组方原则均不出上述范围。关于再障的辨证分型,中国中西医结合血液学专业委员会于1979年在苏州召开学术会议时[15],将再障分为急劳髓枯型(相当于急性再障)、阴虚型、阳虚型及阴阳两虚型,后三者相当于慢性再障,经过实践,认为将急劳髓枯作为疾病命名,未反映出气血、阴阳、脏腑之相互联系,难以指导临床立法和用药;对于后三型,只有阴阳,没有脏腑定位,亦不能明确指导临床立法和用药,乃于1989年在大连召开的全国中西医结合血液病学术会议重新讨论了急、慢性再障分型问题,认为再障的发病机制与肾的关系最为密切,故以肾为中心将再障分为肾阴虚、肾阳虚和肾阴阳两虚三型,有利于指导辨证和治疗。

　　1.2.1　分型及治疗

　　1.2.1.1　肾生髓法[16]

　　1.2.1.1.1　滋阴补肾法:再障患者出现肾阴虚证候,除前述气血两虚证候外,尚有低热、手脚心热、盗汗、皮肤黏膜出血、甚至眼底、内脏出血。本法多与益气补血药如当归补血汤合用。代表方:滋阴补肾方;归芍地黄汤;左归饮;炙甘草汤。

　　1.2.1.1.2　温阳补肾法:再障患者出现肾阳虚证候。除前述气血两虚证候外,尚有怕冷、肢凉、腰酸、尿频、夜尿多、阳痿等阳虚证。代表方:补肾助阳方;右归饮。

　　1.2.1.1.3　肾阴阳两补法:再障患者有低热,手脚心热,口干,盗汗等阴虚证,又有腰酸、腿软、尿频、怕冷、夜尿多,浮肿等阳虚证。代表方:阴阳双补方;桂附地黄汤。

　　1.2.1.2　温补脾肾法:患者有腹胀、便溏、怕冷、腰酸、腿软、阳痿等脾肾阳虚证。代表方:十四味建中汤;温补脾肾方。

　　1.2.1.3　补益心脾法:适用于各型再障有心脾两虚证候者,如心悸、气短、乏力、失眠、便溏、纳差等。单独使用,多用于轻型病例,多数再障与补肾法合用。代表方:归脾汤;人参养荣汤;参芪四物汤。

　　1.2.1.4　活血化瘀法:再障患者见面色晦暗无华、身痛等血瘀证,代表方桃红四物汤和活血化瘀方。活血化瘀在治疗再障中很少单独使用,多与补肾法合用,名补肾活血法或补肾化瘀法。多数用丹参、鸡血藤、当归、赤芍、川芎,较少用桃仁、红花。

　　1.2.1.5　清热解毒法:急性再障患者常有感染发热,或肝炎相关性再障,或再障并发黄疸型肝炎者,可用此法,待发热、黄疸退净后,转入补肾法治疗。代表方:清热解毒方;茵陈栀子柏皮汤。

　　90年代以来,在辨证分型的基础上,根据病情轻重又提出分期论治,进一步丰富了再障辨证论治的内容。一是进展期(或称危重期):病情呈进行性加重,血象三系下降,输血频繁,常伴发热与出血,多见于急性再障,或慢性再障初发病例及前述阴虚型。治疗强调中西医结合,多种药物配合输血综合治疗。中医治法:滋阴补肾,凉血解毒,标本兼治,发热、出血重者也可以治标为主。处方:可在前述滋阴补肾方基础上,加用或重用清热解毒凉血止血药,如银花、连翘、栀子、蒲公英、板蓝根、羚羊角、生地、丹皮、白茅根、生地榆、藕节等。二是好转期(或称稳定期):病情趋于稳定,无明显出血与发热,血象稳定或略有回升,输血间隔明显延长,或已脱离输血。此期以治本为主,多按前述肾阴阳两虚治疗。三是恢复期(或称缓解期):血象明显上升,血红蛋白及红细胞已达到或接近正常值,白细胞及血小板也有一定上升,完全脱离输血三个月以上,已无出血或发热。此期阴虚、阳虚证候已不明显,治疗仍以补肾为主,多阴阳双补,用前述阴阳双补方治疗。老年患者多用补肾助阳方,或两方定期交换使用。此期治疗时间较长,至少一年以上,用药逐渐减少及减量,维持较长时期。

随症加药:贫血重者,选加血肉有情之药,如阿胶、龟板胶、鹿角胶、鹿茸粉、紫河车等,或单独使用人参;出血重者,选加紫草、黄柏、生地榆、茜草、白茅根、土大黄、大蓟;脾虚或便溏重者:选加党参、白术、茯苓、淮山药;虚胖或浮肿者,还可加泽泻、车前子、怀牛膝等;易感冒者:选加或重用生黄芪、防风、白术、板蓝根、灵芝;阴虚低热者:选加青蒿、鳖甲、地骨皮、银柴胡、白薇等;盗汗者:加浮小麦、煅龙牡,阳虚重者:可加制附片,尽量少用或不用肉桂,以防动血,引起出血。有痤疮、毛囊化脓或有其他轻度感染者:选加银花、连翘、板蓝根、蒲公英、紫花地丁等清热解毒之品。久治无效者:除调整用药,增加剂量外,如无出血倾向者,在补肾基础上,加活血药,如丹参、鸡血藤、川芎、三七之类,并强化中西医结合,多种药物综合治疗。当再障有严重感染、出血,应急则治标,待感染、出血控制后,仍回到治再障方案。

1.2.2 中药研究

近20年来不少实验研究,也证明许多补肾药物可以促进造血干细胞的生长,为再障的治疗提供了实验依据。麻氏[17]用体内扩散盒方法检测补肾中药对粒系祖细胞的作用,结果发现首乌、熟地、桑葚、麦冬;菟丝子、枸杞子;黄芪、党参;补骨脂、巴戟天;锁阳,大云等六对中药使CFV-D产率明显增加。彭氏[18]据微循环血管舒张、渗出、出血、结构破坏四项指标综合分析比较,发现大菟丝子饮有效地减轻了再障小鼠骨髓微循环血管的舒张、渗出、出血、结构破坏,对耳郭微血管损伤亦有相似的作用,说明补肾中药对再障的治疗效果是减轻或消除骨髓微循环的障碍,从而改善了造血。周氏[19]用体内扩散盒培养方法观察保元汤对造血细胞的影响,发现保元汤对小鼠扩散盒集落形成细胞CFV-D产率明显提高。俞氏[19]用体外琼脂培养法观察二仙温肾汤对造血细胞的影响,结果显示其对CFV-S、GM-CFVD的产率均显著提高。说明二仙温、肾汤对小鼠造血功能在受到环磷酰胺损伤而低下的情况下,能促进骨髓中多向性造血干细胞和粒系祖细胞的增生,并且能促进正常小鼠骨髓中粒系祖细胞和红系祖细胞的生长。骨髓严重低氧血症的病理现象多属"气滞血瘀证",施以养血、活血、行气、化瘀法后往往使其临床症候改善。肖氏[20]发现川芎嗪等活血药,虽然不能作用于造血细胞本身,但可在体内影响造血微环境,从而有利造血细胞增殖,为临床应用活血化瘀药治疗造血系统疾病提供确切依据;当归多糖可通过直接或间接途径促进淋巴细胞和造血微环境中的基质细胞合成和分泌GM-CSF或CM-CSF样物质,进而可以促进粒单系血细胞的生成,地黄可促进血虚动物 RBC、Hb 的修复,加快骨髓造血细胞 CFU-S 等的增殖、分化,具有显著"生血"作用。地黄多糖对环磷酰胺作用的小鼠骨髓粒系祖细胞有促进恢复作用,并对放射损伤有一定保护作用。采用造血祖细胞体外培养和脾集落形成法等技术研究发现,人参皂甙能明显促进腹腔注射苯肼、^{60}Co 照射小鼠的血细胞生成,主要表现在促进红系细胞生成。人参皂甙 Rg1 能够促进人外周血液中淋巴细胞的有丝分裂,使细胞直径增大,数目增多,DNA 合成升高。三七总皂甙对小鼠多能造血干细胞(CFU-S)有明显促进作用,脾结节中粒、红二细胞有丝分裂活跃,脾脏重量增加,提示三七补血途径之一是通过作用于多能造血干细胞而发挥作用。黄芪对环磷酰胺引起的小鼠骨髓有核细胞数减少、骨髓增生受抑制情况具有明显作用,对 ^{60}Co 照射大鼠的 WBC、Hb、骨髓有核细胞数及分裂指数、CM-CSF 均有明显改善作用。

2 本课题立题依据

2.1 导师学术思想

导师裴正学教授在深入研究祖国传统医学,总结多年的临床经验,并结合现代医学对再障的认识,将再障的治疗归纳为健脾益肾、益气养血、活血化瘀、凉血止血[14]。

2.1.1 健脾补肾、益气养血

《素问评热论》"邪之所凑,其气必虚",《素问逆篇刺法论》"正气存内,邪不可干"。正气由肾气和中气组成,肾气又称为原气,为先天之本;中气又称为水谷之气,为后天之本。二者所形成之正气代表着现代医学所谓之免疫、代谢、内分泌、植物神经、遗传基因等。裴氏升血颗粒是由导师所创拟之"兰州方"演化而成,四参大补中气堪称扶正固本之主药,补气药中首选太子参,裴老谓"此物味淡气雄,可入血分",其次吉林参,北沙参,党参,黄芪等亦属常用之品,但吉林参价昂,可以人参须代之,裴老谓:"须者形尖气锐,径入血分"。"气为阳之根",气虚既久,必致阳虚,故在补气药中,酌加淫羊藿、破故纸、菟丝子等壮阳之品,每能相得益彰。肾为先天之本,元气之根,而肾中精气的重要功能是促进机体的生长,发育和生殖。肾主骨、生髓、其华在发,肾精不足,精不生髓,髓不养骨,精血同源,髓虚则精血不能复生,而生地、山萸、山药、丹皮,六味地黄汤也,取补肾益血之寓意,况大剂量山萸肉有改善骨髓造血功能之报告,此"肾主骨,骨藏髓,髓血同源"之证明。脾为后天之本,生化之源,《难经·八十一难》说:"中焦受气,取汁变化而赤,是为血。"《难经·八四十二难》说:"脾主裹血,温五脏。"饮食入胃须经过脾的运化,取水谷的精气而化生气血。如饮食失调、劳倦内伤等因素,可促使脾气亏损,其运化功能减退,水谷化生精、气、血、津液障碍,则脏腑、经络、四肢百骸得不到充分的营养而失去正常的生理活动,出现头昏、眼花、心悸、气短、乏力等气血不足症,这些论述说明血液之生成和输布又与脾的关系至为密切。裴老常以归脾、四君子、保元汤等作为健脾益气首选方。另外,脾虚统摄无权,又极易产生出血,严重时临床可见呕血、便血、尿血、子宫出血、眼底出血及颅内出血,脾胃虚弱,升降失常,运化无力,还会导致痰、瘀等病理产物蓄积体内,见皮肤晦暗或有瘀斑,衄血不止,出血紫暗,舌质暗紫有瘀点瘀斑,脉沉细或涩等瘀血征象,以上说明脾虚是再障的重要环节。在对血液病的治疗中,裴老有:"肾主骨髓,脾主末梢"之概念,盖"骨髓渐成于胎中,末梢之血则萌动于产后"。李时珍说"有形之血难以骤升,无形之气须当急补"。党参、麦冬、五味子,即生脉散,方出《千金方》,为益气养阴之名方,用治"再障"每能药中病的。裴老在长期临床实践中,提出了"壮阳升'白'、养阴升'板'、补气养血升'红'的概念。《素问·阴阳应象大论》说"阳化气,阴成形",张景岳注"阳动而散,阴静而凝,故成形"。从白细胞和血小板的功能属性来看,白细胞似属于阳;红细胞、血小板似属于阴。白细胞低下突出者多表现为神疲乏力、少气懒言,提升之法当温肾健脾;红细胞、血小板低下突出者多表现为头晕目眩、面色苍白、出血,补益之法自当补气养血。根据这一论述,上述临床表现与此基本相同。再障前者多为气虚,生用黄芪、附子、肉桂等补气之品;后者多为血虚,用生地、首乌、女贞子等养血之药。肉桂、附片、苦参、党参、破故纸、鸡血藤、黄芪、西洋参、八角茴香升白。玉竹、黄精、大枣、生地、阿胶、连翘、土大黄、龟板胶、鹿角胶升板。归脾汤、人参养荣汤、太子参、人参须、党参、黄芪、何首乌、山萸肉、圆肉、鸡血藤、女贞子、旱莲草升红。

2.1.2 活血化瘀、凉血止血

裴老认为中医治疗再障之关键是健脾补肾,其次是活血化瘀,紧紧抓住这一环节,再障之法始得门径。盖"气为血帅,血为气母"活血务必益气,方能相得益彰。柴胡、木香、当归、穿山甲、鸡血藤、丹参、红花、赤芍等为必用之药。补肾健脾使气血化生充盛,行气活血使药力达于病所,二者相辅相成。然而当出现感染、出血等症时,往往病情较急,多数表现为一派内火炽盛,热盛迫血的症候,(极少数为气虚不能统血)。在这种情况下裴老主张清热、泻火、凉血,或与前法并用。他对唐容川"心为君火,化生血液,是血即火之魂,火即血之魂,火升故血升,火降即血降也。知血生于火,火主于心,是知泻心即是泻火,泻火即止血"的见解甚为赞赏[21],对"再障"急发之出血、感染多选用三黄泻心汤,认为此方是"再障"泻火、止血之首选方剂,此方一派苦寒,直折实火,寓止血于泻火之中。方中加生地20g,意在凉血,使其止血之力更大;加生石膏30~60g,使其泻火之力更强,裴老谓"生石膏味淡、质沉,淡则入气,沉则达血,血证之发热,非此不能清解。""缓则健脾补肾,急则泻火凉血"是裴老通过长期临床观察对此病的治疗所作的精辟概括。

2.2 模型建立的方法及评价

2.2.1 方法

2.2.1.1 物理方法 段氏[22]选用健康小鼠,雌雄各半采用 $^{60}Co-\gamma$ 射线 7.0Gy 作 1 次全身照射,距离 2m 辐射剂量率 2.275Gy/min,制成 AA 动物模型。

2.2.1.2 化学方法 周氏[16]将马利兰用蒸馏水配成 0.05%混悬液,按连续给小鼠按 4ml/(kg·d)灌胃给药 45 天,制成 AA 动物模型。

2.2.1.3 混合方法(物理化学方法) 孙氏[23]选用健康昆明种小鼠,雄性 6~7 周龄,体重 20±0.3g,采用 $^{60}Co-\gamma$ 射线 3.0Gy 照射后于第 4 天开始给予环磷酰胺(CTX) 50.0mg/kg 及氯霉素(CH)62.5mg/kg,共 3 天。制成 AA 动物模型。

2.2.1.4 免疫介导 姚氏[24]选用 Balb/c 小鼠,8～12 周龄,体重 16～20g,雌雄不限,作为受体 DBA/2 小鼠,8～10 周龄,雌雄不限,作为供体。用 DBA/2 小鼠制成淋巴细胞混悬液,Balb/c 小鼠经 γ 射线 6.0Gy 全身照射,4h 内立即尾静脉输入上述细胞悬液,制成 AA 动物模型。

2.2.2 评价

以上各种模型选用的动物都是小鼠,各有其优缺点。物理方法模型是用小鼠受亚致死量或致死量的 X 或 γ 射线照射后,发现小鼠造血功能严重障碍,外周血全血细胞减少,其表现与人的急性 AA 相似。但 γ 射线照射影响 DNA 复制,抑制细胞的有丝分裂,使造血干细胞减少,并影响免疫功能,还会损伤全身各器官,毒副作用大。如一过性损害太厉害,小鼠死亡率很高,而一过性损害太轻,小鼠造血功能又会自行恢复。化学方法的缺点是造模时间周期长,容易造成骨髓永久性损伤。混合方法中 CTX 是烷化剂,具有细胞毒作用,抑制 DNA 合成,对造血系统敏感,可以较缓慢但持久地抑制骨髓。CH 抑制骨髓造血,引起 AA,临床上也有报道。γ 射线照射影响 DNA 复制,抑制细胞的有丝分裂,使造血干细胞减少,并影响免疫功能。该模型操作简单,复制周期短,成功率高,死亡率低。缺点是第 25 天左右模型动物造血功能会恢复正常。如作为 AA 模型用于研究,应该在 20d 左右处死动物,检测各项指标。目前用得较多的模型是免疫介导 AA 模型,由于稳定性好,该模型被许多学者复制,作为 AA 的研究动物模型。但实验操作复杂,条件要求高,模型动物死亡快,死亡率达 100%。可能因为亚致死剂量照射,剂量太大,损伤全身各种器官,毒副作用太大所致。我们通过预实验观察认为小鼠经 GY60Co X 射线全身照射,照射高度 100㎝,时间 1min,剂量 3.0GY 照射,模型成功率高,动物死亡时间延长。

实验研究

1 实验材料

1.1 实验动物

BALB/C 小鼠 90 只,雌雄各半,8～10w 龄,体重 20±2g. DBA/2 小鼠 10 只,雌雄各半,8w 龄。均购自甘肃省医学科学研究院。动物合格证号:医动字第 14-009 号。

1.2 药物及给药方法

裴氏升血颗粒:由甘肃省肿瘤医院提供,每包含生药量 36.25g,(生地、山萸、山药、人参须、潞党参、太子参、北沙参、桂枝、浮小麦、大枣等),所用成药颗粒,临用前用蒸馏水充分溶解。分别按大剂量(0.02g/g·d)、中剂量(0.01g/g·d)、小剂量(0.005g/g·d)组每只胃饲升血颗粒药剂 1ml,等效剂量人与动物体型系数折算(相当于成人临床用量的 40、20、10 倍),各组均以普通饲料喂养,连续灌胃 40d。

贞芪扶正冲剂药剂,购自药店,使用时用蒸馏水配制,贞芪组按每只小鼠 0.01g/g·d(相当于成人临床用量的 20 倍)1ml 灌胃;模型组给予等量蒸馏水灌胃。各组均以普通饲料喂养,连续灌胃 40 天。

1.3 主要仪器试剂

超净工作台:VS-1300L型,苏净集团苏州安录空气技术有限责任公司

加速器:德国西门子Primus

血分析仪:日本sysmexKx-21三分类血分析仪

脱水机:德国LEICATP1020

切片机:德国LEICARM2135

台式高速低温离心机:PICO德固heraeus公司

病理组织漂烘处理仪:常州中威电子仪器厂PHY—III型

包埋机:BMJ—III型

染色仪:CM1900HE

RMPI-1640:美国signa公司产品用双蒸水按说明配制

Ficoli-Hypaqul淋巴细胞分离液、台盼蓝均购自天津

2 实验方法

2.1 动物分组

采用随机分组,正常对照组:15只;再障模型组:60只(其中分装裴氏升血颗粒大剂量、中剂量、小剂量组、模型对照组,贞芪对照组,每组15只)

2.2 模型复制

参照姚军改良方法[24]:

2.1.1 胸腺淋巴结细胞悬液制备:取DBA/2小鼠脱颈处死,置70%乙醇中浸泡消毒,腹面向上固定,剪开小鼠胸腔,用外科剪取出胸腺及颈部、颌下、腋窝、腹股沟、肠系膜等处淋巴结,在平皿中用生理盐水洗净血液,去除结缔组织。在含有少量RPMI-1640培养液的平皿中洗涤细胞2次。轻轻磨碎后用200目尼龙滤血网过滤,分离单个细胞,用含10%小牛血清的细胞培养液将细胞配成1×10^6/ml浓度,台盼蓝鉴定细胞活性(活性细胞应达95%以上)。

2.1.2 再障造模,BALB/C小鼠90只小鼠,除正常组15只外,其余60只小鼠经^{60}CoX射线全身照射,照射高度100cm,时间1分钟,剂量3GY照射,4h内经尾静脉输注DBA/2小鼠的胸腺、淋巴结混合细胞悬液0.2ml,细胞数1×10^6个/只。

2.3 模型复制评价

2.3.1 一般情况:大体改变:再障模型组自第6天起部分小鼠出现皮毛散乱、脱落,尤以颈部、背部明显,毛色不光泽;进食、进水量较前减少,体重下降,精神较差,活动欠灵活,反应迟钝。

2.3.2 外周血象:造模一周后,从小鼠尾静脉采血(采血前禁食不禁水12h)20ul/只,放入有20ul抗凝剂的试管中混均,送检验科进行血常规检测。结果显示正常组Hb、WBC、PLT与造模组比较有显著性差异($p<0.05$),而正常组RBC与造模组比较亦降低,但无显著性差异。(见表1)

表1 血象统计表

分组	HGB(g/L)	RBC($\times10^{12}$/L)	WBC($\times10^9$/L)	PLT($\times10^9$/L)
正常组	134±16	8.91±1.20	9.12±3.36	1588.4±240
造模组	116.56±16.32*	7.97±1.47	5.13±1.92*	641.67±123.35**

注:与正常组比较 *$p<0.05$ **$p<0.01$

2.3.3 骨髓涂片:一周后,每组随机取 5 只小鼠,脱颈处死小鼠后取出左侧股骨,用 4 号针用 RPML-1640 液 1ml 冲出骨髓滴于载玻片上推片,进行 HE 染色,在油镜下行骨髓象观察,结果造模小鼠骨髓涂片显示增生低下,粒系平均<15%、红系平均<7%,巨核细胞 0~9 个。正常组骨髓增生活跃,粒系平均>40%、红系平均>14%,巨核细胞 45~72 个,两组比较有显著性差异。

2.3.4 模型评价:小鼠造模后一般情况差,外周血象值及骨髓均下降,与正常组比较有显著性差异($p<0.05$ 或 $p<0.01$),说明模型复制成功,可以进行后期实验。

2.4 取材与处理

2.4.1 血分析:灌药后 20、40 天后,分别从小鼠尾静脉采血(采血前禁食不禁水 12 小时)20ul/只,放入有 20ul 抗凝剂的试管中混匀,送检验科行血常规检测。

2.4.2 骨髓有核细胞(BMNC)提取:参照唐佩弦方法[25]。

2.4.2.1 0 4%台盼蓝染液配制:台盼蓝 0.4g,加双蒸水至 100 ml。

2.4.2.2 程序:灌胃 40 天后,颈椎脱臼法处死小鼠,75%酒精浸泡 3min 后,将小鼠置于无菌吸水纸上,腹面朝上,在小鼠股骨下端皮肤剪开一个小口,撕开皮肤,充分暴露股骨及胫骨(取双侧股骨),用镊子夹住胫骨,用眼科剪沿股骨尽量分离肌肉,在膝关节处剪开股骨与胫骨,用镊子提起股骨,在股骨大转子关节处剪下股骨,放入培养皿中,进一步清除股骨上肌肉组织,鼠齿镊夹住左侧股骨(右侧待用)剪去骨骺,用 20 号针头刺穿骨末端,用装有 2ml 注射器吸取 RPMI-1640 培养液向骨髓腔内快速推入,冲洗出骨髓细胞,收集在灭菌离心管内,用注射器反复推拉骨髓细胞悬液几次,使骨髓细胞充分分散,制成悬液。将骨髓细胞悬液 1000r/min 离心去除上清及脂肪层,用 RPMI-1640 培养液按 1:1 重新悬浮骨髓细胞,缓慢铺到离心管中预先加好的等体积的 Ficolli-Hypaqul 淋巴细胞分离液的表面上,离心 3000r/20min,吸取中间云雾状单个核细胞层悬浮于 20mlRPMI-1640 培养液中,离心 3000r/10min,弃去上清液,将沉淀细胞加入适量 RPMI-1640 培养液充分混匀制成细胞悬液, 取 0.5ml 加入试管中, 加入 0.5ml 0.4%台盼蓝染液,染色 2~3min,吸取少许悬液涂于载玻片上,加上盖片,镜下取几个任意视野分别计死细胞和活细胞数,死细胞能被台盼蓝染上色[26-28],镜下可见深蓝色的细胞,活细胞不被染色,镜下呈无色透明状。经台盼蓝鉴定细胞活性在 95%以上可以进行有核细胞计数。

2.4.3 股骨病理切片的制备:

2.4.3.1 脱钙液、中和剂的配制:

甲酸一盐酸脱钙液:甲酸 100ml,氯化钠 100g,用蒸馏水加至 1000ml。

5%硫酸钠(中和剂):硫酸钠 50g,蒸馏水 1000ml。

2.4.3.2 程序:将已取出的小鼠右侧股骨中段,浸入 4%中性甲醛固定 10h,切取骨组织厚度不要超 0.5cm,放入脱钙液中脱钙 15h,每 5h 换一次脱钙液,待可用针穿透骨质后取出,用 5%硫酸钠液中和 2h,用流水冲洗至少 24 个小时。将骨组织块依次放入 80%酒精 15min,90%酒精 15min,二次 100%酒精 30 min,在酒精和二甲苯 1:1 溶液中 10 min,二甲苯 10 min 脱水,浸蜡 1~2min。预备一硬蜡块,用热镊子于蜡块中间熔蜡一小部分,再用热镊子从蜡杯内取出已与石蜡饱和之组织块投入融蜡中,冷固后,立即进行石蜡切片。将每份标本制成 4um 厚组织切片,每例标本连续切制 3 片,石蜡切片附贴后,在火上稍加烘烤使组织切片上石蜡全部熔化,水分也被烘干,然后投入二甲苯,I00%酒精,95%酒精各 30s 脱蜡,入水冲洗,HE-Giemsa 染色备用。

2.5 检测方法和指标

2.5.1 小鼠骨髓有核细胞(BNNC)记数:将血球计数板及盖片擦拭干净,并将盖片盖在计数板上,将细胞悬液吸出少许,滴加在盖片边缘,使悬液充满盖片和计数板之间,静置 3min。镜下观察,计算计数板四大格细胞总数,压线细胞只计左侧和上方的。然后按下式计算:

细胞数 /ml=4 大格细胞总数/4×10000

2.5.2 骨髓组织形态学观察:在切片放在光学显微镜的高倍镜下(10×40)观察,按文献[29]方法,用 5×5 规格之网形测微器以计点法测定骨髓造血组织容量(v%),即时随机选择 10 个视野,观察与记录每个视野内 10 个点所击中的目标,如果交接点击中造血组织或脂肪组织或血窦,即记录为 1 点;如击中造血 / 脂肪组织的边界,即记录为 1/2 点,共观察 100 点,按下式计算出造血组织、脂肪组织和血窦的容量百分率(vol%)。

造血组织 vol%= 造血组织击中数/(造血组织击中数 + 脂肪组织击中数 + 血窦击中数)×100%。

脂肪组织 vol%= 脂肪组织击中数/(造血组织击中数 + 脂肪组织击中数 + 血窦击中数)×100%。

3 实验结果与统计

3.1 裴氏升血颗粒对再障模型小鼠外周血象的影响:20d 后的结果显示:模型组 HB、RBC、WBC、PLT 的数值较正常组均明显降低($p < 0.05$);各治疗组 HB、RBC、WBC、PLT 与模型组比较均有明显升高($p < 0.05$)。裴氏升血颗粒各组 HB、RBC、WBC、PLT 数值优于贞芪扶正组,但均无显著性差异($p > 0.05$)。40d 后的结果显示:裴氏升血颗粒中、小剂量组和贞芪扶正组 HB、RBC、WBC、PLT数值均稳定上升,且前者优于后者,但无显著性差异($p > 0.05$);裴氏升血颗粒大剂量组 HB、RBC、WBC. 数值非但没有上升,反而有所下降,但仍高于模型组。(见表 2、表 3)

表2　血象统计表

分组	HGB(g/L)	RBC(10^{12}/L)	WBC($\times 10^9$/L)	PLT($\times 10^9$/L)
正常组	139.4±22.55▲	9.18±1.54★	9.51±2.82▲	923.1±110.2▲
模型组	115.75±14.34●	7.44±0.98■	5.78±1.91●	675.75±99.71●
大剂量	127.1±11.52▲	8.37±0.77▲	8.19±3.06▲	774 90±115.48■
中剂量	131.22±17.10■	8.86±1.80★	8.6±2.61▲	901.33±112.18▲
小剂量	132.6±12.84★	8.471±0.62	8.46±2.06▲	870.10±108.27★
贞芪组	123.10±22.60■	8.2±1.07	8.0±2.36▲	768.40'±126.10■

注：与正常组比较■$p<0.05$，●$p<0.01$；模型组比较★$p<0.05$，▲$p<0.01$

表3　血象统计表

分组	HGB(g/L)	RBC($\times 10^{12}$/L)	WBC($\times 10^9$/L)
正常组	142.60±12.03▲	9.73±0.99■	10.38±2.05▲
模型组	115.38±12.99●	7.79±1.21★	6.76±2.25●
大剂量	124.89±26.07■	7.92±2.41■	7.76±2.50■
中剂量	140.22±10.56▲	9.16±0.92★	9.87±2.55★
小剂量	139.13±15.97▲	9.08±1.70	9.06±1.88★
贞芪组	130.44±20.14▲■	8.69±0.68	8.63±2.84

注：与正常组比较 ■$p<0.05$，●$p<0.01$；模型组比较★$p<0.05$　，▲$p<0.01$

3.2　股骨有核细胞(BMNC)记数：模型组小鼠MNC计数较正常组小鼠明显减少($p<0.05$)；各治疗组MNC记数与模型组比较有显著升高($p<0.05$)；中剂量组、小剂量组MNC的计数高于贞芪扶正组，大剂量组MNC低于贞芪扶组，但无显著差异($p>0.05$)。

3.3　骨髓组织形态学观察：模型组造血组织容量较正常组小鼠明显减少($p<0.05$)，脂肪组织容量较正常组明显增多 ($p<0.05$)；各治疗组造血组织容量与模型组比较有显著升高 ($p<0.05$)，而脂肪组织容量与模型组比较有显著减少($p<0.05$)；大剂量组、小剂量组造血组织容量和脂肪组织容量与贞芪组比较无明显差异($p>0.05$)；中剂量组造血组织容量高于大剂量组、小剂量组和贞芪组治疗组($p<0.05$)；中剂量组的脂肪组织容量低于大剂量组、小剂量组和贞芪组。(见表4)。

表4　骨髓形态学观察及股骨有核细胞计数(BMNC)

分组	造血组织容量百分率(vol%)	脂肪组织容量百分率(vol%)	骨髓有核细胞计数(×10⁶/L)
正常组	92.22±0.66	1.72±0.23	12.22±0.66
模型组	10.72±2.52	21.08±2.21	2.72±0.52
大剂量组	26.57±2.24■	26.19±2.61●▲	4.14±0.99●★
中剂量组	36.38±2.34■★	22.34±1.14●★	6.34±0.14■▲
小剂量组	29.10±1.06■	24.14±0.99●▲	4.39±0.61●★
贞芪组	27.22±1.46●★	28.32±0.35■★	4.32±0.32●▲

注:与正常组比较 $p<0.05$, ●$p<0.01$;t模型组比较★$p<0.05$;▲$p<0.01$

统计学处理:所有数据均输入计算机,采用SPSS10.0统计软件(社会科学统计软件包,美国芝加哥SPSS软件公司研制)进行处理,计数资料用单因素方差分析检验,组间比较采用LSD(方差齐)或Tamhane(方差不齐)。计量资料用卡方检验,结果均以 x±s 表示。

4　实验研究结果及意义

4.1　小鼠造模一周后,造模组Hb、RBC、PLT与正常组比较有降低,两者有显著性差异($p<0.05$或$p<0.01$),而红细胞未见明显降低,考虑外界因素的刺激只是对骨髓的抑制,影响的是细胞早期的增殖分裂,对已存在于血液中的红细胞由于其存活周期较长,故短时间内未能表现出降低趋势,同样在整个实验过程中,给药后红细胞回升也不明显,仍与上述原因有关。灌药20d后测血分析,治疗组血细胞均不同程度上升,但40d后裴氏升血颗粒大剂量组HB、WBC数值非但没有上升,反而有所下降,考虑与中药剂量过大,可能产生一定毒副作用有关;同时过量的中药影响小鼠胃肠功能,波及全身生理功能之正常运行有关,故在临床中应把握中药的剂量;并且40d后所测小鼠的PLT数值大部分为999×10⁹/L,因日本吉泰CA-800三分类血分析仪(兰州市七里河区人民医院检验科)所能显示的PLT最高值为999×10⁹/L,而小鼠PLT数量是常人的100～300倍,故最后一次的小鼠PLT值无法准确测量和统计,但纵观三次血分析不难看出各用药组PLT数值是呈升高趋势的。

4.2　有核细胞(BMNC)计数:骨髓造血是造血干/祖细胞通过有丝分裂分化增殖的动态过程,各级祖细胞经过不断增殖分化,形成各种原始幼稚细胞,最后发育为成熟血细胞而释放入周围血中。骨髓中的有核细胞由上述各级细胞组成,其数量变化一定程度上代表了骨髓造血细胞增殖的程度,因此从结果可以看出:经用药后,各治疗组MNC计数与模型组比较有显著升高($p<0.05$);中剂量组、小剂量组MNC的计数高于贞芪扶正组,大剂量组MNC低于贞芪扶正组,但无显著差异($p>0.05$),说明裴氏升血颗粒组具有修复骨髓造血细胞损伤,促进其增殖、分化的作用。

4.3 骨髓组织形态学:骨髓造血组织主要由网状结缔组织和造血细胞组成。网状细胞和网状纤维构成造血组织的网架,网孔中充满不同发育阶段的各种血细胞,以及少量造血干细胞、巨噬细胞、脂肪细胞和间充质细胞等,造血组织含量的提高是骨髓造血细胞增殖量化的反映。本次实验可观察到模型组骨髓增生极度低下,造血细胞明显减少,脂肪细胞填充,间质水肿,血窦扩张,增生相对活跃的部位巨核细胞亦明显减少;用药组显示骨髓增生低下,但见散在造血灶,骨髓造血细胞丰富,亦可见巨核细胞增生,非造血细胞无增生,模型组小鼠造血组织容量较正常组小鼠明显减少($p<0.05$),脂肪组织容量较正常组小鼠明显增多($p<0.05$);各治疗组造血组织容量与模型组比较有显著升高($p<0.05$),脂肪组织容量与模型组比较有显著减少($p<0.05$),大剂量组、小剂量组造血组织容量和脂肪组织容量与贞芪组比较无明显差异($p<0.05$),中剂量组造血组织容量高于大剂量组、小剂量组和贞芪组治疗组($p<0.05$)。中剂量组的脂肪组织容量低于大剂量组、小剂量组和贞芪组治疗组($p<0.05$)。

由以上试验结果可以说明裴氏升血颗粒中健脾补肾、益气活血的中药的确可以促进骨髓造血细胞增生,提高造血组织含量,从而提高外周血象。大量临床与实验研究报道也证明[30-31],健脾补肾活血方药能提高免疫介导再障小鼠骨髓 CFU-GM,CFU-S,BFU-E,CFU-D,CFU-E 产率,改善骨髓从而调节和促进造血细胞的增殖分化,使造血组织容量增加。除此之外,裴氏升血颗粒能改善骨髓微环境,从而有利于骨髓基质细胞及其细胞外基质生长,增强基质细胞黏附造血细胞的能力,以此调节和促进造血细胞的增殖分化,使造血组织容量增加,外周血细胞回升。

5 结论

裴氏升血颗粒是导师裴正学教授集多年临床经验自行研制的抗肿瘤、提高机体免疫力、刺激骨髓造血的验方之一,是具有补肾生髓、益气养血等功效的纯中药颗粒冲剂。该方曾因治愈白血病患者多例,于 1973 年被全国血液学会议命名为"兰州方"。30 多年来的临床实践证明该方对免疫系统低下、恶性肿瘤放疗、化疗后引起的造血系统损伤具有显著的临床疗效,截至目前为止已为省内外数万名患者进行了治疗,其临床疗效得到了临床医生和患者的认可.在省内外享有一定的知名度。由于该制剂在基础研究方面尚缺乏系统资料,为了对这一临床具特效的中药制剂进行系统研究与全面开发,在导师裴正学学教授的指导下对本课题立题实施实验研究。结果显示给药组小鼠的外周血细胞数、骨髓有核细胞数、骨髓组织形态学等多项指标均优于模型组,且裴氏升血颗粒中剂量组效果优于其他治疗组。说明裴氏升血颗治疗再障可作用于多个环节,除了调节免疫以外,尚能改善骨髓微环境、促进骨髓造血细胞的增殖分化,提高造血祖细胞数量,而骨髓微环境改善必定增加供氧量,这有利于骨髓基质细胞及其细胞外基质生长,增强基质细胞黏附造血细胞的能力,从而调节和促进造血细胞的增殖分化,使造血组织容量增加。该药组方合理,其中健脾、补肾、活血药具有良好的协同性,温肾药在治疗中起着重要作用,活血药在组方中也不可忽视。本实验结果与中医理论相吻合,揭示了中医药在治疗血液病中的应用前景。

参考文献

[1]成珊,周蔼祥.当代中西医结合血液病学.北京:中国医药科技出版社

[2]裴正学.实用中西医结合内科学脚.甘肃科学技术出版社,1995 年

[3]王晋源,周淑意,段雪清等.生因丸对小鼠造血干细胞的影响.西安医科大学学报,1986,7(3):292(3)

[4]李虹,卢义钦,彭兴华等.马利兰诱发小鼠骨髓造血障碍.中华血液学杂志,1988,9(2):80-826

[5]陈幸华骨髓基质细胞在造血调控中的作用.国外医学临床生物化学与检验分册,2000,21 (1):20

[6]刘永祥,韩学中.再生障碍性贫血.北京:人民军医出版社,1987.43

[7]潘景轩,李村浓,陈俊.淋巴细胞与再生障碍性贫血关系的实验研究,中华血液学杂志,1991,12(5):2298

[8]王欣,张明瑛,宋素琴等.再生障碍性贫血患者细胞免疫功能与造血细胞因子的研究.中华血液杂志,1998,19(4):181

[9]俞亚琴,孙伟正,王忠武,补肾加和解法对再障患者 TMN-α 及 γ-INF 水平的影响.辽宁中医杂志,2000,27 (4):165-166

[10]后盾.右归丸加味对慢性重型再生障碍性贫血患者免疫学指标变化的影响.中国中医药科技,1998,5 (6):379

[11]张之南,沈悌.血液病诊断及疗效标准.天津:天津科学技术出版社.1991.225

[12]杨建华,杨凤英.严重型再生障碍性贫血临床治疗进展.医学理论与实践,2000,13(2):84-85.[2]

[13]HankHL.Experimentaldruginducedaplasticanemia.Chlnicsinhematology1980,9: 621[3]

[14]裴正学.裴正学医学经验集.甘肃科学技术出版社,2003 年

[15]赵堂福,王素钦,褚健新等.益肾生血片治疗再生障碍性贫血的实验研究.中国中西医结合杂志,1999,19(3):170-1735

[16]周蔼祥,王天恩,杨经敏.温肾阳与滋肾阴方治疗再生障碍性贫血的实验研究.山东中医杂志,1998,17 (4):176-1774

[17]麻柔.益肾生血片治疗再生障碍性贫血的临床研究.中西医结合杂志,1984,4 (9):533

[18]彭登慧,补肾中药对注射环磷酰胺小鼠骨髓微循环障碍的影响.中西医结合杂志,1983,3 (5):292

[19]周永明,黄振翘,黄韬等,生血合剂治疗再生障碍性贫血的临床研究.中国中西医结合杂志.2000,20 (3):173

[20]XiaoChun, HuangGuilin, ZhuJinhua,etal. Mousemodelof aplasticanemia byusingcy cklophosph Amideandme thylbenzene programand Abstracts,1997.97

[21]裴正学.血证论评释.科学技术出版社,1990

[22]段民江,马统勋,杨秦豫等.多抗甲素治疗再生障碍性贫血机理的初步研究.中国抗生素杂志,1988,13 (5):357

[23]孙纪元,王四旺,谢艳华等.再生障碍性贫血等动物模型实验研究中国实验动物学杂志,2000,10(4):210-212

[24]姚军,李树浓.淋巴细胞与再生障碍性贫血的实验研究.中华血液学杂志,1991,12(5):229(4)

[25]唐佩弦,杨天楹.造血细胞培养技术.西安:陕西科学技术出版社.1985:58～59(5)

[26]李涤生.临床检验基础.北京:人民卫生出版社,1991:38(6)

[27]再生障碍性贫血等动物模型实验研究.中国实验动物学杂志,2000.10(4):210-212

[28]苗明三.实验动物和动物实验技术.北京:中国中医药出版社,1997;142

[29]浦权,李世俊,杨梅如,骨髓活检病理学.哈尔滨:黑龙江科学技术出版社.1993:59-62.

[30]储榆林.再生障碍性贫血研究进展.现代实用学,2002,14(5):217-219

[31]陈玉青,高依卿.气血阴阳大补汤对虚证小鼠细胞免疫和骨髓造血功能的影响,中医杂志,1995,36(3):30-33

[32] Smith MT. The mechanism of benzene induced leukemia:a hypothesis and speculation On the cause of leukemia[J].Environ Health Perspect Suppl:1996,104:1219-1225

[33] Mosman T.Rapid coloru-metric assay for cellular growth and survival application To proliferation and cytotocity assay[J].J Inmunol Method.1983.65(1):85

裴氏升血颗粒对再障小鼠
免疫系统影响的实验研究

王晓丽

中文摘要

目的:通过对裴氏升血颗粒的实验研究,证明该药对再障小鼠外周血、脾脏 $CD4^+$、$CD8^+$ 含量及 $CD4^+/CD8^+$ 值的影响,并观察脾脏在用药前后的病理变化,了解裴氏升血颗粒对再障小鼠免疫系统的作用,从而探讨其可能机理,为该药临床广泛应用提供科学、微观的依据。

方法:BALB/C 小鼠 90 只,体重(20±2)g,随机分为 6 组:裴氏升血颗粒大、中、小剂量组(以下分别简称为 Ⅰ、Ⅱ、Ⅲ组)、贞芪扶正颗粒对照组(以下简称为Ⅳ组)、模型组(以下简称为Ⅴ组)和正常对照组(以下简称为Ⅵ组),每组 15 只,除正常对照组外,其余 75 只小鼠均经 3.0GY 直线加速器 γ 射线全身照射,照射 4 小时内输入取自 DBA/2 小鼠胸腺、淋巴结细胞悬液。照射一周后通过检测血象、骨髓象,证明造模成功。各组用药 20d、40d 分别检测血象,实验结束后取小鼠脾脏,采用免疫组化法测 $CD4^+$、$CD8^+$ 含量及 $CD4^+/CD8^+$ 的值,并观察各组脾脏病理组织学变化。

结果:裴氏升血颗粒能明显升高再障模型小鼠外周血白细胞、血小板、血红蛋白值,对红细胞升高不显著。脾脏 $CD4^+$ 含量呈增高趋势、$CD8^+$ 含量呈降低趋势,同时提高 $CD4^+/CD8^+$ 值。脾脏病理学观察表明,裴氏升血颗粒可减轻模型小鼠脾脏病理学改变,明显降低脾脏淋巴细胞的凋亡率,促进生发中心恢复。

结论:裴氏升血颗粒作用机制可能是多环节的:血分析结果显示,裴氏升血颗粒可明显升高再障小鼠外周血白细胞、血小板、血红蛋白值;免疫功能评价表明,裴氏升血颗粒能调节机体紊乱的免疫状态,提高 $CD4^+$、降低 $CD8^+$ 的数量和活性,从而调整 $CD4^+/CD8^+$ 值,减少 IL-2、IFN-γ、TNF-α 等造血负调控因子的释放以解除对骨髓造血的抑制;脾脏病理切片提示,裴氏升血颗粒对再障小鼠脾脏病理有显著改善作用。

关键词:再障;血分析;$CD4^+$;$CD8^+$;脾脏病理

ABSTRACT

Objective: To study the immune effects of Peishishengxue Granule (PG) which impacts on AA mouse. The hemogram and the content of $CD4^+$, $CD8^+$ was analyzed, Meanwhile, the value of $CD4^+$ over $CD8^+$ was measured. Pathologic histology of the spleen of AA mice was observed. We try to discuss the probable mechanism of PG and provide scientific and microcosmic proof for clinic application.

Methods: 90 BALB/C mice, weighing (20 ± 2)g, were divided into six groups at random: high dose group of PG (group I is the abbreviation); medium dose group of PG (group II is the abbreviation); low dose group of PG (group III is the abbreviation); Zhenqifuzheng Granule group (ZG) (group IV is the abbreviation), model group (group V is the abbre-viation), and natural group (group VI is the abbreviation). Each group has 15 mice. 75 mice were irradiated by 3.0GY γ ray from beeline accelerator for whole body except those of group VI. Then they were injected with cell suspension from thymus and lympholyte of DBA/2 mice within four hours. The AA model was proved successful by analysing the hemogram and medulla a week later. Treat them with different medicine for 20 days and 40 days, hemogram was measured separately. When the experiment finished, the content of $CD4^+$, $CD8^+$ and the value of $CD4^+$ over $CD8^+$ in the spleen was measured. The pathologic histology sections of the spleen were observed.

Results: PG improved the value of WBC, PLT and HGB in the peripheral blood significantly. The content of $CD4^+$ increased and the content of $CD8^+$ decreased, so the value of $CD4^+$ over $CD8^+$ increased. Pathologic histology sections of the spleen showed they were improved evidently. The apoptosis rate of the lymphocyte reduced, and the accruement center revived.

Conclusion: The mechanism in treatment of PG may has several aspects. It has the function of improving the value of WBC, PLT and HGB in the peripheral blood; it may reduce IL-2, TNF-α, IFN-γ which were negative factors for hematopoiesis by increasing the quantity and activity of $CD4^+$ and decreasing the quantity and activity of $CD8^+$; it can ameliorate the pathologic histology changes of the spleen.

Key words: AA; hemogram; $CD4^+$; $CD8^+$; the spleen pathology

前 言

自 1898 年 Paul 首次报道再生障碍性贫血(AA,简称再障)以来,人们经过 100 多年的探索,逐步加深了对本病的认识。再障是由于化学、物理、生物及若干不明因素引起的骨髓造血功能减退或衰竭。该病以造血干细胞损伤、外周血全血细胞(红细胞、粒细胞、血小板)减少为特征。根据起病的急缓和病情的轻重，可分为急、慢性两种。急性型的特点是，初起贫血并不明显，常以出血、感染、高热为首发症状，但病情进展快，贫血呈进行性加重，出血严重而广泛，不仅皮肤、黏膜、眼底出血，且常伴有内脏出血，感染多见于口腔、咽、皮肤及肛门周围，以及由肺炎、败血症等引起的高热，病程凶险，患者常在短期内因感染或内脏出血而死亡。慢性型起病缓慢，贫血、感染、出血等症状均相对较轻[1]。

现代医学对本病病因尚未全部阐明，可由毒物、药物、放射性物质、严重感染、骨髓肿瘤或白血病等引起或诱发，致骨髓造血功能遭受影响或破坏。临床上常表现为较严重的贫血、出血和感染，三系细胞同时减少，多无肝脾或淋巴结肿大。多数学者认为本病的发病机制是多种原因引起的骨髓造血干细胞缺陷、免疫机制异常及造血微环境障碍。病理变化主要为红骨髓的脂肪化，有造血功能的红骨髓被脂肪所取代，取代的数量越大则贫血越严重。根据起病缓急、病情轻重、骨髓破坏程度和转归等，分为急性和慢性两型。在我国经部分地区调查，每10万人中有1.87～2.1人发病，与日本报道的发病率相近。各年龄组均可发病，但以青壮年多见，男性多于女性。急性型与慢性型病例的比例为1:4.6 [2]。

再生障碍性贫血属中医学"血虚"、"血证"、"虚劳"、"虚损"及"血枯"等范畴。急性再障属于"急劳"、"热劳"、"血证"，慢性再障属于"虚劳"、"血虚"、"血证"等。中医认为，血与气、血与精的关系密切。气属阳，血属阴，血液的生成有赖于气，气可生血，血可化气，精血互化。精系生命之根本，闭藏于肾中，肾精生髓，精髓能化生血液。如《诸病源候论·虚劳病诸候》说："肾藏精，精者血之所成也"，《素问·阴阳应象大论》说："肾主骨生髓""血为精所化"，说明肾、骨髓、血液三者之间的关系，特别是骨髓与造血有直接关系，肾之功能强弱与否，影响骨髓生精造血，故祖国医学认为造血的骨髓与肾有密切关系。《灵枢·决气篇》说："中焦受气，取汁变化而赤是谓血。"《素问·脉要精微论》说："夫脉者，血之府也。"血液的生成有两条途径，即水谷精微化血和肾精化血。《灵枢·营卫生会》说：中焦"泌糟粕、蒸津液，化其精微，上注于肺脉，乃化而为血，以奉生身，莫贵于此。"《侣山堂类辨·辨血》说："血乃中焦之汁，流溢于中以为精，奉心化赤而为血。"血液周而复始，循环不息，灌溉于全身，《素问·经脉别论》说："食气入胃，浊气归心，淫精于脉，脉气流经，经气归于肺，肺朝百脉，输精于皮毛。"《张氏医通·诸血门》说："气不耗，归精于肾而为精；精不泄，归精于肝而化清血。"[3]肝藏血以生气血，能储藏食物中的精微物质，作为造血原料，肝也与造血有关。总之，血液的生成主要与肾、脾、肝三脏有关。

本实验通过研究裴氏升血颗粒对再障小鼠免疫系统的影响，并初步探讨其作用机理。裴氏升血颗粒是全国著名中西医结合专家、导师裴正学教授根据多年临床经验，研制出具有补肾生髓、健脾益气、养血和胃功效的颗粒冲剂，在临床实践中取得满意的疗效，为进一步肯定疗效并探讨机理，立题进行实验研究。

研究进展

中医药治疗再生障碍性贫血的免疫调控机理研究进展[4]如下：姚氏[5]等利用BALB/C小

鼠经亚致死量的射线照射,并输入取自 DBA/2 小鼠的胸腺淋巴结细胞,成功研制了免疫介导型再障的动物模型。这种动物模型比较符合再障的免疫发病机制,因此很多中医研究人员用此动物模型进行研究。动物实验验证了中医药治疗再障是通过调整 T 细胞免疫功能、刺激造血集落形成、影响造血细胞的增殖、分化来实现的。为了进一步研究中医药治疗再障的作用机理,周氏等[6]在成功改良复制免疫介导再障小鼠模型的基础上,观察了生血合剂对免疫介导再障小鼠动物模型的作用,结果表明:生血合剂能降低再障小鼠死亡率,增加外周血象、骨髓有核细胞;增高 Th(CD4) 百分值、Th/Ts(CD4/CD8) 比值、IL-3、IL-2R;降低 Ts(CD8)、IL-2、IFN-γ 水平和脾细胞 IFN-γ 基因表达。史氏等[7]以此再障模型用益气活血、温补脾肾、扶正解毒中药煎取液灌胃,结果表明这些方药都能不同程度提高再障小鼠的 Th 细胞,降低 Ts 细胞,使 Th/Ts 比值升高,减轻免疫异常对骨髓造血细胞的抑制和损伤,有利于再障骨髓造血的修复和重建。

1 病因及发病机制

1.1 病因

再生障碍性贫血的病因尚未完全明了,已知因素是骨髓多能干细胞及微环境受损而产生一系列机能与形态变化,进一步导致全血细胞减少的血液系统常见病,其发病机制目前较公认的是造血干细胞缺陷、免疫异常及造血微环境障碍[8]。自身免疫参与大多数再障的发病已为多数学者认可,再障的免疫发病机理也引起中医药研究者的重视,随着中医药对再障临床与实验研究的深入,探讨中医药治疗再障的免疫调控机理已逐步成为研究的热点。经过 40 多年来中西医结合治疗的实践,对其预后已有一定程度的改观。据调查,平均生存周期延长,病死率下降。急性再障常由免疫异常触发,迅即发生大量造血细胞和骨髓基质细胞的破坏和生成抑制,此即免疫介导型再障。

1.1.1 化学因素

化学物品以苯及其衍生物、有机磷农药多见,常见引发此病的药物有氯霉素、合霉素、解热镇痛剂及磺胺类药物、四环素类、抗肿瘤药物、杀虫药、抗结核药(如异烟肼)、抗甲状腺药(如他巴唑、甲基硫脲嘧啶)等[9]。这类化学物质中一部分对骨髓的抑制与剂量有关(如苯及其衍生物、抗肿瘤药物),而一部分物质(如抗生素、杀虫剂、磺胺药等)引起再障与剂量关系不大,而和个人的敏感性有关,其后果往往更严重。

1.1.2 物理因素

主要是各种电离辐射,如 X 线、放射性同位素、γ 射线等,可因阻挠 DNA 的复制而抑制细胞的有丝分裂,从而使造血干细胞数量减少,干扰骨髓细胞的生成。据统计接受放射线治疗或过于频繁的诊断性照射,患再障的危险度为对照组的 10 倍[10]。

1.1.3 生物因素

与再障发病关系密切的是病毒感染。最常见的是肝炎病毒,肝炎引起再障的机理,是由于肝炎病毒对骨髓造血干细胞直接毒害作用的结果;从胚胎发生学角度看,肝与骨髓均属于单核-巨噬细胞系统,此种抑制因子与肝-骨髓可能有交叉作用。此外各种严重感染也能影响骨髓造血。

1.1.4 其他因素

长期未经治疗的各种贫血、慢性肾功能衰竭、垂体前叶及甲状腺机能减退症、免疫因素、遗传因素均能引起再障,部分阵发性睡眠性血红蛋白尿症(PNH)也可转化为再障,称"AA-PNH综合征"。

就再障的致病因素而言,中医认为主要由于禀赋不足、六淫、七情、饮食不节、劳倦、房劳等因素,伤及气血脏腑,特别是影响心肝脾肾,因而出现血虚、虚劳诸证。

禀赋不足:《订补明医指掌》记载:"小儿之劳,得于母胎",何嗣宗《虚牢心传》说:"有童子患此者,则由于先天禀赋不足,而禀于母气者尤多,故一般称为童子劳",这可能包括一部分先天性小儿再障。

六淫:风、寒、暑、湿、燥、火之过盛或失时,皆可引发本病。风寒可直中三阴,使肾、脾、肝三脏受累。

七情妄动:劳倦伤肾,思虑伤脾,大怒伤肝,是造成虚损的重要原因,肾、脾、肝之虚损可继而引起五脏六腑之功能失调。《黄帝内经》记载:"精气内夺则积虚成损,积损成劳",《类证治载》记载:"凡虚损起于脾胃,劳多起于肾经",也说明这种虚损病由于精气内夺引起,并与脾肾有关。

气血是人体正气的重要组成部分。再障患者由于气血两虚,精气内夺,容易致感染。气虚不能摄血,阴虚内热,以及外感发热,热伤血络,或迫血妄行,皆可引起出血。这就是再障血虚、出血、发热三大主证的发生机理。

1.2 发病机制

再障的发病机制是错综复杂的,免疫介导的造血抑制是再障最常见的发病机制[11]。有些患者由于干细胞缺陷,有些患者由于造血微环境的损伤,有些患者则由于血中有抑制因子或细胞的抑制作用。对于再障的发病原理,医学科学家经过研究探索,提出以下学说,主要有种子学说、土壤学说、虫子学说,以及体质或遗传因素。

1.2.1 种子学说(造血干细胞缺乏或有缺陷)

研究发现,再障患者的骨髓增生低下,全血细胞减少,红细胞、粒细胞、血小板均少。因为这三系血细胞均由同一造血干细胞分化而来,所以可以推测再障是由造血干细胞缺乏或异常引起的。实验证明,患者骨髓祖细胞的体外培养显示粒-巨噬细胞系祖细胞、红细胞系祖细胞均显著减少,而骨髓移植成功后,很快恢复正常造血功能[12]。用药物马利兰注射小鼠致再障,观察该小鼠骨髓发现,其多能干细胞减少,由此可以作为佐证[13]。导致造血干细胞数量减少的原因是再障患者的周围血和骨髓中存在着抑制细胞。抑制细胞主要是淋巴细胞和巨噬细胞。近年来,重点研究了抑制性T细胞致使干细胞分化障碍,从而引起骨髓增生低下,造成再生障碍性贫血。学者将造血干细胞形象地比喻成"种子",称这一理论为"种子学说"。

1.2.2 土壤学说(骨髓微环境改变)

造血干细胞的生长、发育、分化,要有良好的骨髓中的造血微环境。它的构成有神经、血管和基质,它的功能是向造血组织输送营养物质,排出代谢产物,以利于造血干细胞的更新。有些再障的致病因子,并不直接损伤造血干细胞,而是先影响造血微环境,使其中的微血管痉挛或使微血管壁上的内皮细胞发生损害,进而导致血流灌注障碍,最后引起多能干细胞坏死[14]。此外,骨髓微环境中基质成分的缺陷,也有一定的影响。学者将骨髓中的造血微环境形象地比喻成"土壤",称这一理论为"土壤学说"。

1.2.3 虫子学说(免疫缺陷)

再障的免疫缺陷有两种机制:即体液免疫机制和细胞免疫机制。

①体液免疫机制:部分再障患者血清中存在抑制因子,它能抑制 GM-CFU 集落形成,而且最常见于原发性再障。实验发现,这种"再障血清抑制因子"在体外能抑制造血,并具有抗体的某些特征,这说明某些再障的体液免疫状态。

②细胞免疫机制:某些再障的发生与细胞免疫有关。有的研究表明,再障患者中淋巴细胞能抑制骨髓造血,使正常人红系细胞显著增生,少数可出现巨幼细胞改变。含铁血黄素颗粒增多,铁粒幼细胞显著增多、增大,其中很多晚期幼红细胞的核周围呈环状分布,成熟的红细胞内也可见到较多粗大的铁小粒(铁粒细胞)。血清铁浓度及血清铁饱和度大多显著增高。铁代谢动态检查示血清铁清除率加速,铁利用率减低。红细胞内游离原卟啉含量大多减少,游离粪卟啉大多正常。对维生素 B6 治疗无效的病例,游离粪卟啉可以很高而游离原卟啉显著减少[15]。

1.2.4 体质或遗传因素

再障不是遗传性疾病,但临床资料显示具有某些 HLA-II 型抗原的患者对免疫抑制治疗的反应较好,某些再障患者对氯霉素及某些病毒具有易感性,均说明再障的发病可能与遗传因素有关。

2 临床表现、诊断标准及鉴别诊断

2.1 临床表现

再障的临床表现为贫血、出血及感染。临床分型为获得性再生障碍性贫血和先天性再生障碍性贫血[16]。我国学者把再障分为急性和慢性。

2.1.1 急性型发病急,病情重,进展迅速

2.1.1.1 贫血:多呈进行性加重,伴明显的乏力、头晕、心悸和气短等症。

2.1.1.2 感染:多数患者有发热,体温在38℃以上,个别患者自发病到死亡均处于难以控制的高体温之中。以呼吸道感染、皮肤感染最为常见,其他有消化道、泌尿生殖道及皮肤感染等。感染的菌种以革兰氏阴性杆菌、金黄色葡萄球菌和真菌为主,常合并败血症,病情险恶,对症治疗不易奏效。

2.1.1.3 出血:均有不同程度出血,出血部位广泛,除皮肤、黏膜外,还常有内脏出血。皮

肤出血表现为出血点或大片的瘀斑,口腔黏膜出现血泡,可有鼻衄、牙龈出血、眼结膜出血等。所有脏器都可出血,但只有开口于外部的脏器出血才能为临床所查知。临床上可见呕血、便血、尿血,女性有阴道出血,其次为眼底出血和颅内出血,后者常危及患者生命。出血部位由少增多,由浅表转为内脏,常预兆会有更严重的出血。

2.1.2　慢性型起病和进展较缓慢,病情较急性型轻

2.1.2.1　贫血:呈慢性过程,贫血往往是首发和主要表现,常见苍白、乏力、头晕、心悸、活动后气短等。输血后症状可改善,但维持时间不长。

2.1.2.2　感染:高热比急性型少见,感染以呼吸道多见,合并严重感染者少,相对容易控制。

2.1.2.3　出血:出血倾向较轻,以皮肤、黏膜出血为主,除妇女易有子宫出血外,很少有内脏出血。久治无效的晚期病人发生脑出血者,可出现剧烈头痛和呕吐。

2.2　诊断标准

2.2.1　国内诊断标准[17]

1987年第四届再生障碍性贫血学术会议的最后修改意见如下:

2.2.1.1　全血细胞减少,网织红细胞绝对值减少。

2.2.1.2　一般无肝脾肿大。

2.2.1.3　骨髓至少一个部位增生减低或重度减低(如增生活跃,须有巨核细胞明显减少),骨髓小粒非造血细胞增多(骨髓活检可显示造血组织减少,脂肪组织增加)。

2.2.1.4　能除外引起全血细胞减少的其他疾病,PNH、MDS中的难治性贫血(MDS-RA)、急性造血功能停滞、骨髓纤维化、急性白血病、恶性组织细胞病等。

2.2.1.5　一般抗贫血药物治疗无效。

国内急性再障(亦称SAA-I型)的诊断标准

临床表现:发病急,贫血呈进行性加剧,常伴严重感染,内脏出血。

血象:除血红蛋白下降较快外,须具备以下任意两项:

网织红细胞小于1%,绝对值小于$15×10^9/L$;

白细胞明显减少、中性粒细胞绝对值小于$0.5×10^9/L$;

血小板小于$20×10^9/L$。

骨髓象:多部位增生减低,三系造血细胞明显减少,非造血细胞增多(如增生活跃须有淋巴细胞增多)

骨髓小粒中非造血细胞及脂肪细胞增多。

国内慢性再障的诊断标准

临床表现:发病缓慢,贫血、感染、出血均较轻。

血象:血红蛋白下降速度较慢,网织红细胞、白细胞、中性粒细胞及血小板值常较急性再障为高。

骨髓象：三系或两系减少，至少一个部位增生不良，巨核细胞明显减少；

骨髓小粒中非造血细胞及脂肪细胞增加。

病程中如病情恶化，临床、血象及骨髓象与急性再障相同，称 SAA－Ⅱ型。

2.2.2 国外诊断标准

国外常用的是 1979 年 Camitta 所提出的标准，Camitta 将再障分为重型与轻型。

2.2.2.1 重型再障的诊断标准

骨髓细胞增生程度＜正常的 25%，如＜正常的 50%，则造血细胞应＜30%。

血象：须具备下列三项中的两项：粒细胞＜$0.5×10^9/L$，网织红细胞＜1%或绝对值＜$4×10^9/L$；血小板＜$20×10^9/L$，若中性粒细胞＜$0.2×10^9/L$，为极重型。

2.2.2.2 轻型再障诊断标准

骨髓增生低下，全血细胞减少。

2.3 鉴别诊断

2.3.1 再障与白血病之间的关系

再障与白血病都是血液系统常见病，临床症状虽有相似，但本质完全不同，白血病是一类造血干细胞的克隆性恶性疾病，其克隆中的白血病细胞失去进一步分化成熟的能力而停滞在细胞发育的不同阶段，在骨髓和其他造血组织中白血病细胞大量增生积聚，并浸润其他器官和组织，而正常造血受抑制，肝、脾、淋巴结肿大，白细胞较高，但分化不成熟，且有大量肿瘤细胞，需杀伤肿瘤细胞来治疗，预后极差；再障属难治性血液病，是一组由于化学、物理、生物因素及不明原因引起的骨髓造血功能衰竭，以造血干细胞损伤，外周血全血细胞减少为特征，临床常表现为较严重的贫血、出血和感染，多无肝、脾肿大，是良性疾病，白细胞内无肿瘤细胞，主要靠服药来帮助造血功能的恢复，预后相对较好。

2.3.2 再生障碍性贫血需与阵发性睡眠性血红蛋白尿、骨髓增生异常综合征及恶性组织细胞病鉴别

2.3.2.1 PNH 酸溶血试验(Ham 试验)、糖水试验及尿含铁血黄素试验(Rous 试验)均为阳性。临床上常有反复发作的血红蛋白尿(酱油色尿)、黄疸、脾大。

2.3.2.2 MDS 血象呈现一项或两项减少，不一定是全血细胞减少，骨髓象呈现增生明显活跃，三系细胞有病态造血现象。

2.3.2.3 恶性组织细胞病 多有高热，出血严重，晚期可有肝大、黄疸。骨髓中有异常的组织细胞。

3 治疗现状

3.1 祛除病因

3.1.1 禁止使用影响造血功能的药物

3.1.2 除必须检查和治疗外，尽量避免与放射线接触

3.1.3 有病毒性肝炎者，积极治疗肝炎

3.2 支持治疗

严重贫血时应当输血,目前成分输血较普遍,根据血液有形成分缺少及出血、感染等情况,采用相应的成分输血。

3.3 对症处理

3.3.1 出血的治疗

出血倾向明显,可用止血敏、止血芳酸、维生素K、维生素C。非胃肠道出血,还可加地塞米松或氢化可的松静脉滴注。

3.3.2 感染

因中性粒细胞减少所致,中性粒细胞绝对值<0.5×10⁹/L时感染不可避免。病原体多来自皮肤、黏膜、呼吸道,也可来自胃肠道、胆总管、泌尿道的条件病菌。注意皮肤、口腔、肛门卫生及饮食卫生,血象过低(中性粒细胞<0.5×10⁹/L)时,应采取保护隔离,避免污染各种穿刺和插管。粒细胞缺乏,严重感染而抗生素治疗无效者,可输注粒细胞,每天至少(1~2)×10¹⁰个,连续3~5天,方能控制感染。

3.4 急性再障的治疗

3.4.1 免疫抑制治疗

3.4.1.1 抗淋巴细胞球蛋白(ALG)、抗胸腺细胞球蛋白(ATG):本品具有针对免疫活性T抑制细胞介导免疫的功能,它们能诱发T细胞增殖,使造血恢复。

3.4.1.2 环孢素A(CSA):是一种Ts细胞Tc细胞克隆的杀伤剂,纠正再障患者的免疫紊乱,促使重症再障的骨髓造血功能恢复[18]。

3.4.2 骨髓移植(BMT)

用骨髓移植治疗再障,在国外已取得许多经验,由于骨髓移植不易找到HLA组织配型相近的供髓者,而且耗费大量人力、物力,故应严格选择适应证,关于适应证,有如下看法:重症再障(老年人除外),粒细胞在0.5×10⁹/L以下,血小板在20×10⁹/L以下,骨髓内淋巴细胞在75%以上;最好在确诊后起3个月以内进行;其中20岁以下,移植前输血次数少者(或未输过血)疗效最佳。骨髓移植前可采用大剂量环磷酰胺及抗人胸腺球蛋白(ATG)/抗人淋巴细胞球蛋白(ALG)作为联合方案对allo-BMT进行预处理,既可达到预处理目的,又可降低移植排斥,从而提高移植成活率[19]。

3.4.3 外周血干细胞移植

正常人外周血中虽有造血干细胞,但数量极少,无法采集。90年代造血刺激因子(G-CSF、GM-CSF、EPO)广泛用于临床,发现他们有很强的动员作用,且副作用较少,从健康供者采集造血干细胞供移植才成为可能。主要用于SAA,用于免疫抑制剂同时或以后,有促进血象恢复的作用,是必不可少的支持治疗。

3.4.4 脐血移植

脐血中早期干细胞较骨髓中丰富,是造血干细胞移植的另一个理想来源。与外周血干细胞移植相比,脐血移植发展较慢,主要原因是 1 个脐血所含干细胞有限,只够供应较小体重的儿童使用,其次要获得 HLA 相合同胞的脐血在成人患者也不易办到的,为解决无关供者脐血来源,欧美现已建成一定规模的脐血库,我国的脐血库也在筹建中。随着多能造血干细胞体外扩增技术的解决,脐血移植有可能广泛用于临床[20]。

3.5 慢性再障的治疗[21]

3.5.1 雄性激素类药物[22]

3.5.1.1 丙酸睾丸酮:每次 50～100mg,每日肌注 1 次。

3.5.1.2 康力龙(司坦唑醇):每次 2～4mg,每日 3 次,口服。

3.5.1.3 羟甲雄酮:每日 15～60mg,分 2～3 次口服。

3.5.2 骨髓兴奋剂

3.5.2.1 硝髓士的宁:方法为肌肉注射 5 天,间隔 2 天,重复进行,直至缓解。

3.5.2.2 一叶萩碱,成人每日 8～16mg,肌内注射,小儿酌减。连用 1.5～2 个月。

3.5.2.3 莨菪类药物 主要是解除骨髓微环境的血管痉挛,调整其血流灌注,从而改善造血微环境。

3.5.3 微量元素类药物[23]及其他

3.5.3.1 氯化钴:钴能抑制细胞酶的作用,使细胞处于缺氧状态,从而刺激肾脏增加红细胞生成素的产生。

3.5.3.2 免疫调节剂 主要药物为左旋咪唑。疗程为 3 个月以上。

3.5.3.3 肾上腺皮质激素。

4 预后与转归

急性再障是一组发病急、进展快的骨髓衰竭性疾病,常伴内脏出血、严重感染,常危及生命,预后不良;在治疗上予以清热凉血解毒中药,积极配合西医学的成分血输注、广谱抗生素、丙种球蛋白、造血刺激因子等支持疗法,或可配合免疫抑制剂治疗,可挽救相当一部分患者生命[24]。慢性再障起病相对缓和,并发感染出血症状不甚严重,但治疗显效时间较长,予以补肾活血等中药和／或雄激素治疗,大部分患者病情可缓解,有效率在 80% 左右,预后良好,但若误于施治,可迁延不愈,甚至可转为重型再障,严重影响患者的生存。

理论依据

免疫因素在再障的发生发展中起很重要的作用。再障常由免疫异常触发,迅即发生大量造血细胞和免疫基质细胞的破坏和生长抑制。目前国内治疗再障主要采用免疫抑制剂、骨髓移植、细胞因子及雄激素。这些治疗往往由于费用昂贵,较多副作用或找不到 HLA 匹配的供者,而限制了在我国的大量开展。中医药在慢性再障方面已开展了多年的临床研究、实验研究、取得疗效。但在急性再障方面,尤其对于调整免疫异常,解除免疫因素对造血细胞的损伤方面还缺少研究[25]。为此,我们复制了动物模型,开展中药治疗急性再障的实验研究[26]。下面是导师裴正学教授关于中医对再障的认识[27]：

1 肾主骨髓，脾主末梢

再障是红骨髓造血功能障碍所致，以末梢血中三系细胞减少为特点。《素问·阴阳应象大论》说："肾主骨生髓"，基于这一论述，裴老认为：欲使再障患者之骨髓象得以改善，须从治肾着眼，认为六味地黄汤确具调节骨髓造血功能之作用，其中山萸肉，用量可大至30克，作用显著。《灵枢·决气篇》说："中焦受气，取汁变化而赤是谓血。"《难经·四十二难》说："脾主裹血，温五脏。"这些论述说明血液之生成和输布又与脾的关系至为密切。裴老认为健脾益气法偏于改善末梢血象，首选归脾汤，方中龙眼肉用量大至20克，则疗效更佳。再障患者之临床表现，多见颜面萎黄，食欲不振，疲乏无力，少气懒言，心悸健忘，失眠，多梦等心脾两虚症；亦常见头晕，耳鸣，腰酸，腿困等肾气不足症。对于这种临床表现，投归脾，六味类加减变通，是符合理、法、方、药统一原则的。祖国医学认为："肾主先天，脾主后天。"在对血液病的治疗中，裴老领悟出："肾主骨髓，脾主末梢"之概念，盖骨髓渐成于胎中，末梢之血则萌动于产后。

2 有形之血难以骤生，无形之气须当急补

三系细胞之减少为再障的主要特点。而三种细胞均属血液中的有形成分，此所谓"有形之血"。欲使"有形之血"生，必须急补"无形之气"，这一思想源于《内经》"阴阳互根"的理论，后人又发展为"气为血之帅"说，经裴老临症发挥，用治再障，每能药中病的。补气药中首选太子参，裴老谓"此物味淡气雄，可入血分。"其次吉林参，北沙参，党参，黄芪等亦属常用之品。其中吉林参价昂，以人参须代之，裴老谓："须者形尖气锐，径入血分。""气为阳之根。"气虚既久，必致阳虚，故在补气药中，酌加淫羊藿、破故纸、菟丝子等壮阳之品，每能相得益彰[28]。

3 缓则健脾补肾，急则泻火凉血

益气健脾与补肾壮阳为治疗再障固本之大法，然而当出现感染、出血等症时，往往病情较急，多数表现为一派内火炽盛，热盛迫血的症候，（极少数为气虚不能统血）。在这种情况下裴老主张清热、泻火、凉血。他对唐容川"心为君火，化生血液，是血即火之魄，火即血之魄，火升故血升，火降即血降也。知血生于火，火主于心，是知泻心即是泻火，泻火即是止血"的见解甚为赞赏，对再障急发之出血、感染多选用三黄泻心汤，认为此方是再障泻火、止血之首选方剂，此方一派苦寒，直折实火，寓止血于泻火之中。方中加生地20克，意在凉血，使其止血之力更大；常加生石膏30～60克，使其泻火之力益强，谓："生石膏味淡、质沉，淡则入气，沉则达血，血证之发热，非此不能清解。"通过长期临床观察，摸索出："缓则健脾补肾，急则泻火凉血"的经验[29]。

4 壮阳升"白"、养阴升"板"、升"红"之妙尽在补气养血

裴老在长期临床实践中，提出了"壮阳升'白'、养阴升'板'、补气养血以升'红'的概念，虽然仅属朴素的经验，但它却具备着临床实践的内核。《素问·阴阳应象大论》说"阳化气，阴成形"，张景岳注:阳动而散，阴静而凝，故成形。"从白细胞和血小板的功能属性来看，白细胞似属于阳；血小板似属于阴；红细胞可谓有形之血，提升之法自当补气养血。现将裴老常用药物

列举如下:提升白细胞:肉桂、附片、苦参、党参、破故纸、鸡血藤、黄芪、西洋参、八角茴香。提升血小板:玉竹、黄精、大枣、生地、阿胶、龟板胶、鹿角胶、连翘、土大黄。提升红细胞:归脾汤、人参养荣汤、太子参、人参须、党参、黄芪、何首乌、山萸肉、元肉、鸡血藤、女贞子、旱莲草。

实验研究

1 材料与方法

1.1 实验材料

1.1.1 实验试剂

10%甲醛(上海化学试剂公司)

盐酸酒精(上海化学试剂公司)

0.5%H_2O_2溶液(上海化学试剂公司)

1ml EDTA(乙二胺四乙酸)修复液(福建迈新生物技术开发有限公司)

免抗鼠CD4、CD8单克隆抗体(长沙赢润生物制品有限公司)批号:GT200310

磷酸盐缓冲液(PBS):氯化钠8.00g,十二水磷酸氢二钠2.885g,氯化钾0.20g,磷酸氢二钾0.20g 三蒸水配制,0.22um滤膜过滤除菌,pH 7.2~7.4,4℃保存。

1.1.2 实验仪器和设备

光学显微镜(Olympus Bx60-F5)

直线加速器(德国 西门子 Primus)

三分类血分析仪(日本 sysmexKx-21)

三分类血分析仪(日本 吉泰 CA-800)

超净工作台 (苏净集团 苏州安泰空气技术有限责任公司 VS-1300L 型)

低温冰箱(青岛海尔股份有限公司 BCD-213 型)

脱水机(德国 LEICATP1020)

切片机(德国 LEICARM2135)

病理组织漂烘处理仪(常州中威电子仪器厂 PHY-Ⅲ型)

包埋机(常州中威电子仪器厂 BMJ-Ⅲ型)

染色仪(常州中威电子仪器厂 CM1900HE)

电子天平(瑞士 Sartorius 公司 BP211D 型)

1.1.3 实验药品

裴氏升血颗粒(由生地、山萸肉、山药、丹皮、北沙参、人参须、潞党参、太子参、桂枝、浮小麦、大枣、麦冬、五味子、炙甘草、白芍、墓头回等组成,由甘肃省医学科学研究院制成颗粒冲剂,每包含生药量 36.25g),贞芪扶正颗粒 (由佛慈制药有限公司提供,国药准字262020416)。

1.1.4 实验动物

健康 BALB/C 小鼠 90 只,雌雄各半,体重(20±2g),8～10w 龄,DBA/2 小鼠 10 只,雌雄各半,8w 龄[30],由甘肃省医学科学研究院实验动物中心提供,动物合格证号:医动字第 14—009 号。

1.1.5 腺淋巴结细胞悬液制备

取 DBA/2 小鼠断颈处死,用 75%酒精浸泡 5min,常规消毒后,无菌取出胸腺及颈部、颌下、腋窝、腹股沟、肠系膜等处淋巴结,加少量生理盐水,轻轻剪碎、碾碎后,用 200 目尼龙网过滤,通过 4 号针头使其成单细胞悬液,台盼蓝鉴定细胞活性,活性细胞达 95%以上[31]。

1.2 实验方法

1.2.1 动物分组及模型制备

1.2.1.1 动物分组:采用随机分组,正常对照组:15 只;再障模型组:60 只(其中分裴氏升血颗粒大、中、小剂量组、模型组,每组各 15 只);贞芪扶正颗粒对照组:15 只。

1.2.1.2 模型制备:参照姚军等再障造模,以及赵忻等关于免疫介导小鼠再障模型方法的改进,除正常组外,将其余 75 只 BALB/C 小鼠经直线加速器 6Mv γ 射线全身照射,照射高度 100cm,时间 1 分钟,剂量 3.0GY[32]。照射 4 小时内经尾静脉输入取自 DBA/2 小鼠胸腺淋巴结细胞悬液 0.2ml,细胞数 1×10^6/ 只[33]。造模一周后,经尾静脉采血,血分析结果表明,模型组与正常对照组比较,白细胞、血小板、血红蛋白均明显下降,($p<0.01$);骨髓涂片:造模一周后,每组随机取 5 只小鼠,脱颈处死后取出左侧股骨,用 4 号针头取 1mlRPMI-1640 液冲出骨髓滴于载玻片上推片,进行 HE 染色,在光学显微镜下进行骨髓组织形态学观察[34]。结果显示模型小鼠骨髓涂片显示增生低下,粒系平均<15%、红系<7%、巨核细胞 0～7 个 /Hp,正常组骨髓增生活跃,粒系平均>40%、红系平均>14%、巨核细胞 45～72 个 /Hp,两组比较有显著性差异($p<0.05$)。以上结果证实本实验所复制的免疫介导型再障小鼠模型是成功的[35],可以按原方案进行后期实验。

表1 直线加速器γ射线对再障小鼠外周血HGB、RBC、WBC、PLT的影响($\bar{x}±S$)

	HGB(g/L)	RBC(×10^12/L)	WBC(×10^9/L)	PLT(×10^9/L)
正常组	134±16	8.91±1.20	9.12±3.36	1588.4±240
模型组	112±9.39#	8.08±0.58	4.2±0.96*	655.33±125.96*

注:与正常组比较#$p<0.05$,*$p<0.01$

1.2.1.3 给药方法:裴氏升血颗粒、贞芪扶正颗粒临用前分别用蒸馏水充分溶解,模型组给予等量生理盐水灌胃,根据文献中人 / 小鼠用药等效剂量换算法,中药中剂量组相当于成人临床用量的 20 倍[36],故裴氏升血颗粒大、中、小剂量组分别予以 0.02g/g·d、0.01g/g·d 和 0.005g/g·d 药液 1ml,(相当于成人用量的 40 倍、20 倍、10 倍)给予贞芪扶正颗粒每只 0.01g/g·d(相当于成人临床用量的 20 倍)1ml,各组均以普通饲料喂养,连续灌胃 d0 天[37]。

1.2.2 标本采集及处理

各组分别喂药 20d、40d 后分别两次尾静脉采血,将血分析结果进行统计;所有实验动物在实验结束后断颈处死,取脾脏,并以 10%甲醛溶液固定标本,切片后 HE 染色,在光学显微镜下观察脾脏病理组织学改变。

2 免疫功能评价

2.1 一般观察

大体改变:再障模型组自第 6 天起部分小鼠出现皮毛散乱、脱落,颈部、背部尤为明显;进食量、进水量较前减少,体重下降,精神萎靡,活动欠佳,反应迟钝,造模后第 12 天出现死亡,至实验结束共死亡 7 只,对死亡小鼠解剖发现各脏器苍白,胸腺、脾脏、淋巴结萎缩,肝脏偏大。贞芪扶正颗粒对照组出现小鼠死亡的时间比裴氏升血颗粒治疗组早,且一般状况较差,裴氏升血颗粒治疗组小鼠的一般情况优于模型组和对照组。

2.2 血分析检测

将小鼠采用 3.0GY 直线加速器 x 射线全身照射一分钟,一周后通过检测血象、骨髓象证明造模成功,第 8 天开始按组别灌胃给药,给药 20d、40d 后两次尾静脉采血测小鼠血象,(红细胞、白细胞、血小板、血红蛋白),以观察外周血细胞在治疗后恢复状况,其数据统计结果表2、3所示。

表2 裴氏升血颗粒对小鼠外周血HGB、RBC、WBC、PLT的影响($\bar{x}\pm s$)

	大剂量组	中剂量组	小剂量组	贞芪组	模型组	正常组
HGB	127.1±11.52	131.22±17.1#	130.6±12.84#	123.1±22.6△	115.75±14.34○	139.4±22.55*
RBC	8.37±0.77	8.86±1.80#	8.47±0.62	8.26±1.07	7.44±0.98△	9.18±1.54#
WBC	8.13.06*	8.6±3.61*	8.4±2.06*	8.0±2.36*	5.78±1.91○	9.51±2.82*
PLT	774.9±115.5△	901.33±112.18*	870±108.27#	768.4±126.1△	675.75±99.71○	923.1±110*

注:与模型组比较;#$p<0.05$,*$p<0.01$;与正常组比较,△$p<0.05$,○$p<0.01$

表3 裴氏升血颗粒对小鼠外周血HGB、RBC、WBC的影响($\bar{x}\pm s$)

	大剂量组	中剂量组	小剂量组	贞芪组	模型组	正常组
HGB	124.89±26.07△	14022±10.56*	139.13±15.97*	13044±20.14#△	115.38±12.99○	142.60±12.03*
RBC	7.92±2.41△	9.16±0.92#	9.08±1.70	8.69±0.68	7.79±1.21△	9.73±0.99#
WBC	7.76±2.50△	9.87±2.55#	9.06±1.88#	8.6±0.84	6.76±2.25○	10.38±2.05*

注:与模型组比较#$p<0 05$,*$p<0 01$;与正常组比较△$p<0.05$,○$p<0.01$

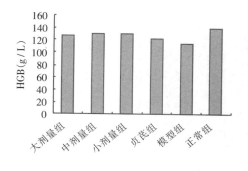

图 1　裴氏升血颗粒对 HGB 的影响

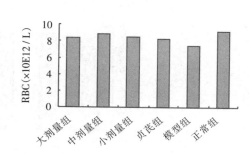

图 2　裴氏升血颗粒对 RBC 的影响

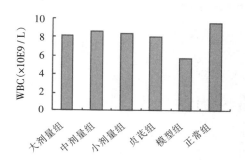

图 3　裴氏升血颗粒对 WBC 的影响

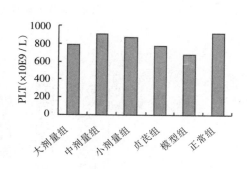

图 4　裴氏升血颗粒对 PLT 的影响

图 1—图 4 表明,各组再障模型小鼠分别用药 20d 后,与模型组比较,各组外周血 HGB、RBC、WBC、PLT 均有不同程度的升高,其中裴氏升血颗粒中、小剂量组 HGB、WBC、PLT 升高最明显,大剂量组、贞芪扶正颗粒对照组 WBC、PLT 升高较明显,各组 RBC 升高不十分明显,因 RBC 在造模一周后并未明显下降所致,考虑红细胞存活周期较长,短时间内未能表现出明显的升降趋势。

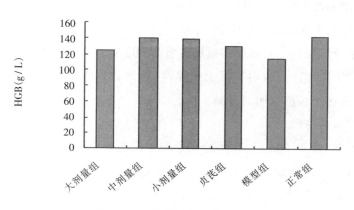

图 5　裴氏升血颗粒对 HGB 的影响

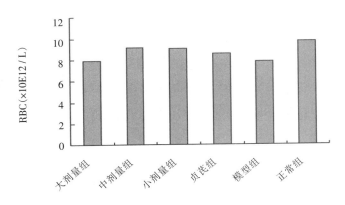

图 6 裴氏升血颗粒对 RBC 的影响

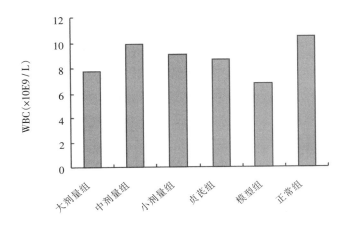

图 7 裴氏升血颗粒对 WBC 的影响

图 5—图 7 表明，各组分别用药治疗 40d 后，裴氏升血颗粒大剂量组 HGB 升高较明显，RBC、WBC 升高不十分明显，中剂量组、小剂量组 HGB、RBC、WBC 均显著升高，基本接近正常值，贞芪扶正颗粒对照组 HGB、RBC、WBC 略升高，大剂量组 RBC、HGB、WBC 与用药 20 天后所测值比较，反而出现下降趋势，贞芪扶正颗粒组 RBC、WBC 与模型组比较，无显著性差异。由于日本吉泰 CA-800 三分类血分析仪所能测得血小板最高值为 $999 \times 10^9/L$，而小鼠正常血小板值可高达 $(1500 \sim 1900) \times 10^9/L$，组间、组内数据无差异性，因此数据无法统计，但与造模一周后比较，除模型组外，各组血小板值均明显升高。

2.3 脾脏病理组织变化

2.3.1 标本制备：灌胃 40d 后，脱颈处死小鼠无菌条件下剖腹取出脾脏，用 10%甲醛溶液固定，用递减浓度无水乙醇逐级脱水干燥，二甲苯透明，石蜡包埋，将每份标本制成 $4\mu m$ 厚组织切片，每例标本连续切制 3 片，脱蜡后分别进行 HE 染色，在光学显微镜下进行脾脏形态学观察。

2.3.2　模型组小鼠,脾脏体积缩小,重量减轻,色淡红,脾被膜增厚,切片未见髓外造血,脾小体萎缩,数目减少,脾组织结构疏松,脾血窦扩张,但不充血,呈贫血状,部分区域可见脾小动脉壁增厚及玻璃样变。裴氏升血颗粒中剂量组白髓面积可占50%～70%,生发中心恢复良好,扩张的血窦基本恢复正常,呈充血状态,小剂量组和贞芪扶正颗粒组白髓面积、脾小体数量、生发中心、被膜和血窦均不同程度恢复,大剂量组则恢复较慢,仅比模型组略优[38]。

2.4　T淋巴细胞亚群测定[39]

免疫组化染色步骤[40]

2.4.1　石蜡切片脱蜡和水化后,用PBS液(pH7.5±0.1)冲洗3次,每次3min

2.4.2　根据单克隆抗体的要求,加1ml EDTA修复液(pH8.0),对组织抗原进行修复

2.4.3　每张切片加一滴过氧化酶阻断溶液,室温下孵育10min,以阻断内源性过氧化物酶的活性,PBS液冲洗三次,每次3min

2.4.4　除去PBS液,每张切片加1滴正常非免疫动物血清,室温下孵育10min

2.4.5　除去动物血清,每张切片加第一抗体,室温下孵育60min

2.4.6　PBS液冲洗三次,每次5min,除去PBS液,每张切片加1滴生物素标记的第二抗体KT—9707—c,Biotin-conjugated second Antibody(Rabbit),室温下孵育10min,PBS液冲洗三次,每次3min

⑦除去PBS液,每张切片加1滴链霉菌抗生物素—过氧化物酶溶液,室温下孵育10min,PBS冲洗三次,每次3min

⑧除去PBS液,每张切片加2滴新鲜配制的DAB溶液,镜下观察3～10分钟

⑨自来水冲洗,苏木素复染,PBS液冲洗返蓝

⑩DAB显色,所有切片经过梯度酒精逐级脱水干燥,二甲苯透明,中性树胶封固

过氧化物酶—抗过氧化物酶法,最终反应产物呈棕色,切片经图像分析软件处理后,根据平均光密度值及目标面积比得出阳性细胞所占百分数。

表4　裴氏升血颗粒对再障小鼠T淋巴细胞亚群含量的影响($\bar{x}\pm S$)

	大剂量组	中剂量组	小剂量组	贞芪组	模型组	正常组
CD4%	21.38±2.51△	24.57±3.39*	23.27±3.51#	21.31±2.06△	20.58±2.31○	2517±2.41*
CD8%	23.45±3.11	19.96±2.16#	20.01±2.90#	23.56±3.25	25.42±3.06○	2083±3.21*
CD4/CD8	0.91±0.12△	1.23±0.25#	1.16±0.40*	0.90±0.14△	0.81±0.27△	1.21±0.28#

注:与模型组比较　#$p<0.05$,*$p<0.01$;与正常组比较　△$p<0.05$,○$p<0.01$。

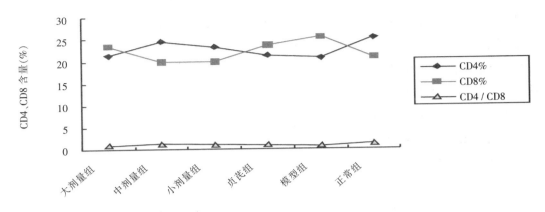

图 8　裴氏升血颗粒对再障小鼠 T 淋巴细胞亚群的影响

如图 8 所示,再障模型组小鼠与正常组比较,CD4[+] 值明显下降,CD8[+] 值明显升高,CD4[+]/CD8[+] 比值降低,用药 40d 后,裴氏升血颗粒中、小剂量组 CD4[+] 值明显升高,CD8[+] 值则明显降低,而大剂量组、贞芪组对 CD4[+] 升高、CD8[+] 降低作用不显著,CD4[+]/CD8[+] 值仅略升高,与模型组比较无显著性差异。

分析:大量研究表明,再障患者存在 T 淋巴细胞亚群失衡,CD8[+] 细胞异常激活,导致抑制性细胞因子如 IL-2、IFN-γ、TNF-α 等分泌异常增多[41],协同对造血起负调控作用,导致造血干和(或)祖细胞增殖、分化缺陷[42]。裴氏升血颗粒作用环节可能是多方位的,一方面能调节机体紊乱的免疫功能, 提高 CD4[+]、CD4[+]/CD8[+] 比值, 降低 CD8[+] 的数量和活性, 从而减少 IL-2、IFN-γ 等造血负调控因子的释放以解除对骨髓造血的抑制[43]。IL-2、TNF-α、IFN-γ 等细胞因子不仅能直接抑制造血细胞的增殖[44],而且还可通过 Fas 抗原(CD95)介导的细胞凋亡,诱导 CD34 细胞的程序性死亡,从而导致造血衰竭[45],此外,能对造血干 / 祖细胞的增殖和分化具有直接的促进作用,尤其对红系造血。免疫组化法检测 CD4[+]、CD8[+],再障患者 CD4[+]、CD8[+] 处于早期激活状态[46]。以上试剂盒购自长沙赢润生物制品有限公司,批号为:GT200310,均按照试剂盒说明要求操作。

3　统计学处理

实验结果应用统计学软件 SPSS 10.0 进行数据统计,所有实验数据均以均数±标准差($\bar{x}$ ±s)表示。两组计量资料采用 Student's t 检验,多组间计量资料采用单因素方差分析(Oneway anovo),以 $p < 0.05$ 为有显著统计学意义。

讨　论

裴氏升血颗粒是全国著名中西医结合专家、导师裴正学教授,集多年临床经验自行研制的抗肿瘤、提高机体免疫力的验方之一,具有补肾生髓、健脾益气、养血和胃等功效的纯中药颗粒冲剂。该药方的临床应用研究于 2002 年作为甘肃省科研课题,并完成了科技成果鉴定,该成果 2003 年被评为甘肃省中医药皇甫谧科技成果一等奖。该方曾因治愈白血病多例于 1973 年被全国血液学会议命名为兰州方，临床应用已有 30 多年。1997 年作为甘肃省医学科学研究院院内制剂研制成"裴氏升血颗粒"。多年来的临床实践证明该方对免疫系统功能低下、恶性肿瘤，尤其对恶性肿瘤患者放疗、化疗后引起的免疫功能低下具有显著的临床疗效，截至目前已为省内外数万名患者进行了治疗，其临床疗效得到了临床医生和患者的认可，在省内外享有一定的知名度。

1 指标选择

1.1 脾脏是人体重要的外周免疫器官，是人体最大的淋巴器官，脾脏是各类免疫细胞居住的场所，也是对血源性抗原物质产生免疫应答的部位。进入血液的病原体，可引起脾内发生免疫应答，脾的体积和内部结构也发生变化。体液免疫应答时，淋巴小结增多增大，脾索内浆细胞增多；细胞免疫应答时，动脉周围淋巴鞘明显增厚。因此，在显微镜下观察脾脏的病理切片，可以评价机体的免疫功能。

1.2 淋巴细胞是人体免疫系统的重要组成部分，根据淋巴细胞的发生来源、形态特点和免疫功能等，可分为 T 细胞、B 细胞和 NK 细胞三类。T 细胞可分为三个亚群：细胞毒性 T 细胞（简称 Tc 细胞）、辅助性 T 细胞（简称 Th 细胞）、抑制性 T 细胞（简称 Ts 细胞），由于效应 T 细胞可直接杀灭靶细胞，故 T 细胞参与的免疫称细胞免疫。CD4、CD8 分子均属于免疫球蛋白超家族成员，在外周血和淋巴器官中，CD4 阳性 T 细胞主要为 Th 细胞，在胸腺中，CD4 阳性细胞包括 CD4 单阳性细胞和 CD4、CD8 双阳性的不成熟 T 细胞。CD4 分子是 Th 细胞的 TCR 识别抗原的共受体，也是人类免疫缺陷病毒 HIV 受体，参与 TCR 识别抗原肽 MHC-II 类分子复合物的信号转导。CD8 分子主要表达于外周血 CD8 阳性细胞毒 T 细胞表面，包括 CD8 单阳性细胞和 CD4、CD8 双阳性 T 细胞。CD8 分子参与 TCR 识别抗原肽 MHC-I 类分子复合物的信号转导。

2 讨论重点

2.1 小鼠经 3.0GY 直线加速器 γ 射线全身照射一周后，与正常组比较，再障模型小鼠血红蛋白、白细胞、血小板值均明显降低，而红细胞值未见明显降低，考虑小鼠红细胞存活周期较长，在短时间内尚未能表现出降低趋势。直至整个实验结束，与正常组比较，各组红细胞值升高仍不显著，仍与上述原因有关。

2.2 造模一周后，经检测血分析、骨髓象证实造模成功，第 8 天开始喂药，灌胃 20 天后测血分析，各组外周血细胞（血红蛋白、红细胞、白细胞、血小板）值均不同程度升高，灌胃 40 天后再次复查血分析，发现裴氏升血颗粒大剂量组血细胞（血红蛋白、红细胞、白细胞）非但没有上升，反而有所下降，考虑与中药剂量过大，超越小鼠胃肠之负荷，则导致一系列功能紊乱，同时中药剂量过大亦会产生一定毒副作用，提示我们在临床用药时应把握中药的剂量，尤其对小儿患者，更应谨慎用药。

2.3 灌胃 40d 后小鼠尾静脉采血，所测血小板值无法统计，因小鼠血小板较人血小板正常值范围高出近百倍，因设备有限，实验所用日本吉泰 CA-800 三分类血分析仪（兰州市七里河区人民医院检验科)所能测得血小板最高值为 999×10⁹/L,因此数据无法统计。但除正常组外,所有再障模型小鼠用药后血小板呈现明显升高趋势(与造模一周后比较)。

2.4 实验结束后,以免疫组化法检测脾脏 CD4⁺、CD8⁺ 含量时,以同样方法检测部分小鼠肝脏,结果表明免抗鼠单克隆抗体在肝脏几乎不表达。

结 语

1 结论

BALB/C 小鼠经 3.0GY 直线加速器 γ 射线全身照射,照射 4h 内输入取自 DBA/2 小鼠胸腺淋巴结细胞悬液,造模一周后,小鼠外周血红蛋白、白细胞、血小板值均明显降低,骨髓涂片显示模型小鼠骨髓增生低下,证实免疫介导型再障小鼠造模成功。

裴氏升血颗粒可明显升高再障模型小鼠外周血红蛋白、白细胞、血小板值,(尤其裴氏升血颗粒中、小剂量组作用明显)对红细胞值升高属慢性过程。

裴氏升血颗粒可使再障模型小鼠脾脏 CD4⁺ 含量呈增高趋势、CD8⁺ 含量呈降低趋势,同时调整 CD4⁺/CD8⁺ 值,具有免疫调节作用。

小鼠脾脏病理组织切片观察表明,裴氏升血颗粒可减轻再障模型小鼠脾脏病理学改变,降低淋巴细胞的凋亡率,促进生发中心的恢复,使白髓面积扩大,被膜变薄,扩张的血窦基本恢复正常。

2 体会与展望

随着再障免疫发病机制的逐步阐明,中医药对再障免疫功能影响的研究日趋活跃。通过建立动物模型,设立对照组,研究中医药对再障模型小鼠免疫系统的作用,并逐渐深入到分子、基因水平,找到一些中医药治疗再障、调节免疫功能的客观依据。但我们也应该看到再障实验研究与免疫学客观指标的研究还缺乏规范性、系统性,在利用现代免疫学、遗传学新技术如 T 细胞受体 β 链可变区谱型检测技术、端粒-端粒酶、神经-免疫-内分泌网络学说等方面还跟不上现代医学的发展。同时还应注意不能盲目追求高精尖的现代医这方面有关指标,要合理而能说明问题。因此在再障课题方面,如何利用免疫学、遗传学新技术,深化研究进程,探讨中医药治疗再障、调节免疫功能的物质基础及相关机理,将成为中医药研究者面临的新课题。

附　图

小鼠脾脏病理切片(HE 染色)

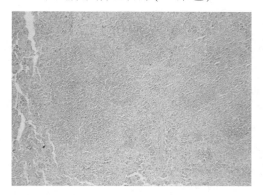

图 1　正常组　中央动脉可见
　　　生发中心多个　　10×

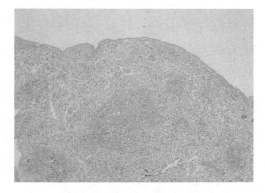

图 2　正常组　被膜正常,红白髓界限清楚
　　　生发中心多个　　10×

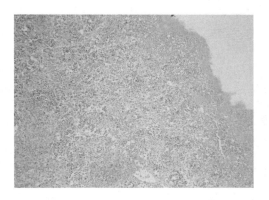

图 3　模型组　被膜明显增厚,髓窦扩张生发
中心减少,红白髓界限不清,白髓面积占 15%~
20%　　10×

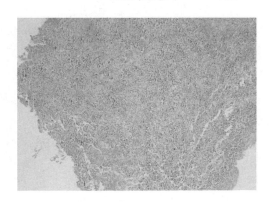

图 4　模型组　无明显生发中心仅见个别淋巴
小结　　10×

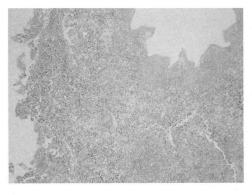

图 5　大剂量组　被膜略增厚,髓窦扩张生
发中心可见 50%　　10×

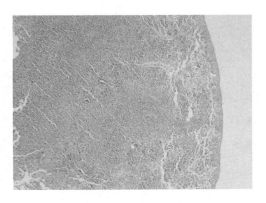

图 6　大剂量组　被膜略增厚,髓窦略扩张被
膜下淋巴小结,白髓面积占 35%~40%　　10×

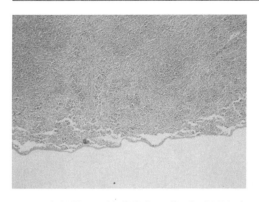

图 7　中剂量组　被膜恢复正常,白髓面积占
60%　　10×

图 8　中剂量组　白髓面积占 75%,生发中心
明显、多个　　10×

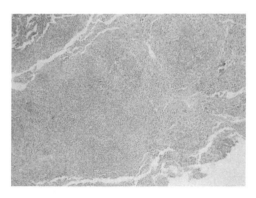

图 9　小剂量组　被膜不清，生发中心部分
恢复　　10×

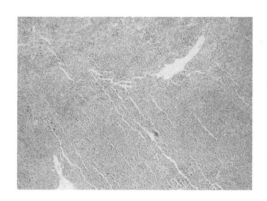

图 10　小剂量组　髓窦略扩张，生发中心
少,白髓面积占 30%　　10×

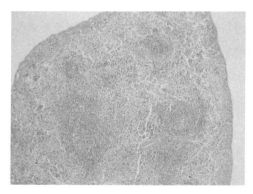

图 11　贞芪组　被膜不清,生发中心部分
恢复　　10×

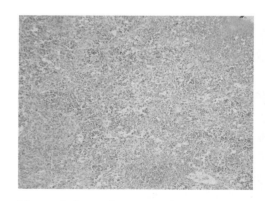

图 12　贞芪组　未见明显生发中心,白髓面
积占 20%　　20×

参考文献

[1]刘永祥,韩学中.再生障碍性贫血.北京:人民军医出版社,1987.43

[2]杨崇礼.再生障碍性贫血.天津:科技翻译出版公司,2001

[3]张艳芳.中医藏象学.中国协和医科大学出版社,2004,9

[4]程军,胡明辉,周永明.中医药治疗再生障碍性贫血的免疫调控机理研究进展.上海中医药大学学报.2003,17(1):1-3

[5]姚军,李数浓.淋巴细胞与再生障碍性贫血关系的实验研究.血液学杂志.1991,12(3):229-231

[6 周永明,黄振翘,黄韬等.生血合剂治疗再生障碍性贫血的临床研究.中国中西医结合杂志.2000,20(3):173

[7]史亦谦,汤金土,陈瑜.中药对免疫介导再生障碍性贫血T淋巴细胞的实验研究.中国中医急症.1998,7(3):128-130

[8]潘景轩,李树浓,陈俊.淋巴细胞与再生障碍性贫血关系的实验研究.中华血液学杂志.1991,12(5):2298

[9]Hank H L. Experimental drug induced aplastic anemia. Chinic sin hematology. 1980,9:621

[10]胡逸林.肿瘤放射物理学.北京:原子能出版社,1998,39-40

[11]Bacigalupo A,Podesta M,Mingari M C,et al. Immune suppression of haematopoiesis in aplastic anemia activity of T Lymphocytes [J]. Immunol. 1980,1449-1453

[12]王晋源,周淑意,段雪清等.生因丸对小鼠造血干细胞的影响.西安医科大学学报.1986,7(3):292

[13]李虹,卢义钦,彭兴华等.马利兰诱发小鼠骨髓造血障碍.中华血液学杂志.1988,9(2):80-826

[14]陈幸华.骨髓基质细胞在造血调控中的作用.国外医学·临床生物化学与检验分册.2000,21(1):20

[15]段民江,马统勋,杨秦豫等.多抗甲素治疗再生障碍性贫血机理的初步研究.中国抗生素杂志.1988,13(5):3572

[16]叶任高,陆再英.内科学.北京:人民卫生出版社,2003,599-601

[17]张之南,沈悌.血液病诊断及疗效标准.天津:天津科学技术出版社,1991,225

[18]刘爱华,毕鸿雁,崔树岭等.山根兴.康力龙治疗急性再障的实验研究.全国第二届再障会议论文汇编,1987,3

[19]杨建华,杨凤英.严重型再生障碍性贫血临床治疗进展.医学理论与实践.2000,13(2):84-85

[20]王迎昕,薄兰君.再生障碍性贫血治疗进展.同济大学学报(医学版).2002,23(3)

[21]柯微君.生血糖浆治疗慢性再生障碍性贫血的临床与实验研究.中国中西医结合杂志.1996,16(2):721

[22]周淑意,王晋源,段雪清,等.生血丸合雄性激素治疗53例再生障碍性贫血疗效观察.中华血液学杂志.1983,4(3):134

[23]Brodsky RA,sensenbrenner LL,Jones RJ.Complete remission in severe aplas-tic anemia after high-dose cyclophosphamde without bone marrow transpla-ntation[J].Blood.1996,87(2):491-494

[24]王天恩,李惠荣,王惠芬.白细胞减少症中医治疗近况.新疆中医药.1994,12(1):56

[25] 赵堂福，王素钦，褚健新，等. 益肾生血片治疗再生障碍性贫血的实验研究. 中国中西医结合杂志. 1999,19(3):170-1735

[26] 潘景轩,李树浓,陈俊. 淋巴细胞与再生障碍性贫血关系的实验研究. 中华血液学杂志,1991,12(5):2298

[27] 裴正学. 裴正学医学经验集. 兰州:甘肃科学技术出版社,2003,266-270

[28] 雷载权,张廷模. 中华临床中药学. 北京:人民卫生出版社,1998,312-318

[29] 林齐鸣,虞学军. 从心论治再生障碍性贫血. 四川中医,2004,22(1):14-15

[30] 苗明三. 实验动物和动物实验技术. 北京:中国中医药出版社,1997,142

[31] 周永明,程军,薛志忠,等. 生血合剂及其拆方对免疫介导再生障碍性贫血小鼠作用的实验研究. 上海中医药大学学报. 2002,16(1)

[32] 赵忻,汪明春,廖继东等. 免疫介导小鼠再障模型方法的改进. 中国病理生理杂志. 2002,18(6):716-717

[33] 孙纪元,王四旺,谢艳华等. 再生障碍性贫血的动物模型实验研究. 中国实验动物学杂志,2000,4(10):211-212

[34] 浦权,李世俊,杨梅如. 骨髓活检病理学. 哈尔滨:黑龙江科学技术出版社,1993,59-62

[35] 丁敬远,黄振翘,周永明等. 补肾方药对免疫介导再生障碍性贫血小鼠 IL-3、IFN-γ 的影响. 上海中医药大学学报. 2003,17(3)

[36] 李仪奎. 中药药理实验方法学. 上海:上海科技技术出版社,1991,36

[37] 邱仲川,赵琳,陈佩. 补肾复方冲剂对免疫介导再障小鼠作用机制的实验研究. 临床血液学杂志. 2002,15(5)

[38] 梁毅,鲁新华,陈如泉. 地甘口服液对免疫介导再障小鼠脾脏淋巴细胞凋亡的影响. 中国实验临床免疫学杂志. 1999,10(6):45-47

[39] 龙振山,丁桂风. 免疫学实验技术. 上海:上海科学技术出版社,1990,130

[40] 李涤生. 临床检验基础. 北京:人民卫生出版社,1991,38[6]

[41] 黄韬,黄振翘,周永明等. 补肾泻肝方治疗再生障碍性贫血临床疗效与 IFN-γ mRNA 基因表达关系的研究. 现代中西医结合杂志,2001,10(19):1823-1825

[42] 后盾. 右归丸加味对慢性重型再生障碍性贫血患者免疫学指标变化的影响. 中国中医药科技.1998,5(6):379

[43] 陈玉青,高依卿. 气血阴阳大补汤对虚证小鼠细胞免疫和骨髓造血功能的影响. 中医杂志.1995,36(3):30-33

[44] 王欣,张明瑛,宋素琴,等. 再生障碍性贫血患者细胞免疫功能与造血细胞因子的研究. 中华血液杂志. 1998,19(4):181

[45] Maciejewski JP,Selleri C,young NS,Fas antigen expression on CD34+ human marrow cells is induced by interferon- gamma supression in vitro. Blood. 1995,85:3183

[46] 申蓉,徐从高,李丽珍,等. 再生障碍性贫血患者 T 淋巴细胞早期激活及可溶性肿瘤坏死因子受体的研究. 中华血液学杂志. 2004,25(4)

裴氏升血颗粒对荷 H$_{22}$ 瘤小鼠脾淋巴细胞增殖活性及细胞因子的影响

张桂琼

中文摘要

目的： 通过观察裴氏升血颗粒 (PG) 对荷 H$_{22}$ 瘤小鼠免疫器官 (胸腺、脾脏) 重量、脾淋巴细胞增殖活性及细胞因子 (IL-2、IFN-γ) 分泌的影响，探讨裴氏升血颗粒对荷瘤小鼠免疫系统的调节作用。

方法： 采用荷 H$_{22}$ (肝癌) 实体瘤小鼠模型，用免疫器官重量法计算胸腺指数 (TI) 和脾脏指数 (SI)，用 MTT 比色法测定淋巴细胞增殖反应，用双抗体夹心 ELISA 法测定脾淋巴细胞培养上清液中 IL-2 的浓度，用反转录－聚合酶链式反应 (RT-PCR) 法测定脾淋巴细胞 IL-2mRNA 和 IFN-γ mRNA 的表达水平。

结果： 裴氏升血颗粒大、中、小剂量组荷瘤小鼠胸腺指数、脾脏指数均高于模型组，其中大剂量组 TI、SI 分别为 18.9mg/10g、76.3mg/10g，较模型组分别增长 36.0%、17.9% ($p < 0.05$)；中剂量组 TI 为 18.0mg/10g，较模型组增长 29.5% ($p < 0.05$)。裴氏升血颗粒各剂量组荷瘤小鼠脾淋巴细胞增殖活性均高于模型组，以大剂量组作用最优，与模型组比较有显著性差异 ($p < 0.05$)。裴氏升血颗粒各剂量组小鼠脾淋巴细胞培养上清液中 IL-2 的浓度均较模型组增高，大剂量组 IL-2 的浓度为 61.6pg/ml，与模型组比较有显著性差异 ($p < 0.05$)。裴氏升血颗粒各剂量组小鼠脾淋巴细胞 IL-2mRNA 和 IFN-γ mRNA 的表达水平均增高，中剂量组和大剂量组与模型组比较，均有显著性差异 ($p < 0.05$)。

结论： 裴氏升血颗粒对荷 H$_{22}$ 瘤小鼠免疫器官胸腺、脾脏具有增重作用，能够增强脾淋巴细胞增殖活性，促进荷瘤小鼠细胞因子 IL-2 的分泌及 IL-2mRNA 和 IFN-γ mRNA 的表达，表明裴氏升血颗粒能明显增强荷瘤小鼠机体的免疫功能，抑制肿瘤生长。

关键词： 裴氏升血颗粒；免疫功能；H$_{22}$ (肝癌)；脾细胞增殖活性；IL-2；IFN-γ；

Effect of Peishishengxue Granule on the lymphocyte proliferation and the secretion of the cytokinesin spleen cells in H_{22} bearing Mouse

Zhang guiqiong

Tutor： Pro. Pei zhengxue

（Gansu college of traditional Chinese medicine， Lanzhou， 730000， Chinese）

ABSTRACT

Objective: To evaluate the impact of Peishishengxue Granule （PG） on immune func tion of H_{22}-bearing mice and explore the mechanism through observing the effects of PG on the immune orgons （the thymus， the spleen）， the lymphocyte proliferation ， and the secretion of the cytokines （IL-2， IFN-γ） .

Methods: The models of solid tumor were developed by hepatoma cell H_{22} transplan tation in mice. When the experiment finished， the weights of thymus and spleen were measured. The thymus index （TI） and the spleen index （SI） were calculated. The proliferation of lymphocyte was assessed by MTT assay. The concentration of interleukin-2 （IL-2） in splenocyte culture supernatant was detected by enzyme-linked immunosorbent assay （ELISA）， and the mRNA levels of the cytokines （IL-2， IFN-γ） in splenocytes were assayed by reverse transcription-polymerase chain reaction （RT-PCR） .

Results: The TI and SI was increased in PG groups. In high dose group they were significantly increased （$p<0.05$）， and rose by 36.0% and 17.9% respectively； The TI in medium dose group was 18.0mg/10g， and rose by 29.5% （$p<0.05$） . The proliferation of lymphocyte was higher in PG groups than that in model group， especially it was markedly higher in high dose group （$p<0.05$） . The concentration of IL-2 in splenocytes culture supernatant was augmented in PG groups， significantly in high dose group （$p<0.05$） . The mRNA levels of IL-2 and IFN-γ were higher in PG groups than those in model group， markedly higher in medium dose group and high dose group （$p<0.05$） .

Conclusion: PG has the function of weightening the immune orgons （the thymus， the spleen）， stimulating activation and proliferation of splenocyte， and facilitating the secretion and gene transcription of cytokines (IL-2, IFN-γ) in H_{22}-bearing mice.It can improve the immune function of tumor-bearing mouse and inhibit the growth of the tumor.

Key words: Peishishengxue Granule (PG); immune function; H_{22}; lymphocyte prolif eration; IL-2; IFN-γ

前 言

裴氏升血颗粒是我国著名中西医结合专家、导师裴正学教授拟定治疗白血病的专方[1]，主要由六味地黄汤合生脉散加太子参、北沙参、党参等组成，重用太子参、党参、北沙参以健脾；六味地黄汤以补肾[2,3]。该方因完全彻底治愈了急性单核细胞性白血病（M_5）患者马长生，1974 年在苏州召开的血液病会议上被定名为"兰州方"（2003 年，裴氏升血颗粒成功治愈了又一例白血病患者（L_2）刘力刚，先后在《南昌日报》及《甘肃日报》进行报道），1997 年该方作为甘肃省医学科学研究院院内制剂，做成"裴氏升血颗粒"。该药剂于 2002 年起作为甘肃省医科院临床科研课题进行实验研究，通过了成果鉴定。曾获得 2003 年甘肃省皇甫谧科技成果一等奖。

30 多年的临床应用，证明裴氏升血颗粒（即"兰州方"）不仅对白血病有很好的疗效，对恶性肿瘤，尤其对放、化疗引起的免疫功能低下状态有很好的改善作用。临床实践证明该方对食道癌、肝癌、恶性淋巴瘤、再生障碍性贫血等病有显著疗效，其中完全治愈食道癌 2 例、恶性淋巴瘤 3 例、再生障碍性贫血 3 例、小肝癌 2 例[4]。薛氏[5]运用"兰州方"治疗原发性肝癌，使患者肿块明显缩小，肝功能完全恢复，提高了患者的生活质量，延长了患者的生存期；李氏等[6]运用兰州方配合化疗治疗癌症 10 例疗效观察显示：近期疗效兰州方组优于单纯化疗组（$p < 0.05$）；从毒副反应看，兰州方组明显轻于单纯化疗组（$p < 0.01$）。裴氏升血颗粒与核素并用治疗肝癌 15 例，治疗组用核素加服 PG，对照组仅用核素，发现治疗组毒副作用明显轻于对照组，二者之疗效对比亦有显著性差异[7]。

近年来，通过动物实验研究证明：裴氏升血颗粒可明显升高再障模型小鼠（经 3.0GY 直线加速器全身照射所建立）的外周血红蛋白、白细胞、血小板值，能明显恢复再障模型小鼠骨髓的造血功能[8]。小鼠脾脏病理组织切片观察显示，裴氏升血颗粒可减轻再障模型小鼠脾脏病理学改变，降低淋巴细胞的凋亡率，促进生发中心的恢复，使白髓面积扩大，被膜变薄，扩张的血窦基本恢复正常。免疫组化法检测脾脏 $CD4^+$、$CD8^+$ 含量结果表明，裴氏升血颗粒可使再障模型小鼠脾脏 $CD4^+$ 含量呈增高趋势、$CD8^+$ 含量呈降低趋势，增高 $CD4^+/CD8^+$ 值，从而提高再障模型小鼠的免疫功能[9]。

裴氏升血颗粒以扶正固本为大法，注重对机体的整体调节，即增强机体的免疫功能，使机体之免疫低下状态得到不同程度的改善，从而达到临床疗效。中医这一"扶正固本"之法，与现代医学之免疫学、分子生物学、基因组学等[10-18]有着异曲同工之处，前人在这方面虽然已做了一些工作，但是还有许多方面需要我们进一步去探讨。

本实验通过建立荷瘤（H22）小鼠模型，借助分子生物学技术，观察裴氏升血颗粒对荷瘤小鼠脾淋巴细胞培养上清液中 IL-2 浓度、脾淋巴细胞 IL-2mRNA 和 IFN-γ mRNA 转录水平的影响，同时观察其对荷瘤小鼠免疫器官重量、脾淋巴细胞增殖活性的影响，探讨裴氏升血颗粒对荷 H_{22} 瘤小鼠免疫功能的调节作用，旨在寻找其可能的潜在作用靶点，为裴氏升血颗粒临床广泛应用提供科学、微观的依据。

实验研究

1 实验材料

1.1 实验药品

裴氏升血颗粒（由生地、山药、丹皮、太子参、北沙参、党参、桂枝、大枣、五味子、炙甘草、白芍等组成，由甘肃省医学科学研究院制成颗粒冲剂，每包含生药量 36.25g），贞芪扶正颗粒（由佛慈制药有限公司提供，国药准字 262020416）。

1.2 实验动物及瘤株

健康 BALB/C 小鼠 60 只，雌雄各半，体重 20±2g，5-6w 龄，由甘肃省医学科学研究院实验动物中心提供，动物合格证号：医动字第 04－007 号。H_{22}（肝癌）瘤株，由甘肃省医学科学研究院药理毒理研究中心提供。

1.3 实验试剂

NaCl：北京化工厂

$Na_2HPO_4 \cdot 12H_2O$：天津市科密欧化学试剂开发中心

NaOH：天津市化学试剂三厂

KCl：天津市化学试剂五厂

无水乙醇：天津市博迪化工有限公司

KH_2PO_4：北京红星化工厂

异丙醇：上海建信化工有限公司

二甲基亚砜（DMSO）：天津市登峰化学试剂厂

甲醛：西安化学试剂厂

丙酮：成都化学试剂厂

刀豆蛋白 A（ConA）：北京鼎国生物技术发展中心

磷酸盐缓冲液（PBS）：NaCl 8.00g，$Na_2HPO_4 \cdot 12H_2O$ 3.48g，KCl 0.20g，KH_2PO_4 0.20g，加三蒸水至 1000ml 配制，调 pH 值至 7.4，121℃高压灭菌 20min，4℃保存备用

淋巴细胞分离液：天津生物技术开发中心

RPMI 1640 粉剂：美国 Gibco 公司产品。使用时，取干燥培养粉末 10.4g、$NaHCO_3$ 粉末 2.0g，溶于三蒸水 1000ml，搅拌器搅拌至完全溶解，再用 1mol·L^{-1} HCL 调 pH 值为 7.2～7.4，用无菌滤器过滤除菌，分装，4℃保存备用

小牛血清：杭州四季青生物工程材料有限公司产品，56℃水浴灭活 30min

溴化二甲噻唑二苯四氮唑（MTT）：Sigma 公司产品。将 MTT 溶于 PBS（pH 7.4）中，配制成 $5mg \cdot ml^{-1}$ 溶液，4℃避光保存

小鼠 IL-2 ELISA 试剂盒：北京晶美生物工程有限公司

总 RNA 抽提试剂盒：上海生物工程技术服务有限公司产品

RT-PCR 反应试剂盒：上海生物工程技术服务有限公司产品

焦碳酸二乙酯（DEPC）：美国 Sigma 公司产品

DNA Marker：上海生物工程技术服务有限公司

溴化乙啶（EB）：上海生物工程技术服务有限公司产品

琼脂糖：华美生物工程公司产品

β-actin 引物、IL-2 引物、IFN-γ 引物：上海生物工程技术服务有限公司合成

0.25%溴酚蓝：上海生物工程技术服务有限公司

10×TBE 电泳缓冲液：Tris108g，硼酸 55g，EDTA（0.5ml·L^{-1}PH 8.0）40ml

1.4　实验仪器和设备

电冰箱：金王子，北京

电热干燥箱：202-2，上海

生物净化工作台：SW-CJ-IF，苏州

电热恒温水浴箱：S-648，上海

离心机：LD4-2A，北京

西冷冰箱：BY-160，杭州

压力锅：BOX，上海

倒置显微镜：OLYMPUSPM-6，日本

双目生物显微镜：OLMPUSCHC-212

CO_2 培养箱：SHEL-LAB1825TC，美国

1/1000 电子天平：JA-2003，上海

快速混匀漩涡器：SK-1，深圳

无菌操作箱：B 型 - 小，上海

隔水恒温培养箱：PYX-DHS-50×60，上海

台式大容量冷冻离心机：TDL5M，长沙高新技术产业开发区

分光光度仪：VIS-7220，北京

电泳槽：DYC P31A 型，北京

电泳仪：HV-3000 型，北京

PCR 扩增仪：PE2400 型，美国 PE 公司

凝胶成像分析系统：BTS-20.M 型，Uvitec 公司

微量移液器：WKY 型 5-25μl，上海

2 实验方法

2.1 模型制备

从 H_{22} 瘤株传代小鼠的腹腔抽取乳白色的瘤液参照文献[19]，用生理盐水稀释至瘤细胞计数为 2×10^6 个 /ml[20]，在小鼠右前腋部皮下接种瘤液 0.2ml[19]。

2.2 动物分组及剂量

接种 24h 后，将动物随机分为裴氏升血颗粒 (PG) 大剂量 ($10g \cdot kg^{-1}$，相当于成人用量的 20 倍) 组、中剂量 ($5g \cdot kg^{-1}$，10 倍) 组、小剂量 ($2.5g \cdot kg^{-1}$，5 倍) 组、贞芪扶正颗粒 (ZG) 对照组 (剂量为 $1.67g \cdot kg^{-1}$，相当于成人临床用量的 10 倍)、模型对照组，另设正常对照组，每组各 10 只。裴氏升血颗粒与贞芪扶正颗粒临用前分别用蒸馏水充分溶解。实验组灌胃给予等容积 (0.2ml/10g) 的药物[21]，正常组和模型组给予等量蒸馏水，每日一次，连续灌胃 15d[20]。

2.3 胸腺、脾脏指数测定

末次给药后 24h 摘眼球放血处死，取胸腺、脾脏称重。计算方法[22]：胸腺指数 = 胸腺重 /（结束体重 - 瘤重）×10 (mg/10g)；脾脏指数 = 脾脏重 /（结束体重 - 瘤重）×10 (mg/10g)。

2.4 淋巴细胞增殖活性测定

脾细胞悬液制备：无菌取脾，放入 PBS 液中涮洗后，用两块载玻片轻轻捻碎，经 200 目尼龙布过滤，得到单个细胞悬液[23]。再用淋巴细胞分离液提取淋巴细胞[24]，调细胞浓度至 1×10^7 个 $\cdot ml^{-1}$[25]。淋巴细胞增殖活性测定：取上述制备的脾淋巴细胞悬液 (1×10^7 个 $\cdot ml^{-1}$) 加入 96 孔板中，每孔 100μl，设 4 个复孔，其中 2 孔分别加入含 ConA 的 1640 培养液 100μl(ConA 的终浓度 7.5μg $\cdot ml^{-1}$)[26]，另 2 孔分别加入 1640 培养液 100μl，置 37℃含 5%CO2 的培养箱中培养 72h，终止培养前 6h，每孔加入 MTT 液 (5mg $\cdot ml^{-1}$) 15μl，继续培养。培养结束后，离心 (2000rpm，10min，室温)，弃上清，每孔加入 150μlDMSO，振荡使结晶完全溶解，于酶标仪上测 A_{490} 值[27]。

2.5 ELISA 法测定 IL-2 浓度

IL-2 的诱生：取上述制备的脾淋巴细胞悬液，加入 48 孔板中，每孔 0.9ml，同时每孔加入含 ConA 的 1640 培养液 100μl (ConA 的终浓度为 5μg $\cdot ml^{-1}$)，置 37℃含 5%CO₂ 的培养箱中培养 36h[28]，收集上清液 (即 IL-2)。IL-2 浓度测定：按试剂盒说明操作[29]。试剂的配制：①提前 20min 从冰箱中取出试剂盒，以平衡室温。②将浓缩洗涤液用双蒸水稀释 (1:20)。③标准品：加入标准品稀释液 1.0ml 至冻干标准品中，待彻底溶解后，静置 15 分钟混匀 (2000pg $\cdot ml^{-1}$)，根据标准曲线所需浓度再作稀释。(标准曲线浓度为：7.8、15.625、31.25、62.5、125、250pg $\cdot ml^{-1}$)。④生物素化抗体工作液：以生物素化抗体稀释液稀释浓缩生物素化抗体 (1:100)。⑤酶结合物工作液：以酶结合物稀释液稀释浓缩酶结合物 (1:

100）。操作步骤：①从已平衡至室温的密封袋中取出所需板条。②除空白孔外，分别将标本或不同浓度标准品（100μl/孔）加入相应孔中，用封板胶封住反应孔，37℃孵箱孵育90min。③手工洗板：甩尽孔内液体，每孔加洗涤液350μl，静置30s后甩尽液体，在厚迭吸水纸上拍干。洗板5次。④除空白孔外，加入生物素化抗体工作液（100μl/孔）。用封板胶封住反应孔，37℃孵箱孵育60min。⑤洗板5次。⑥除空白孔外，酶结合物工作液（100μl/孔）。用封板胶封住反应孔，37℃孵箱孵育30min。⑦洗板5次。⑧加入显色剂100μl/孔，避光37℃孵箱孵育15～20min。⑨加入终止液100μl/孔，混匀后即刻测量OD_{450}值（5min内）。

2.6 RT-PCR法测定脾淋巴细胞IL-2和IFN-γ mRNA的表达水平

RT-PCR实验[30]用具的处理：将所需离心管、PCR反应管、吸头等用0.1%的DEPC溶液浸泡24h后，超净台内风干备用。

总RNA的提取：①收集细胞：收集取走上清液（IL-2）的脾细胞，300rpm，室温离心5min，彻底去上清。用PBS液调细胞浓度至$5×10^6$个·ml^{-1}。②裂解细胞：按试剂盒说明加样，加350μlRLT Solution到样品中，剧烈振荡混匀。③用匀浆器匀浆30s。④加等体积的70%乙醇，用枪头混匀。⑤将UNIQ-10柱放到2ml收集管中，将700μl样品加到U-NIQ-10柱中，8000rpm室温离心1分钟。⑥倒去收集管中的废液，将UNIQ-10柱放到同一收集管中，加500μl RW Solution到柱子中，室温下放置1分钟，10000rpm离心30s。倒去收集管中的废液，将柱子放到同一个收集管。⑦加500μl稀释过的RPE Solution到U-NIQ-10柱中，10000rpm，室温离心1min。倒去收集管中的废液，将柱子放到同一个收集管。⑧加500μl稀释过的RPE Solution到UNIQ-10柱中，10000rpm，室温离心1min。倒去收集管中的废液，将柱子放到同一个收集管。⑨10000rpm，室温离心1min，以除去残留的RPE Solution。⑩将UNIQ-10柱放到一个无RNase污染的Eppendorf管中，吸取50μlDEPC-H2O加到柱膜中央，50℃放置2分钟，10000rpm，室温离心1min。Eppendorf管中之液即为所提取的总RNA。

引物序列：根据文献[31]选用特异性引物：

IL-2引物：上游引物：5'—CTTGCCCAAGCAGGCCACAG—3'

下游引物：5'—GAGCCTTATGTGTTGTAAGC—3'

合成片段长度为306bp；

IFN-γ引物：上游引物：5'-AGCGGCTGACTGAACTCAGATTGTAG-3'

下游引物：5'-GTCACAGTTTTCAGCTGTATAGGG-3'

合成片段长度为244bp；

β-actin引物：上游引物：5'-GTGGGCGCCCCAGGCACCA-3'

下游引物：5'-CTTCTTTAATGTCACCCACGATTTC-3'

合成片段长度为540bp

RT-PCR：

6.6.1　按以下组成在反应管中调制反应液：

组分	加入体积
10×RT－PCR Buffer	2.5μl
dNTP Mixture	4μl
RNase inhibitor	1μl
Sense primer(10μM)	1μl
Antisense primer(10μM)	1μl
AMV rewerse transcriptase	0.5μl
Taq polymerase	0.5μl
RNase free H2O	14.5μl
总体积	25μl

6.6.2　轻轻摇匀，可稍离心以确保所有组分都在管底。

6.6.3　③按以下条件进行 RT-PCR 反应

45℃	30min	
95℃	3min	
94℃	30sec	
55℃	30sec	循环 40 次
72℃	30min	
72℃	5min	

6.6.4　取 10μl 扩增产物与 0.25% 溴酚蓝 1.0μl 混匀，加入 2% 琼脂糖凝胶（含 0.5μg/ml EB）孔中，同时加入 DNA 分子量标准品（Marker）作为对照。室温，80V，恒流 75mA，于 10×TBE 缓冲液中电泳 60 min 后，用凝胶成像系统观察结果并拍照。

6.6.5　用凝胶图像分析系统分析所获图像中各条带的光密度，以各标本 mRNA 条带的光密度参数与内参基因（β-actin）条带的光密度参数的比值做作为该标本 mRNA 的表达参数。用 SPSS 软件单因素方差分析对实验数据进行处理。

2.7　统计学方法

所有实验数据以均数±标准差（$\bar{x} \pm s$）表示，应用 SPSS 10.0 统计学软件进行数据统计，多组均数采用单因素方差分析（One-way ANOVA）。

3　试验结果

3.1　裴氏升血颗粒对荷瘤小鼠免疫器官的重要影响

一般观察可见，荷瘤模型组小鼠第 5 天起出现皮毛散乱，右前腋部皮下隐约可见瘤体，进食、水量较前减少，体重下降，精神萎靡，活动欠佳，反应迟钝，造模后第8~10d之间，瘤体增长迅速，表面凹凸不平，可见多个结节，边界不清，到第13~15d全组小鼠出现恶病质，部分小鼠出现腹水，实验结束时解剖模型组小鼠发现瘤体生长旺盛，恶性程度高，而裴氏升血颗粒各剂量组小鼠与模型组比较，毛色较光亮，精神、饮食均较好，瘤体增长较模型组慢。

裴氏升血颗粒对荷瘤小鼠免疫器官的影响结果显示：荷瘤模型组小鼠胸腺、脾脏体积缩小，重量减轻，个别胸腺分叶不清，呈灰白色，脾脏色变淡红色。而裴氏升血颗粒各剂量组小鼠的胸腺、脾脏的外观与正常组无明显差异。裴氏升血颗粒大、中、小剂量组小鼠胸腺指数均高于模型组，其中大、中剂量组小鼠胸腺指数分别为18.9 mg/10g、18.0mg/10g，较模型组分别增长了36.0%、29.5%（$p<0.05$）。与正常组比较：模型组小鼠胸腺指数明显降低（$p<0.01$）。裴氏升血颗粒各剂量组小鼠脾脏指数均高于模型组，其中大剂量组小鼠脾脏指数为76.3mg/10g，较模型组增长17.9%（$p<0.05$）。模型组小鼠脾脏指数较正常组明显降低（$p<0.01$）。见表1和图1-1、图1-2

3.2 裴氏升血颗粒对荷瘤小鼠脾淋巴细胞增殖活性的影响

结果显示：裴氏升血颗粒各剂量组小鼠脾淋巴细胞增殖活性均较模型组升高，其中大剂量组A490值为0.102，较模型组明显升高（$p<0.05$）。与正常组比较：模型组小鼠脾淋巴细胞增殖活性明显降低（$p<0.05$）。见表2和图2

表1 裴氏升血颗粒对荷瘤小鼠胸腺指数和脾脏指数的影响(n=10, $\bar{x}\pm s$)

组别	剂量(g·kg⁻¹)	TI(mg/10g)	TI增长率(%)	SI(mg/10g)	SI增长率(%)
正常对照组	—	21.8±2.7	—	83.4±3.2	—
模型对照组	—	13.9±3.9▲	—	64.7±11.4▲	—
裴氏升血颗粒组	2.5	14.6±6.1	5.0	72.4±10.6	11.9
	5.0	18.0±4.3*	29.5	74.2±12.9	14.7
	10.0	18.9±3.7*	36.0	76.3±11.4*	17.9
贞芪扶正颗粒对照组	1.67	19.2±4.4*	38.1	76.8±14.3*	18.7

注：*$p<0.05$与模型组比较；▲$p<0.05$与正常组比较

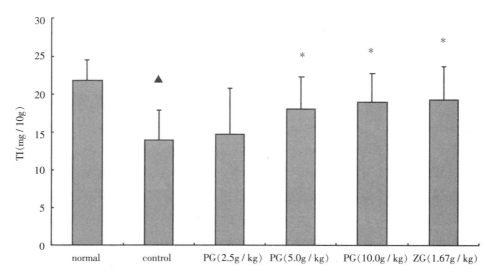

图 1-1　裴氏升血颗粒对荷瘤小鼠胸腺指数的影响 (n=10，$\bar{x} \pm s$)

($*p<0.05$，与模型对照组相比较；▲$p<0.05$ 与正常组比较)

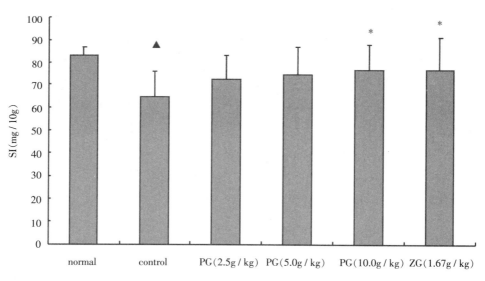

图 1-2　裴氏升血颗粒对荷瘤小鼠脾脏指数的影响 (n=10，$\bar{x} \pm s$)

($*p<0.05$，与模型对照组相比较；▲$p<0.05$ 与正常组比较)

表2　裴氏升血颗粒对荷瘤小鼠脾淋巴细胞增殖活性的影响(n=8, $\bar{x}$ ±s)

组别	剂量(g·kg⁻¹)	脾淋巴细胞增殖活性(A₄₉₀)
正常对照组模型对照组	-	0.113±0.05
	-	0.046±0.03▲
	2.5	0.069±0.05
裴氏升血颗粒组	5.0	0.096±0.05
	10.0	0.102±0.05*
贞芪扶正颗粒对照组	1.67	0.101±0.07*

注:*$p<0.05$与模型组比较;▲$p<0.05$与正常组比较

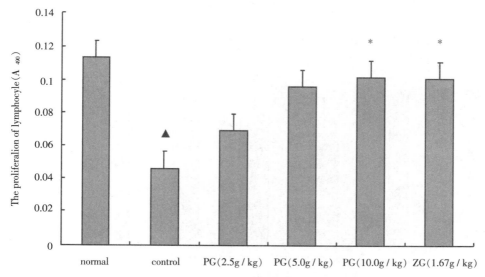

图2　裴氏升血颗粒对荷瘤小鼠脾淋巴细胞增殖活性的影响(n=8, $\bar{x}$ ±s)

(*$p<0.05$,与模型对照组相比较;▲$p<0.05$与正常组比较)

3.3　裴氏升血颗粒对荷瘤小鼠脾细胞上清液中 IL-2 浓度的影响

结果显示:裴氏升血颗粒各剂量组小鼠脾细胞培养上清液中IL-2的浓度均高于模型组,其中大剂量组IL-2的浓度为61.6pg/ml,明显高于模型组($p<0.05$)。模型组小鼠脾细胞上清液中IL-2的浓度较正常组明显降低($p<0.01$)。见表3和图3。

表3 裴氏升血颗粒对荷瘤小鼠脾细胞上清液中IL-2浓度的影响(n=6, $\bar{x}$±s)

组别	剂量(g·kg⁻¹)	IL-2 浓度(pg·ml⁻¹)
正常组模型组	-	67.0±13.5
	-	42.6±15.0▲
	2.5	49.3±13.0
裴氏升血颗粒组	5.0	55.6±14.3
	10.0	61.6±11.1*
贞芪扶正颗粒对照组	1.67	59.7±11.0*

注:*$p<0.05$与模型组比较;▲$p<0.05$与正常组比较

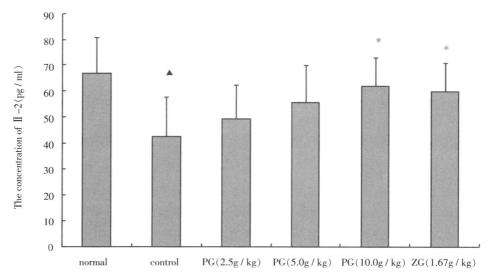

图3 裴氏升血颗粒对荷瘤小鼠脾细胞上清液中 IL-2 浓度的影响(n=6, $\bar{x}$±s)

(*$p<0.05$,与模型对照组相比较;▲$p<0.05$与正常组比较)

3.4 裴氏升血颗粒对荷瘤小鼠脾淋巴细胞IL-2和IFN-γ mRNA转录水平的影响

电泳图显示,内标β-actin的mRNA表达恒定,各条带量度一致;裴氏升血颗粒各剂量组IL-2和IFN-γ mRNA的条带均较模型组亮,其中大、中剂量组小鼠脾淋巴细胞IL-2和IFN-γ mRNA的条带亮度明显增高。见图4-2、4-3

各标本mRNA条带的光密度参数与内参基因(β-actin)mRNA条带的光密度参数的比值结果显示:裴氏升血颗粒各剂量组小鼠脾细胞IL-2和IFN-γ mRNA的表达均高于模型组,其中大剂量、中剂量组小鼠脾淋巴细胞IL-2和IFN-γ mRNA的表达明显增高(p<0.05)。与正常组比较,模型组小鼠脾淋巴细胞IL-2和IFN-γ mRNA的表达明显降低(p<0.01)。见表4及图4-1

表4　裴氏升血颗粒对荷瘤小鼠IL-2、IFN-γmRNA表达的影响(n=6, $\bar{x}\pm s$)

组别	剂量(g·kg⁻¹)	IL-2/β-actin	IFN-γ/β-actin
正常对照组模型对照组	-	0.442±0.072	0.584±0.077
	-	0.168±0.036▲	0.216±0.060▲
	2.5	0.207±0.025	0.285±0.070
裴氏升血颗粒组	5.0	0.245±0.041*	0.356±0.069*
	10.0	0.264±0.040*	0.383±0.062*
贞芪扶正颗粒对照组	1.67	0.262±0.044*	0.380±0.078*

注:*$p<0.05$与模型组比较;▲$p<0.05$与正常组比较

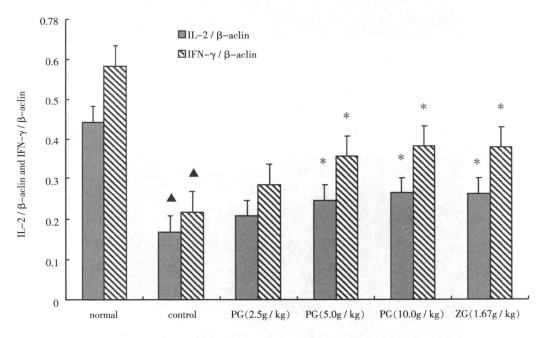

图4-1　裴氏升血颗粒对荷瘤小鼠脾淋巴细胞IL-2、IFN-γmRNA表达的影响(n=6, $\bar{x}\pm s$)

(*$p<0.05$,与模型对照组相比较;▲$p<0.05$与正常组比较)

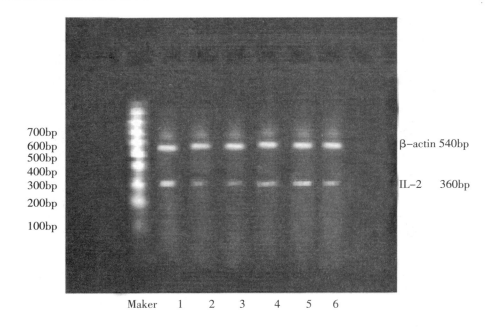

图 4-2　IL-2 电泳图

1.正常组,2.模型组,3.小剂量组,4.中剂量组,5.大剂量组,6.贞芪组

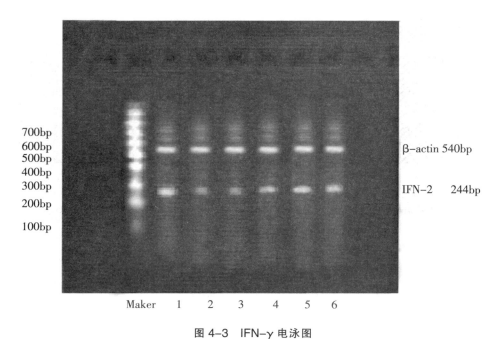

图 4-3　IFN-γ 电泳图

1.正常组,2.模型组,3.小剂量组,4.中剂量组,5.大剂量组,6.贞芪组

讨 论

　　裴氏升血颗粒主要由六味地黄汤合生麦散加太子参、北沙参、党参等组成,均属扶正固本之品。方中重用太子参、党参、北沙参以健脾;六味地黄汤以补肾,全方充分体现了中医之"扶正固本"法则。

　　祖国医学在人类发病学方面,以"正气内虚"为致病之本,《素问·遗篇刺法论》说:"正气存内,邪不可干",《素问·评热病论》说:"邪之所凑,其气必虚";在治病方面则提出了扶正固本的治疗法则。人体的"正气"亦称"真气",《灵枢·刺节真邪篇》说:"真气者,所受于天,与谷气并而充其身也",真气包含着先天与后天两个方面,历代医家把先天方面归于两肾,名曰"元气"(元气);把后天方面归于脾胃,名曰"中气"(谷气)。脾主中气,肾主元气,因此在"扶正固本"法则中,"健脾"与"补肾"便是最重要的两端。实验研究证明,中医的"脾"、"肾"具有免疫系统、内分泌系统、代谢系统、植物神经系统、胃肠胰内分泌系统等诸方面的意义,"健脾补肾"具有改善上述各方面功能的作用。"扶正固本"这一旨在发挥和动员人体抗病能力的观点和现代免疫学之间存在着很大的共同性。中医所称的"正气",总的来说,代表着机体内在的抗病能力,这种能力相当于人体免疫系统的生理功能。机体免疫系统有非特异性免疫和特异性免疫两类。中医的中气、卫气与现代免疫学的非特异性免疫有相似之处,而元气则与特异性免疫有相似之处;特异性免疫和非特异性免疫相互促进共同完成机体的免疫效应,中气和元气亦相互促进共同形成机体的正气作用;"扶正固本"则能提高机体免疫功能[32]。随着免疫学和分子生物学的发展,研究证实,恶性肿瘤的发生、发展与机体的免疫功能低下密切相关。在肿瘤治疗中,局部肿瘤的彻底根除(手术)、放疗、化疗等常常并不能令患者更加受益,患者常因免疫功能严重受创,出现远处播散、转移,使生活质量、生存期大打折扣。免疫功能在肿瘤发生、发展、转移、逆转、消退中占有的地位日益受到重视。

　　我国著名中西医结合专家、导师裴正学教授,结合自己40多年的临床经验,认为:正虚是恶性肿瘤发生、发展的根本原因;扶正固本是治疗恶性肿瘤的基本法则,在应用这一法则时以"健脾补肾"为其精髓;由此拟定"兰州方",经30余年的不断实践、充实、重组,最后制成"裴氏升血颗粒",其组成主要有:六味地黄汤、生麦散、北沙参、党参、太子参、桂枝、大枣、五味子、炙甘草、白芍等。周晓棉[33]等研究证明六味地黄软胶囊可改善环磷酰胺致成年及幼年小鼠免疫功能低下状态,表现在改善T细胞增殖能力,提高T细胞数量,尤其是CD8阳性细胞,明显提高脾细胞天然杀伤活性,能明显降低迟发型超敏反应,能增强机体的防御功能。赵长青[34]、王禾[35]等实验证明,六味地黄软胶囊具有一定的抗肿瘤、延缓衰老作用,同时认为对机体免疫机能的增强可能是其抗肿瘤、抗衰老的机制之一。有研究证明西洋参多糖对小鼠T淋巴细胞钙依赖性钾通道有影响, 通过膜片钳技术记录T淋巴细胞钙依赖钾通道电流, 发现西洋参多糖可使ConA激活的T淋巴细胞钙依赖性钾通道开放概率增加、开放时间延长、半闭时间缩短,单独不能激活通道[36]。研究发现[37]麦冬多糖可增加小鼠胸腺、脾脏重量,促进巨噬细胞的吞噬作用,对由环磷酰胺引起的白细胞数下降有极显著的对抗作用；它对^{60}Co照射引起的白细胞数下降有明显拮抗作用，并能增加血红细胞凝集率，对机体免疫各个环节均有明显的促进作用，从而增强体液免疫能力和提高机体适应性。赵国华等[38]报道，山药多糖150mg/kg对lewis肺癌和B$_{16}$黑色素瘤有最佳的抑制作用。

胸腺是重要的中枢免疫器官之一，是T细胞分化成熟的场所，在机体的免疫调节中发挥重要的作用；脾脏是重要的外周免疫器官之一，是各类免疫细胞居住和产生免疫应答的场所，也是合成免疫活性物质（如干扰素、补体、细胞因子等）的重要场所。因此，观察胸腺和脾脏的改变，可以评价机体的免疫状态。本实验中，荷瘤模型组小鼠胸腺、脾脏体积缩小，重量减轻，个别胸腺分叶不清，呈灰白色，脾脏色变淡红色。而裴氏升血颗粒各剂量组小鼠的胸腺、脾脏的外观与正常组无明显差异。裴氏升血颗粒大、中、小剂量组小鼠胸腺指数、脾脏指数均高于模型组，其中大剂量组小鼠胸腺指数、脾脏指数分别为18.9mg/10g、76.3mg/10g，较模型组分别增长36.0%、17.9%（$p < 0.05$）；中剂量组小鼠胸腺指数18.0mg/10g，较模型组增长29.5%；与正常组比较：模型组小鼠胸腺指数、脾脏指数明显降低（$p < 0.01$），裴氏升血颗粒大剂量组小鼠胸腺指数、脾脏指数均接近正常组（$p > 0.05$）。提示，裴氏升血颗粒对荷瘤小鼠免疫器官胸腺、脾脏有明显增重作用，表明裴氏升血颗粒能增强荷瘤小鼠非特异性免疫功能。

淋巴细胞是构成机体免疫系统的主要细胞群体，可分为T细胞、B细胞、NK细胞等群体。脾脏是较大的淋巴器官，脾脏中主要是T淋巴细胞和B淋巴细胞。ConA刺激的脾淋巴细胞增殖能力是反映体内淋巴细胞功能的重要标志。本实验显示：裴氏升血颗粒组小鼠脾淋巴细胞增殖活性均高于模型组，以大剂量组作用最优（$p < 0.05$）。表明：裴氏升血颗粒可促进ConA刺激的脾淋巴细胞增殖能力，增强荷瘤小鼠机体的细胞免疫功能，从而提高抗肿瘤效应。

在机体的免疫系统中，免疫细胞之间、免疫分子之间、免疫细胞与免疫分子之间相互影响，彼此调节，构成了精细复杂的调节网络，共同维持机体的免疫平衡和自身稳定。IL-2-IFN-γ-NKC免疫调节网络当数重要网络之一，并与MΦ-IL-1-Th1免疫调节网络密切相关。而细胞因子可以直接或间接地影响到抗原提呈、淋巴细胞对抗原的识别、淋巴细胞的分化和成熟及抗体产生等多种过程，发挥重要的免疫调节作用。IL-2和IFN-γ是细胞因子网络中重要的调节因子，在抑制肿瘤细胞生长及免疫调节方面发挥着重要的作用。IL-2和IFN-γ等细胞因子表达的变化常被作为评价免疫功能的一个重要方面。本研究结果显示：裴氏升血颗粒各剂量组小鼠脾细胞培养上清液中IL-2的浓度均高于模型组，其中大剂量组IL-2的浓度为61.6pg/ml，明显高于模型组（$p < 0.05$）；裴氏升血颗粒各剂量组小鼠脾细胞IL-2和IFN-γ mRNA的表达均高于模型组，其中大剂量、中剂量组小鼠脾淋巴细胞IL-2和IFN-γ mRNA的表达明显增高（$p < 0.05$）。提示：裴氏升血颗粒能够促进IL-2的分泌以及IL-2mRNA和IFN-γ mRNA的表达，通过对细胞因子的影响调节机体的免疫功能，这也是裴氏升血颗粒抗肿瘤的途径之一。

结　语

结论

1 裴氏升血颗粒对荷瘤小鼠免疫器官胸腺、脾脏有明显增重作用,从而增强荷瘤小鼠非特异性免疫功能。

2 裴氏升血颗粒可促进ConA刺激的脾淋巴细胞增殖能力,增强荷瘤小鼠机体的细胞免疫功能,提高抗肿瘤效应。

3 裴氏升血颗粒能够促进IL-2的分泌以及IL-2和IFN-γ mRNA的表达,提示裴氏升血颗粒可以通过对细胞因子的影响调节机体的免疫功能,也是裴氏升血颗粒抗肿瘤的重要途径。

4 本实验研究结果表明:裴氏升血颗粒能增强荷瘤小鼠的免疫功能,延长生存期,减慢肿瘤生长速度,与多年来裴氏升血颗粒在临床应用中所取得的疗效一致。

体会与展望

裴氏升血颗粒作为纯中药制剂,其组成药物均为扶正固本之品,从裴正学教授拟定此方剂以来,已在临床上广泛应用了30多年,证明裴氏升血颗粒不仅对白血病有很好的疗效,对恶性肿瘤,尤其对放、化疗引起的免疫功能低下具有显著的临床疗效。近年来,经动物实验研究初步表明,其作用与临床应用所取得的疗效一致。

本课题的立题来源于裴正学教授四十多年来临床经验的启迪,充分体现了临床经验指导实验研究的思想,避免了实验研究的盲目性。在以后的研究中,充分利用现代科学技术新成果,深入研究裴氏升血颗粒调节免疫功能的物质基础及相关机理,探讨裴老的中西结合观点、治疗方法,使其临床方药得到更多微观的阐释。

参考文献

[1]裴正学.漫话白血病之治疗.裴正学医话医案集,甘肃科学技术出版社,2004:24-25

[2]裴正学.扶正培本与免疫.裴正学医学经验集,甘肃科学技术出版社,2003:234-246

[3]裴正学.急性单核细胞性白血病.中西结合使用内科学,人民卫生出版社,1996:321-336

[4]裴正学.食管癌临证治疗撷拾.中医药学刊,2002.7

[5]薛文翰.裴正学老师治疗原发性肝癌的经验.中医典籍学报,台湾,1998.12

[6]李敏,薛文翰,李薇等.裴氏"兰州方"配合化疗治疗癌症10例疗效观察.国医论坛,1998

[7]裴正学.核素治疗与"扶正固本".裴正学医话医案集,甘肃科学技术出版社,2004:31-33

[8]白丽君.裴氏升血颗粒对再障模型小鼠骨髓造血系统影响的实验研究.硕士学位论文,2006

[9]王晓丽.裴氏升血颗粒对再障模型小鼠免疫系统影响的实验研究.硕士学位论文,2006

[10]Xin Chen,Lu Yang,O. M. Zack Howard,et al.Dendritic Cells as a Pharmacological Target of Traditional Chinese Medicine.Cellar and Molecular Immunology,2006,3(6);401-409

[11]Zhang W,Leonerd T,Bath-Hetxll F,et al.Chinese herbal medicine for atopic eczema.Cochrane

Database Syst Rev. 2005;CD002291

[12]Chen X,Murakami T,Oppenheim JJ,Howasd OM. Triptolide,aconstiyent of immunosuppressive Chinese herbal medicine,is a potent suppressor of dendritic-cell maturation and trafficking. Blood. 2005;106:2409-2416

[13]Tamura R,Takahashi HK,Xue D,et al. Enhanced effects of combined bu-zhong-yi-qi-tang(TJ-41) and interleukin-18 on the production of tumor necrosis factor-α and interleukin-γ in human peripheral blood mononuclear cells. J Int Med Res. 2004;32:25-32

[14]Shao BM,Xu W,Dai H,Tu P,Li Z,Gao XM. A study on the immune recepors for polysaccharides from the roots of Astragalus membranaceus,a Chinese medicinal herb. Biochem Biophys Res Commun. 2004; 320:1103-1111

[15]Qiu D,Kao PN,Immunosuppresswive and anti-inflammatoru mechanisms of triptolide,the principal active diterpenoid from the Chinese medicinal herb Triperygium wilfordii Hook. f. Drugs R D. 2003;4:1-18

[16]Tejeda M,Gaal D ,Barna K, etal . The antitumor activity of the somatostatin structural derivative (TT2232) on different human tumor xenografts[J]. Anticancer Res ,2003 ,23(5A) :4061-4066

[17]Jean Marx. ANGIOGENESIS : A Boost for Tumor Starvation. Science , 2003 , July 25, 301: 452～454

[18]Rakesh KJain. Molecular regulation of vessel maturation. NatureMedici n ,2003,9(6):685～693

[19]徐淑云,卞如濂,陈修. 药理试验方法学北京:人民卫生出版社,2002:1757-1827

[20]戴馨仪,陈林香,周岱翰等.参桃软肝丸对荷瘤动物抑瘤与免疫的试验研究.中国肿瘤,2001,10(7): 426-428

[21]李仪奎.中药药理实验方法学.上海:上海科技技术出版社,1991,36

[22]孙震 ,陈石良 ,谷文英 ,陶文沂.灰树花多糖体内抗肿瘤作用的实验研究.药物生物技术,2001,8(5): 279-283

[23]陆正武,林志彬.灵芝多糖肽拮抗吗啡的免疫抑制作用的体外实验试验.中国药物依赖性杂志,1999,8 (4):88-91

[24]徐淑云,卞如濂,陈修. 药理试验方法学,北京:人民卫生出版社,2002:1421-1422

[25]陶勇,吴敏毓.防己黄芪汤对脾虚小鼠MΦ、T细胞功能的影响.安徽中医学院学报,2000,19(1):48-49

[26]钱玉锟主编.实用免疫学新技术.北京医科大学-中国协和医科大学联合出版社,1993:22-23

[27]张秀军,徐俭,林志彬.羧甲基茯苓多糖对小鼠免疫功能的影响.中国药学杂志, 2002, 37(12): 913-916

[28]汪濂.现代医学试验方法学.北京,人民卫生出版社,1998:1440-1441

[29]杨铁虹,贾敏,梅其炳.当归多糖组分AP-3诱生小鼠脾细胞IL-2和IFN-γ的作用.药学学报,2006,41(1): 54-57

[30]吴巧珍,殷凯生等. 咪喹莫特抑制哮喘大鼠气道炎症转录水平的研究江苏医药杂志.2003,29(3): 176-178

[31]杨铁虹,贾敏,梅其炳.当归多糖组分AP-3诱生小鼠脾细胞IL-2和IFN-γ的作用.药学学报,2006,41(1): 54-57

[32]裴正学编著.扶正培本与免疫.裴正学医学经验集,甘肃科学技术出版社,2003:94-106

[33]周晓棉,曹春阳,曹颖林.六味地黄软胶囊对成年及幼年免疫低功小鼠特异性免疫功能的影响.沈阳药科 大学学报,2005,22(3):213-216

[34]赵长青,朱云龙.六味地黄丸的药理研究进展.中国医药学报,1998,4(13):63-65

[35]王禾,张建华.六味地黄丸的药理研究.北京中医,1996,(1):53-55

[36]吴宏,姜蓉,郑敏等.两种中药多糖诱导人内皮细胞表达造血生长因子的实验研究.四川解剖学杂志, 2001,(1):40

[37]陈永祥,张洪礼靳凤云,等.一贯煎及加味方对实验性肝病的防治研究.中药药理与临床,1993,特刊:2

[38]赵国华,李志孝,陈宗道等.山药多糖RDPS-I的结构分析及抗肿瘤活性.药学学报,2003,38(1):37

裴氏升血颗粒对荷 H_{22} 瘤小鼠免疫系统影响的实验研究

黄邦荣

中文摘要

目的：探讨裴氏升血颗粒对荷瘤 H_{22} 小鼠免疫系统的影响并分析其作用机理，为该药的临床广泛应用和开发有效防治肿瘤的新型中药制剂提供充分的理论依据。

方法：按小鼠移植性肿瘤实验方法，观察裴氏升血颗粒大、中、小剂量组对荷瘤(H_{22})小鼠免疫功能调节作用和抑瘤作用的影响。

结果：裴氏升血颗粒大、中、小剂量组可分别提高荷瘤小鼠 IL-1、IFN-γ、NO 等细胞因子水平，其测定值分别为：IL-1：大剂量组 244.8 ± 27.4($p<0.05$)与模型组比较有显著性差异；IFN-γ：裴氏升血颗粒中剂量组 112.2 ± 24.3($p<0.01$)、大剂量组 121.4 ± 22.6($p<0.05$)；NO：大、中、小剂量组分别为 58.0 ± 5.87、57.0 ± 4.72 和 52.3 ± 6.28($p<0.01$)，与模型组比较均有显著性差异；裴氏升血颗粒大、中、小剂量组可分别使荷瘤小鼠迟发过敏反应增强，其测定值大、中剂量组为：12.4 ± 1.7、12.1 ± 1.66($p<0.01$)；亦能增强腹腔巨噬细胞吞噬功能，其测定值为：0.161 ± 0.003($p<0.01$)、0.174 ± 0.002 和 0.129 ± 0.003($p<0.05$)与模型组比较均有显著性差异；裴氏升血颗粒大、中、小剂量组对荷瘤(H_{22})小鼠肿瘤抑制率分别为 21.1%($p<0.05$)、34.8%和 35.6%($p<0.01$)。表明裴氏升血颗粒能增加荷瘤小鼠的细胞免疫功能，提高荷瘤小鼠机体免疫力。

结论：裴氏升血颗粒能调节机体紊乱的免疫状态，可使荷瘤小鼠 IL-1、IFN-γ、NO 等细胞因子呈增高趋势；荷瘤小鼠迟发过敏反应增强，提高腹腔巨噬细胞吞噬功能，裴氏升血颗粒对荷瘤(H_{22})小鼠肿瘤有明显抑制作用。增强免疫功能是裴氏升血颗粒抗肿瘤的重要作用机制。

关键词：裴氏升血颗粒；荷瘤 H_{22} 小鼠；免疫调节；IL-1；IFN-γ；NO

ABSTRACT

Objective: To study the immune effects of Peishishengxue Granule (PSG) which impacts on H_{22} tumor mouse. The hemogram were ananlyzed. We try to discuss the probable mechanism of PSG and provide scientific and microcosmic proof for clinic application.

Methods: According to the mice transplant tumor experimental method, observe that Peishishengxue Granule (lower、medium、high dosage) effect the tumor bearing mouse (H_{22}) immunological.

Results: Peishishengxue Granule (lower、medium、high dosage) can improve the Level of the tumor-bearing mouse (H_{22}) IL-1、IFN-γ、NO. The IL-1 in high dosage group was significantly increased (244.8±27.4 $p < 0.05$ vs model group); IFN-γ: the value of Peishishengxue Granule medium dosage group is 112.2±24.3 ($p < 0.01$ vs model group)、high dosage group is 121.4±22.6 ($p < 0.05$ vs model group); NO: the value of lower、medium、high dosage group is 58.0±5.87、57.0±4.72 and 52.3±6.28 ($p < 0.01$ vs model group). Peishishengxue Granule (lower、medium、high dosage) can enhance late anaphylactic reaction and the mean value of high medium dosage group is 12.4±1.7、12.1±1.66 ($p < 0.01$); also able to enhance the phagocytosis funcation of abdominal macrophages and the mean value is 0.161±0.003 ($p < 0.01$ vs model group)、0.174±0.002 and 0.129±0.003 ($p < 0.05$ vs model group). The inhibitory rate is 21.1% ($p < 0.05$)、34.8% and 35.6% ($p < 0.01$). Peishishengxue Granule can improve the cell immune function of the tumor-bearing mouse and immune activity.

Conclusion: Peishishengxue Granule adjust the body immune state, improve the Level of the tumor-bearing mouse (H_{22}) IL-1、IFN-γ、NO, enhance late anaphylactic reaction and the phagocytosis funcation of abdominal macrophages. Peishishengxue Granule (lower、medium、high dosage) absolutely depress the tumor-bearing mouse (H_{22})'tumor. Improving the cell immune function is important effect mechanism of Peishishengxue Granule antitumor function.

Keywords: PSG;immune function;(H_{22})anti-tumor;IFN-γ;IL-1;NO

前 言

　　裴氏升血颗粒的前身是"兰州方",是我国著名中西医结合专家裴正学教授四十年前治愈一例单核细胞性白血病的主方。由于该例白血病的完全治愈,1973 年苏州全国血液病会议上被定名为"兰州方"。裴老在此后的数十年中用此方加减治疗各种血液病及以此方为主配合放化疗治疗肿瘤取得显著疗效。该方 1997 年作为甘肃省肿瘤医院院内制剂,定名"裴氏升血颗粒"。该颗粒在临床上广泛用于各种癌症的治疗已有 10 余年的历史,曾在食管癌、胃癌、白血病、骨髓增生异常综合征及各类虚损性疾患的治疗中取得过显著疗效。该方药的临床研究已启动多年, 并通过科技成果鉴定, 该成果 2003 年被评为甘肃省中医药皇甫谧科技成果一等奖。截至目前已为省内外数万名患者进行了治疗,其临床疗效得到了临床医生和患者的认可,在省内外享有很高的知名度。

省内外有一些学者对该药进行了一部分相关机理的探讨,但是对这一方药的研究才刚刚起步,对它显著疗效的机理认识尚未完全阐明。李氏等[1]对裴氏"兰州方"配合化疗治疗癌症100例疗效观察,发现裴氏"兰州方"配合化疗组疗效明显优于单纯化疗组,其毒副作用也明显降低。王氏等[23]进行裴氏升血颗粒对再障小鼠免疫系统影响的实验研究,发现裴氏升血颗粒可明显升高再障小鼠外周血象、能调节机体紊乱的免疫状态,提高CD4、降低CD8的数量和活性,从而调整CD4/CD8值;脾脏病理切片提示:裴氏升血颗粒对再障小鼠脾脏病理有显著改善作用。为此,我们认为对此方药的进一步研究实属必要,本研究通过建立荷瘤动物模型,选择IL-1、IFN-γ、NO等细胞因子;腹腔巨噬细胞吞噬功能、迟发型过敏反应、肿瘤抑制率等相关指标的检测,进行裴氏升血颗粒对荷瘤(H_{22})小鼠免疫系统影响的实验研究,目的在于进一步探讨其作用机制,并为该药的临床广泛应用和开发有效防治肿瘤的新型中药制剂提供充分的依据。

实验研究

1 材料与方法

1.1 实验材料

1.1.1 实验药物:

裴氏升血颗粒人参须、北沙参、太子参、潞党参等组成,由甘肃省医学科学研究院提供,每包含生药36.25g。贞芪扶正颗粒,由定西制药厂提供,批号003021。

1.1.2 实验动物:

BALB/C小鼠,雌雄各半,体重22±2g,清洁级,由甘肃省医学科学研究院实验动物中心提供。动物合格证号:医动字第14-009。

1.1.3 瘤株:

小鼠移植性肝癌(H_{22})瘤株,北京药物所引进,甘肃省医学科学研究院药理毒理中心保种。

1.1.4 实验试剂:

异丙醇:上海建信化工有限公司

氢氧化钠:天津市化学试剂三厂

氯化钾:天津市化学试剂五厂

无水乙醇:天津市博迪化工有限公司

丙酮:成都化学试剂厂

氯化钠:北京化工厂

磷酸盐缓冲液(PBS):氯化钠8.00g,十二水磷酸氢二钠3.48g,氯化钾0.20g,磷酸氢二

钾 0.20g 三蒸水配制,0.22μm 滤膜过滤除菌或高压灭菌,pH:7.2℃～7.4,4℃保存

Griess 液:磺胺 0.06g,萘乙二胺 0.06g 三蒸水配制,0.22μm 滤膜过滤除菌于 Dorf 管中,4℃保存

LPS 液:LPS 粉末三蒸水配制,0.22μm 滤膜过滤除菌于 Dorf 管中,4℃保存 RPMI-1640 培养液(美国 GIB2CO)

四甲基偶氮唑盐(MTT,美国 SIG2MA)

二甲基亚砜(DMSO):天津市登峰化学试剂厂

刀豆蛋白 A(ConA):北京鼎国生物技术发展中心

2,4 二硝基氯苯批号:930806

IL-1 试剂盒北京晶美生物有限公司

IFN-γ 试剂盒北京晶美生物有限公司

淋巴细胞分离液天津生物技术开发中心

灭活新生小牛血清天津生化制品厂

1.1.5　实验仪器

低温冰箱(青岛海尔股份有限公司 BCD-213 型)

电子天平 1/100g(瑞士 Sartorius 公司 BP211D 型)

二氧化碳培养箱(德国 HEREUS)

倒置显微镜(日本 OLYMPUS)

EK406 酶标仪(美国 BD 公司)

微量移液器(上海 WKY 型 5-25μl)

电子天平 1/1000mg(上海第二天平仪器厂 JA-2003)

电热干燥箱:(上海 202-2)

无菌操作箱:(上海 B 型 - 小)

快速混匀漩涡器:(深圳 SK-1)

隔水恒温培养箱:(上海 PYX-DHS-50×60)

微量振荡器(北京海淀电子医疗仪器厂)

全自动立式电热压力蒸汽灭菌器(YXQ-LS-50SII)

台式大容量冷冻离心机(中国 TDL-5M)

医用净化工作台(芬兰 SWC-CJ-1F)

1.2　实验方法

1.2.1　瘤种接种

H_{22} 肿瘤接种按《全国抗癌药物筛选规程》进行。在无菌操作条件下,取荷肝癌(H_{22})小鼠腹水,用 0.9%生理盐水稀释至含瘤细胞 $2×10^6$ 个 /ml,每鼠右腋皮下接种 0.2ml。

1.2.2　剂量设计与分组

裴氏升血颗粒临床成人剂量30g/d,即为0.5g·kg⁻¹,根据文献中人/小鼠用药等效剂量换算法设计不同剂量组,即裴氏升血颗粒小剂量组(2.5g·kg⁻¹,相当于成人用量的5倍)、裴氏升血颗粒中剂量组(5g·kg⁻¹,相当于成人用量的10倍)、裴氏升血颗粒大剂量组(10g·kg⁻¹,相当于成人用量的20倍);同时设模型组、贞芪对照组(1.67g·kg⁻¹,相当于成人用量的10倍);另设正常对照组,每组各10只动物。

1.2.3　给药方法

小鼠接种次日开始给药,实验组灌胃给予0.2ml/10g体重的药物,正常组及模型组给予等容量蒸馏水,每日1次,连续给药15d。

1.2.4　肿瘤抑瘤率测定[4]

停药次日,断颈处死小鼠,完整剥离肿瘤,用电子天平称瘤重。

计算肿瘤抑瘤率:瘤重抑制率(%)=(1-T/C)×100%,(T/C:治疗组平均瘤重/对照组平均瘤重)。

1.2.5　巨噬细胞吞噬功能测定

按照文献[5]制备腹腔巨噬细胞:钝性剥离腹部皮肤,每鼠腹腔内注射10mlPBS液,收集腹腔巨噬细胞,转移于10ml离心管中离心(4℃1000rpm,5min),弃上清,用1640培养液调细胞浓度2×10⁶/ml,在96孔细胞培养板上每孔加入200μl细胞悬液(每个标本设2个复孔),37℃5%CO₂培养箱孵育2h。甩去培养液,加入100μl0.072%的中性红,37℃5%CO₂培养箱孵育30min,弃去中性红,用温PBS液洗3次,每孔再加入0.1mol/l的酸性异丙醇150μl,充分混匀。静置过夜,次日用酶标仪测定A值。

1.2.6　NO诱生及检测

取上述制备的腹腔巨噬细胞,加入96孔培养板,200μl/孔,37℃5%CO₂培养箱孵育2h后,弃去培养液,PBS洗去未贴壁细胞,加入50μg/ml的LPS液200μl/孔,37℃5%CO₂培养箱孵育24h上清既为NO待测样品。将待测样品加入96孔培养板,100μl/孔,每个标本设4个复孔,2孔为空白孔,2孔加Griess液100μl/孔,室温放置10min,酶标仪测A值。

1.2.7　IL-1的诱生及检测[6]

取上述制备的腹腔巨噬细胞,加入48孔培养板中,每孔1ml,37℃5%CO₂培养箱孵育2h后,弃去培养液,PBS洗去未贴壁细胞,加入5μg/ml的LPS液1ml/孔,37℃5%CO₂培养箱孵育24h,收集上清为待测IL-1样品。按试剂盒说明操作:试剂的配制:①提前20min从冰箱中取出试剂盒,以平衡室温。②将浓缩洗涤液用双蒸水稀释(1:20)。③标准品:加入标准品稀释液1.0ml至冻干标准品中,待彻底溶解后,静置15min混匀(2000pg/ml),根据标准曲线所需浓度再作稀释。(标准曲线浓度为:7.8、15.625、31.25、62.5、125、250pg/ml)。④生物素化抗体工作液:以生物素化抗体稀释液稀释浓缩生物素化抗体(1:100)。⑤酶结合物工作液:以酶结合物稀释液稀释浓缩酶结合物(1:100)。操作步骤:①从已平衡至室温的密封袋中取出所需板条。②除空白孔外,分别将标本或不同浓度标准品(100μl/孔)加入相应孔中,用封板胶封住反应孔,37℃孵箱孵育90min。③手工洗板:甩尽孔内液体,每孔加洗涤液350μl,静置30s后甩尽液体,在后选吸水纸上拍干。洗板5次。④除空白孔外,加入生物素化抗体工作液(100μl/孔)。用封板胶封住反应孔,37℃孵箱孵育60min。⑤洗板5次。⑥除空白孔外,酶结合物工作液(100μl/孔)。用封板胶封住反应孔,37℃孵箱孵育30min。⑦洗板5次。⑧加入显色剂100μl/孔,避光37℃孵箱孵育15~20min。⑨加入终止液100μl/孔,混匀后即刻测量OD450值(5min内)。

1.2.8 脾细胞IFN-r的诱生[7]及检测

无菌取脾,放入PBS液中涮洗一次,用载玻片轻轻捻碎,吸取3mlPBS液冲洗载玻片及平皿,用滤网(200目)过滤至小青瓶中,再将其沿管壁缓缓转入预先装入3ml淋巴细胞分离液的10ml玻璃离心管中,离心(4℃3000rpm,20min),用吸管吸取淋巴细胞分离层至5ml玻璃离心管中,加PBS液至5ml刻度线,离心(4℃1000rpm,10min),弃上清,用1640液调细胞浓度至$1×10^7$/ml,加入48孔培养板中,每孔1ml,同时加入终浓度为5μg/ml的LPS,37℃5%CO_2培养箱孵育24h,收集上清为IFN-γ待测样品。按试剂盒说明操作:试剂的配制:①提前20min从冰箱中取出试剂盒,以平衡室温。②将浓缩洗涤液用双蒸水稀释(1:20)。③标准品:加入标准品稀释液1.0ml至冻干标准品中,待彻底溶解后,静置15min混匀(2000pg/ml),根据标准曲线所需浓度再作稀释。(标准曲线浓度为:7.8、15.625、31.25、62.5、125、250pg/ml)。④生物素化抗体工作液:以生物素化抗体稀释液稀释浓缩生物素化抗体(1:100)。⑤酶结合物工作液:以酶结合物稀释液稀释浓缩酶结合物(1:100)。操作步骤:①从已平衡至室温的密封袋中取出所需板条。②除空白孔外,分别将标本或不同浓度标准品(100μl/孔)加入相应孔中,用封板胶封住反应孔,37℃孵箱孵育90min。③手工洗板:甩尽孔内液体,每孔加洗涤液350μl,静置30s后甩尽液体,在后选吸水纸上拍干。洗板5次。④除空白孔外,加入生物素化抗体工作液(100μl/孔)。用封板胶封住反应孔,37℃孵箱孵育60min。⑤洗板5次。⑥除空白孔外,酶结合物工作液(100μl/孔)。用封板胶封住反应孔,37℃孵箱孵育30min。⑦洗板5次。⑧加入显色剂100μl/孔,避光37℃孵箱孵育15~20min。⑨加入终止液100μl/孔,混匀后即刻测量OD_{450}值(5min内)。

1.2.9 2、4二硝基氯苯诱导小鼠DTH(耳肿胀法)[8]

试验分组及给药方法同前。处死前5d每鼠腹部皮肤用硫化钡脱毛,范围约3cm×3cm,用1%DNCB溶液50μl均匀涂抹致敏。处死前一天用DNCB溶液10μl均匀涂抹于小鼠右耳(两面)进行攻击。攻击后24h颈椎脱臼处死小鼠,剪下左右耳壳。用不锈钢铳子冲下直径8mm的左右耳片称重(mg)。用左右耳重量之差表示DTH的程度。

1.3 统计学处理

所有实验数据均以均数±标准差($\bar{x}±s$)表示,实验结果应用统计学软件SPSS10.0进行数据统计,多组均数用单因素方差分析(One-wayANOVA)。

2.结果

2.1 一般观察

模型组自第 3 天起部分小鼠出现皮毛散乱、脱落、颈部、背部尤为明显;进食量、进水量较前减少,体重下降,精神萎靡,活动欠佳,反应迟钝,贞芪扶正颗粒组、裴氏升血颗粒组小鼠的一般情况优于模型组。

2.2 裴氏升血颗粒对荷瘤小鼠肿瘤的抑制作用

裴氏升血颗粒低、中、高不同剂量组对瘤体的抑制率分别为 21.1%、34.8%和 35.5%,与模型组比较差异显著($p < 0.05$),表明裴氏升血颗粒低、中、高剂量组均对小鼠 H_{22} 实体瘤具有明显抑制作用。见表 1:

表 1 裴氏升血颗粒对荷瘤 H_{22} 小鼠的抑制作用($\pm s$, n=10)

组别	剂量(g/kg/d)	吞噬中性红 A 值
正常组	–	$0.199 \pm 0.002^{**}$
模型组	–	0.101 ± 0.001
裴氏升血颗粒组	2.5	$0.129 \pm 0.003^{*}$
裴氏升血颗粒组	5	$0.174 \pm 0.002^{**}$
裴氏升血颗粒组	10	$0.161 \pm 0.003^{**}$
贞芪扶正颗粒组	1.67	$0.181 \pm 0.002^{**}$

注:与模型组比较;$^{*}p < 0.01$,$^{**}p < 0.05$

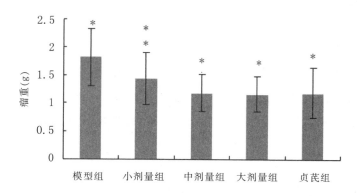

裴氏升血颗粒对荷瘤 H_{22} 小鼠的抑制作用($\pm s$, n=10)

注:与模型组比较;$^{*}p < 0.01$,$^{**}p < 0.05$

2.3 对荷瘤 H22 小鼠吞噬功能的影响

裴氏升血颗粒低、中、高不同剂量组腹腔巨噬细胞的吞噬功能分别为 0.129、0.174 和 0.161,与模型组比较均有差异显著($p < 0.05$),表明裴氏升血颗粒能增强腹腔巨噬细胞的吞噬功能。见表 2:

表 2　裴氏升血颗粒对荷瘤 H_{22} 小鼠吞噬功能的影响($\bar{x}\pm s$,n=10)

组别	剂量(g/kg/d)	吞噬中性红 A 值
正常组	—	0.199 ± 0.002**
模型组	—	0.101 ± 0.001
裴氏升血颗粒组	2.5	0.129 ± 0.003*
裴氏升血颗粒组	5	0.174 ± 0.002**
裴氏升血颗粒组	10	0.161 ± 0.003**
贞芪扶正颗粒组	1.67	0.181 ± 0.002**

注:与模型组比较;* $p<0.01$,** $p<0.05$

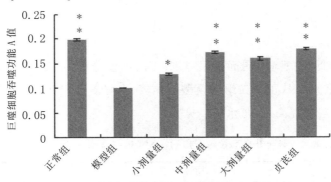

裴氏升血颗粒对荷瘤 H_{22} 小鼠吞噬功能的影响($\bar{x}\pm s$,n=10)

注:与模型组比较;* $p<0.01$,** $p<0.05$

2.4　对荷瘤 H_{22} 小鼠 NO 水平的影响

裴氏升血颗粒低、中、高不同剂量组对 NO 的产生量分别为 52.3、57.0 和 58.0,裴氏升血颗粒组、贞芪扶正颗粒组与模型组比较均有显著性差异($p<0.01$),表明裴氏升血颗粒低、中、高剂量组能使 NO 的分泌增加。见表3:

表 3　裴氏升血颗粒对荷瘤 H_{22} 小鼠 NO 水平的影响($\bar{x}\pm s$,n=10)

组别	剂量(g/kg/d)	NO(μmol/l)
正常组	—	68.6 ± 5.53*
模型组	—	43.2 ± 8.65
裴氏升血颗粒	2.5	52.3 ± 6.28*
裴氏升血颗粒	5	57.0 ± 4.72*
裴氏升血颗粒	10	58.0 ± 5.87*
贞芪扶正颗粒	1.67	58.25 ± 3.94*

注:与模型组比较;* $p<0.01$

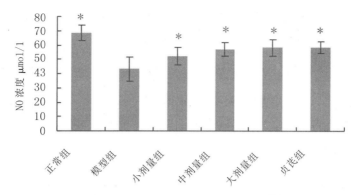

裴氏升血颗粒对荷瘤 H₂₂ 小鼠 NO 水平的影响(x̄±s,n=10)

注:与模型组比较;*p＜0.01

2.5 对荷瘤 H₂₂ 小鼠 IL-1 的作用

裴氏升血颗粒低、中、高不同剂量组对 IL-1 的产生分别为 168.3、183.7 和 244.8,裴氏升血颗粒高剂量组、贞芪扶正颗粒组与模型组比较,有显著性差异($p＜0.05$),表明裴氏升血颗粒低、中、高剂量组能提高 IL-1 水平。见表 4:

表 4   裴氏升血颗粒对荷瘤 H₂₂ 小鼠 IL-1 的作用(x̄±s,n=10)

组别	剂量(g/kg/d)	IL-1(pg/ml)
正常组	—	257.6±36.0*
模型组	—	143.8±40.4
裴氏升血颗粒组	2.5	168.3±44.2
裴氏升血颗粒组	5	183.7±61.3
裴氏升血颗粒组	10	244.8±27.4**
贞芪扶正颗粒组	1.67	238.4±14.7*

注:与模型组比较;*$p＜0.01$,**$p＜0.05$

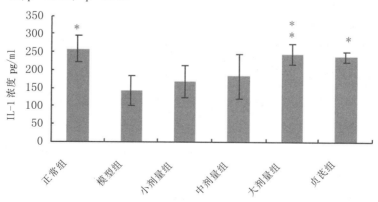

裴氏升血颗粒对荷瘤 H₂₂ 小鼠 IL-1 的作用(x̄±s,n=10)

注:与模型组比较 *$p＜0.01$,**$p＜0.05$

2.6 对荷瘤 H_{22} 小鼠 IFN-γ 的作用

裴氏升血颗粒中剂量组与模型组比较($p < 0.05$),裴氏升血颗粒高剂量组与模型组比较($p < 0.01$),有显著性差异。见表5:

裴氏升血颗粒对荷瘤 H_{22} 小鼠 IFN-γ 的作用($\bar{x}±s$,n=10)

组别	剂量(g/kg/d)	IFN-γ (pg/ml)
正常组	–	130.2±11.1**
模型组	–	72.4±23.2
裴氏升血颗粒组	2.5	85.8±29.3
裴氏升血颗粒组	5	112.2±24.3*
裴氏升血颗粒组	10	121.4±22.6**
贞芪扶正颗粒组	1.67	118.6±30.9**

注:与模型组比较,*$p < 0.01$,**$p < 0.05$

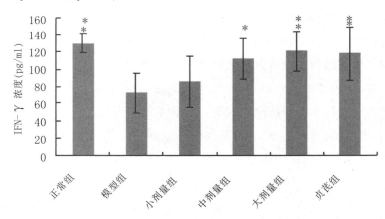

裴氏升血颗粒对荷瘤 H_{22} 小鼠 IFN-γ 的作用($\bar{x}±s$,n=10)

注:与模型组比较;*$p < 0.01$,**$p < 0.05$

3.5 对荷瘤 H_{22} 小鼠 DTH 的影响

裴氏升血颗粒中、高剂量组、贞芪扶正颗粒组与模型组相比均有显著性差异($p < 0.01$)。见表6:

裴氏升血颗粒对荷瘤 H_{22} 小鼠 DTH 的影响($\bar{x}±s$,n=10)

组别	剂量(g/kg/d)	耳肿胀度(mg)
模型组	–	9.5±1.58
裴氏升血颗粒组	2.5	10.9±1.45
裴氏升血颗粒组	5	12.1±1.66*
裴氏升血颗粒组	10	12.4±1.71*

注:与模型组比较,*$p < 0.01$

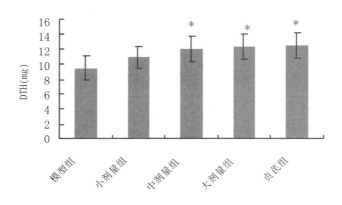

裴氏升血颗粒对荷瘤 H_{22} 小鼠 DTH 的影响($\bar{x}\pm s$,n=10)

注:与模型组比较,$*p<0.01$

讨　论

　　裴氏升血颗粒是导师裴正学教授、全国著名中西医结合专家,集四十余年的临床经验,研制的抗肿瘤、提高机体免疫力的验方之一,具有温肾、健脾、益气、养血等功效的纯中药颗粒冲剂。该方药截至目前已为省内外数万名患者进行了治疗,其临床疗效得到了临床医生和患者的认可,在临床用于癌症的治疗已有 30 余年的历史,曾在食管癌、胃癌、白血病、骨髓增生异常综合征及各类虚损性疾患的治疗中取得过显著疗效。

　　《内经》"邪之所凑,其气必虚","正气存内,邪不可干,"是祖国医学对正、邪关系的基本观点。正邪的消长过程便是疾病的演变过程,古人说:"邪气盛则实,精气夺则虚",这表明疾病的虚实,完全是由正邪盛衰的关系来决定的。明代著名医学家陈实功在《外科正宗》中提出:"积之成者,正气之虚也,正气虚而后积成"的论点,直接把《素问》"正虚发病"的观点应用于肿瘤之发病,认为只有正气不足的情况下,邪气才能侵犯人体,从而导致脏腑功能紊乱,气血阴阳失调,形成肿瘤。而现已兴起的西医现代免疫学说,包含着祖国医学"正"的内容。鉴于此,恶性肿瘤的中医认识便不是一个纯实或纯虚之证,而是以虚为本,以实为标,其病情的进退正是以正邪相争的状况转移的。由于正气虚肿瘤才能发生,而脾肾二脏正虚病机演变为主导环节,于是扶正固本便成了治疗癌症的基本方法。裴老治疗恶性肿瘤而设的扶正方剂由六味地黄汤合生麦散加太子参、北沙参、党参等组成,集温肾、健脾、益气、养血于一炉,以其扶正固本为大法。大量研究证明:一些具有滋阴补阳、补益气血、滋补肝肾、益气健脾的中药名方,如六味地黄汤、金匮肾气汤、生脉散等均可调节机体紊乱的免疫功能状态,并可逆转环磷酰胺引起的骨髓及胸腺细胞增殖抑制,使细胞增殖活性达正常水平或增高。

　　本研究实验证实裴氏升血颗粒通过多环节调整机体紊乱的免疫状态,以提高机体免疫力,改善全身状况。在研究指标选择上,巨噬细胞在抗肿瘤免疫中的作用不仅是作为提呈抗原的 APC,而且是溶解肿瘤细胞的效应细胞。活化的巨噬细胞与肿瘤细胞结合后,通过溶酶体酶等直接杀伤肿瘤细胞;处理和提呈抗原,并通过分泌 IL-1、IL-12 等激活 T 细胞,以产生特异性抗肿瘤细胞免疫应答;巨噬细胞表面上有 FCR,通过特异性抗体介导 ADCC 效应杀伤肿瘤细胞;活化的巨噬细胞分泌 TNF、一氧化氮(NO)等细胞毒性因子间接杀伤肿瘤细胞[10]。IL-1 是重要的细胞因子,对体液免疫和细胞免疫有直接的影响。IL-1 能促进 T 细胞活化以及 B 细胞的生长和分化,刺激骨髓多能干细胞的增殖,增强 NK 细胞杀伤活性,刺激单核细胞和巨噬细胞产生 IL-6 和 TNF,并通过单核细胞和巨噬细胞产生 IL-8 介导对中性粒细胞的趋化作用。干扰素(IFN-γ)是重要的抗肿瘤细胞因子,可抑制肿瘤细胞增殖,增强单核 P 巨噬细胞并促进其 FCR 表达,促进单核 P 巨噬细胞通过吞噬作用和 ADCC 杀伤瘤细胞。IFN-γ 能激活 NK 细胞以杀伤瘤细胞。还有协同其细胞因子加强抗肿瘤作用。T 细胞产生 IFN-γ 和集落刺激因子(CSF)等多种细胞因子能诱导 T 细胞 IL-2 受体的表达。因此,IL-2 和 IFN-γ 是诱导 CTL 增殖和分化必不可少的细胞因子,在机体免疫监视及肿瘤免疫方面发挥协同作用。IL-2 和 IFN-γ 的分泌增多可能是增强 CTL 细胞毒效应的重要因素,这也进一步说明 TAP 主要通过激活 T 细胞功能包括 Th 的调节功能和 CTL 的杀伤作用从而抑制肿瘤生长[11]。一氧化氮(NO)是一种细胞毒性因子,具有调节多种免疫活性介质的合成分泌而更为广泛地影响机体免疫功能。NO 是活化的 MΦ 杀伤肿瘤细胞的一个重要效应分子,它与 TNF-A 既是互补作用又是协同作用。NO 通过引起肿瘤细胞的 DNA 损伤,抑制肿瘤细胞增殖[12]。

本研究结果显示:裴氏升血颗粒能调节机体紊乱的免疫状态,可使荷瘤小鼠 IL-1、IFN-γ、NO 等细胞因子呈增高趋势;增强腹腔巨噬细胞吞噬功能、亦可使荷瘤小鼠迟发型过敏反应增强。裴氏升血颗粒对荷 H$_{22}$ 瘤小鼠肿瘤有明显抑制作用。增强免疫功能是裴氏升血颗粒抗肿瘤的重要作用机制。

结　语

1　结论

1.1　裴氏升血颗粒可明显升高荷瘤小鼠机体内 IL-1、IFN-γ、NO 等细胞因子的活性,调节机体免疫功能状态,从而增强杀伤肿瘤细胞作用。

1.2　裴氏升血颗粒可明显增强荷瘤小鼠迟发型超敏反应,提高荷瘤小鼠巨噬细胞的吞噬功能,表明其具有提高机体免疫功能作用。

1.3　裴氏升血颗粒可明显抑制 H$_{22}$ 荷瘤小鼠肿瘤的增长。

2　体会与展望

造模成功,喂养 15d 后,经检测相关指标,分析发现裴氏升血颗粒组随剂量增加免疫指标有明显上升趋势,但裴氏升血颗粒组间无很明显的剂量依赖性效应关系。是否能说明大多数中药无毒副作用或毒副作用相对较小。提示我们对于一般状况较好患者,在临床用药时可适当放宽用药剂量。还是考虑与中药剂量过大,超过小鼠胃肠负荷,导致一系列功能紊乱,同时产生一定的副作用,是否提示我们应把握中药的用药剂量,尤其对危重患者,更应谨慎用药,有待进一步研究。

实验结束后，经检测相关指标，分析发现裴氏升血颗粒中、高剂量组与贞芪扶正颗粒组无明显的统计学差异，一定程度上说明裴氏升血颗粒在机体免疫调节的某些方面与贞芪扶正颗粒疗效相当或可能需要调整裴氏升血颗粒的剂量，以便更好地发挥其疗效。这也提示我们：裴氏升血颗粒更深层次的科研、临床价值，需要我们进一步去探讨研究，使其最大限度地为人类健康事业服务。

随着恶性肿瘤免疫发病机制的逐步阐明，中医药对恶性肿瘤免疫功能影响的研究日趋活跃。通过建立动物模型，设立对照组，研究中医药对恶性肿瘤模型小鼠免疫系统的作用，并逐步深入到分子、基因水平，找到一些中医药治疗恶性肿瘤、调节免疫功能的客观依据。但我们也应该看到恶性肿瘤实验研究与免疫学客观指标的研究还缺乏规范性、系统性，在利用现代免疫学、遗传学新技术方面还跟不上现代医学的发展。因此在恶性肿瘤实验研究方面，如何利用免疫学、遗传学新技术，深化研究进程，探讨中医药治疗恶性肿瘤、调节免疫功能的物质基础及相关机理，将成为中医药研究者面临的新课题。

理论依据及水平

免疫因素在肿瘤的发生发展中起着很重要的作用。随着中医药对肿瘤临床与实验研究的深入，逐步探讨中医药治疗肿瘤的免疫调控。中医药在肿瘤治疗方面已开展了数十年的临床研究、实验研究，并取得疗效。但在疗效肯定方面，尤其对于调整免疫异常，解除免疫因素对肿瘤的治疗方面既缺少具有肯定疗效的方药。为此，我们建立肿瘤动物模型，进行实验研究。下面是导师裴正学教授关于中医对恶性肿瘤的认识[13,14]：

1 正虚是恶性肿瘤发生、发展的根本原因

裴老根据《医宗必读》中"积之成者正气不足而后邪气踞之"。指出正虚是恶性肿瘤发生、发展的根本原因。正虚的实质是脏腑气血功能失调和机体自身免疫功能的减退，而邪气不仅指六淫、疫毒、饮食劳倦，更是包括正虚之后产生的痰结、湿聚、气阻、血瘀、郁热等病理变化。癌症的生长只有在机体阴阳失调，正气亏虚的情况下才能发病，即所谓"邪之所凑，其气必虚"。而癌细胞及其导致的感染、出血、梗死等反过来又影响脏腑气血功能，使正气更虚，出现恶性循环，这正是恶性肿瘤难以治疗且容易复发的原因所在。临床许多患者虽然表现为癥瘕积聚、发热、腹胀、呕血、咳喘等实证，这只能是"至虚有盛候"的临床表现，正虚始终为主要矛盾。此时若一味使用破血散结、苦寒攻下、清热泻火，不仅不能解决标实，而且易伤正，使正气更虚，病情恶化。

2 扶正固本是治疗恶性肿瘤的基本法则

裴老认为：正虚即指阴阳气血亏耗，又包括脏腑损伤，它们相互联系不可分割，而脾肾二脏是正虚病机演变的主要环节，前者为后天之本，水谷之海，能运化水谷精微以化生气血，滋养脏腑；后者为先天之本，精血之源，藏真阴寓元阳，为脏腑阴阳之根本，故健脾补肾是扶正的

主要法则。

3 急则治其标是治疗恶性肿瘤的必要手段

恶性肿瘤均以正虚为本,然在某些情况下邪实也会变为突出矛盾。裴老认为在这种情况下治疗应本着"急则治其标,缓则治其本"的原则。癌症患者极易出现疼痛、发热等标实证,然急则治其标,同时不忘扶助正气,是治疗恶性肿瘤的必要手段。

4 中药扶正配合西医放、化疗是扶正祛邪思想的体现

裴老认为西医放化疗虽然不能彻底根治恶性肿瘤,但直接杀伤或抑制癌细胞,在解决癌症致病方面具有中药无法比拟的优势。中药扶正治疗之目的在于降低放化疗的副作用,从而加强放化疗的疗效,因此中药扶正固本与西医放化疗相结合形成互补是当代内科领域中治疗恶性肿瘤的有效模式。在通常情况下放化疗的剂量、疗效及副作用成正相关。化疗之所以失败,多由于严重的副作用出现而不能达到最大剂量。而此副作用最主要表现在骨髓抑制、免疫力低下或消化道反应,同时又往往引起感染,成为癌症患者死亡的常见原因。西药采用输血只能解决燃眉之急,而近年来一些免疫增强剂的应用能从某方面改善机体免疫状况。实验研究已表明中药补肾健脾通过改善机体造血系统、免疫系统、植物神经系统和内分泌系统,从整体上根本改善机体的反应。其中补肾重在改善机体的特异性免疫系统、造血系统、和内分泌系统,而健脾重在改善机体非特异性免疫系统和植物神经系统。

参考文献

[1]李敏.裴氏"兰州方"配合化疗治疗癌症 100 例疗效观察.国医论坛,1998;

[2]王晓丽.裴氏升血颗粒对再障小鼠免疫系统影响的实验研究

[3]白丽君.裴氏升血颗粒对再障小鼠骨髓造血系统影响的实验研究

[4]石世德,李任先,周岱翰等.参桃软肝丸对荷肝癌小鼠的抑瘤作用及提高 IL-2、NK 活性的实验研究.中药新药与临床药理,2001,5(3)

[5]王立芳,官杰,杜凤霞.黑蚂蚁对 H_{22} 肝癌小鼠免疫功能的影响.中国基层医药,2004,5(5)11

[6]王运平,李波清,丁桂华,邱世翠.大黄对 IL-1 和 IL-2 产生的影响.滨州医学院学报,1998;(3)21

[7]孙祖,刘淑春,杨英,赵勇,李修义,龚守良.肝癌 H_{22} 细胞膜抗原肽提取物对小鼠免疫功能的影响及其抑瘤作用.2004.1(1)24

[8]许凤云,苗明三,孙曙光,李海松,郭磊.肺复康口服液对荷瘤小鼠免疫功能的影响.河南中医,1997;(4)17

[9]洪艳,刘煜敏,高泳等.当归多糖对照射小鼠巨噬细胞产生 NO 及 IL-2 含量的影响.中华放射医学与防护杂志,2004.2(1)24

[10]陈慰峰.医学免疫学人民卫生出版社,2001

[11]Macmicking JD Nathan C HOM G et al Altered re-sponses to bacterial infection and endotoxic shock in mice lacking inducible Nitric Oxide. Synthase Cell, [39] 1995, 81:641-650

[12]王文萍,姜良铎,佐藤淳等.肠积消对 IFNC 的诱导及肺转移的抑制.中国中医基础医学杂志,2001.(12)7

[13]裴正学.裴正学医学经验集.兰州;甘肃科技出版社,2003,8

[14]裴正学.裴正学医案医话集.兰州;甘肃科技出版社 2005,2

裴氏升血颗粒对 H₂₂ 肿瘤细胞凋亡及 p53、Caspase-3 蛋白表达的影响

裴氏升血颗粒对 H_{22} 肿瘤细胞凋亡及 p53、Caspase$-$3 蛋白表达的影响

王　宁

中文摘要

目的:通过观察裴氏升血颗粒(PG)对肿瘤细胞凋亡和突变型 P53、Caspase-3 蛋白表达的影响,并分析其作用机理,为该药的抑瘤作用提供科学依据。

方法:采用荷 H_{22}(肝癌)实体瘤小鼠模型,观察 PG 对 H_{22} 小鼠肿瘤的抑制作用,用免疫组化法测定 PG 对 H_{22} 肿瘤细胞 P53 表达的影响, 用流氏细胞术检测 PG 对 H_{22} 肿瘤细胞 Caspase-3 蛋白表达的影响。

结果:PG 大、中、小剂量组对荷瘤小鼠肿瘤 H_{22} 的抑制作用均高于模型组,PG 低剂量组抑制率为 29.3%与模型组比较差异显著 $(p<0.05)$。PG 中、高剂量组抑制率分别为 35.9%和 36.8%,与模型组比较差异非常显著$(p<0.01)$,对小鼠肿瘤病理组织切片观察显示,PG 可促使 H_{22} 模型小鼠肿瘤组织坏死。PG 各剂量组荷瘤小鼠胸腺指数、脾脏指数均高于模型组,其中大剂量组 TI、SI 分别为 36.0mg/10g、64.4mg/10g, 较模型组分别增长 29.0%、20.4%$(p<0.01)$;中剂量组 TI 为 35.2mg/10g,较模型组增长 26.2%$(p<0.05)$。PG 各剂量组荷瘤小鼠肿瘤细胞中突变型 P53 的表达均低于模型组,以中、大剂量组作用最优;其突变型 P53 平均阳性细胞数分别为 54.25、55.38,与模型组比较有显著性差异$(p<0.05)$。PG 各剂量组小鼠肿瘤细胞中 Caspase-3 的蛋白表达均较模型组增高,其中大、中剂量组与模型组比较有显著性差异$(p<0.01)$。

结论:本实验表明:PG 对小鼠 H_{22} 肿瘤的生长具有显著抑制作用,对小鼠肿瘤病理组织切片观察显示,PG 可促使 H_{22} 模型小鼠肿瘤组织坏死。PG 对荷 H_{22} 瘤小鼠免疫器官胸腺、脾脏具有增重作用。PG 具有诱导肝癌细胞凋亡的作用,PG 作用于肿瘤细胞后能明显下调 P53(Mt)和促进 Caspase-3 的表达。提示 PG 抗肿瘤作用的机理之一可能是通过抑制突变型 P53 和上调 Caspase-3 蛋白的表达实现的。PG 在肿瘤治疗中可能具有广阔的应用前景。

关键词:裴氏升血颗粒,H_{22}(肝癌),细胞凋亡,突变型 p53,Caspase-3

ABSTRACT

Objective: To provide scientific evidence of PG on tumor cell inhibiting through observing the effects of PG on tumor cell apoptosis, the effects on Mild type P53, Caspase−3 protein expression and analyzing its effect and theories.

Methods: The models of solid tumor were developed by hepatoma cell H_{22} transplantation in mice. Experiment parameter were obtained by observing PG's inhibiting on hepatoma cell H_{22}, assessing effects of PG on cell H_{22} P53's expression by immune histochemistry method; checking the effects of PG on cell H_{22}'s Caspase−3 protein expression by Flow Cytometry method.

Results: PG had remarkable restain effect on tumor growth in H_{22} tumor−bearing model mice. The inhibitory effect of Each group was higher than the model group. The restain effect of low group was 29.3%, it has remarkable difference than the control group ($p < 0.05$)The restain effect of medium and high group was 35.9%and35.9%, it has remarkable difference than the control group($p < 0.01$)The TI and SI was increased in PG groups. In high dose group they were significantly increased ($p < 0.01$), and rose by 29.0% and 20.4% respectively; The TI in medium dose group was 18.0mg/10g, and rose by 26.2% ($p < 0.05$). The express of Mild type p53 in every group of PG was lower than control group, and the medium group and the high group was very obvious, they number positive cell was 54.25 and 55.38, it has remarkable difference than the control group ($p < 0.05$) the Caspase−3 protein expression in each group of PG was increased than control group, the medium group and the high group has remarkable difference than the control group($p < 0.05$)

Conclusion: PG had remarkable restain effect on tumor growth inH_{22} tumor −bearing model mice. PG make H_{22} tumor organize rotten. PG has the function of weightening the immune orgons (the thymus, the spleen), PG has the effect of make H_{22} cell death, PG make Mild type p53 descend and impel the expression of Caspase−3 protein.

Key words: Peishishengxue Granule(PG),H_{22},apoptosis, Mild type p53,Caspase−3

前　言

　　裴氏升血颗粒是导师裴正学教授、全国著名中西医结合专家,集四十余年的临床经验,根据扶正固本的理论严密组方,拟定的治疗白血病专方。裴教授在继承中医整体观的基础上,采用扶正固本之大法,,拟定多种中药处方配合化疗治疗白血病,师古而不泥于古,发展又有创新,所拟定之中药处方——"兰州方"[1]在临床上取得了显著疗效。"兰州方"因其在三十年前完全彻底治愈了急性单核细胞性白血病(M_5)患者马长生,[2]在 1974 年苏州全国血液病会议上被定名为"兰州方"。2003 年,裴氏升血颗粒又成功治愈了一例白血病患者(L_2)刘力刚,先后在

《南昌日报》及《甘肃日报》进行报道。裴教授用此方除了治疗白血病之外,还用其治疗多种癌症及其难治性贫血,曾在食管癌、胃癌、骨髓增生异常综合征、再障等方面取得过显著疗效。[3][4] 1997年该方作为甘肃省医学科学研究院院内制剂,命名"裴氏升血颗粒"。该药剂之部分实验研究已通过了成果鉴定。曾获得甘肃省皇甫谧科技成果一等奖。鉴于裴氏升血颗粒具有显著的临床疗效,截至目前已为省内外数万名患者进行了治疗,其临床疗效得到了临床医生和广大患者的认可,在省内外享有一定的知名度。

根据粗略回忆,该方完全治愈食道癌2例、恶性淋巴瘤3例、再生障碍性贫血3例、小肝癌2例[4]。其中对食道癌、肝癌、恶性淋巴瘤、再生障碍性贫血等病之疗效显著,薛氏[5]运用"兰州方"治疗原发性肝癌,使患者肿块明显缩小,肝功能完全恢复,提高了患者的生活质量,延长了患者的生存期;李氏等[6]运用兰州方配合化疗治疗癌症10例疗效观察显示:近期疗效兰州方组优于单纯化疗组($p < 0.05$);从毒副反应看,兰州方组明显轻于单纯化疗组($p < 0.01$)。裴氏升血颗粒与核素并用治疗肝癌15例,治疗组用核素加服裴氏升血颗粒(PG),对照组仅用核素,发现治疗组毒副作用明显轻于对照组,二者之疗效对比亦有显著性差异[7]。

通过动物实验研究证明:裴氏升血颗粒对荷瘤小鼠免疫器官胸腺、脾脏有明显增重作用,从而增强荷瘤小鼠非特异性免疫功能。可促进ConA刺激的脾淋巴细胞增殖能力,增强荷瘤小鼠机体的细胞免疫功能,提高抗肿瘤效应。能够促进IL-2的分泌以及IL-2和IFN-γ mRNA的表达,提示裴氏升血颗粒可以通过对细胞因子的影响调节机体的免疫功能。[8]裴氏升血颗粒能调节机体紊乱的免疫状态,可使荷瘤小鼠迟发型敏反应增强,增加荷瘤小鼠的细胞免疫功能。增强腹腔巨噬细胞吞噬功能、IL-1、IFN-γ、NO等细胞因子呈增高趋势;裴氏升血颗粒对荷H_{22}瘤小鼠肿瘤有明显抑制作用。增强免疫功能是裴氏升血颗粒抗肿瘤的重要作用机制[9]。裴氏升血颗粒可明显升高再障模型小鼠(经3.0GY直线加速器全身照射所建立)的外周血红蛋白、白细胞、血小板值,能明显恢复再障模型小鼠骨髓的造血功能[10]。小鼠脾脏病理组织切片观察显示,裴氏升血颗粒可减轻再障模型小鼠脾脏病理学改变,降低淋巴细胞的凋亡率,促进生发中心的恢复,使白髓面积扩大,被膜变薄,扩张的血窦基本恢复正常。免疫组化法检测脾脏$CD4^+$、$CD8^+$含量结果表明,裴氏升血颗粒可使再障模型小鼠脾脏$CD4^+$含量呈增高趋势、$CD8^+$含量呈降低趋势,增高$CD4^+/CD8^+$值,从而提高再障模型小鼠的免疫功能[11]。延长生存期,减慢肿瘤生长速度,与多年来裴氏升血颗粒在临床应用中所取得的疗效一致。尽管上述同道对裴氏升血颗粒的研究和开发作出了一定的努力,但是对这一临床具有大家公认的显著疗效的方药的微观探讨仍嫌不足,鉴于此我们在上述研究的基础上采用小鼠H_{22}实体瘤模型,研究裴氏升血颗粒的抗肿瘤作用及相关机制,通过观察不同剂量的PG对小鼠H_{22}瘤体生长的情况,确定其抗肿瘤效果。从诱导肿瘤细胞凋亡角度研究PG的抗肿瘤机制,从蛋白、基因水平观察该药对H_{22}肿瘤细胞p53和Caspase-3的蛋白表达情况,从分子水平探讨裴氏升血颗粒的抗肿瘤诱导肿瘤细胞凋亡机理。为该药在治疗恶性肿瘤方面的应用,以及为中医和中西医结合治疗肿瘤提供科学依据,为裴氏升血颗粒临床广泛应用提供科学、微观的依据。

实验研究

1 实验材料

1.1 实验药品

裴氏升血颗粒(由生地、山药、丹皮、太子参、北沙参、党参、桂枝、大枣、五味子、炙甘草、白芍等组成,由甘肃省医学科学研究院制成颗粒冲剂,每包含生药量 36.25g)。

贞芪扶正颗粒(由佛慈制药有限公司提供,国药准字 262020416)。

1.2 实验动物及瘤株

健康昆明小鼠 60 只,雌雄各半,体重 20±2g,5~6w 龄,由甘肃省中医学院实验动物中心提供,动物合格证号:医动字(06)第 004 号。H_{22}(肝癌)瘤株,由甘肃省医学科学研究院药理毒理研究中心提供。

1.3 实验试剂

KH_2PO_4:北京红星化工厂

无水乙醇:天津市博迪化工有限公司

NaOH:天津市化学试剂三厂

KCl:天津市化学试剂五厂

$Na_2HPO_4 \cdot 12H_2O$:天津市科密欧化学试剂开发中心

NaCl:北京化工厂

碘化丙啶:PI,Sigma 公司

甲醛:西安化学试剂厂

rh-Annexin-V-FITC/PI 双染流式细胞分析试剂盒 Bender,杭州联科代理

二甲基亚砜(DMSO):天津市登峰化学试剂厂

磷酸盐缓冲液(PBS):NaCl 8.00g,$Na_2HPO_4 \cdot 12H_2O$ 3.48g,KCl 0.20g,KH_2PO_4 0.20g,加三蒸水至 1000ml 配制,调 pH 值至 7.4,120℃高压灭菌 20min,4℃保存备用。

兔抗人 P53 单克隆抗体:北京中杉金桥生物技术有限公司

免疫组化 SP 试剂盒(抗兔):北京中杉金桥生物技术有限公司

DAB 显色试剂盒:北京中杉金桥生物技术有限公司

APES 防脱片试剂:北京中杉金桥生物技术有限公司

PBS 缓冲液:北京中杉金桥生物技术有限公司

1.4 实验仪器和设备

流式细胞仪(FCM):美国 Coulter 公司

倒置显微镜:OLYMPUSPM-6,日本

双目生物显微镜:OLMPUSCHC-212

CO_2 培养箱:SHEL-LAB1825TC,美国

1/1000 电子天平:JA-2003,上海

快速混匀漩涡器:SK-1,深圳

电冰箱:金王子,北京

电热干燥箱:202-2,上海

生物净化工作台:SW-CJ-IF,苏州

电热恒温水浴箱:S-648,上海

离心机:LD4-2A,北京

西冷冰箱:BY-160,杭州

压力锅:BOX,上海

无菌操作箱:B 型 - 小,上海

隔水恒温培养箱:PYX-DHS-50×60,上海

台式大容量冷冻离心机:TDL5M,长沙高新技术产业开发区

分光光度仪:VIS-7220,北京

电泳槽:DYCP31A 型,北京

电泳仪:HV-3000 型,北京

PCR 扩增仪:PE2400 型,美国 PE 公司

凝胶成像分析系统:BTS-20.M 型,Uvitec 公司

微量移液器:WKY 型 5-25μl,上海

2 实验方法

2.1 模型制备

从 H_{22} 瘤株传代小鼠的腹腔抽取乳白色的瘤液参照文献[13],用生理盐水稀释至瘤细胞计数为 $2×10^6$ 个 /ml[14],在小鼠右前腋部皮下接种瘤液 0.2ml[13]。

2.2 动物分组及剂量

接种 24h 后,将动物随机分为裴氏升血颗粒(PG)大剂量组(10g·kg⁻¹,相当于成人用量的20 倍)、中剂量组(5g·kg⁻¹,10 倍)、小剂量组(2.5g·kg⁻¹,5 倍)、贞芪扶正颗粒(ZG)对照组(剂量为 1.67g·kg⁻¹,相当于成人临床用量的 10 倍)、模型对照组,每组各 10 只。裴氏升血颗粒与贞芪扶正颗粒临用前分别用蒸馏水充分溶解。实验组灌胃给予等容积(0.2ml/10g)的药物[21],模型组给予等量蒸馏水,每日一次,连续灌胃 10d[16]。

2.3 抑瘤率的测定

停药次日称重,处死小鼠,取肿瘤组织,称重,按公式计算抑瘤率:抑瘤率(%)=(对照组平均瘤重 - 给药组平均瘤重 / 对照组平均瘤重)×100%。

2.4 胸腺、脾脏指数测定

末次给药 24h 后将小鼠称重,继而断颈处死,取胸腺、脾脏称重。计算方法[17]:胸腺指数 = 胸腺重 /（结束体重 - 瘤重）×10 （mg/10g）；脾脏指数 = 脾脏重 /（结束体重 - 瘤重）×10

(mg/10g)。

2.5 采用免疫组织化学法检测肿瘤组织石蜡切片中突变型 p53 的表达。

2.5.1 制作石蜡切片

切片:将石蜡包埋组织用病理切片机切成厚 5μm 石蜡切片。

脱蜡、水化:脱蜡前,将切片在 45℃恒温箱中烘烤 120min。切片置于二甲苯中浸泡 10 min,更换二甲苯后再浸泡 10min,先后在无水乙醇中浸泡 5min,95%乙醇中浸泡 5min,70%乙醇中浸泡 5min。

2.5.2 免疫组织化学染色(SP 法)

PBS 洗 2～3 次各 5min

滴加 3%H₂O₂ 消除内源性过氧化物酶的活性,室温静置 10min

PBS 洗 2～3 次各 5min

抗原修复:水浴锅加热 0.01M 枸橼酸钠缓冲溶液(pH6.0)至 92℃～95℃左右,放入切片加热 15min。自然冷却。

滴加正常山羊血清封闭液,室温 15min。甩去多余液体

滴加Ⅰ抗(兔抗人 P53 单克隆抗体),37℃孵育 2.5h

PBS 冲洗,3min×3 次

滴加生物素二抗工作液,37℃孵育 15min

PBS 冲洗,3min×3 次

滴加辣根酶标记链霉卵白素工作液,37℃孵育 15min

PBS 冲洗,3min×3 次

DAB 显色:1ml 蒸馏水 +ABC 三种液体各一滴(用前现配),显色 5～10min,在显微镜下掌握染色程度

PBS 冲洗 10min

苏木精复染

自来水冲洗中止反应

逐级脱水、二甲苯透明、中性树胶封片

2.5.3 p53 阳性判断标准

突变型 p53 蛋白阳性反应产物主要位于细胞核,细胞核染成棕黄色、棕褐色为突变型 P53 阳性反应,否则为阴性。分别随机观察 10 个高倍镜视野,计算每个高倍镜视野 100 个肿瘤细胞中的阳性细胞数,取其平均值作为 p53 的阳性细胞数。

2.6 病理组织学检查石蜡切片 HE 染色

将瘤体以 10%福尔马林液固定,酒精系列脱水,石蜡包埋,切片,二甲苯、酒精脱蜡,HE 染色,蒸馏水冲洗,酒精系列脱水、封片。

2.7 流式细胞仪测定 caspase-3 蛋白的表达水平

制单细胞悬液及 FCM 检测 caspase-3 蛋白：取肿瘤组织 0.5g，放入 0℃ PBS 缓冲液约 1ml，用眼科手术剪将肿瘤组织剪碎，移液器吸取 PBS 将其冲洗，然后将该溶液 200 目滤网过滤，滤液收集到 10ml 离心管中，1000r/min 离心 5min，弃上清。加入 0℃ PBS5ml1000r/min 离心 5min，弃上清。将沉淀用 0℃ PBS 稀释并调整细胞数大于 106/ml，装入 Dorf 管中按 FCM 操作步骤及 rh-Annexin-V-FITC/PIkit 说明，检测 caspase-3 蛋白的表达。

2.8 统计学方法

所有实验数据以均数±标准差($\bar{x}±s$)表示，应用 SPSS10.0 统计学软件进行数据统计，多组均数采用单因素方差分析(One-wayANOVA)。

3 试验结果

3.1 裴氏升血颗粒对小鼠抑制性肿瘤 H_{22} 的作用

一般观察可见，荷瘤模型组小鼠第 5 天起出现皮毛散乱，右前腋部皮下隐约可见瘤体，小鼠出现精神状态差、饮食减少、活动迟缓、扎堆、倦卧、嗜睡、毛无光泽而枯乱、毛色暗等现象，造模后第 8～10d 之间，瘤体增长迅速，表面凹凸不平，可见多个结节，边界不清。实验结束时解剖模型组小鼠发现瘤体较给药组生长旺盛，而裴氏升血颗粒各剂量组小鼠与模型组比较，毛色较光亮，精神、饮食均较好，瘤体增长较模型组慢。

不同剂量裴氏升血颗粒对昆明小鼠移植性肿瘤 H_{22} 均有明显抑制作用。PG 低剂量组抑制率为 29.3%，与模型组比较统计学处理差异有显著性($p < 0.05$)；PG 中、高剂量组抑制率分别为 35.9% 和 36.8%，与模型组比较差异非常显著($p < 0.01$)，PG 各剂量组及 ZG 组间差异无显著性($p > 0.05$)。见表 1 图 1

表 1　裴氏升血颗粒对小鼠抑制性肿瘤 H_{22} 的作用(n=11,$\bar{x}±s$)

组别	剂量(g/kg)	体重增重(g)	平均瘤重(g,±s)
Con	－	8.9	2.303±0.956
PG	2.5	10.2	1.629±0.466*
PG	5.0	10.9	1.447±0.652**
PG	10.0	10.9	1.455±0.687**
ZG	1.67	11.2	1.492±0.753*

注：与 Con 比较；*$p < 0.05$，**$p < 0.01$

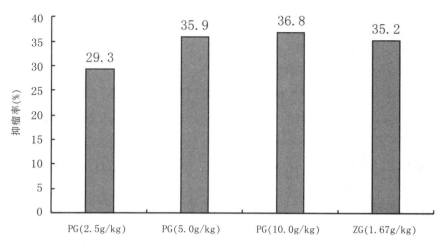

图 1 裴氏升血颗粒对 H₂₂ 小鼠抑瘤率的影响(n=11,±s)

3.2 裴氏升血颗粒对荷瘤小鼠免疫器官胸腺、脾脏影响

裴氏升血颗粒对荷瘤小鼠影响结果显示:荷瘤模型组小鼠胸腺、脾脏体积缩小,重量减轻,个别胸腺分叶不清,呈灰白色,脾脏色变淡红色。PG 各剂量组小鼠胸腺指数均高于模型组,其中大、中剂量组小鼠胸腺指数分别为 36.0mg/10g、35.2mg/10g,较模型组分别增长了 29.0%、26.2%,与模型组比较分别为差异非常显著($p<0.01$)和差异显著($p<0.05$)。PG 各剂量组小鼠脾脏指数均高于模型组,其中大剂量组小鼠脾脏指数为 64.4mg/10g,较模型组增长 20.4%,与模型组比较差异非常显著($p<0.01$)。PG 各剂量组及 ZG 组间差异无显著性($p>0.05$)。见表 2、图 2、图 3

表 2 裴氏升血颗粒对荷瘤小鼠胸腺指数和脾脏指数的影响(n=11,±s)

组别	剂量(g·kg⁻¹)	TI (mg/10g)	SI (mg/10g)
Con	–	27.9±5.7	53.5±10.3
PG	2.5	33.3±8.9	58.2±7.2
PG	5.0	35.2±7.4*	60.1±6.5
PG	10.0	36.0±6.9**	64.4±10.6**
ZG	1.67	35.9±5.9*	63.4±10.2*

注:与 Con 比较;*$p<0.05$,**$p<0.01$

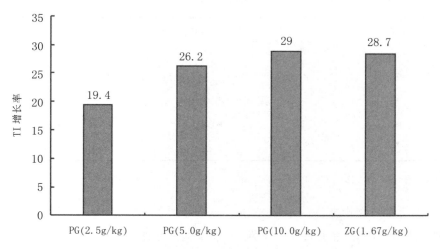

图 2　裴氏升血颗粒对荷瘤小鼠胸腺指数的增长率的影响(n=11,x̄±s)

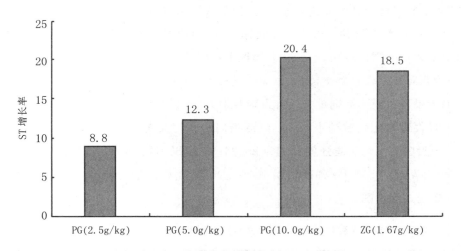

图 3　裴氏升血颗粒对荷瘤小鼠脾脏指数的增长率的影响(n=11,x̄±s)

3.3 裴氏升血颗粒对小鼠 H_{22} 肿瘤组织中突变型 P53 表达的影响

免疫组化 SP 法结果表明,模型组 p53 的阳性细胞数为 61.88,PG 各剂量组突变型 P53 阳性细胞数的表达不同程度低于模型组,以 PG 中、高剂量组更为明显,其 P53 的阳性细胞数分别为 55.38 和 54.25,与模型组之间有显著差异($p < 0.05$)。PG 各剂量组和 ZG 组之间无显著差异($p > 0.05$)。见表 3、见 88 页突变型 P53 免疫组化照片

表3　裴氏升血颗粒对 H_{22} 小鼠肿瘤组织中 p53 表达的影响(n=8, $\bar{x}\pm s$)

组别	剂量(g·kg⁻¹)	P53 阳性细胞数
Con	—	61.88±5.91
PG	2.5	59.00±5.78
PG	5.0	55.38±4.90*
PG	10.0	54.25±7.16*
ZG	1.67	55.00±6.60*

注:与 Con 比较; $*p<0.05$

3.4　病理组织学检查

模型对照组:肿瘤细胞弥漫生长活跃,肿瘤细胞呈圆形,体积大,核仁明显且核分裂多见,肿瘤组织坏死灶较少,肿瘤周围仅见个别嗜中性白细胞浸润。治疗组:肿瘤细胞有不同程度的生长抑制,主要表现为肿瘤细胞固缩,呈三角形或梭形,核仁不明显,核分裂少见,有较多炎性细胞浸润。PG 低剂量组肿瘤组织呈灶状坏死,中剂量组肿瘤组织呈片状凝固性坏死,高剂量肿瘤组织呈大片凝固性坏死。见 89 页病理组织照片

3.5　裴氏升血颗粒对小鼠 H_{22} 肿瘤组织中 caspase-3 蛋白的表达水平

检测结果显示:不同剂量裴氏升血颗粒对 H_{22} 小鼠肿瘤组织中 caspase-3 蛋白的表达水平均有明显促进作用。模型组 caspase-3 蛋白的平均荧光强度为 11.2,PG 低、中、高剂量组 caspase-3 蛋白的平均荧光强度分别为 25、34.19 和 35.17,与模型组比较效果更为明显,有显著性差异($p<0.05$)。PG 各剂量组与 ZG 组间差异无显著性($p>0.05$)。见表3、见 90 页 caspase-3 流式细胞图

表3　裴氏升血颗粒对 H_{22} 小鼠肿瘤组织中 caspase-3 蛋白表达的影响(n=6,±s)

组别	剂量(g·kg⁻¹)	荧光强度(MnX)
Con	—	11.20±5.78
PG	2.5	25.00±11.17*
PG	5.0	34.19±11.86*
PG	10.0	35.71±12.77*
ZG	1.67	37.59±12.13**

注:与 Con 比较; $*p<0.05$, $**p<0.01$)MnX 表示平均每个细胞表达 Caspase-3 的荧光强度

突变型 P53 免疫组化照片(免疫组化染色,×400)

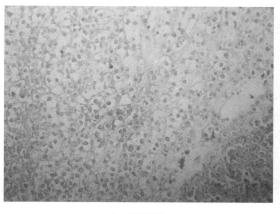

A 模型组

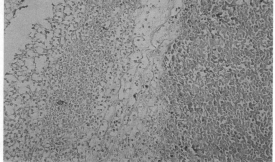

B PG 低剂量组

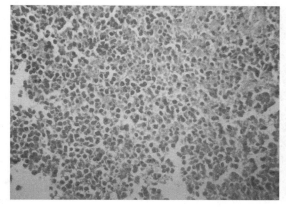

C PG 中剂量组

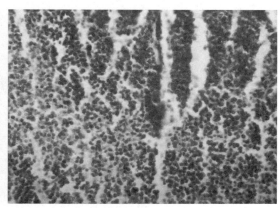

D PG 高剂量组

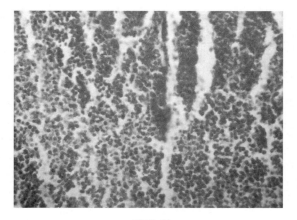

EZG 组

肿瘤病理组织照片(HE 染色,×400)

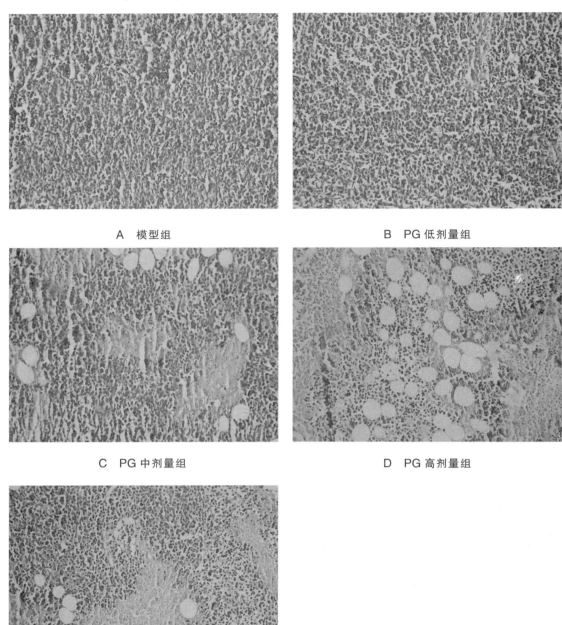

A　模型组

B　PG 低剂量组

C　PG 中剂量组

D　PG 高剂量组

E　ZG 组

caspase-3 流式细胞图

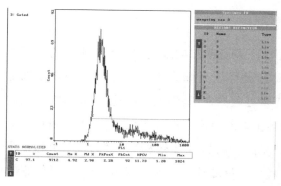

A 模型组

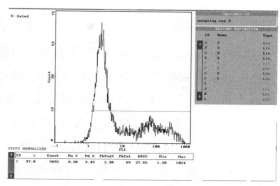

B PG 低剂量组

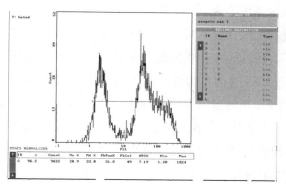

C PG 中剂量组

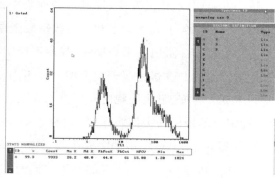

D PG 高剂量组

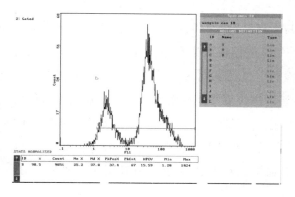

E ZG 低剂量组

讨　论

肿瘤(tumour)是机体在各种致瘤因素的作用下,局部组织的细胞在基因水平上失去了对其生长的正常调控,导致细胞的异常增生而形成的新生物。肿瘤是基因疾病,其生物学基础是基因的异常。致瘤因素使体细胞基因突变导致正常基因异常,基因表达紊乱,从而影响细胞的生物活性,形成了与正常细胞在形态、代谢与功能上均有所不同的肿瘤细胞。两类基因直接参与肿瘤的发生,它们是癌基因(oncogene)和抑癌基因。癌基因的表达产物对细胞增殖起正调节,当它们发生突变或过度表达,可致细胞过度增生。反之抑癌基因的表达产物,则对细胞的增殖起抑制作用。[17][30]

研究表明,肝癌的发生、发展与多种凋亡相关基因有关。P53 是一种肿瘤抑制基因,可以编码一种相对分子质量为 53000 的核磷酸蛋白,有野生型(Wt)和突变型(Mt)两种。而正常细胞中野生型 p53 蛋白的半衰期短,代谢不稳定及含量低,用常规免疫组化难以检出,故免疫组织化学检测的 P53 蛋白属于突变型 P53 蛋白。[18]P53 基因作为抑癌基因,其编码的蛋白由抑制细胞 DNA 合成、阻止细胞由 G 期进入 S 期的作用。在肿瘤组织中,该基因发生突变成为突变型,所编码的蛋白失去抑癌作用。研究表明,P53 基因的突变或失活是多种肿瘤发生发展过程中的重要事件。P53 功能的丢失主要是由于基因突变,P53 基因发生突变,丧失抑制细胞增殖分裂功能,则与 ras,c-myc 等癌基因协同使正常细胞发生转化——癌变。P53 基因的突变存在明显的异质性,即表现为基因结构及转录、翻译等不同水平的突变。结构突变通常是碱基置换,移码突变,重排或基因缺失等其中碱基置换(点突变)是 P53 基因主要的突变方式,其突变热点常集中于 5～8 外显子的数个密码点,有 173、178、248、249、278 等,碱基置换虽然只发生一、二个碱基,但因其主要在基因的功能区而使氨基酸组成发生变异,从而引起蛋白质功能的变化。在许多人类恶性肿瘤的 P53 基因进行检测中也已发现,98%以上的突变发生在外显子 5～内。因此,该区域的突变率可以基本反 P53 基因的突变率。突变型 P53 蛋白在细胞内积聚则促进细胞的转变和增殖,导致肿瘤的发生。[18]通过药物控制突变型 P53 的发生是本实验的最终目的。本实验显示:裴氏升血颗粒各剂量组小鼠突变型 P53 蛋白的表达均低于模型组,以大、中剂量组作用最优($p < 0.05$)。表明:裴氏升血颗粒对小鼠 H_{22} 肿瘤有较明显的抑制作用,从而提高抗肿瘤效应。

Caspase 是一组细胞凋亡蛋白酶,近年来人们发现 Caspase-3 在凋亡信号传导中起着核心作用,是细胞凋亡蛋白酶级联反应的下游因子,它的活性受到抑制,就会引起细胞凋亡障碍,使细胞凋亡与增殖之间动态平衡失调,并可能进一步引起肿瘤的发生及发展。[19]Caspase-3 在细胞凋亡中的作用:灭活阻止细胞凋亡的细胞内物质。通过对细胞结构的直接酶解而促进凋亡。通过对一些细胞骨架调节相关蛋白质的酶解而改变细胞结构,包括凝集素、FAK 和由 P21 激活的激酶Ⅱ(PAK2),因这些蛋白分解失活,而导致细胞凋亡。Caspase-3 发挥作用的起点是其调节区与效应区的分离。Caspase-3 参与细胞凋亡时具有回忆性,它能有计划执行每一步,切断与周围细胞的联系,重组细胞骨架,阻断 DNA 复制和修复等。[20]实验表明,Caspase-3 前体广泛表达于各种细胞内,迅速有效地诱导细胞凋亡,且在神经细胞中存在的时间最长。复杂的蛋白水解系统常由起调节作用的激酶、辅助因子、反馈因子等有次序地共同调控效应型激酶的活性而组成。那如何启动细胞的凋亡呢?大量的基因分析和生化证据提出了 Caspase-3 的激活是一个级联模式,死亡信号激活了起始型 Caspase-3,然后激活效应型 Caspase 促使细胞崩解。[21][22][23]然而,死亡受体和线粒体是先对死亡信号进行加工、整合,再激活不同的起始型 Caspase-3 的。研究表明 Caspase-3 在许多正常人体组织和肿瘤中表达。Caspase-3 参与肝细胞增殖及转化细胞凋亡过程的调节,Caspase-3 的低表达有助于 HCC 的发生,Caspase-3 低表达对 HCC 发生、发展起着重要作用。本研究实验结果显示:裴氏升血颗粒能够促进 Caspase-3 蛋白的表达,通过上调 Caspase-3 蛋白的表达诱导细胞凋亡实现抗肿瘤的作用,促进肿瘤细胞发生凋亡从而发挥裴氏升血颗粒抗肿瘤的功能。

脾脏是重要的外周免疫器官之一,胸腺是重要的中枢免疫器官,在机体的免疫调节中发挥重要的作用;因此,观察胸腺和脾脏的改变,可以评价机体的免疫状态。[24]本实验表明裴氏升血颗粒能增强荷瘤小鼠非特异性免疫功能。

《内经》首先提出积聚的病名,并对其形成和治疗原则进行了探讨。肝癌属中医"积"之范畴,"积"者有形,固定不移,痛有定处,呈刺痛,病多在脏,属血分,且病程较长。[25]肝癌一病,早在《内经》就有类似记载:历代有肥气、痞气、积气之称。如《难经》载:"脾之积,名曰痞气。在胃脘,腹大如盘,久不愈。令人四肢不及,发黄疸,饮食不为肌肤。"《素问玄机原病式》记:"腹中坚硬,按之应手。"《诸病源候论·积聚候》载:"诊得肝积,脉弦而细,两胁下痛。[26]"记载了肝癌的诊断要点。祖国医学把肿瘤叫癥瘕、积聚、瘿瘤、乳岩、失容、脏毒、噎膈等,认为肿瘤的产生有内伤病因(正气亏虚和情志失调)和外源病因(外邪与饮食营养因素)两种,其病机主要为气滞血瘀、痰湿凝聚、热毒内陷、正气虚弱等。现代医学对肿瘤主要采取手术、放疗及化疗进行治疗,而中医根据辨证论治采用的治疗法则主要有扶正培本、清热解毒、活血化瘀、软坚散结、化痰祛湿及以毒攻毒。

祖国医学认为人类发病学方面,以"正气内虚"为致病之本。《素问》提出"正气存内,邪不可干,邪之所凑,其气必虚"。[27]《外科正宗》说:"积之成者,正气之虚也,正气虚而后积成",直接把《素问》"正虚发病"的观点应用于肿瘤之发病,只有正气不足的情况下,邪气才能侵犯人体,致气血阴阳失调,而形成肿瘤。[28]《灵枢·刺节真邪篇》说:"真气者,所受于天,与谷气并而充其身也",真气包含着先天与后天两个方面,历代医家把先天方面归于两肾,名曰"元气"(原气);把后天方面归于脾胃,名曰"中气"(谷气)。脾主中气,肾主元气,因此在"扶正固本"法则中,"健脾"与"补肾"便是最重要的两端。实验研究证明,中医的"脾"、"肾"具有免疫系统、内分泌系统、代谢系统、植物神经系统、胃肠胰内分泌系统等诸方面的意义,"健脾补肾"具有改善上述各方面功能的作用。"扶正固本"这一旨在发挥和动员人体抗病能力的观点和现代免疫学、分子生物学之间存在着很大的共同性。[29]肝癌患者早中晚期都可有正虚的表现,常出现神倦乏力、头昏腰酸、心悸气短等症状。此类药能补充人体气血阴阳之不足,改善症状、减轻放化疗毒副反应,保护脾胃、保护骨髓,并通过扶正培本提高机体免疫功能而有效地抑制肿瘤的生长与发展,从而延长患者的生命。[31]现代研究表明,扶正培本药用以治疗肿瘤有以下作用:①能促进机体免疫功能,提高淋巴细胞增殖和网状内皮系统活力;②能保护和改善骨髓造血功能,提高血液细胞成分;③能提高内分泌体液的调节功能,促进垂体-肾上腺皮质功能;④能调整患癌机体内环腺苷酸和环鸟普酸的比值,有利于抑制癌细胞的生长;⑤有双相调节作用;⑥能提高机体物质代谢;⑦能减轻放化疗毒副作用,增强放化疗的效果;⑧某些扶正方药有直接抑癌、控制癌细胞浸润和转移的作用。常用药物有:党参、太子参、黄芪、黄精、女贞子、巴戟天、仙茅、白芍、地黄、杜仲、补骨脂、鳖甲、菟丝子、甘草等。在肿瘤的药物治疗方面,主要是化学治疗、免疫治疗、生物治疗、中药治疗等多种方法的综合治疗,表现出增效减毒效果,使患者肿瘤缓解率、生存质量及生存期延长率大大提高,但目前肿瘤治疗也存在着多药耐药现象、化疗的严重毒副作用,免疫和骨髓造血功能的破坏等问题,使肿瘤的治疗面临严重困难。[32]因此,寻找安全、有效的药物是目前肿瘤研究的重要课题。现代研究表明,中药治疗肿瘤可以通过提高机体免疫力、诱导肿瘤细胞分化和凋亡,影响肿瘤细胞周期,抑制肿瘤血管生成,抗肿瘤转移及逆转化疗药物多药耐药等方面发挥抗肿瘤作用,尤其在增效减毒方面具有整体治疗的优势。

导师裴正学教授,结合自己四十多年的临床经验,认为"正虚"是恶性肿瘤发生、发展的根本原因;扶正固本是治疗恶性肿瘤的基本法则,在应用这一法则时以"健脾补肾"为其精髓;由此拟定"兰州方",经40余年的不断实践、充实、重组,最后制成"裴氏升血颗粒",其组成主要有:六味地黄汤、生麦散、北沙参、党参、太子参、桂枝、大枣、五味子、炙甘草、白芍等。"四参"集健脾益气之大成,为补益后天之本之劲旅,合生脉散益气补肺使四参健脾益气之功益彰;"六味地黄汤"为补益肾气之专方,重用山萸肉(30g)使补益先天之功益彰;"桂枝汤:桂枝、白芍、生姜、甘草、大枣为完整之桂枝汤组成,此方"外合营卫,内安脏腑"前人称之为群方之冠。裴老认为:"兰州方"中之桂枝汤在大补先天与后天之同时加强了调和营卫内安脏腑之功,实则加强了植物神经系统、代谢系统、内分泌系统、免疫系统之调节作用。浮小麦、甘草、大枣为甘麦大枣汤,古人用此方治疗妇女精神抑郁症疗效确切。裴老认为:兰州方中之甘麦大枣除了具有调节植物神经系统作用外,尚有安神镇静、调节思维之作用,补充了上述主要未尽之功。综上所述"兰州方"以扶正固本之大法加强了人体正气,从而达到扶正祛邪的作用,在临床上还要根据患者具体情况辨证论治加减进退才能取得预期疗效。

总之,本实验通过建立荷瘤(H_{22})小鼠模型,借助分子生物学技术,进一步观察裴氏升血颗粒诱导肿瘤细胞凋亡的机制,及其对凋亡相关基因p53和Caspase-3的蛋白表达情况,进一步深入的研究和探讨,为该药在治疗恶性肿瘤方面的应用,以及为中医和中西医结合治疗肿瘤提供科学依据,为裴氏升血颗粒临床广泛应用提供科学、微观的依据。

结　语

1　结论

1.1　裴氏升血颗粒能够明显抑制荷瘤小鼠肿瘤的生长,减慢肿瘤生长速度,具有显著的抗肿瘤药理效应,与多年来裴氏升血颗粒在临床应用中所取得的疗效一致。

1.2　裴氏升血颗粒对荷瘤小鼠免疫器官胸腺、脾脏有明显增重作用,从而增强荷瘤小鼠非特异性免疫功能。

1.3　裴氏升血颗粒能够显著抑制突变型 p53 以及提高 Caspase-3 的蛋白表达,提示该药可以通过下调突变型 p53 和上调 Caspase-3 的蛋白表达,诱导肿瘤细胞的凋亡,抑制肿瘤的发生是裴氏升血颗粒抗肿瘤的重要分子机制之一。

1.4　本实验表明:裴氏升血颗粒从分子生物学角度研究了对小鼠 H_{22} 肿瘤的抑制作用,提示 PG 抗肿瘤作用的机理之一可能是通过抑制 p53 和促进 Caspase-3 的蛋白的表达实现的,PG 在肿瘤治疗中可能具有广阔的应用前景。

2　体会与展望

裴氏升血颗粒是导师裴正学教授,经 40 余年的临床经验,拟定的治疗肿瘤的方药。此方集温肾、健脾、益气、养血于一炉,以其扶正固本为大法。多年来在癌症的临床应用中取得了比较满意的疗效,证明裴氏升血颗粒不仅对白血病有很好的疗效,对恶性肿瘤,尤其对放、化疗引起的免疫功能低下具有显著的临床疗效。近年来,经动物实验研究初步表明,其作用与临床应用所取得的疗效一致。为探讨其作用机理,故立题研究裴氏升血颗粒对 H_{22} 肿瘤细胞凋亡及 p53、Caspase-3 蛋白表达的影响。充分体现了临床经验指导实验研究的思想,避免了实验研究的盲目性。在以后的研究中,充分利用现代科学技术新成果,深入研究裴氏升血颗粒在分子生物学方面抗肿瘤的相关机理,探讨裴老的中西结合观治疗肿瘤的思想,使其临床方药得到更多微观的阐释。

参考文献

[1]夏小军.裴正学教授治疗白血病经验介绍新中医.2006

[2]裴正学.急性单核细胞性白血病.中西结合使用内科学.人民卫生出版社,1996:321-336

[3]裴正学.漫话白血病之治疗.裴正学医话医案集.甘肃科学技术出版社,2004:24-25

[4]裴正学.扶正培本与免疫.裴正学医学经验集.甘肃科学技术出版社,2003:234-246

[5]裴正学.食管癌临证治疗撷拾.中医药学刊,2002.7

[6]薛文翰.裴正学老师治疗原发性肝癌的经验.中医典籍学报,1998.12

[7]李敏,薛文翰,李薇等.裴氏"兰州方"配合化疗治疗癌症 10 例疗效观察.国医论坛,1998

[8]张桂琼.裴氏升血颗粒对荷 H_{22} 瘤小鼠脾淋巴细胞增殖活性及细胞因子的影响硕士学位论文,2007

[9]黄邦荣.裴氏升血颗粒对荷 H_{22} 瘤小鼠免疫系统影响的实验研究硕士学位论文,2007

[10]白丽君.裴氏升血颗粒对再障模型小鼠骨髓造血系统影响的实验研究.硕士学位论文,2006

[11]王晓丽.裴氏升血颗粒对再障模型小鼠免疫系统影响的实验研究.硕士学位论文,2006

[12]Tejeda M,Gaal D ,Barna K , etal . The antitumor activity of the somatostatin structural derivative (TT2232) on different human tumor xenografts[J]. Anticancer Res ,2003 ,23 (5A) : 4061 - 4066

[13]徐淑云,卞如濂,陈修.药理试验方法学.第 3 版,北京:人民卫生出版社,2002:1757-1827

[14]戴馨仪,陈林香,周岱翰等.参桃软肝丸对荷瘤动物抑瘤与免疫的试验研究.中国肿瘤,2001,10(7): 426-428

[15]李仪奎.中药药理实验方法学.上海:上海科技技术出版社,1991,36

[16]孙震,陈石良,谷文英,陶文沂.灰树花多糖体内抗肿瘤作用的实验研究.药物生物技术,2001,8(5): 279-283

[17]韩锐.抗癌药物研究与试验研究,北京:北京医科大学中国协和医科大学联合出版,1997,13~15

[18]Einlay CA,Hinds PW,Levine AJ,et al. The p53 protooncogene can act as a suppressor of transformation. Cell 1989;57:1083

[19]Harris CC,Hollstein M.Clinical implications of the p53 tumor suppressor gene. N Engl J Med 1993; 329:1318

[20]曹文广,杜平.现代生物治疗学,北京:人民军医出版社,1995,112~117

[21]Ahmad M, Srinivasula SM, Hegde R, et al. Identification and characterization of murine caspase-14, a new member of the caspase family. Cancer Res, 1998, 58(22):5201-5205

[22]Perter ME, Krammer PH. Mechanisms of CD95-mediated apoptosis.Curr Opin Immunol, 1998, 10(5): 545-551

[23]Tschopp J, Irmler M, Thome M. Inhibition of fas death signals by FLIPs.Curr Opin Immunol, 1998, 10(5):552-558

[24]Kataoka T, Schroter M, Hahne M. FLIP prevents apoptosis induced by death receptors but not by perforin/granzyme B,chemotherapeatic drugs, and gamma irradiation. J Immunol, 221998, 161(8): 3936-3942

[25]裴正学.扶正培本与免疫.裴正学医学经验集,甘肃科学技术出版社,2003:94-106

[26]薛文翰.裴正学老师治疗原发性肝癌的经验[J].中医典籍学报,台湾,1998.12

[27]裴正学.核素治疗与"扶正固本".裴正学医话医案集,甘肃科学技术出版社,2004:31-33

[28]陈婧.陈培丰.浙江中医药大学浙江中西医结合杂志,2006

[29]杨铁虹,贾敏,梅其炳.当归多糖组分 AP-3 诱生小鼠脾细胞 IL-2 和 IFN-γ 的作用.药学学报,2006,41 (1):54-57

[30]顾建人,陈渊卿,蒋惠秋等.人原发性肝癌的癌基因谱.肿瘤,1988,8(6):289-291.

[31]陶勇,吴敏毓.防己黄芪汤对脾虚小鼠MΦ、T细胞功能的影响.安徽中医学院学报,2000,19(1):48-49

[32]钱玉锟.实用免疫学新技术.北京医科大学-中国协和医科大学联合出版社,1993:22-23

裴氏升血颗粒对 H₂₂ 瘤细胞凋亡及 NF-κB 表达的影响

王 卓

中文摘要

目的：通过观察裴氏升血颗粒(PG)对荷 H₂₂(肝癌)瘤小鼠瘤细胞凋亡及 NF-κB 表达的影响情况,探讨裴氏升血颗粒抗肿瘤作用及其机理。

方法：采用荷 H₂₂ 实体瘤小鼠模型,用免疫器官重量法计算胸腺指数 (TI) 和脾脏指数 (SI);用瘤体重量计算 PG 的抑瘤率;通过透射电镜观察肿瘤组织超微结构;用流式细胞仪测定 PG 对肿瘤细胞 NF-κB、细胞周期及凋亡率的影响。

结果：动物实验表明:(1)裴氏升血颗粒大、中、小剂量组荷瘤小鼠胸腺指数、脾脏指数均高于模型组, 其 PG 中剂量组 TI、SI 分别为 18.9mg/10g、76.1mg/10g, 较模型组分别增长 36.9%、19.3%($p<0.05$);大剂量组 TI 为 18.1mg/10g,较模型组增长 31.2%($p<0.05$);(2)PG 的抑瘤率较模型组明显提高,以 PG 中剂量组作用最优,为 45.60%($p<0.01$);(3)PG 中剂量组 NF-κB 表达为 15.74%,较模型组显著降低($p<0.01$);(4)模型组细胞 G0/G1 期比例最低,S 期比例最高, 用药各组的细胞 G0/G1 期比例明显上升 ($p<0.05$),S 期比例明显下降 ($p<0.05$);(5)PG 中剂量组细胞凋亡率为 33.46%,较模型组明显上升($p<0.01$)。

结论：裴氏升血颗粒具有抗肿瘤作用,以 PG 中剂量组作用最为明显。PG 抗肿瘤的机理,与提高机体的免疫功能,影响与肿瘤增殖和凋亡相关的基因转录,影响细胞周期,促进肿瘤细胞凋亡等作用相关。

关键词：裴氏升血颗粒;NF-κB;细胞周期;凋亡率;抑瘤率;流式细胞仪

ABSTRACT

Objective：To evaluate the impact of Peishishengxue Granule (PG) on anti-tumor effect and mechanism through observing PG of H₂₂-bearing mouse apoptosis of tumor cells and the expression of NF-κB.

Methods：The models of solid tumor were developed by hepatoma cell H₂₂ transplantation in mice. When the experiment finished, the weights of thymus or spleen were measured. The thymus index (TI) and the spleen index (SI) were calculated. Tumor-inhibiting-rate was caleulated by the tumor weight in mice. NF-κB, cell cycle and apoptotic rate were determined by Flow cytometer.

Results: Animal experiments show that ① The TI and SI were increased in PG groups. In high dose group they were significantly increased ($p<0.05$), and rose by 36.9% and 19.3% respectively. The TI in medium dose group was 18.1mg/10g, and rose by 31.2% ($p<0.05$). ②The inhibition rate of the tumor was higher in PG groups than that in model group, especially it was markedly higher in medium dose group ($p<0.01$). ③The rate of the expression of NF-κB in medium PG dose group was 15.74%. Compared with model group, there was significant difference ($p<0.01$). ④The proportion of G0/G1 phase cell in model group was the lowest, where as the proportion of S phase cell was the highest. The proportion of G0/G1 Phase cell rose and the proportion of S phase cell fell after treatment. ⑤The apoptosis rate of the tumor cells was higher in PG groups than those in model group, especially it was markedly higher in medium dose group ($p<0.01$).

Conclusion: PG plays an important role in anti-tumor effect, especially in medium PG dose group, The mechanisms maybe associated with several aspects. It can play a positive role to improve immunity, It may exert influence on the transcripts of the Gene associated with proliferation and apoptosis of tumor cell. It has the effect of disturbing cell cycle. It can improve apoptosis of tumor cell.

Keywords: Peishishengxue Granule, NF-κB, Cell cycle, Apoptotic rate, Inhibition rate, Flow cytometer

前　言

裴氏升血颗粒是我国著名中西医结合专家、导师裴正学教授拟定的治疗白血病的专方[1]，主要由六味地黄汤合生麦散加太子参、北沙参、党参等组成，重用太子参、党参、北沙参以健脾；六味地黄汤以补肾[2,3]。该方三十年前因完全彻底治愈了急性单核细胞性白血病(M_5)患者马长生,1974年在苏州召开的血液病会议上被定名为"兰州方"(2003年,裴氏升血颗粒成功治愈了又一例白血病患者(L_2)刘力刚,先后在《南昌日报》及《甘肃日报》进行报道),1997年该方作为甘肃省医学科学研究院院内制剂,做成"裴氏升血颗粒"。该药剂于2002年起作为甘肃省医科院临床科研课题进行实验研究,通过了成果鉴定。曾获得2003年甘肃省皇甫谧科技成果一等奖。

30多年的临床应用,证明裴氏升血颗粒(即"兰州方")不仅对白血病有很好的疗效,对恶性肿瘤,以及放、化疗引起的免疫功能低下状态有很好的改善作用。临床实践证明该方对食道癌、肝癌、恶性淋巴瘤、再生障碍性贫血等病有显著疗效,其中完全治愈食道癌2例、恶性淋巴瘤3例、再生障碍性贫血3例、小肝癌2例[4]。薛氏[5]运用"兰州方"治疗原发性肝癌,使患者肿块明显缩小,肝功能完全恢复,提高了患者的生活质量,延长了患者的生存期;李氏等[6]用兰州方配合化疗治疗癌症10例疗效观察显示:近期疗效兰州方组优于单纯化疗组($p < 0.05$);从毒副反应观察兰州方组明显轻于单纯化疗组($p < 0.01$)。裴氏升血颗粒与核素并用治疗肝癌15例,治疗组用核素加服PG,对照组仅用核素,发现治疗组毒副作用明显轻于对照组,二者之疗效对比亦有显著性差异[7]。

近年来,通过动物实验研究证明:裴氏升血颗粒可明显升高再障模型小鼠(经3.0GY直线加速器全身照射所建立)的外周血红蛋白、白细胞、血小板值,能明显恢复再障模型小鼠骨髓的造血功能[8]。小鼠脾脏病理组织切片观察显示,裴氏升血颗粒可减轻再障模型小鼠脾脏病理学改变,降低淋巴细胞的凋亡率,促进生发中心的恢复,使白髓面积扩大,被膜变薄,扩张的血窦基本恢复正常。免疫组化法检测脾脏$CD4^+$、$CD8^+$含量结果表明,裴氏升血颗粒可使再障模型小鼠脾脏$CD4^+$含量呈增高趋势、$CD8^+$含量呈降低趋势,增高$CD4^+/CD8^+$值,从而提高再障模型小鼠的免疫功能[9]。用MTT比色法测定淋巴细胞增殖,其结果显示淋巴细胞增殖活性增高;用双抗体夹心ELISA法测定脾淋巴细胞培养上清液中IL-2的浓度呈增高趋势;用反转录-聚合酶链式反应(RT-PCR)法测定脾淋巴细胞IL-2mRNA和IFN-γ mRNA的表达水平亦呈增高趋势[10]。

裴氏升血颗粒以扶正固本为大法,注重对机体的整体调节,使机体之免疫低下状态得到不同程度的改善,从而达到临床疗效。中医这一"扶正固本"之法,与现代医学之免疫学、分子生物学、基因组学等[11-17]有着异曲同工之处,前人在这方面虽然已做了一些工作,但是还有许多方面需要我们进一步去探讨。

本实验通过建立荷瘤(H_{22})小鼠模型,借助分子生物学技术,观察裴氏升血颗粒对荷H_{22}瘤小鼠肿瘤细胞凋亡及NF-κB表达的影响情况,从分子水平探讨裴氏升血颗粒的抗肿瘤效果。旨在从分子水平探讨裴氏升血颗粒的抗肿瘤效果以及中草药抗肿瘤的机制。为该药在抗肿瘤治疗中诱导细胞凋亡、调节细胞信号转导等方面进一步提供实验依据,为其在临床广泛应用中提供充分的科学理论依据,为将该制剂开发成高效防治肿瘤的新型中药制剂奠定基础。

实验研究

1 实验材料

1.1 实验药品

裴氏升血颗粒(由生地、山药、丹皮、太子参、北沙参、党参、桂枝、大枣、五味子、炙甘草、白芍等组成,由甘肃省医学科学研究院制成颗粒冲剂,每包含生药量36.25g),贞芪扶正颗粒(由佛慈制药有限公司提供,国药准字262020416)。

1.2 实验动物及瘤株

SPF级昆明种小鼠60只,雌雄各半,体重(20±2)g,8-10w龄,由甘肃省医学科学研究院实验动物中心提供,动物合格证号:医动字第 04－007 号。H_{22}(肝癌)瘤株,由甘肃省医学科学研究院药理毒理研究中心提供。

1.3 实验试剂

NaCl:北京化工厂

$Na_2HPO_4·12H_2O$:天津市科密欧化学试剂开发中心

NaOH:天津市化学试剂三厂

KCl:天津市化学试剂五厂

无水乙醇:天津市博迪化工有限公司

KH_2PO_4:北京红星化工厂

磷酸盐缓冲液(PBS):NaCl 8.00g,$Na_2HPO_4·12H_2O$ 3.48g,KCl 0.20g,KH_2PO_4 0.20g,加三蒸水至 1000ml 配制,调 PH 值至 7.4,121℃高压灭菌 20min,4℃保存备用

NF-κBp65 抗体:江苏碧云天生物技术研究所

FITC 标记山羊抗兔 IgG(H+L):江苏碧云天生物技术研究所

免疫染色固定液:江苏碧云天生物技术研究所

免疫染色封闭液:江苏碧云天生物技术研究所

免疫染色－抗稀释液:江苏碧云天生物技术研究所

免疫染色洗涤液:江苏碧云天生物技术研究所

碘化丙啶(PI):江苏碧云天生物技术研究所

电冰箱:金王子,北京

电热干燥箱:202-2,上海

生物净化工作台:SW-CJ-IF,苏州

电热恒温水浴箱:S-648,上海

离心机:LD4-2A,北京

西冷冰箱:BY-160,杭州

压力锅:BOX,上海

双目生物显微镜:OLMPUSCHC-212

CO_2 培养箱:SHEL-LAB1825TC,美国

1/1000 电子天平:JA-2003,上海

无菌操作箱:B 型－小,上海

隔水恒温培养箱:PYX-DHS-50×60,上海

台式大容量冷冻离心机:TDL5M,长沙高新技术产业开发区

分光光度仪:VIS-7220,北京

JEM100CX 透射电子显微镜:日本 JEOL.LTD 生产

流式细胞仪:美国 Beckman-coulter 公司生产

2 实验方法

2.1 模型制备

从 H_{22} 瘤株传代小鼠的腹腔抽取乳白色的瘤液参照文献[18],用生理盐水稀释至瘤细胞计数为 $2×10^6$ 个 /ml[19],在小鼠右前腋部皮下接种瘤液 0.2ml[18]。

2.2 动物分组及剂量

接种 24h 后,将动物随机分为裴氏升血颗粒(PG)大剂量(10g·kg⁻¹,相当于成人用量的 20 倍)组、中剂量(5g·kg⁻¹,10 倍)组、小剂量(2.5g·kg⁻¹,5 倍)组、贞芪扶正颗粒(ZG)对照组(剂量为 1.67g·kg⁻¹,相当于成人临床用量的 10 倍)、实体荷瘤模型对照组,每组各 12 只。裴氏升血颗粒与贞芪扶正颗粒临用前分别用蒸馏水充分溶解。实验组灌胃给予等容积(0.2ml/10g)的药物[20],模型组给予等量蒸馏水,每日一次,连续灌胃 10d[19]。

2.3 胸腺、脾脏指数测定

末次给药后 24h,小鼠称重,处死,取胸腺、脾脏称重。

胸腺指数 = 胸腺重 /(结束体重 - 瘤重)×10(mg/10g);脾脏指数 = 脾脏重 /(结束体重 - 瘤重)×10(mg/10g)[21]。

2.4 抑瘤率

末次灌胃给药 24h 后处死,剥取瘤块称重,并计算抑瘤率[22]。

抑瘤率(%)=(对照组平均瘤重 - 治疗组平均瘤重)/ 对照组平均瘤重×100%.

2.5 超薄切片电镜观察

每组随机取肿瘤组织 0.1cm³,将瘤组织快速投入 2.5%戊二醛固定液固定 2h 以上,磷酸缓冲液漂洗,1%锇酸后固定 1~2h,缓冲液漂洗 20min,丙酮梯度脱水、浸透、包埋、制备超薄切片,醋酸双氧铀和柠檬酸铅染色,透射电镜观察并拍片[22-23]。

2.6 NF-κB 检测

2.6.1 制备单细胞悬液:在无菌条件下,取新鲜瘤组织 0.5cm³,放入平皿中,用磷酸缓冲液(PBS)除去瘤组织表面的血液及血凝块,加入少量 PBS;用眼科剪将组织剪至匀浆状,加入 5mlPBS;用吸管吸取组织匀浆,用 200 目尼龙网过滤到试管内;离心沉淀 1000r/min,5min。再用 PBS 液洗三次,每次以 800r/min 的低速离心 5min 除细胞碎片;以 350 目尼龙网过滤去除细胞团块,做细胞计数并调整细胞浓度为 $2×10^6$/ml。

2.6.2 固定透膜:将单细胞悬液分为 2 管(对照管和分析管),在已制备好的单细胞悬液中加入 100μl 固定剂 Intraprap Regent Ⅰ 进行细胞固定,用力振匀,室温下放置 15min,加入适量 PBS 液混匀后,室温下 1200r/min 离心 5min,反复 2~3 次,弃上清液。再在两个试管中加入 IntraprapRegent Ⅱ 透膜剂 100μl,振匀后室温下放置 15min。

2.6.3 单抗结合:在分析试管中,加入 20μl 的 Ⅰ 抗(1:50,NF-kBp65),对照管中加入 20μl 的 PBS 缓冲液,两管轻轻摇匀后,室温孵育 30min,再在两管中加入适量 PBS 液,室温 1200r/min 离心 5min,反复 2~3 次,弃上清,同时加入 20μl Ⅱ 抗,室温孵育 30min,进行反应。

2.6.4　准备上样:两管中加入适量 PBS 液,充分振匀后,室温下 1200r/min 离心 5min,反复 2～3 次,弃上清液加入 500μl 含 0.5%甲醛的 PBS 液后,准备上机检测[22-24]。

2.7　细胞凋亡率及细胞周期测定

在无菌条件下,取新鲜瘤组织 0.5cm³,放入平皿中,用磷酸缓冲液(PBS)除去瘤组织表面的血液及血凝块,加入少量 PBS;用眼科剪将组织剪至匀浆状,加入 5mlPBS;用吸管吸取组织匀浆,用 200 目尼龙网过滤到试管内;离心沉淀 1000r/min,5min。再用 PBS 液洗三次,每次以 800r/min 的低速离心 5min 除细胞碎片;以 350 目尼龙网过滤去除细胞团块,取单细胞悬液 200μl,加入 75%的乙醇 0.5ml,在 4℃固定 12h,用 PBS 液洗去固定液,2～3 次,离心 1000r/min 每次 10min,弃上清留沉淀。细胞计数在 $1×10^6$ 个/ml 以上,取悬液 50μl 加入碘化丙啶 1000μl 染色 30 分钟。准备上机检测[22-24]。

2.8　统计学方法

所有实验数据以均数±标准差($\bar{x}±s$)表示,应用 SPSS11.5 统计学软件进行数据统计,多组均数采用单因素方差分析(One-wayANOVA)。

3　试验结果

3.1　全身状况

一般观察可见,荷瘤模型组小鼠第 3 天起出现皮毛散乱,右前腋部皮下隐约可见瘤体,进食、水量较前减少,体重下降,精神萎靡,活动欠佳,反应迟钝,造模后第 5～8d 之间,瘤体增长迅速,表面凹凸不平,可见多个结节,边界不清。实验结束时解剖模型组小鼠发现瘤体生长旺盛,恶性程度高,而裴氏升血颗粒各治疗组小鼠与模型组比较,运动状态、反应灵敏程度及进食量均好于模型组小鼠,瘤体增长较模型组慢。

3.2　裴氏升血颗粒对荷瘤小鼠免疫器官的重要影响

裴氏升血颗粒对荷瘤小鼠免疫器官的影响结果显示:荷瘤模型组小鼠胸腺、脾脏体积缩小,重量减轻,个别胸腺分叶不清,呈灰白色,脾脏色变淡红色。而裴氏升血颗粒各剂量组小鼠的胸腺、脾脏的外观与正常组无明显差异。裴氏升血颗粒大、中、小剂量组小鼠胸腺指数均高于模型组,其 PG 大、中剂量组小鼠胸腺指数分别为 18.1mg/10g、18.9mg/10g,较模型组分别增长了 31.2%、36.9%($p<0.05$)。裴氏升血颗粒各剂量组小鼠脾脏指数均高于模型组,其 PG 中剂量组小鼠脾脏指数为 76.1mg/10g,较模型组增长 19.3%($p<0.05$)。见表1、图1。

表 1　裴氏升血颗粒对荷瘤小鼠胸腺指数和脾脏指数的影响(n=10,x̄±s)

组别	剂量(g·kg⁻¹)	TI(mg/10g)	TI 增长率(%)	SI(mg/10g)	SI 增长率(%)
模型对照组	–	13.8±3.7	–	63.8±10.3	–
PG 小剂量组	2.5	14.6±5.2	5.8	71.3±10.5	11.8
PG 中剂量组	5.0	18.9±4.1*	36.9	76.1±11.8*	19.3
PG 大剂量组	10.0	18.1±3.8*	31.2	73.7±11.2	15.5
贞芪扶正颗粒对照组	1.67	19.1±4.3*	38.4	76.5±14.5*	19.9

注:与模型组相比较,*$p<0.05$

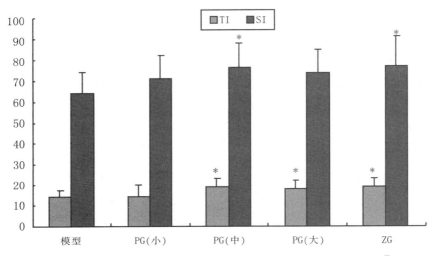

图 1　裴氏升血颗粒对荷瘤小鼠胸腺指数和脾脏指数的影响(n=10,x̄±s)

3.3　PG 的抗肿瘤作用

PG 大、中、小剂量治疗组及贞芪对照组的平均抑瘤率与模型组相比较有显著性差异($p<$0.05)。其中 PG 中剂量治疗组的抑瘤率为 45.91%,抑瘤作用明显。具体结果详见表 2、图 2。

表 2　裴氏升血颗粒对荷瘤小鼠实体瘤的抑瘤率影响(%;x̄±s)

组别	剂量(g·kg⁻¹)	例数	瘤重(±s)	抑瘤率(%)
模型对照组	–	11	1.938±0.326	–
PG 小剂量组	2.5	11	1.375±0.284*	29.18
PG 中剂量组	5.0	12	1.052±0.173**	45.91
PG 大剂量组	10.0	11	1.214±0.265*	37.35
贞芪扶正颗粒对照组	1.67	12	1.091±0.183**	42.41

注:与模型组相比较,**$p<0.01$,*$p<0.05$

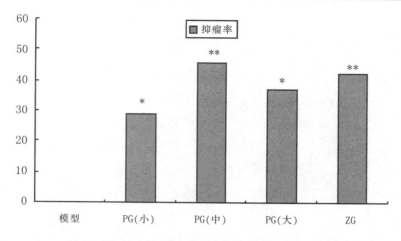

图 2　PG 对小鼠(H_{22})实体瘤的抑瘤率影响(%;±S)

3.4　电镜观察

裴氏升血颗粒各治疗组及贞芪扶正颗粒对照组，部分肿瘤细胞的细胞核染色质边集，呈新月状，染色质浓缩，凝固，核畸形，局部肿瘤组织中可见巨噬细胞吞噬凋亡细胞现象(图1-2、1-3、1-4、1-5)，而模型组未见此现象发生(图1-1)。

3.5　裴氏升血颗粒对荷瘤小鼠肿瘤细胞 NF-κB 的影响

从表3可见，裴氏升血颗粒大、中、小剂量组以及贞芪扶正颗粒对照组的 NF-κB 表达较模型组相比较有明显下降，差异具有统计学意义($p<0.05$)。以 PG 中剂量组效果最明显，达到了 15.74%。见表3，图 3-1、3-2、3-3、3-4、3-5。

表 3　裴氏升血颗粒对荷瘤小鼠肿瘤细胞 NF-κB 的影响(%;$\bar{x}$±s)

组别	剂量($g \cdot kg^{-1}$)	例数	NF-κB(%)
模型对照组	-	6	34.47±8.45
PG 小剂量组	2.5	6	22.49±6.08*
PG 中剂量组	5.0	6	15.74±5.32**
PG 大剂量组	10.0	6	19.08±5.41*
贞芪扶正颗粒对照组	1.67	6	16.03±5.56**

注:与模型组相比较,**$p<0.01$,*$p<0.05$

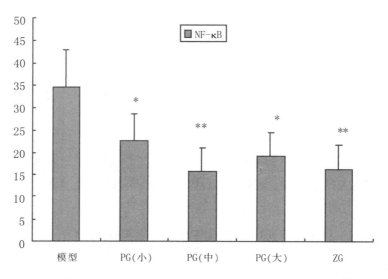

图 3 裴氏升血颗粒对荷瘤小鼠肿瘤细胞 NF-κB 的影响(%;x̄±S)

3.6 裴氏升血颗粒对荷瘤小鼠肿瘤组织细胞周期的影响

从表 4 可见,裴氏升血颗粒大、中、小剂量组以及贞芪扶正颗粒对照组对肿瘤细胞周期分布比例有影响,模型组的 G0/G1 期为 30.95%,治疗组都有不同程度升高,PG 中剂量组作用最明显,G0/G1 期上升达到 56.93%($p<0.01$);模型组 S 期为 56.35%,治疗组都有不同程度降低,PG 中剂量组 S 期下降到 30.93%($p<0.01$)。在模型组,没有观察到凋亡细胞亚二倍峰;PG 各剂量治疗后,出现凋亡细胞的亚二倍峰,中剂量组效果最好。结果见表 4,图 4-1、4-2、4-3、4-4。

表 4 裴氏升血颗粒对荷瘤小鼠肿瘤组织细胞周期的影响(%;±S)

组别	剂量($g \cdot kg^{-1}$)	例数	G_0/G_1	S	G_2/M
模型对照组	–	6	30.95±7.19	56.35±10.17	12.70±1.68
PG 小剂量组	2.5	6	46.32±6.98*	38.02±6.03*	15.66±1.61*
PG 中剂量组	5.0	6	56.93±9.68**	30.93±9.79**	12.14±1.10**
PG 大剂量组	10.0	6	49.67±9.97*	36.68±6.91*	13.65±1.99*
贞芪扶正颗粒对照组	1.67	6	54.99±8.67**	32.87±9.11**	12.14±1.23**

注:与模型组相比较,**$p<0.01$,*$p<0.05$

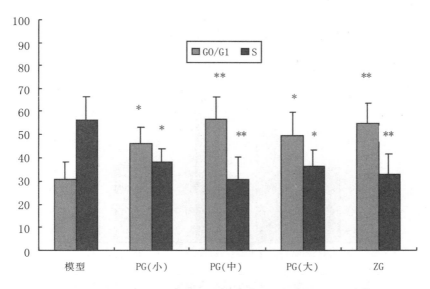

图4　裴氏升血颗粒对荷瘤小鼠肿瘤组织细胞周期的影响(%;x̄±S)

3.7　裴氏升血颗粒对荷瘤小鼠肿瘤细胞凋亡率的影响

从表5可以看出,与模型组相比较,裴氏升血颗粒大、中、小剂量组和贞芪扶正颗粒组均可提高肿瘤细胞的凋亡率($p<0.05$)。以PG中剂量组效果最为明显,凋亡率达到33.46%,说明PG具有促进或诱导肿瘤细胞发生凋亡的作用。见表5,图5。

表5　裴氏升血颗粒对荷瘤小鼠肿瘤细胞凋亡率的影响(%;x̄±S)

组别	剂量(g·kg⁻¹)	例数	凋亡率(%)
模型对照组	–	6	17.42±3.96
PG 小剂量组	2.5	6	26.34±4.63*
PG 中剂量组	5.0	6	33.46±7.77**
PG 大剂量组	10.0	6	28.18±5.56**
贞芪扶正颗粒对照组	1.67	6	31.97±6.82**

注:与模型组相比较,$**p<0.01$,$*p<0.05$

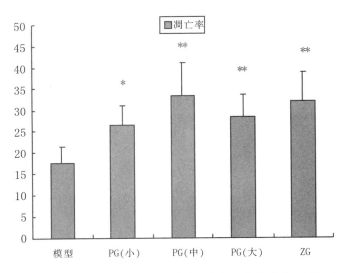

图5　氏升血颗粒对荷瘤小鼠肿瘤细胞凋亡率的影响(%;x̄±S)

讨　论

祖国医学在人类发病学方面,以"正气内虚"为致病之本,《素问·遗篇刺法论》说:"正气存内,邪不可干",《素问·评热病论》说:"邪之所凑,其气必虚";《医宗必读》认为,"积聚之成也,正气不足而后邪踞之";张景岳云:"凡脾肾不足及虚弱失调之人,皆有积聚之病";都说明肿瘤的发生发展是一个正虚邪实的过程,正气虚损是根本原因。而中药治疗肿瘤在于全面调整机体气血阴阳平衡,扶正以驱邪。故在治病方面则提出了扶正固本以驱邪的治疗法则。裴氏升血颗粒主要由六味地黄汤合生麦散加太子参、北沙参、党参等组成,均属扶正固本之品。方中重用太子参、党参、北沙参以健脾;六味地黄汤以补肾,全方充分体现了中医之"扶正固本"法则。这一观点,也被现代免疫学的发展所证实,肿瘤在体内的发生发展及其预后与机体的免疫状态息息相关。如果机体免疫功能低下,则可能导致肿瘤的发生与恶化[26];如果肿瘤的分化程度和恶性程度越高,也容易通过肿瘤抗原的存在而抑制机体的免疫功能或发生肿瘤细胞逃逸,则预后愈差[27]。由此可见,扶正固本这一治则在肿瘤治疗中的重要意义。遵照这一治疗主导思想,国内很多肿瘤学者结合临床实际工作经验,对中草药的抗肿瘤作用进行了大量的研究。实验表明,中药具有改善人体正气不足、提高机体免疫功能的良好作用,同时还具有杀伤肿瘤细胞、阻滞细胞周期等抗肿瘤效应。由于中药成分的复杂性,因而复方中药制剂往往具有多种作用机制,这是中药抗肿瘤多环节、多靶点的优势所在。

我国著名中西医结合专家、导师裴正学教授,结合自己四十多年的临床经验,认为:正虚是恶性肿瘤发生、发展的根本原因;扶正固本是治疗恶性肿瘤的基本法则。由此拟定"兰州方",经30余年的不断实践、充实、重组,最后制成"裴氏升血颗粒"。

近年来,通过动物实验研究证明:裴氏升血颗粒可明显升高再障模型小鼠(经3.0GY直线加速器全身照射所建立)的外周血红蛋白、白细胞、血小板值,能明显恢复再障模型小鼠骨髓的造血功能[8]。小鼠脾脏病理组织切片观察显示,裴氏升血颗粒可减轻再障模型小鼠脾脏病理学改变,降低淋巴细胞的凋亡率,促进生发中心的恢复,使白髓面积扩大,被膜变薄,扩张的血窦基本恢复正常。免疫组化法检测脾脏 CD4[+]、CD8[+] 含量结果表明,裴氏升血颗粒可使再障模型小鼠脾脏 CD4[+] 含量呈增高趋势、CD8[+] 含量呈降低趋势,增高 CD4[+]/CD8[+] 值,从而提高再障模型小鼠的免疫功能[9]。用 MTT 比色法测定淋巴细胞增殖,其结果显示淋巴细胞增殖活性增高;用双抗体夹心 ELISA 法测定脾淋巴细胞培养上清液中 IL-2 的浓度呈增高趋势;用反转录 - 聚合酶链式反应(RT-PCR)法测定脾淋巴细胞 IL-2mRNA 和 IFN-γ mRNA 的表达水平亦呈增高趋势[10]。

本实验发现,与对照组比较,裴氏升血颗粒大、中、小剂量组小鼠胸腺指数、脾脏指数均高于模型组。提示,裴氏升血颗粒对荷瘤小鼠免疫器官胸腺、脾脏有明显增重作用,表明裴氏升血颗粒能增强荷瘤小鼠非特异性免疫功能。本实验还观察到 PG 大、中、小剂量组均对荷瘤小鼠的肿瘤生长有明显抑制作用,PG 的抑瘤率较模型组明显提高,以 PG 中剂量组作用最优,说明裴氏升血颗粒对肿瘤治疗具有良好作用。从形态学方面均可观察到 PG 诱导荷瘤小鼠肿瘤细胞凋亡的改变,通过透射电镜,可观察到部分肿瘤细胞的细胞核染色质边集,呈新月状,染色质浓缩,凝固,核畸形,线粒体等细胞器结构完整,部分细胞可见凋亡小体,局部肿瘤组织中可见巨噬细胞吞噬凋亡细胞现象。

王禾[29]等实验证明,六味地黄软胶囊具有一定的抗肿瘤、延缓衰老作用,同时认为对机体免疫机能的增强可能是其抗肿瘤、抗衰老的机制之一。有研究证明西洋参多糖对小鼠 T 淋巴细胞钙依赖性钾通道有影响,通过膜片钳技术记录 T 淋巴细胞钙依赖钾通道电流,发现西洋参多糖可使 ConA 激活的 T 淋巴细胞钙依赖性钾通道开放概率增加、开放时间延长、半闭时间缩短,单独不能激活通道[30]。研究发现[31]麦冬多糖可增加小鼠胸腺、脾脏重量,促进巨噬细胞的吞噬作用,对由环磷酰胺引起的白细胞数下降有极显著的对抗作用,对机体免疫各个环节均有明显的促进作用,从而增强体液免疫能力和提高机体适应性。赵国华等[32]报道,山药多糖150mg/kg 对 lewis 肺癌和 B[16] 黑色素瘤有最佳的抑制作用。

大量研究还表明:恶性肿瘤无限增殖与肿瘤细胞凋亡减少和分裂增加有关。现已发现许多基因与肿瘤细胞凋亡有关,其中核转录因子 NF-κB 是调节细胞基因转录的关键因子,参与了众多细胞增生、凋亡相关基因的转录调控,在肿瘤的发生、发展及愈后过程中发挥着重要作用[33-35]。真核细胞核转录因子 NF-κB(NuclearFactor-κB)已证明广泛存在于各种细胞中。NF-kB 的激活既可以调节抗凋亡和促凋亡蛋白的表达,也可以调节细胞周期校正点的细胞周期蛋白的表达,包括 P53、Bcl-2、IAPs、ClnDI 及 GADD45 等等。目前为止受 NF-κB 调控的基因已发现有 150 种之多[35-38]。研究发现多种肿瘤中 NF-κB 高表达,包括胃癌、乳腺癌、结直肠癌、肝癌、卵巢癌、多发性骨髓瘤、前列腺癌等等,抑制 NF-κB 的表达后可促进诱导细胞凋亡和细胞周期阻滞[39]。近年来,国内外药物研发机构针对 NF-κB 展开广泛的研究,发现一系列作用于 NF-κB 通路的化合物,主要为 NF-κB 活性的抑制剂。抑制剂可在不同环节阻断 NF-κB 激活,诱导细胞凋亡、抑制细胞增殖,发挥抗肿瘤作用。NF-κB 对细胞凋亡、细胞周期、等病理生理过程的调控极其重要[40-46]。然而,众多实验研究对于不同种类的肿瘤细胞,不同药物所诱导凋亡途径中,NF-κB 所起的作用不尽相同,而且同一种类药物对于不同种类细胞所诱导的凋亡途径中其 NF-κB 所起的作用,P53 与 NF-κB 的关系,不同的 NF-κB 抑制水平对凋亡所起的作用等等问题仍未明了,需要进一步研究[47-48]。

还有研究表明,恶性肿瘤细胞的主要特征之一,为失控的自主性增殖。肿瘤细胞增殖调控异常却是细胞周期校正点紊乱的结果,引起肿瘤细胞无限制地增殖,且细胞死亡相对或绝对减少[49,50],DNA 是细胞增殖分化和遗传物质基础,如果 DNA 和 RNA 的合成受阻,那么必然会影响细胞的增殖分化。在细胞增殖周期中,G1 期为 DNA 合成前期,此期合成 RNA、蛋白质和所需前体物质。S 期为 DNA 合成期,进行 DNA 的自我复制,以及合成组蛋白等主要物质,DNA 含量增加 1 倍。紧接着进入 G2 期即 DNA 合成后期,为 M 期做准备。肿瘤细胞之所以具有很强的增殖能力,主要体现在 S 期的 DNA 合成异常活跃,DNA 复制旺盛。细胞周期的每期都要为后一期做准备,以达到获得两个遗传物质相同的子细胞目的。因而细胞总要在进入下期之前进行检查,每个检查点对维持细胞周期和基因稳定性都是至关重要的,假如这些检查点的"检查"功能失灵就会导致癌的形成。在细胞周期的 G1/S、S/G2、G2/M 和 M/G,四个检查点中以 G1/S 和 G2/M 为最重要[51]。抗肿瘤药物对肿瘤细胞周期中的某一点或某一部分产生阻滞或延缓作用,就会影响细胞周期的进程,致使肿瘤细胞增殖减缓甚至停止,因此出现细胞周期时相分布的改变。

本实验结果提示,PG 具有抑制 NF-κB 表达和提高肿瘤细胞的 G0/G1 期的细胞比例,降低 S 期细胞比例,PG 中剂量组的作用最为明显。因而认为 PG 抗肿瘤机制在于抑制 NF-κB 表达,影响基因转录功能,阻滞了肿瘤细胞 G1 期向 S 期的进程,使得 G1 期肿瘤细胞大量堆积;S 期肿瘤细胞 DNA 合成和复制受到抑制和阻断,S 期比率下降,细胞增生能力下降,从而抑制了肿瘤的生长增殖。因此,裴氏升血颗粒有良好的抗肿瘤作用,特别是 PG 中剂量组表现出很好的抗肿瘤效应,为其在临床广泛应用中提供充分的科学理论依据。但其如何调节基因转录功能,仍有待我们进一步研究。

结　语

1　结论

1.1　裴氏升血颗粒对荷瘤小鼠免疫器官胸腺、脾脏有明显增重作用,从而增强荷瘤小鼠非特异性免疫功能。

1.2　裴氏升血颗粒对荷瘤小鼠的肿瘤生长有明显抑制作用, 治疗后抑瘤率较模型组均有显著差异($p < 0.05$)。

1.3　裴氏升血颗粒抑制 NF-κB 表达,影响基因转录功能,阻滞了肿瘤细胞 G1 期向 S 期的进程,使得 G1 期肿瘤细胞大量堆积;S 期肿瘤细胞 DNA 合成和复制受到抑制和阻断,S 期比率下降,细胞增生能力下降,从而抑制了肿瘤的生长增殖。

1.4 裴氏升血颗粒可可提高肿瘤细胞的凋亡率,具有促进或诱导肿瘤细胞发生凋亡的作用。

2 体会与展望

裴氏升血颗粒作为纯中药制剂,其组成药物均为扶正固本之品,从裴正学教授拟定此方剂以来,已在临床上广泛应用了30多年,证明裴氏升血颗粒不仅对白血病有很好的疗效,对恶性肿瘤,以及对放、化疗引起的免疫功能低下具有显著的临床疗效。近年来,经动物实验研究初步表明,其作用与临床应用所取得的疗效一致。

本课题的立题来源于裴正学教授四十多年来临床经验的启迪,充分体现了临床经验指导实验研究的思想,避免了实验研究的盲目性。在以后的研究中,充分利用现代科学技术新成果,深入研究裴氏升血颗粒从分子水平抗肿瘤之机制,探讨裴老的中西结合观点、治疗方法,使其临床方药得到更多微观的阐释。

附 图

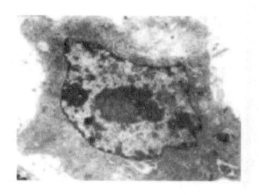

图 1-1 模型组,TEM,×5000

瘤细胞未见正性改变和凋亡的核特征

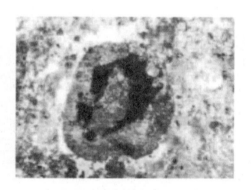

图 1-2 PG 大剂量组,TEM,×5000

核固缩,染色质边集

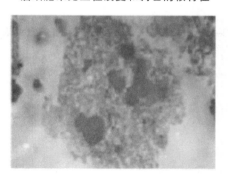

图 1-3 PG 中剂量组,TEM,×5000

染色质边集,浓缩,核固缩

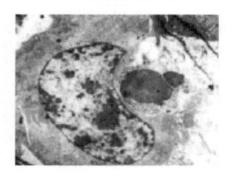

图 1-4 PG小剂量组,TEM,×5000

巨噬细胞正在吞噬凋亡细胞

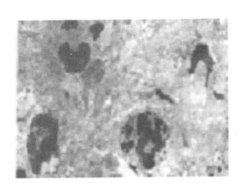

图 1-5　贞芪扶正颗粒对照组,TEM,×5000

染色质浓缩,边集,呈新月体状

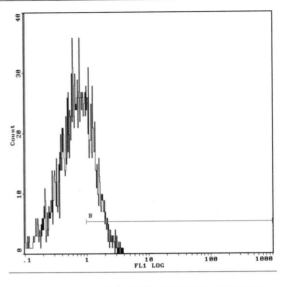

图 3-1　流式细胞仪模型对照组 NF-κB 的表达

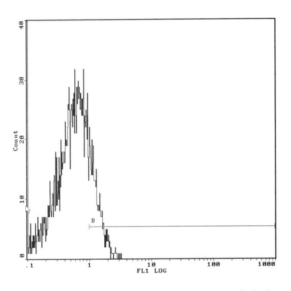

图 3-2　流式细胞仪 PG 大剂量组 NF-κB 的表达

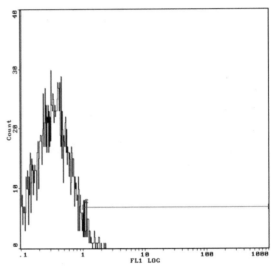

图 3-3　流式细胞仪 PG 中剂量组 NF-κB 的表达

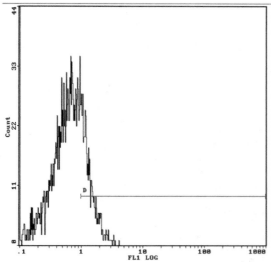
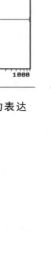
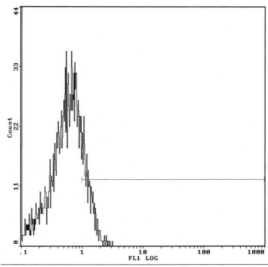

图 3-4　流式细胞仪 PG 小剂量组 NF-κB的表达　　图 3-5　流式细胞仪贞芪扶正颗粒组 NF-κB 的表达

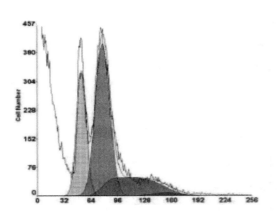
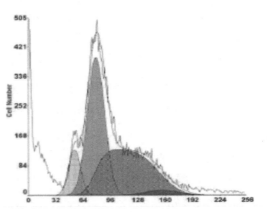

图 4-1　荷瘤小鼠瘤细胞周期
及凋亡率的表达(模型组)

图 4-2　PG 对荷瘤小鼠瘤细胞周期
及凋亡率的影响(小)

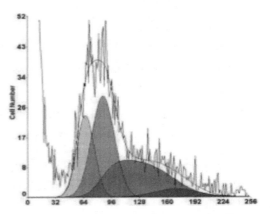

图 4-3　PG 对荷瘤小鼠瘤细胞周期
及凋亡率的影响(中)

图 4-4　PG 对荷瘤小鼠瘤细胞周期
及凋亡率的影响(大)

参考文献

[1]裴正学.漫话白血病之治疗.裴正学医话医案集,甘肃科学技术出版社,2004:24-25

[2]裴正学.扶正培本与免疫.裴正学医学经验集,甘肃科学技术出版社,2003:234-246

[3]裴正学.急性单核细胞性白血病.中西结合使用内科学,人民卫生出版社,1996:321-336

[4]裴正学.食管癌临证治疗撷拾.中医药学刊,2002.7

[5]薛文翰.裴正学老师治疗原发性肝癌的经验.中医典籍学报,台湾,1998.12

[6]李敏,薛文翰,李薇等.裴氏"兰州方"配合化疗治疗癌症10例疗效观察.国医论坛,1998,增

[7]裴正学.核素治疗与"扶正固本".裴正学医话医案集,甘肃科学技术出版社,2004:31-33

[8]白丽君.裴氏升血颗粒对再障模型小鼠骨髓造血系统影响的实验研究.硕士学位论文,2006

[9]王晓丽.裴氏升血颗粒对再障模型小鼠免疫系统影响的实验研究.硕士学位论文,2006

[10]张桂琼.裴氏升血颗粒对荷H_{22}瘤小鼠脾淋巴细胞增殖活性及细胞因子分泌的影响,2007

[11]Chen X,Murakami T,Oppenheim JJ,Howasd OM. Triptolide,aconstiyent of immunosuppressive Chinese herbal medicine,is a potent suppressor of dendritic-cell maturation and trafficking.Blood. 2005;106:2409-2416

[12]Tamura R,Takahashi HK,Xue D,et al.Enhanced effects of combined bu-zhong-yi-qi-tang(TJ-41) and interleukin-18 on the production of tumor necrosis factor-α and interleukin-γ in human peripheral blood mononuclear cells. J Int Med Res. 2004;32:25-32

[13]Shao BM,Xu W,Dai H,Tu P,Li Z,Gao XM.A study on the immune recepors for polysaccharides from the roots of Astragalus membranaceus,a Chinese medicinal herb.Biochem Biophys Res Commun. 2004; 320:1103-1111

[14]Xin Chen,Lu Yang,O.M.Zack Howard,et al.Dendritic Cells as a Pharmacological Target of Traditional Chinese Medicine.Cellar and Molecular Immunology,2006,3(6);401-409

[15]Zhang W,Leonerd T,Bath-Hetxll F,et al.Chinese herbal medicine for atopic eczema.Cochrane Database Syst Rev. 2005;CD002291

[16]Qiu D,Kao PN,Immunosuppresswive and anti-inflammatoru mechanisms of triptolide,the principal active diterpenoid from the Chinese medicinal herb Triperygium wilfordii Hook.f.Drugs R D. 2003;4:1-18

[17]Tejeda M,Gaal D ,Barna K, etal . The antitumor activity of the somatostatin structural derivative (TT2232) on different human tumor xenografts[J]. Anticancer Res ,2003 ,23(5A) :4061-4066

[18]徐淑云,卞如濂,陈修.药理试验方法学.第3版,北京:人民卫生出版社,2002:1757-1827

[19]戴馨仪,陈林香,周岱翰等.参桃软肝丸对荷瘤动物抑瘤与免疫的试验研究.中国肿瘤,2001,10(7): 426-428

[20]李仪奎.中药药理实验方法学.上海:上海科技技术出版社,1991,36

[21]孙震,陈石良,谷文英,陶文沂.灰树花多糖体内抗肿瘤作用的实验研究.药物生物技术,2001,8(5):279-283

[22]徐淑云,卞如濂,陈修.药理实验方法学.北京:人民卫生出版社,2002.1757-1827

[23]程卫东,赵健雄.扶正抑瘤颗粒诱导 H_{22} 瘤细胞凋亡调控分子机制的研究中国中医药科技,2005.5(12)141-143

[24]沈世林,赵健雄.复方中药制剂对肿瘤细胞 NF-κB 表达及凋亡影响的实验研究.四川中医杂志,2004.22(7)12-13

[25]赵健雄,连平,李玉田等.扶正抑瘤颗粒对乳腺癌 NF-kB 及细胞周期影响.中国中西医结合杂志,2003,23(6):421-422

[26]张彩,田志刚.肿瘤免疫逃逸机制的研究进展.国外医学肿瘤学分册,2000,27(2):77～79

[27]汤钊猷.现代肿瘤学.上海:复旦大学出版社,2003.121～143

[28]周晓棉,曹春阳,曹颖林.六味地黄软胶囊对成年及幼年免疫低功小鼠特异性免疫功能的影响.沈阳药科大学学报,2005,22(3):213-216

[29]王禾,张建华.六味地黄丸的药理研究.北京中医,1996,(1):53-55

[30]吴宏,姜蓉,郑敏等.两种中药多糖诱导人内皮细胞表达造血生长因子的实验研究.四川解剖学杂志,2001,(1):40

[31]陈永祥,张洪礼,靳凤云等.一贯煎及加味方对实验性肝病的防治研究.中药药理与临床,1993:2

[32]赵国华,李志孝,陈宗道等.山药多糖 RDPS-I 的结构分析及抗肿瘤活性.药学学报,2003,38(1):37

[33]郭双平.核转录因子 NF-kB 的研究进展.中华病理学杂志,2000,29(5):739-380

[34]Jalen DC,Shenmin Y,David WG. Apoptosis induced by the nuclear death domain protein p84N5 is associated with caspase - 6 and NF - κ B activation. J Biol Chem 2000,275:25336-258341

[35]Philippe D,Sendra C,Fabience H,Wanda D,Emanuella FB,Bemard T. Dominant negative MyD88. Proteins inhibit interlekin - 1 β / interferon - γ - mediated induced of nuclear factor KB-dependent nitrite production and apoptosis in Beells. J Biol Chem2000,275:37672-37678

[36]Erie GL,David LB,Sophia C,Shon LL. Marcia C,James PL,Avecil M. Failureto regulate TNF—induced NF - κB and cell death responses in A20-deficientc micescience 2000,289:2350-2354

[37]Roland MS,Guido A. NF - κB /Rek/IKB: Implications in gastrointestinal diseases. Gastroenterology 2000,118:1208-1228

[38]Shiniehi K,Masashi S,Futoshi T,Naoko T,Toshifumi T,Hirotaka O,Makoto L,Takashi O. Evidence that de novo protein synthesis is dispensable for anti-apoptotic effects of NF-κ B. One ogene 2000,19:2233-2239

[39]Carsten G,Katja S,Andreas RG,Gunter E,Luteinizing hormone — relearsing hormone induces nuclear factor κB-activation and inhibits apoptosis inovarian cancer cells. JCEM2000,85:3815-3820

[40]Isis RW,Mary EC,Gutian X,Shao CS. The NF－κB signaling pathway is not required for Fas ligand gene induction but mediates protection from activation-induced cell death J Biol Chem 2000,275:25222-25230

[41]Guo SP,Wang WL,Zhai YQ,Zhao. YL>Expression of nuclear factor-KB in hepato cellular carcinoma and its relation with the XP rote in of hepatitis B virus. World J Gastroenterol 2001, 7:340-344

[42]David RJ,Broad RM,Lee VM,Albert SB,Marty WM. Inhibition of NF－κB sensitizes non-small cell lung cancer cells to chemotherapy-induced apoptosis[J]. Ann Thoraec Surg 2000,70:930-937

[43]Lee J. D adgodtar H,Cheng Q. NF-kappaB mediated up-regulation of Bcl-x and Bfl-1/A1 is required for CD40 survival signaling in Blymphocytes. Proc Notl Aerul Sci USA 1999,96:9136-9141

[44]Russell G,Michael P,Miuleleine B,VeraS E,Wen CY,James RW,Pamela SO. Protein Kinase Bregulates T ymphocyte survival,nuclear factor KB activation,and Bcl-xI Levels inuiuo. J Exp Med 2000,191: 1721-1733

[45]Min LW,Oskar L,Kirsten D,Peter HK,T cell activation—induced and HIVtat-enhanced CD95 (APO－ 1Fas) ligand transcription involves NF－kB. Eur J Immunol 2000,30:661-670

[46]LI XW,Ding YQ,Cai JJ,Yang SQ,An LB,Qiao DF. Studies on mechanism of sialy lewis-x antigen in liver metastases of human colorectal carcinoma:World J Gastroenterol 2001,7:425-430

[47]郭双平,王文亮,翟宇强等.核转录因子 NF-KB 的研究进展.中华病理学杂志,2000,29(5):379-380

[48]来茂德. 医学分子生物学. 北京:人民卫生出版社,1999.40-82

[49]吴其夏,余应年,卢建. 新编病理生理学. 北京:中国协和医科大学出版社,1999.46-62

[50]何小玲,途宁,刘彤等。雷帕毒素和中药百令胶囊对大鼠小肠移植后细胞凋亡和 FaSLmRNA 表达作用.中国中西医结合外科杂志,2001,7(2):102-105

[51]李勇,刘冀红,赵群.大蒜素对人胃腺癌 BGC-823 细胞影响的研究.中国中西医结合外科杂志,2001,7 (5):307-310

裴氏升血颗粒联合 5-Fu 对荷瘤小鼠骨髓 DNA 及血清 TNF-α、IFN-γ 的影响

张丑丑

中文摘要

目的：通过观察裴氏升血颗粒（PG）联合 5-Fu 对荷瘤小鼠骨髓 DNA 含量及细胞因子（TNF-α、IFN-γ）分泌的影响，探讨裴氏升血颗粒对荷瘤小鼠 5-Fu 化疗的减毒增效作用。

方法：建立荷 H_{22}（肝癌）瘤小鼠模型。分为正常组，模型组，5-Fu 组，PG 高、中、低剂量 +5-FU 组。给药 10d 后，计算抑瘤率，进行外周血、骨髓 DNA 含量的检测，用放免法检测 TNF-α 的浓度，用 ELISA 法测定 IFN-γ 的浓度。

结果：1. 裴氏升血颗粒高、中、低剂量 +5-Fu 组的瘤重均低于 5-Fu 组，以裴氏升血颗粒中剂量 +5-Fu 组最显著（$p < 0.05$），其抑瘤率为 61.07%；2. 裴氏升血颗粒高、中剂量 +5-Fu 组 WBC、PLT 数比 5-Fu 组均明显升高，有显著差异（$p < 0.05$）；3. 裴氏升血颗粒高、中、低剂量 +5-Fu 组的骨髓 DNA 含量均明显高于 5-Fu 组，以裴氏升血颗粒高、中剂量 +5-Fu 组有显著差异（$p < 0.05$）；4. 裴氏升血颗粒高、中、低剂量 +5-Fu 组血清 TNF-α 的浓度均比 5-Fu 组增高，裴氏升血颗粒高剂量 +5-Fu 组的浓度为：$0.71 ng \cdot mL^{-1}$，与 5-Fu 组比较，有显著性差异（$p < 0.05$）；5. 裴氏升血颗粒高、中、低剂量 +5-Fu 组血清 IFN-γ 含量比 5-FU 组明显增高，高、中剂量组分别为：$53.7 pg \cdot mL^{-1}$，$56.9 pg \cdot mL^{-1}$，有显著性差异（$p < 0.05$）。

结论：裴氏升血颗粒能明显增加 5-Fu 的抑瘤率，增强化疗小鼠的骨髓造血功能，促进荷瘤小鼠细胞因子 TNF-α、IFN-γ 的分泌，表明裴氏升血颗粒对荷瘤小鼠 5-Fu 化疗具有减毒增效作用。

关键词：裴氏升血颗粒；H_{22}（肝癌）；骨髓 DNA；TNF-α；IFN-γ；减毒增效

ABSTRACT

Objective: To discuss the toxicity reducing and efficacy enhancing of Peishishengxue Granule (PG) on 5-Fu by observing the effects of Peishishengxue Granule (PG) combination 5-Fu on the content of bone marrow NDA and the secretion of the cytokines(TNF-α and IFN-γ) on tumor-bearing mice after 5-Fuchemotherapy.

Methods: The establishment of H_{22} (liver cancer) tumor-bearing mice model. Then divid-ed into six groups, normal group, model group, 5-Fu group, PG high-dose plus 5-Fu group, medium-dose plus 5-Fu group, low-dose plus 5-Fu group. After 10 days delivery and then cal-culated the inhibition rate, detected the peripheral blood and the content of bone marrow NDA. Detected the concentration of TNF-α by RIA and IFN-γ by ELISA.

Results: 1.The weight of tumor were lower in high, medium and low dose PG plus 5-Fu groups than 5-Fu group. In medium-dose PG group, the inhibition rate was 61.7%, increased most significantly ($p < 0.05$); 2. The WBC and PLT of high-dose and medium-dose plus 5-Fu groups were significantly higher than 5-Fu group, there were significant difference ($p < 0.05$); 3. The content of bone marrow NDA were higher in high, medium and low dose PG plus 5-Fu groups than 5-Fu group, there were significant difference in high-dose and medium-dose plus 5-Fu groups ($p < 0.05$); 4. The concentration of TNF-α in serum in high, medium and low dose PG plus 5-Fu groups were higher than 5-Fu group.The concentration of TNF-αin serum in high-dose PG group was 0.71 ng·mL^{-1} and there was a significant difference compared with 5-Fu group ($p < 0.05$); 5. The concentration of IFN-γ in serum were markedly higher in high, medium and low dose PG plus 5-Fu groups than 5-Fu group, there were significant difference in high-dose and medium-dose plus 5-Fu groups ($p < 0.05$), and the concentration of IFN-γ in serum were 53.7 pg·mL^{-1} and 56.9 pg·mL^{-1}.

Conclusion: Peishishengxue Granule could significantly increase the inhibition rate of 5-Fu, en-hance the function of bone marrow hematopoietic in mice?after chemotherapy, promote the secre-tion of cytokines TNF-α and IFN-γ.So it showed that PG of the tumor-bearing mice with 5-Fu chemotherapy had toxicity reducing and efficacy enhancing.

Key words: Peishishengxue Granule(PG);H_{22}; bone marrow NDA ;TNF-α; IFN-γ; Toxi-city reducing and efficacy enhancing.

前　言

　　裴氏升血颗粒是我国著名中西医结合专家、导师裴正学教授拟定治疗白血病的专方[1]，主要由六味地黄汤合生脉散加太子参、北沙参、党参等组成，重用太子参、党参、北沙参以健脾；六味地黄汤以补肾[2,3]。该方因完全彻底治愈了急性单核细胞性白血病(M$_5$)患者马长生，1974 年在苏州召开的血液病会议上被定名为"兰州方"。2003 年，裴氏升血颗粒又成功治愈了一例白血病患者(L$_2$)刘力刚，先后在《南昌日报》及《甘肃日报》进行报道，1997 年该方作为甘肃省医学科学研究院院内制剂，制成"裴氏升血颗粒"冲剂。该药剂于 2002 年起作为甘肃省医科院临床科研课题进行实验研究，通过了成果鉴定。曾获得 2003 年甘肃省皇甫谧科技成果一等奖。

30多年的临床应用,证明裴氏升血颗粒(即"兰州方")不仅对白血病有很好的疗效,对恶性肿瘤,尤其对放、化疗引起的免疫功能低下状态有很好的改善作用。临床实践证明该方对食道癌、胃癌、肝癌、恶性淋巴瘤、再生障碍性贫血等病有显著疗效,据随师侍诊期间不完全统计,治愈食道癌3例、白血病3例、再生障碍性贫血3例、胃癌1例、原发性肝癌3例。薛氏[4]运用"兰州方"治疗原发性肝癌,使患者肿块明显缩小,肝功能完全恢复,提高了患者的生活质量,延长了患者的生存期;李氏等[5]运用兰州方配合化疗治疗癌症10例疗效观察显示:近期疗效兰州方组优于单纯化疗组($p<0.05$);从毒副反应看,兰州方组明显轻于单纯化疗组($p<0.01$)。裴氏升血颗粒与核素并用治疗肝癌15例,治疗组用核素加服PG,对照组仅用核素,发现治疗组毒副作用明显轻于对照组,二者之疗效对比亦有显著性差异[6]。

在实验研究方面,前人已从调节机体免疫、诱导细胞凋亡、抑制突变型p53、上调Caspase-3蛋白的表达等方面来研究裴氏升血颗粒抗肿瘤的作用机理[7-10],但对裴氏升血颗粒的化疗减毒增效作用之研究尚属空白,本实验现就这一问题作一研究和探讨。

本实验通过建立荷H_{22}瘤小鼠模型,给予5-Fu化疗,观察裴氏升血颗粒对荷瘤小鼠化疗增效减毒的作用。为探讨裴氏升血颗粒对H_{22}荷瘤小鼠化疗减毒增效的机制,本课题从改善骨髓抑制和调节免疫方面进行研究,旨在为裴氏升血颗粒临床广泛应用提供科学、微观的依据。

实验研究

1 实验材料

1.1 实验药品

裴氏升血颗粒(由生地、山药、丹皮、太子参、北沙参、党参、桂枝、大枣、五味子、炙甘草、白芍等组成)每包含生药量36.25g,由甘肃省医学科学研究院制成颗粒冲剂,批号:080310

注射用5-氟尿嘧啶(5-Fu),250ml/支,上海旭东海普药业有限公司,批号:080105

1.2 实验动物及瘤株

健康昆明小鼠72只,雌雄各半,体重20±2g,5～6w龄,由甘肃中医学院实验动物中心提供,动物合格证号:医动字(06)第004号。H_{22}(肝癌)瘤株,从中国医学科学院北京药物研究所引进,由甘肃省医学科学研究院药理实验室传代保种。

1.3 实验试剂

NaCl:北京化工厂

KCl:天津市化学试剂五厂

NaOH:天津市化学试剂三厂

KH_2PO_4:北京红星化工厂

无水乙醇:天津市博迪化工有限公司

$Na_2HPO_4 \cdot 12H_2O$:天津市科密欧化学试剂开发中心

CaCl:天津市化学试剂三厂

HClO$_4$:天津市化学试剂三厂

二甲基亚砜(DMSO):天津市登峰化学试剂厂

磷酸盐缓冲液(PBS):NaCl 8.00g,Na$_2$HPO$_4$·12H$_2$O 3.48g,KCl 0.20g,KH$_2$PO$_4$ 0.20g,加三蒸水至 1000ml 配制,调 PH 值至 7.4,120℃高压灭菌 20min,4℃保存备用。

血细胞稀释液:西安化学试剂厂

小鼠 IFN-γ ELISA 试剂盒:北京晶美生物工程有限公司

小鼠 TNF-α 放免试剂盒:北京福瑞生物工程公司

1.4　实验仪器和设备

电冰箱:金王子,北京

电热干燥箱:202-2,上海

生物净化工作台:SW-CJ-IF,苏州

电热恒温水浴箱:S-648,上海

离心机:LD4-2A,北京

西冷冰箱:BY-160,杭州

压力锅:BOX,上海

倒置显微镜:OLYMPUSPM-6,日本

双目生物显微镜:OLMPUSCHC-212

1/1000 电子天平:JA-2003,上海

单人双面净化工作台:SW-CJ-1F,苏州

隔水恒温培养箱:PYX-DHS-50×60,上海

台式大容量冷冻离心机:TDL5M,长沙高新技术产业开发区

分光光度仪:VIS-7220,北京

微量移液器:WKY 型 5-25μl,上海

血细胞分析仪:BG28MEK-6318K,日本

酶标仪:multiskanMK3,ThemoLabsystems

放射免疫计数器:GC-1200γ,中佳光电

紫外分光仪:UV-240,日本

2　实验方法

2.1　模型制备

从 H$_{22}$ 瘤株传代小鼠的腹腔抽取乳白色的瘤液参照文献[11],用生理盐水稀释至瘤细胞计数为 $2×10^6$ 个 /ml[12],除正常组 12 只外,在其余每鼠右前腋部皮下接种瘤液 0.2ml[11]。

2.2　动物分组及剂量

接种 24h 后,将动物随机分为裴氏升血颗粒(PG)高剂量(10g·kg^{-1},相当于成人用量的

20 倍)+5-Fu 组、中剂量（5g·kg^{-1},10 倍)+5-Fu 组、低剂量（2.5g·k^{-1},5 倍)+5-Fu 组、5-Fu（0.02g·kg^{-1})对照组、模型对照组，每组各 12 只。裴氏升血颗粒临用前用蒸馏水充分溶解，给予等容积(0.2ml/10g)经灌胃给药[13]，每日一次；5-Fu 剂量均为 0.02g·kg^{-1},经腹腔注射给药，每日一次；正常组和模型组给予等量蒸馏水，每日一次，连续给药 10d[12]。

2.3 抑瘤率的测定

停药次日称重，处死小鼠，剖取肿瘤组织，称重，按公式计算抑瘤率：

抑瘤率(%)=(对照组平均瘤重 - 给药组平均瘤重 / 对照组平均瘤重)×100%。

2.4 血常规的检测

用 75% 的酒精棉球消毒小鼠尾部，尾静脉采外周血 20μl,加血细胞稀释液 0.5ml 混匀，血细胞自动分析仪检测。

2.5 小鼠骨髓 DNA 含量的检测

采完血后，将各组小鼠处死，取小鼠右侧完整股骨一根，剔除外部肌肉组织，用 0.05mol/LCacl 溶液 10ml 将全部骨髓冲入离心管中，4℃冷藏 30min 后，以 2500 转 / 分离心 15min 后，弃上清液，将沉淀物加入 0.2mol/L HClO$_4$ 5ml 充分混合，水浴加热 15min,冷却，以 1000 转 / 分离心 5min,用紫外分光仪计于 268nm 处测 OD 值。

2.6 放免法测定血清 TNF-α 的浓度

摘除小鼠眼球采血，用干净试管收集血液，室温凝固 2 小时，离心 1500 转 10min,收集血清分装后 -20℃冷冻保存。依 125I-TNF-α 放射免疫药盒说明书，将药盒中提供的校准品依次加入试管中，标记物、抗体等试剂按程序规定分别加入对应的试管中，充分混匀，放置于 4℃冰箱中 24h 后，加入 PR 分离剂、充分混匀、室温放置 20min,离心前任取两管测量总放射性 T,4℃3500 转离心 25min,弃上清液，在 γ 计数器上测量各管放射性计数。在 logit-log 坐标纸上绘制标准曲线，根据样品 B/Bo%,从标准曲线上查出样品的浓度。

2.7 ELISA 法测定血清 IFN-γ 的浓度

摘除小鼠眼球采血，用干净试管收集血液，室温凝固 2h,离心 1500 转 10min,收集血清封装，-20℃冷冻保存。IFN-γ 浓度测定：按试剂盒说明操作。试剂的配制：①提前 30min 从冰箱中取出试剂盒，以平衡室温。②标准品的稀释：将冻干品管内加入 1ml 样品稀释液，彻底溶解后做倍比稀释。③生物素标记抗体工作液：根据每孔 0.1ml 计算总量，按 10μl 生物素标记抗体加抗体稀释液 990μl 的比例配制。④亲和素 - 过氧化酶复合物(ABC)工作液的准备：根据每孔 0.1ml 计算总量，按 10μl 亲和素 - 过氧化酶复合物(ABC)加 ABC 稀释液 990μl 的比例配制。操作步骤：①从已平衡至室温的密封袋中取出所需板条。②将倍比稀释的标准品各 0.1ml 依次加入一排 7 孔中，一孔只加样品稀释液作为对照，处理后的标本 100μl 每孔加入。③用封板胶封住反应孔,37℃孵箱孵育 90min。④手工洗板：甩尽孔内液体，每孔加洗涤液 350μl,静置 30s 后甩尽液体，在厚迭吸水纸上拍干，洗板 2 次。⑤将准备好的生物抗体工作液按每孔 0.1ml 依次加入。用封板胶封住反应孔,37℃反应 60min。⑥0.01MTBS 洗涤 3 次，每次浸泡

1min 左右。⑦将准备好的 ABC 工作液按每孔 0.1ml 依次加入。用封板胶封住反应孔,37℃反应 30min。⑧0.01MTBS 洗涤 5 次,每次浸泡 1～2min 左右。⑨按每孔 0.09ml 依次加入已在37℃平衡 30min 的 TMB 显色液,37℃避光反应,反应过程中,要经常的观察,当肉眼可见标准品的前 3～4 孔有明显梯度蓝色,后 3～4 孔差别不明显时,即可加入 TMB 终止液 0.1ml/ 孔。(显色反应最长不要超过 30min)。⑩用酶标仪在 450nm 测定 OD 值,根据样品的吸光值在坐标上找出对应的浓度。

2.8 统计学方法

所有实验数据以均数±标准差($\bar{x}$±s)表示,应用 SPSS16.0 统计学软件进行数据统计,多组均数采用单因素方差分析(One-wayANOVA)。

3 试验结果

3.1 一般情况

小鼠接种瘤细胞后的前三天内,在外观上与正常组无明显差异,饮食量正常,运动活泼,被毛光泽。接种后第五天开始,模型组运动迟缓,右前肢腋部皮下可触及扁平包块,表面凹凸不平,可见多个结节;5-Fu 组及裴氏升血颗粒联合 5-Fu 各组包块摸之较小,但精神较前两组为佳。一周后,模型组饮食减少,包块增大,运动缓慢,被毛无光泽,竖毛现象明显,反应迟钝,喜群聚。5-Fu 组状态明显不及模型组和正常组,毛无光泽而稀疏脱落,少动,喜群聚,懒于觅食,且诸状态逐日加重。裴氏升血颗粒联合 5-Fu 各组,一般情况尚可,被毛尚光泽,无脱毛现象,仍喜活动,饮食正常。

3.2 裴氏升血颗粒联合 5-Fu 对荷瘤小鼠瘤重和抑瘤率的影响

由表 1 可以看出,各治疗组的瘤重均低于模型组,统计学有显著性差异 ($p < 0.05$);PG低、中、高剂量联合 5-Fu 组瘤重均低于 5-Fu 组,其中中剂量组与 5-Fu 组相比,统计学有显著性差异($p < 0.05$)。PG 低、中、高剂量联合 5-Fu 组、5-Fu 组抑瘤率分别为:51.17%、61.07%、56.03%、47.93%。详见表 1、图 1。

表 1 裴氏升血颗粒对小鼠瘤重及抑瘤率的影响(n=10,$\bar{x}$±s)

组别	剂量(g·kg⁻¹)	瘤重(g)	抑瘤率(%)
模型组	–	2.777±0.568	
5-Fu 组	0.02	1.446±0.415*	47.93
PG 低剂量组 +5-Fu	2.5+0.02	1.356±0.326	51.17
PG 中剂量组 +5-Fu	5.0+0.02	1.081±0.204△	61.07
PG 高剂量组 +5-Fu	10.0+0.02	1.221±0.340	56.03

注:*$p < 0.05$ 与模型组比较,△$p < 0.05$ 与 5-Fu 组比较

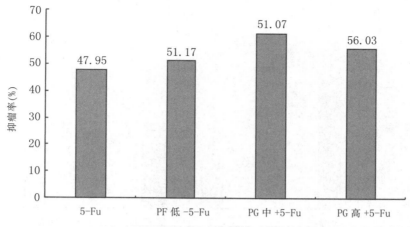

图 1　裴氏升血颗粒对 H₂₂ 小鼠抑瘤率的影响(n=10,±s)

3.3　裴氏升血颗粒联合 5-Fu 对荷瘤小鼠外周血象的影响

由表 2 可以看出,外周血 WBC、RBC、HGB、PLT 值正常组与模型组之间无明显差异,各治疗组外周血各项值均低于模型组,其中 5-Fu 组与模型组比较,有统计学差异($p<0.05$);PG 低、中、高剂量联合 5-Fu 组的 WBC 值明显升高,与 5-Fu 组比较,统计学有显著性差异($p<0.05$);PG 低、中、高剂量联合 5-Fu 组 PLT 亦明显升高,其中 PG 中、高剂量联合 5-Fu 组与 5-Fu 组比较,统计学有差异($p<0.05$);PG 低、中、高剂量联合 5-Fu 组的 RBC 与 HGB 数有所升高,但与 5-Fu 组比较,无统计学差异($p>0.05$)。详见表 2,图 2、3、4、5。

表 2　裴氏升血颗粒联合 5-Fu 对荷瘤小鼠血常规的影响(n=10,x̄±s)

组别	剂量(g·kg⁻¹)	WBC(10⁹/L)	RBC(10¹²/L)	HGB(g/L)	PLT(10⁹/L)
正常组	–	10.8±2.1	8.33±0.72	149±9	917±94
模型组	–	11.6±2.2	7.83±1.03	144±17	895±100
5-Fu 组	0.02	3.7±0.7*	5.96±1.00*	111±15*	517±106*
PG 低剂量 +5-Fu	2.5+0.02	5.2±1.2△	6.06±1.05*	113±5*	698±124
PG 中剂量 +5-Fu	5.0+0.02	6.2±0.8△	6.30±0.99*	119±10*	723±114△
PG 高剂量 +5-Fu	10.0+0.02	5.5±1.4△	6.09±0.67*	118±6*	714±118△

注:*$p<0.05$ 与模型组比较,△$p<0.05$ 与 5-Fu 组比较

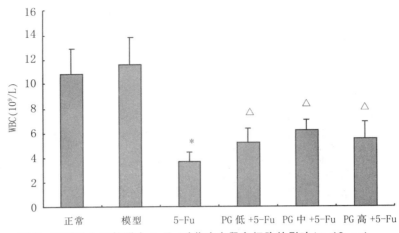

图 2　裴氏升血颗粒联合 5-Fu 对荷瘤小鼠白细胞的影响(n=10,±s)

（*p<0.05 与模型组比较,△p<0.05 与 5-Fu 组比较）

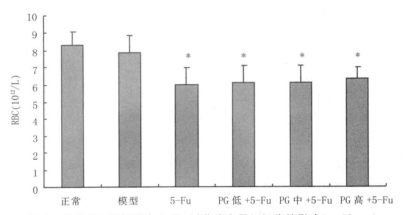

图 3　裴氏升血颗粒联合 5-Fu 对荷瘤小鼠红细胞的影响(n=10,±s)

（∗p<0.05 与模型组比较）

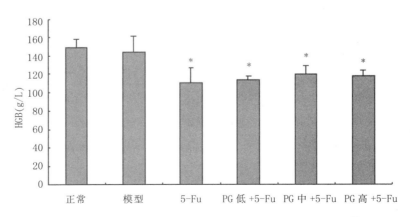

图 4　裴氏升血颗粒联合 5-Fu 对荷瘤小鼠血红蛋白的影响(n=10,x̄±s)

（∗p<0.05 与模型组比较）

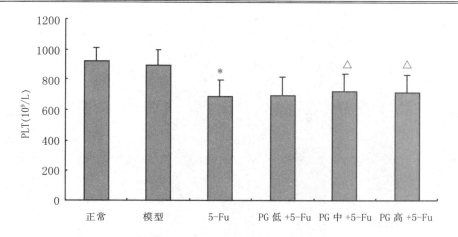

图 5　裴氏升血颗粒联合 5-Fu 对荷瘤小鼠血小板影响(n=10,x̄±s)

(* p<0.05 与模型组比较,△p<0.05 与 5-Fu 组比较)

3.4　裴氏升血颗粒联合 5-Fu 对荷瘤小鼠骨髓 DNA 含量的影响

从表 3 可以看出,正常组与模型组骨髓 DNA 的含量无明显差异($p < 0.05$);5-FU 组骨髓 DNA 的含量明显降低,与模型组比较,有显著性差异($p < 0.05$);PG 高、中、剂量联合 5-Fu 组骨髓 DNA 含量升高,其中 PG 高、中剂量联合 5-Fu 与 5-Fu 组比较,统计学有显著性差异($p < 0.05$)。详见表 3、图 6。

表 3　裴氏升血颗粒联合 5-Fu 对荷瘤小鼠骨髓 DNA 含量的影响(n=10,±s)

组别	剂量(g·kg⁻¹)	骨髓 DNA 含量(OD 值)
正常组	−	0.278±0.099
模型组	−	0.263±0.092
5-Fu 组	0.02	0.119±0.070*
PG 低剂量 +5-Fu 组	2.5+0.02	0.166±0.075
PG 中剂量+5-Fu 组	5.0+0.02	0.388±0.101△
PG 高剂量+5-Fu 组	10.0+0.02	0.347±0.104△

(* p<0.05 与模型组比较,△p<0.05 与 5-Fu 组比较)

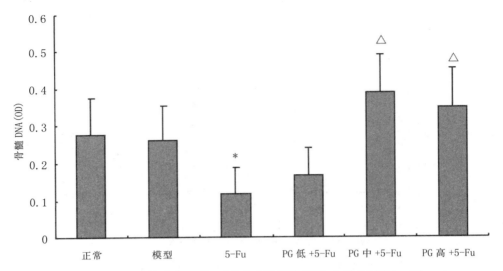

图 6　裴氏升血颗粒联合 5-Fu 对荷瘤小鼠骨髓 DNA 含量的影响(n=10,±s)

(*$p<0.05$ 与模型组比较,△$p<0.05$ 与 5-Fu 组比较)

3.5　裴氏升血颗粒联合 5-Fu 对荷瘤小鼠血清 TNF-α 浓度的影响

从表 4 可以看出,5-Fu 组血清 TNF-α 的浓度明显降低,与模型组比较,统计学有显著性差异 ($p<0.05$),PG 各剂量联合 5-Fu 组血清 TNF-α 的浓度升高,其中 PG 中剂量联合 5-Fu 组升高明显,与 5-Fu 组比较,统计学有显著性差异($p<0.05$)。详见表 4、图 7。

表 4　裴氏升血颗粒联合 5-Fu 对荷瘤小鼠 TNF-α 的影响(n=8,x̄±s)

组别	剂量(g·kg⁻¹)	TNF-α (ng·mL⁻¹)
模型组	–	0.69 ± 0.12
5-Fu 组	0.02	0.55 ± 0.11*
PG 低剂量 +5-Fu 组	2.5+0.02	0.62 ± 0.15
PG 中剂量 +5-Fu 组	5.0+0.02	0.71 ± 0.18△
PG 高剂量 +5-Fu 组	10.0+0.02	0.65 ± 0.09

(*$p<0.05$ 与模型组比较,△$p<0.05$ 与 5-Fu 组比较)

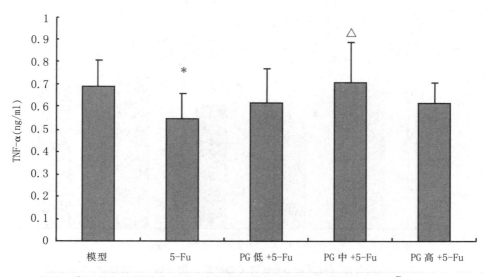

图 7　裴氏升血颗粒联合 5-Fu 对荷瘤小鼠血清 TNF-α 的影响(n=8,x̄±s)

(∗ p<0.05 与模型组比较,△p<0.05 与 5-Fu 组比较)

3.6　裴氏升血颗粒联合 5-Fu 对荷瘤小鼠血清 IFN-γ 浓度的影响

　　从表 5 可以看出,5-Fu 组血清 IFN-γ 的浓度明显降低，与模型组比较，有统计学差异($p<0.05$);PG 各剂量联合 5-Fu 组血清 IFN-γ 的浓度有所升高，其中 PG 高、中剂量联合 5-Fu 组较明显,与 5-Fu 组比较,统计学有显著性差异($p<0.05$)。详见表 5、图 8。

表 5　裴氏升血颗粒联合 5-Fu 对荷瘤小鼠血清 IFN-γ 的影响(n=8,x̄±s)

组别	剂量(g·kg⁻¹)	TNF-α (ng·mL⁻¹)
模型组	−	54.4±9.3
5-Fu 组	0.02	40.6±7.2*
PG 低剂量+5-Fu 组	2.5+0.02	46.5±10.0
PG 中剂量+5-Fu 组	5.0+0.02	56.9±14.5△
PG 高剂量+5-Fu 组	10.0+0.02	53.7±8.4△

(*p<0.05 与模型组比较,△p<0.05 与 5-Fu 组比较)

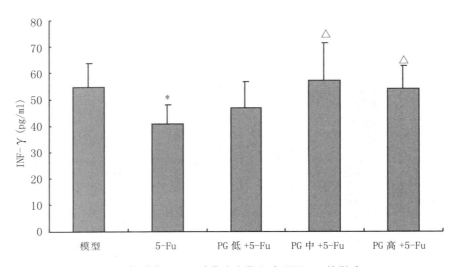

图8 裴氏升血颗粒联合 5-Fu 对荷瘤小鼠血清 IFN-γ 的影响(n=8,±s)

（ *$p<0.05$ 与模型组比较,△$p<0.05$ 与 5-Fu 组比较）

讨　论

　　恶性肿瘤是目前危害人类健康的主要疾病之一。近年来人们越来越注重对恶性肿瘤的研究,除了在恶性肿瘤的病因、病机等方面提出许多真知灼见外,在治疗方面也开拓了许多行之有效的新途径。目前对恶性肿瘤常用的治疗方法有手术、放疗、化疗、生物、物理、中药以及靶向治疗等,但化疗仍是目前治疗恶性肿瘤的重要手段之一[14]。肿瘤化疗学已经是一门较完整的抗肿瘤学科,并在抗肿瘤方面为人类做出了不可取代的贡献,无论是单独使用或是与手术、放射治疗和免疫治疗联合,化疗在延长患者生存期和提高生存质量方面都起着重要的作用。由于化疗的宗旨及目的是尽可能多的抑制或杀灭肿瘤细胞,因此几乎所有的化疗药物均不可例外的有着不同侧重的毒副反应。这是因为化疗药物对肿瘤细胞和正常细胞缺乏选择性,在杀伤肿瘤细胞的同时,也同样杀伤正常细胞[15-16]。这种毒副作用可以涉及机体的各个系统,包括心、肝、肾、毛发、皮肤以及全身免疫功能、骨髓造血功能、代谢功能……。这里还必须强调在化疗的毒副作用中骨髓的抑制和免疫功能的低下是最常见的。这种毒副作用往往是导致化疗失败的主要原因[17]。中医中药在克服这种副作用方面显示了明显的功效,人们把这种中药对化疗患者的作用称之为减毒增效作用。近年来,中医药在恶性肿瘤化疗减毒增效方面的研究越来越受到世人的瞩目,本实验的设计就是为了揭示裴氏升血颗粒在这方面的作用。

　　祖国医学在人类发病学方面,以"正气内虚"为致病之本,《素问·遗篇刺法论》说:"正气存内,邪不可干",《素问·评热病论》说:"邪之所凑,其气必虚";正气虚弱虽不能抵御邪毒之增长致使机体阴阳失调,脏腑经络气血功能障碍,出现气滞、血瘀、痰凝、湿聚、热蕴、毒结等病机,肿瘤之形成应该是上述病机之综合产物。因此,肿瘤治疗仅用攻法难以奏效。化疗就其作用而言当属祖国医学"攻法"范畴,虽然它可以杀伤肿瘤细胞但是它也使正常细胞受到严重的损害。这些损害致使患者出现恶心、呕吐、纳差、腹泻、脱发、白细胞下降等症，从中医观点看这些毒副反应的产生是正气进一步受损之临床表现，若不及时顾护正气则可使正气进一步受损，从而助长肿瘤的扩散和发展。

人体的"正气"亦称"真气"，《灵枢·刺节真邪篇》说："真气者，所受于天，与谷气并而充其身也"，真气包含着先天与后天两个方面，历代医家把先天方面归于两肾，名曰"元气"（元气）；把后天方面归于脾胃，名曰"中气"（谷气）。脾主中气，肾主元气，因此在"扶正固本"法则中，"健脾"与"补肾"便是最重要的两端。脾胃为气血生化之源，《灵枢·决气》说："中焦受气取汁，变化而赤，是为血"；肾乃精血之化源，为元阴元阳之所在，肾主骨，骨藏髓，髓血同源。后天脾土之运化，须赖先天肾阳之温煦；先天真阳之升发，须赖后天脾土之濡养，说明脾、肾相辅相成，维持着人体机能的生长和成长[18]。现代医学研究证明，中医的"脾"、"肾"具有免疫系统、内分泌系统、代谢系统、植物神经系统、胃肠胰内分泌系统等诸方面的意义。健脾、补肾能相辅相成共同促进人体正气的旺盛，故"健脾补肾"具有改善上述各方面功能的作用，为扶正固本大法之精髓。

"扶正固本"这一旨在发挥和动员人体抗病能力的观点和现代免疫学之间存在着很大的共同性[19-27]。中医所称的"正气"，总的来说，代表着机体内在的抗病能力，这种能力相当于人体免疫系统的生理功能。机体免疫系统有非特异性免疫和特异性免疫两类。中医的中气、卫气与现代免疫学的非特异性免疫有相似之处，而元气则与特异性免疫有相似之处。特异性免疫和非特异性免疫相互促进共同完成机体的免疫效应，中气和元气亦相互促进共同形成机体的正气作用。元气即肾气，包含着肾阴与肾阳两个方面，是机体内在阴阳平衡的决定因素。现代中医实验研究证明：所谓的肾阴及肾阳，其实质是丘脑—垂体—肾上腺皮质系统的功能，现代免疫学认为：丘脑—垂体—肾上腺皮质系统通过 ACTH 的作用促进肾上腺皮质的分泌，借以减少和抑制免疫反应；又通过垂体分泌之生长素来增加和促进免疫反应[28]。由此可见"扶正固本"则可以调节人体的免疫功能。

我国著名中西医结合专家、导师裴正学教授，结合自己四十多年的临床经验，针对上述理论拟定的"兰州方"，经过 30 余年的不断实践、充实、重组，最后制成"裴氏升血颗粒"。方中运用了北沙参、潞党参、太子参、人参须，集健脾益气之大成，为补益后天之劲旅，合生脉散益气补肺使四参健脾益气之功益彰，使气血生化之源得补；方中运用了"六味地黄汤"的主要成分，以补益肾气，重用山萸肉（30g）使补益先天之功大增；方中之"桂枝汤"前人谓有"外合营卫，内安脏腑"之功，裴老认为：这种作用之实质是该方对植物神经系统、代谢系统、内分泌系统、免疫系统之调节作用。方中浮小麦、甘草、大枣为甘麦大枣汤，古人用此方治疗妇女精神抑郁症疗效确切。裴老认为：裴氏升血颗粒中之甘麦大枣除了具有调节植物神经系统作用外，尚有安神镇静、调节思维之作用，补充它药未尽之功。

1 裴氏升血颗粒抑制肿瘤生长

本实验中观察到：各治疗组的瘤重均低于模型组，统计学有差异（$p < 0.05$）；PG 低、中、高

剂量联合 5-Fu 组瘤重均低于 5-Fu 组，其中中剂量组与 5-Fu 组相比，统计学有显著性差异（$p<0.05$）。PG 低、中、高剂量联合 5-Fu 组、5-Fu 组抑瘤率分别为：51.17%、61.07%、56.03%、47.93%。本实验结果表明，裴氏升血颗粒能提高 5-Fu 的抑瘤作用。

近年来，同道们通过动物实验研究还证明：裴氏升血颗粒能抑制 NF-κB 表达，影响基因转录功能，阻滞了肿瘤细胞 G1 期向 S 期的进程，从而使肿瘤细胞 DNA 合成和复制受到抑制和阻断，细胞增生能力下降。裴氏升血颗粒还可以促进或诱导肿瘤细胞发生凋亡，提高肿瘤细胞的凋亡率[9]。还有人从分子生物学角度研究了裴氏升血颗粒对小鼠 H22 肿瘤的抑制作用，它还可以显著抑制突变型 P53 以及提高 Caspase-3 的蛋白表达，提示该药可以通过下调突变型 P53 和上调 Caspase-3 的蛋白表达，诱导肿瘤细胞的凋亡，抑制肿瘤的发生[10]。

2 裴氏升血颗粒促进骨髓造血

5-Fu 对造血系统毒副作用表现在，外周血单项或全血细胞减少，骨髓增生减低，从本实验中观察到：5-Fu 组小鼠白细胞、红细胞、血红蛋白、血小板计数与正常组和模型组相比有了很大降低（$p<0.05$），裴氏升血颗粒各剂量联用 5-Fu 组小鼠的白细胞数明显升高，于 5-Fu 组比较，统计学有显著性差异（$p<0.05$）；裴氏升血颗粒高、中剂量联用 5-Fu 组小鼠的血小板数明显升高，与 5-Fu 组比较，统计学有显著性差异（$p<0.05$）。本实验未观察到对红细胞和血红蛋白的升高作用，裴氏升血颗粒联用 5-Fu 组红细胞数和血红蛋白含量与 5-Fu 组比较，无统计学差异（$p<0.05$），可能系 RBC、HGB 的再生期长约 4 月，而本实验时间较短，骨髓功能的恢复对 RBC、HGB 的影响短时间不易从外周血象反映出来的缘故。裴氏升血颗粒各剂量联合 5-Fu 组骨髓细胞 DNA 的含量均高于 5-Fu 组，其中裴氏升血颗粒高、中剂量联用 5-Fu 与 5-Fu 组比较，有显著性差异（$p<0.05$）。本实验结果充分说明裴氏升血颗粒能促进骨髓造血，改善化疗后的骨髓抑制。

3 裴氏升血颗粒调节免疫功能

TNF（肿瘤坏死因子）是机体免疫反应中能够引起出血和坏死的细胞因子，由单核／巨噬细胞产生的一种对多种肿瘤细胞具有特异性杀伤活性的细胞因子，是迄今发现的抗瘤作用最强的细胞因子[29]。TNF-α 来源于活化的单核细胞，与靶细胞膜上的受体结合发挥生物学活性，能够展示各种抗肿瘤活性如激活淋巴因子、促进凋亡、坏死，同时上调 ICAM-1（细胞间黏附分子），激活 LAK 的作用，由此发挥一系列的免疫作用[30]，体外实验表明，TNF-α 对部分肿瘤细胞具有抑制其增值和直接杀伤的作用，但对正常的人体细胞的生长及代谢功能无影响[31]。

TNF-α 可以选择性使肿瘤细胞溶解，促进成纤维细胞、淋巴细胞的增殖。其抗肿瘤机制包括：①TNF-α 在体外对肿瘤有直接溶解作用，在体内可引起肿瘤坏死。②能通过对肿瘤区域血管的影响引起恶性肿瘤的出血坏死。即能够引起血管内皮细胞结构改变，使肌动蛋白微丝重排，相互间失去紧密连接，抑制内皮细胞生长和直接损伤内皮细胞，血管内皮细胞的损伤导致血浆蛋白和水分的大量渗漏，进入组织，于是机体发生毛细血管渗漏，进而可引起肿瘤组织的出血坏死。③能增强炎症部位单核巨噬细胞系统活性,从而增强单核巨噬细胞系统杀伤功能,这一功能系通过促进 NK 细胞的细胞毒作用而获得[32]。TNF-α 还能有效刺激机体 T 细胞分化和增殖,促进 IL-2 的产生,诱发炎症反应,促进 IL-2 受体、表皮生长因子受体及主要组织相容性Ⅱ类抗原的表达等功能,在宿主防御反应中起着重要作用。

在本实验中运用放免法测定荷瘤小鼠外周血 TNF-α 的浓度, 观察到 5-Fu 组血清 TNF-α 的浓度降低,与模型组比较,统计学差异有显著性($p < 0.05$);裴氏升血颗粒联合 5-Fu 各组血清 TNF-α 的浓度均有不同程度的提高,其中中剂量组与 5-Fu 组比较,统计学有差异($p < 0.05$)。由此表明裴氏升血颗粒可促进 TNF-α 的分泌,调节机体免疫功能和抗肿瘤作用。

IFN-γ 又称Ⅱ型干扰素主要由活化的 T 细胞、自然杀伤细胞(naturalkillercell)所分泌。它是最重要的 Th1 型细胞因子,在细胞免疫中处于核心位置,通过调节数百种不同基因的表达而发挥其效应。IFN-γ 具有抑制肿瘤细胞增殖;促进 B 细胞产生抗体;诱导 NK、杀伤性 T 细胞(cytolyticTcell,CTL)等的细胞毒作用;协同 IL-2 增强淋巴因子激活杀伤细胞(LAK)的活性;上调瘤细胞的主要组织相容性复合体(MHC)Ⅰ类分子表达,促进抗原特异性 CTL 细胞的形成增强对杀伤细胞的敏感性[33,34]。IFN-γ 既有抗病毒之活性,又能增强机体非特异性免疫功能,从而起调节免疫及抗肿瘤作用,它是单核吞噬细胞潜在的激活因子,它直接诱发酶的合成,充分激活巨噬细胞杀灭吞入的微生物,但是仅仅激活了的巨噬细胞才能够杀灭肿瘤细胞。促进 CTL 成熟,刺激 B 细胞分泌抗体,活化中性粒细胞和 NK 细胞。IFN-γ 可抑制肿瘤细胞合成,减缓细胞增殖各时相的进展和细胞分裂速度。还具有广泛调节功能,如调节和控制细胞复制、增生及机体免疫系统功能,在恶性肿瘤、免疫疾病、血管增生性疾病和纤维化疾病等病理状态中发挥作用。

本实验运用 ELISA 法测定荷瘤小鼠血清 IFN-γ 的浓度, 结果显示 5-Fu 组小鼠血清 IFN-γ 的浓度降低,与模型组比较,统计学有显著性差异($p < 0.05$);裴氏升血颗粒联合 5-Fu 组血清 IFN-γ 的浓度均有不同程度的提高,其中高、中剂量组与 5-Fu 组比较,有统计学差异($p < 0.05$)。由此可见裴氏升血颗粒可提高化疗药物 5-Fu 所致的免疫低下,调节机体的免疫功能,表明裴氏升血颗粒对化疗有减毒增效作用。

结　语

1　结论

1.1　裴氏升血颗粒能够明显抑制荷瘤小鼠肿瘤的生长, 提高了化疗药 5-Fu 的抑瘤率,具有显著的抗肿瘤药理效应。

1.2　裴氏升血颗粒可使荷瘤小鼠 5-Fu 化疗后降低的 WBC、PLT 数及骨髓细胞的 DNA 含量升高,提示裴氏升血颗粒能促进骨髓造血,改善化疗后的骨髓抑制情况。

1.3　裴氏升血颗粒可促进荷瘤小鼠血清 TNF-α 及 IFN-γ 的分泌,调节化疗后机体的免疫功能,也是裴氏升血颗粒抗肿瘤的重要途径之一。

1.4　本实验研究结果表明:裴氏升血颗粒能改善荷瘤小鼠化疗后的骨髓抑制,调节化疗后的免疫功能,对肿瘤化疗起到减毒增效的作用,与多年来裴氏升血颗粒在临床应用中所取得的疗效一致。

2　体会与展望

裴氏升血颗粒是导师裴正学教授,经四十余年的临床经验,拟定的治疗肿瘤的方药。此方集温肾、健脾、益气、养血于一炉,以其扶正固本为大法。多年来在癌症的临床应用中取得了比较满意的疗效,证明裴氏升血颗粒不仅对白血病有很好的疗效,对恶性肿瘤,尤其对放、化疗引起的骨髓抑制免疫功能低下具有显著的临床疗效。

本课题的立题来源于裴正学教授四十多年来临床经验的启迪,为探讨其对化疗减毒增效的作用机理, 故立题研究裴氏升血颗粒联合 5-Fu 对荷瘤小鼠骨髓 DNA 含量及血清 TNF-α、IFN-γ 浓度的影响。充分体现了临床经验指导实验研究的思想,避免了实验研究的盲目性。在今后的研究中,充分利用现代科学技术新成果,深入研究裴氏升血颗粒在分子生物学方面抗肿瘤的相关机理,探讨裴老的中西结合观治疗肿瘤的思想,使其临床方药得到更多微观的阐释。

参考文献

[1]裴正学.漫话白血病之治疗.裴正学医话医案集,甘肃科学技术出版社,2004:24-25

[2]裴正学.扶正培本与免疫.裴正学医学经验集,甘肃科学技术出版社,2003:234-246

[3]裴正学.急性单核细胞性白血病.中西结合实用内科学,人民卫生出版社,1996:321-336

[4]薛文翰.裴正学老师治疗原发性肝癌的经验.中医典籍学报,台湾,1998.12

[5]李敏,薛文翰,李薇等.裴氏"兰州方"配合化疗治疗癌症 10 例疗效观察.国医论坛,1998

[6]裴正学.核素治疗与"扶正固本".裴正学医话医案集,甘肃科学技术出版社,2004:31-33

[7]黄邦荣.裴氏升血颗粒对荷 H_{22} 瘤小鼠免疫系统影响的实验研究.硕士学位论文,2007

[8]张桂琼.裴氏升血颗粒对荷 H_{22} 瘤小鼠脾淋巴细胞增殖活性及细胞因子的影响.硕士学位论文,2007

[9]王卓.裴氏升血颗粒对 H_{22} 瘤细胞凋亡及 NF-κB 表达的影响.硕士学位论文,2008

[10]王宁.裴氏升血颗粒对 H_{22} 肿瘤细胞凋亡及 p53、Caspase-3 蛋白表达的影响.硕士学位论文,2008

[11]Xin Chen,Lu Yang,O. M. Zack Howard,et al.Dendritic Cells as a Pharmacological Target of Traditional Chinese Medicine.Cellar and Molecular Immunology,2006,3(6);401-409

[12]Zhang W,Leonerd T,Bath-Hetxll F,et al.Chinese herbal medicine for atopic eczema.Cochrane Database Syst Rev.2005;CD002291

[13]Chen X,Murakami T,Oppenheim JJ,Howasd OM.Triptolide,aconstiyent of immunosuppressive Chinese herbal medicine,is a potent suppressor of dendritic-cell maturation and trafficking.Blood. 2005;106:2409-2416

[14]孙燕.内科肿瘤学.北京:人民卫生出版社,2001:90

[15]吴宇殊,吴宇哲.恶性肿瘤病人化疗的整体护理.实用肿瘤学杂志,2006,2(2):132

[16]王忠武,陈志雄.肿瘤化疗中消化道反应呕吐的辨证治疗.中医药学刊,2004,22(8):1529-1530

[17]凌昌全.肿瘤辨病专方治疗.北京:人民卫生出版社,2000,116

[18]裴正学.论补肾健脾法.裴正学医学经验集,甘肃科学技术出版社,2003:143

[19]Xin Chen,Lu Yang,O.M.Zack Howard,et al.Dendritic Cells as a Pharmacological Target of Tradi-tional Chinese Medicine.Cellar and Molecular Immunology,2006,3(6);401-409

[20]hang W,Leonerd T,Bath-Hetxll F,et al.Chinese herbal medicine for atopic eczema.Cochrane Database Syst Rev.2005;CD002291

[21]Chen X,Murakami T,Oppenheim JJ,Howasd OM.Triptolide,aconstiyent of immunosuppressive Chinese herbal medicine,is a potent suppressor of dendritic-cell maturation and trafficking.Blood.2005;106:2409-2416

[22]Tamura R,Takahashi HK,Xue D,et al.Enhanced effects of combined bu-zhong-yi-qi-tang(TJ-41) and interleukin-18 on the production of tumor necrosis factor-α and interleukin-γ in human pe-ripheral blood mononuclear cells.J Int Med Res.2004;32:25-32

[23]Shao BM,Xu W,Dai H,Tu P,Li Z,Gao XM.A study on the immune recepors for polysaccharides from the roots of Astragalus membranaceus,a Chinese medicinal herb.Biochem Biophys Res Commun.2004; 320:1103-1111

[24]Qiu D,Kao PN,Immunosuppresswive and anti-inflammatoru mechanisms of triptolide,the principal active diterpenoid from the Chinese medicinal herb Triperygium wilfordii Hook.f.Drugs R D.2003;4:1-18

[25]Tejeda M,Gaal D ,Barna K, etal . The antitumor activity of the somatostatin structural deriva-tive (TT2232) on different human tumor xenografts[J].Anticancer Res ,2003 ,23(5A) :4061-4066

[26]Jean Marx.ANGIOGENESIS : A Boost for Tumor Starvation.Science , 2003 , July 25, 301: 452～454

[27]Rakesh KJain. Molecular regulation of vessel maturation. Nat ureMedici n ,2003,9(6):685～693

[28]裴正学.扶正培本与免疫.裴正学医学经验集,甘肃科学技术出版社,2003:95-97

[29]孙卫民,干慧.琴细胞因子研究方法学.北京人民卫生出版社,1999:584-618

[30]ZielinskiCC, BudinskyAC,WagnerTM,etal.Defectof tumournecro-sis factor-alpha (TNF-alpha) production and TNF-alpha-inducedICAM-1-expression in RBCA1 mutations carriers[J].Breast Can-cer ResTreat, 2003; 81(2): 99-105. Rakesh KJain. Molecular regulation of vessel maturation. Nat ureMedici n ,2003,9(6):685～693

[31]陶飞.红花汤抗肿瘤作用及机理的实验研究成都中医药大学硕士学位论文.2004

[32]范维珂.现代肿瘤学基础.人民卫生出版社,2005:220

[33]Young H,Hardyet k.Role of inferferonγ in immune cell regulation.J Leukocyte Biol,1995;58:

373-81

[34]Bilious A. inferferon γ :biology and role in pathogenesis. Adv Immunol,1996;62:61-130

裴氏升血颗粒合用 5-Fu 对小鼠移植性肿瘤 H₂₂ 细胞凋亡及 P27 蛋白表达的影响

丁洁霞

中文摘要

目的：探讨裴氏升血颗粒(PG)对 H$_{22}$ 荷瘤小鼠化疗的增效减毒作用及对肿瘤组织中 P27 蛋白表达和肿瘤细胞凋亡率的影响。

方法：建立 H$_{22}$ 荷瘤小鼠模型，通过计算抑瘤率来分析 5-Fu 的体内抗肿瘤活性，判断 PG 的增效作用；通过测定胸腺指数和脾脏指数，判断 PG 对 5-Fu 化疗小鼠的减毒作用。采用免疫组化法测定 H$_{22}$ 肿瘤组织中 P27 蛋白的表达，用流式细胞术测定 H$_{22}$ 肿瘤细胞周期及细胞凋亡率。

结果：①5-Fu 的抑瘤率为 42.47%，PG 与 5-Fu 合用抗肿瘤有相加作用，其中高、中剂量 PG 与 5-Fu 合用抑瘤作用显著，其抑瘤率为 62.66%、59.30%；②PG 可减轻荷瘤小鼠由 5-Fu 引起的免疫器官的抑制，使胸腺指数和脾脏指数明显改善；③肿瘤组织中 P27 蛋白的表达各治疗组与模型组比较有显著性差异($p < 0.05$)，PG 可上调 P27 值蛋白的表达。④模型组肿瘤细胞 G0/G1 期比例最低，S 期比例最高，用药各组的肿瘤细胞 G0/G1 期比例明显上升，其中以高、中剂量 PG+5-Fu 组上升最为明显，与模型组及 5-Fu 组比较有显著性差异($p < 0.05$)；用药各组的肿瘤细胞 S 期比例均下降，其中以高剂量 PG+5-Fu 组下降最为明显，与模型组及 5-Fu 组比较有显著性差异($p < 0.05$)；⑤各剂量 PG 合用 5-Fu 组肿瘤细胞凋亡率上升，其中以高、中剂量 PG+5-Fu 组肿瘤细胞凋亡率上升最为明显，与 5-Fu 组比较有显著性差异($p < 0.05$)。

结论：PG 对 5-Fu 化疗的荷瘤小鼠具有明显的增效减毒作用，可以上调肿瘤组织中 P27 蛋白的表达，诱导肿瘤细胞的凋亡，从而起到抗肿瘤的作用。

关键词：裴氏升血颗粒(PG)；增效；减毒；细胞周期；细胞凋亡；P27 蛋白

ABSTRACT

Objective: Research the efficacy enhancing and toxicity reducing of PG in H_{22} tumor−bearing mice on chemotherapy and the affect of tumor tissues of P27 protein expression and tumor cell apoptosis rate.

Methods: To establish the model of H_{22} tumor−bearing mice.To analyse anti−tumor activity of 5−Fu in vivo and judge efficacy enhancing of PG by calculating inhibition rate.To judge PG' toxicity reducing on 5−Fu by measuring the thymus index and spleen index. To observe the expression of P27 protein by immunohistochemical method,tumor cell cycle and apoptosis rate by flow cytometry.

Results: ①The inhibition rate of 5−Fu was 42.47%.PG and 5−Fu combination had additive anti−tumor effect. High and medium doses PG and 5−Fu combination had significant anti−tumor effect and their inhibition rates were 62.66% and 59.30%. ②PG reduced the tumor−bearing mice by 5−Fu−induced suppression of immune organs,and the thymus index and spleen index improved. ③ P27 protein expression in the treatment groups compared with the model group were significantly different （$p<0.05$）and PG could induce the expression of P27 protein value. ④Model group,the lowest proportion of cells in G0/G1 phase and the highest proportion of S phase.Medication in each group increased in the proportion of cells in G0/G1 phase.High and medium doses of PG +5− Fu groups increased most significantly and compared with the model group and 5−Fu group were significantly different （$p<0.05$）.Medication in each group the proportion of cells in S phase ruduced. High−dose PG +5− Fu group reduced the most obvious and compared with the model group and 5−Fu group were significantly different （$p<0.05$）. ⑤Various doses of PG combination of 5−Fu groups increased apoptosis of tumor cells.High and medium doses of PG +5− Fu groups increased the most obvious,compared with 5−Fu group were significantly different （$p<0.05$）.

Conclusion:PG has obvious efficacy enhancing and toxicity reducing on tumor−bearing mice who are treated with 5−Fu.PG can induce the expression of P27 protein and apoptosis in tumor cells to show the anti−tumor function.

Key Words:PG；efficacy enhancing；toxicity reducing；cell cycle；apoptosis；P27 protain

前　言

　　裴氏升血颗粒是全国著名中西医结合专家导师裴正学教授,集 40 余年的临床经验,根据扶正固本的理论严密组方,拟定的治疗白血病专方[1]。主要由六味地黄汤合生脉散加人参须、太子参、北沙参、党参等组成,重用人参须、太子参、党参、北沙参以健脾;六味地黄汤以补肾[2,3]。

该方因在三十年前完全彻底治愈了急性单核细胞性白血病(M_5)患者马长生[3],在1974年苏州全国血液病会议上被定名为"兰州方"。此后裴教授用此方加减治疗各种血液病及以此方为主配合放化疗治疗肿瘤取得显著疗效。2003年,裴氏升血颗粒又成功治愈了一例白血病患者(L_2)刘力刚,先后在《南昌日报》及《甘肃日报》进行报道。裴教授用此方除了治疗白血病之外,对恶性肿瘤,尤其是配合放化疗治疗多种恶性肿瘤等方面取得显著疗效,与放化疗药物合用能起到增效和减毒的作用,提高机体免疫力和抗肿瘤的治疗效果,延长患者的生存期限、提高了患者的生活质量。1997年该方作为甘肃省医学科学研究院院内制剂,命名"裴氏升血颗粒"。该药剂之部分实验研究已通过了成果鉴定。曾获得甘肃省皇甫谧科技成果一等奖。鉴于裴氏升血颗粒具有显著的临床疗效,已成为省内外众所周知的血液病、肿瘤病之专剂。

在我跟师学习期间据不完全统计该方治愈食道癌3例、胃癌1例、白血病3例、再生障碍性贫血3例、原发性肝癌3例[4]。其中对食道癌、胃癌、肝癌、白血病、再生障碍性贫血等病之疗效显著,薛氏[5]运用"兰州方"治疗原发性肝癌,使患者肿块明显缩小,肝功能完全恢复,提高了患者的生活质量,延长了患者的生存期;李氏等[6]运用兰州方配合化疗治疗癌症10例疗效观察显示:近期疗效兰州方组优于单纯化疗组($p < 0.05$);从毒副反应看,兰州方组明显轻于单纯化疗组($p < 0.01$)。裴氏升血颗粒与核素并用治疗肝癌15例,治疗组用核素加服裴氏升血颗粒(PG),对照组仅用核素,发现治疗组毒副作用明显轻于对照组,二者之疗效对比亦有显著性差异[7]。

动物实验研究证明:裴氏升血颗粒能够显著抑制突变型 p53 以及提高 Caspase-3 的蛋白表达,提示该药可以通过下调突变型 p53 和上调 Caspase-3 的蛋白表达,诱导肿瘤细胞的凋亡,提示裴氏升血颗粒具有显著的抗肿瘤作用,抑制肿瘤的发生是裴氏升血颗粒抗肿瘤的重要分子机制之一[8]。裴氏升血颗粒抑制 NF-κB 表达,影响基因转录功能,阻滞了肿瘤细胞 G1 期向 S 期的进程,使得 G1 期肿瘤细胞大量堆积;S 期肿瘤细胞 DNA 合成和复制受到抑制和阻断,S 期比率下降,细胞增生能力下降,从而抑制了肿瘤的生长增殖,裴氏升血颗粒可提高肿瘤细胞的凋亡率,具有诱导肿瘤细胞发生凋亡的作用,提示裴氏升血颗粒具有显著的抗肿瘤作用[9]。裴氏升血颗粒对荷瘤小鼠免疫器官胸腺、脾脏有明显增重作用,从而增强荷瘤小鼠特异性免疫功能。可促进 ConA 刺激的脾淋巴细胞增殖能力,增强荷瘤小鼠机体的细胞免疫功能,提高抗肿瘤效应。能够促进 IL-2 的分泌以及 IL-2 和 IFN-γ mRNA 的表达,提示裴氏升血颗粒可以通过对细胞因子的影响调节机体的免疫功能[10]。裴氏升血颗粒能调节机体紊乱的免疫状态,可使荷瘤小鼠迟发过敏反应增强,增加荷瘤小鼠的细胞免疫功能。增强腹腔巨噬细胞吞噬功能,IL-1、IFN-γ、NO 等细胞因子呈增高趋势;裴氏升血颗粒对 H_{22} 荷瘤小鼠肿瘤有明显抑制作用。增强免疫功能是裴氏升血颗粒抗肿瘤的重要作用机制[11]。裴氏升血颗粒可明显升高再障模型小鼠(经 3.0GY 直线加速器全身照射所建立)的外周血红蛋白、白细胞、血小板值,能明显恢复再障模型小鼠骨髓的造血功能[12]。小鼠脾脏病理组织切片观察显示,裴氏升血颗粒可减轻再障模型小鼠脾脏病理学改变,降低淋巴细胞的凋亡率,促进生发中心的恢复,使白髓面积扩大,被膜变薄,扩张的血窦基本恢复正常。免疫组化法检测脾脏 CD4+、CD8+ 含量结果表明,裴氏升血颗粒可使再障模型小鼠脾脏 CD4+ 含量呈增高趋势、CD8+ 含量呈降低趋势,增高 CD4+/CD8+ 值,从而提高再障模型小鼠的免疫功能[13]。

近年来,中药对机体的免疫调节和扶正抗癌作用已越来越受到人们的重视[14,15]。肿瘤的存在不仅抑制机体的细胞免疫功能,同时也抑制体液免疫功能[16],而化疗药物的应用可以加重机体的免疫抑制[17]。因此提高肿瘤患者的免疫功能,尤其是防治化疗后出现的免疫机能的严重抑制,成为抗肿瘤治疗的一个主要方面。因此,为进一步就裴氏升血颗粒对化疗药物抗肿瘤的增效减毒作用及其机制方面作研究,我们在上述研究的基础上采用小鼠 H22 荷瘤模型,研究裴氏升血颗粒对 H22 荷瘤小鼠 5-Fu 化疗后的增效减毒作用及其机制。通过观察不同剂量的 PG 合用 5-Fu 对小鼠 H22 瘤体生长的情况,确定其抗肿瘤效果。从诱导肿瘤细胞凋亡角度研究 PG 的抗肿瘤机制,从蛋白、基因水平观察该药对 H22 肿瘤细胞 P27 蛋白表达,从分子水平探讨裴氏升血颗粒的抗肿瘤诱导肿瘤细胞凋亡机理。为该药在治疗恶性肿瘤方面的应用,以及为中医和中西医结合治疗肿瘤提供科学依据,为裴氏升血颗粒临床广泛应用提供科学、微观的依据。

实验研究

1 实验材料

1.1 实验药品

裴氏升血颗粒(由生地、山药、丹皮、太子参、北沙参、党参、桂枝、大枣、五味子、炙甘草、白芍等组成,每包含生药量 36.25 克)。规格 15g/ 包,甘肃省医学科学研究院,批号:080310。

5-Fu 注射液:规格 250mg/ 支,上海旭东海普药业有限公司,批号:080105。

1.2 实验动物及瘤株

健康昆明小鼠 60 只,雌雄各半,体重 22±4g,6～8w 龄,由甘肃省中医学院实验动物中心提供,动物合格证号:医动字第 0000423 号。H22(肝癌)瘤株,从北京药物研究所引进,由甘肃医学科学院传代保种。

1.3 实验试剂

KH2PO4:北京红星化工厂

无水乙醇:天津市博迪化工有限公司

NaOH:天津市化学试剂三厂

KCl:天津市化学试剂五厂

Na2HPO4·12H2O:天津市科密欧化学试剂开发中心

NaCl:北京化工厂

碘化吡啶:PI,Sigma 公司

甲醛:西安化学试剂厂

H₂O₂(分析纯):中国吴淞化肥厂上海

二甲苯(分析纯):天津市百世化工有限公司

枸橼酸盐缓冲液:1000ml 蒸馏水中加枸橼酸三钠($C_6H_5Na_3O_7 \cdot 2H_2O$)3g,枸橼酸($C_6H_8O_7 \cdot H_2O$)0.4g。

枸橼酸三钠($C_6H_5Na_3O_7 \cdot 2H_2O$):西安化学试剂厂

枸橼酸($C_6H_8O_7 \cdot H_2O$):西安化学试剂厂

磷酸盐缓冲液(PBS):NaCl 8.00g,$Na_2HPO_4 \cdot 12H_2O$ 3.48g,KCl 0.20g,KH_2PO_4 0.20g,加三蒸水至 1000ml 配制,调 PH 值至 7.4,120℃高压灭菌 20min,4℃保存备用。

兔抗鼠 P27 单克隆抗体:武汉博士德生物工程有限公司

羊抗兔异硫氰基荧光素 -IgG(FITC-IgG,二抗):武汉博士德生物工程有限公司

DAB 显色试剂盒:武汉博士德生物工程有限公司

BSA 封闭液:武汉博士德生物工程有限公司

SABC:武汉博士德生物工程有限公司

1.4 实验仪器和设备

流式细胞仪(FCM):BeckmanCoulter 公司

倒置显微镜:OLYMPUSPM-6,日本

双目生物显微镜:OLMPUSCHC-212

CO₂ 培养箱:SHEL-LAB1825TC,美国

1/1000g 电子天平:JA-2003,上海

快速混匀漩涡器:SK-1,深圳

电冰箱:金王子,北京

电热干燥箱:202-2,上海

单人双面净化工作台:SW-CJ-1F,苏州

电热恒温水浴箱:S-648,上海

离心机:LD4-2A,北京

西冷冰箱:BY-160,杭州

压力锅:BOX,上海

无菌操作箱:B 型 - 小,上海

隔水恒温培养箱:PYX-DHS-50×60,上海

台式大容量冷冻离心机:TDL5M,长沙高新技术产业开发区

微量移液器:WKY 型 5-25μl,上海

电子天平 1/100g:瑞士 Sartorius 公司 BP211D 型

2 实验方法

2.1 模型制备

从 H_{22} 瘤株传代小鼠的腹腔抽取乳白色的瘤液参照文献[18],用生理盐水稀释至瘤细胞计数为 $2×10^6$ 个 /ml[19],在每鼠右前腋部皮下接种瘤液 0.2ml[18]。

2.2 动物分组及剂量

接种 24h 后,小鼠随机分为 5 组。分别为:PG 高剂量 +5-Fu 组,PG 剂量为 10g/kg(相当于成人临床用量的 20 倍);PG 中剂量＋5-Fu 组,PG 剂量为 5g/kg (相当于成人临床用量的 10 倍);PG 低剂量＋5-Fu 组,PG 剂量为 2.5g/kg (相当于成人临床用量的 5 倍);5-Fu 组;模型组。PG 灌胃给予等容积(0.2ml/10g)的药物[20],模型组给予等量蒸馏水,每日一次,连续灌胃 10d[19]。5-Fu 按小鼠体质量 20mg/kg 腹腔注射,每日一次,连续腹腔注射 10d。裴氏升血颗粒临用前分别用蒸馏水充分溶解。

2.3 抑瘤率的测定

停药次日称重,处死小鼠,取肿瘤组织,称重,按公式计算抑瘤率[18]:抑瘤率(%)=(模型组平均瘤重－给药组平均瘤重)/ 模型组平均瘤重×100%。

2.4 胸腺、脾脏指数测定

末次给药 24h 后将小鼠称重,继而断颈处死,取胸腺、脾脏称重。计算方法[21]:胸腺指数(mg/10g)= 胸腺重 /(结束体重－瘤重)×10;脾脏指数(mg/10g)= 脾脏重 /(结束体重－瘤重)×10。

2.5 采用免疫组化法检测肿瘤组织石蜡切片中 P27 蛋白的表达

2.5.1 制作石蜡切片

固定:肿瘤组织用 10%甲醛固定。

脱水:脱水,用石蜡包埋。

切片:将石蜡包埋的组织用病理切片机切成厚 5μm 石蜡切片。

脱蜡、水化:脱蜡前,将切片在 45℃恒温箱中烘烤 60min。切片置于二甲苯中浸泡 20min,更换二甲苯后再浸泡 20min, 先后在无水乙醇中浸泡 10min,95%乙醇中浸泡 10min,90%乙醇中浸泡 10min,85%乙醇中浸泡 10min。

2.5.2 免疫组织化学染色(SP 法)

滴加 3%H_2O_2,室温静置 5～10min 以消除内源性过氧化物酶的活性。蒸馏水洗 3 次。

热修复抗原:将切片浸入 0.01M 枸橼酸盐缓冲溶液(pH6.0)的容器中,并将此容器置于盛有一定数量自来水的大器皿中,电炉上加热煮沸,从小容器的温度到达 92℃～98℃起开始计时 15～20min,然后断离电炉,室温冷却 20～30min,PBS(pH7.2～7.6)液洗涤 3min×3 次。

滴加 5%BSA 封闭液,室温 20min。甩去多余液体,不洗。

滴加适当稀释的一抗(免抗鼠 P27 单克隆抗体),37℃1h 左右。PBS(pH7.2～7.6)冲洗,

3min×3 次

滴加生物素二抗工作液,37℃孵育 20min

PBS 冲洗 3min×3 次

滴加试剂 SABC,37℃孵育 20min

PBS 冲洗,5min×4 次

DAB 显色:使用 DAB 显色试剂盒(AR1022)。取 1ml 蒸馏水,加试剂盒中 A,B,C 试剂各一滴,混匀后加至切片。室温显色,镜下控制反应时间,一般在 5～30min 之间。蒸馏水洗涤。

苏木素轻度复染

自来水冲洗中止反应

逐级脱水、二甲苯透明、中性树胶封片

显微镜观察。

2.5.3 P27 蛋白阳性判断标准

P27 蛋白阳性反应产物主要位于胞核／胞浆,胞核／胞浆染成棕黄色、棕褐色颗粒为 P27 阳性反应。分别随机观察 10 个高倍镜视野,计算每个高倍镜视野 100 个肿瘤细胞中的阳性细胞数,取其平均值作为 P27 的阳性细胞数[22]。

2.6 流式细胞术测定细胞凋亡率及细胞周期(PI 染色法)

在无菌条件下,取新鲜瘤组织 0.5cm³,放入平皿中,用磷酸盐缓冲液(PBS)除去瘤组织表面的血液及血凝块,加入少量 PBS;用眼科剪将组织剪至匀浆状,加入 5mlPBS;用吸管吸取组织匀浆,用 200 目尼龙筛网过滤至试管内;离心沉淀 1000r/min,5min。再用 PBS 液洗 3 次,每次以 800r/min 的低速离心 5min 除细胞碎片;以 350 目尼龙网过滤去除细胞团块,取单细胞悬液 200μl,加入 75% 的乙醇 0.5ml,在 4℃固定 12h,用 PBS 液洗去固定液,2～3 次,离心 1000r/min 每次 10min,弃上清留沉淀。细胞计数在 $1×10^6$ 个 /ml 以上,取悬液 50μl 加入碘化吡啶 15μl 染色 30min。上流式仪检测[18,23-24]。

2.7 统计学方法

所有实验数据以均数±标准差($\bar{x}±s$)表示,应用 SPSS10.0 统计学软件进行数据统计,多组均数采用单因素方差分析(One-wayANOVA)。取 $p<0.05$ 作为差异有显著意义水平。

3 实验结果

3.1 裴氏升血颗粒对荷瘤小鼠 5-Fu 化疗减毒的影响

3.1.1 全身情况

一般观察可见,模型组小鼠第 5 天起出现皮毛散乱,右前腋部皮下隐约可见瘤体,小鼠出现精神状态差、饮食减少、活动迟缓、扎堆、倦卧、嗜睡、毛无光泽而枯乱、毛色暗等现象,造模后第 8～10d 之间,瘤体增长迅速,表面凹凸不平,可见多个结节,边界不清,实验结束时解剖模型组小鼠发现瘤体较给药组生长旺盛。5-Fu 组小鼠瘤体增长较模型组慢,精神、饮食较模型组差。而裴氏升血颗粒各剂量合用 5-Fu 组小鼠与模型组及 5-Fu 组比较, 毛色较光亮,精神、饮食均较好,瘤体增长慢。

3.1.2 裴氏升血颗粒对荷瘤小鼠5-Fu化疗免疫器官胸腺、脾脏的影响

模型组小鼠胸腺、脾脏体积缩小,重量减轻。5-Fu组小鼠胸腺、脾脏体积缩小、重量减轻的更明显。5-Fu组胸腺指数低于模型组,为15.2±3.9(mg/10g),与模型组比较有显著性差异($p<0.05$),PG各剂量合用5-Fu组可提高小鼠胸腺指数,其中高、中剂量合用5-Fu组小鼠胸腺指数分别为23.3±2.6 (mg/10g)、21.1±2.8 (mg/10g),与5-Fu组比较均有显著性差异($p<0.05$),而低剂量合用5-Fu组与5-Fu组比较无显著性差异($p>0.05$)。5-Fu组脾脏指数低于模型组,为33.7±6.4(mg/10g),与模型组比较有显著性差异($p<0.05$),PG各剂量合用5-Fu组小鼠脾脏指数均高于5-Fu组,其中高、中剂量合用5-Fu组小鼠脾脏指数为48.8±9.8(mg/10g)、43.2±5.4(mg/10g),与5-Fu组比较有显著性差异($p<0.05$),而低剂量合用5-Fu组与5-Fu组比较无显著性差异($p>0.05$)。(见表1、图1、图2)

表1 裴氏升血颗粒合用5-Fu对荷瘤小鼠免疫器官的影响(n=12,x̄±s)

组别	剂量(g/kg)	TI(mg/10g)	SI(mg/10g)
模型组	-	27.3±5.8	58.3±16.0
5-Fu组	0.02	15.2±3.9△	33.7±6.4△
PG低剂量+5-Fu组	PG 2.5;5-Fu 0.02	18.0±3.0	39.2±5.9
PG中剂量+5-Fu组	PG 5;5-Fu 0.02	21.1±2.8*	43.2±5.4*
PG高剂量+5-Fu组	PG 10;5-Fu 0.02	23.3±2.6*	48.8±9.8*

注:△$p<0.05$,与模型组比较;*$p<0.05$,与5-Fu组比较。

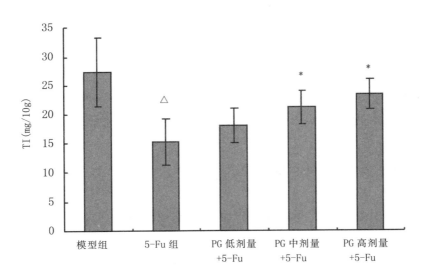

图1 裴氏升血颗粒合用5-Fu对荷瘤小鼠胸腺指数的影响(n=12,±s)

(△$p<0.05$,与模型组比较;*$p<0.05$,与5-Fu组比较)

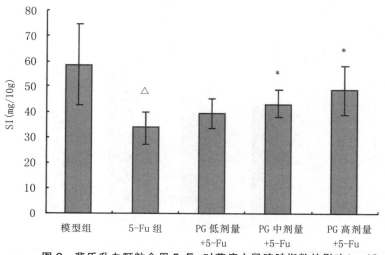

图 2　裴氏升血颗粒合用 5-Fu 对荷瘤小鼠脾脏指数的影响(n=12,±s)

（△p<0.05,与模型组比较;*p<0.05,与 5-Fu 组比较）

3.2　裴氏升血颗粒对荷瘤小鼠 5-Fu 化疗增效的影响

裴氏升血颗粒合用 5-Fu 对荷瘤小鼠抑瘤率的影响表现为:5-Fu 组及不同剂量裴氏升血颗粒合用 5-Fu 组对荷瘤小鼠瘤重均有明显抑制作用,其平均瘤重与模型组比较均有显著性差异(p<0.05)。其中裴氏升血颗粒高、中剂量合用 5-Fu 组平均瘤重分别为 1.044±0.354(g)、1.138±0.214(g),与 5-Fu 组比较有显著性差异(p<0.05),抑制率分别为 62.66%和 59.30%。(见表 2、图 3)

表 2　裴氏升血颗粒合用 5-Fu 对荷瘤小鼠抑瘤率的影响(n=12,%,$\bar{x}$±s)

组别	剂量(g/kg)	平均瘤重(g, ±s)	抑瘤率(%)
模型组	—	2.797±0.751	—
5-Fu 组	0.02	1.609±0.445△	42.47
PG 低剂量 +5-Fu 组	PG 2.5;5-Fu 0.02	1.557±0.394△	44.34
PG 中剂量 +5-Fu 组	PG 5;5-Fu 0.02	1.138±0.214*	59.30
PG 高剂量 +5-Fu 组	PG 10;5-Fu 0.02	1.044±0.354*	62.66

注:△p<0.05,与模型组比较;*p<0.05,与 5-Fu 组比较。

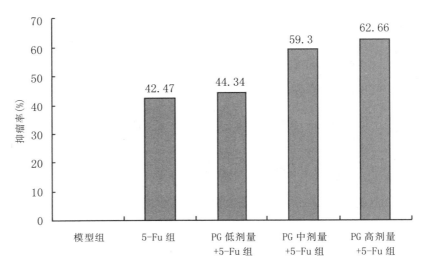

图 3　裴氏升血颗粒合用 5-Fu 对荷瘤小鼠抑瘤率的影响(n=12,%,±s)

3.3　裴氏升血颗粒合用 5-Fu 对荷瘤小鼠肿瘤组织中 P27 蛋白表达的影响

各治疗组肿瘤组织中 P27 阳性细胞数的表达明显高于模型组,与模型组比较有显著性差异 ($p < 0.05$)。5-Fu 组肿瘤组织中 P27 蛋白的阳性细胞数为 10.52 ± 1.24,PG 各剂量 +5-Fu 组肿瘤组织中 P27 蛋白阳性细胞数的表达不同程度高于 5-Fu 组,以 PG 高、中剂量 +5-Fu 组最为明显,其 P27 蛋白的阳性细胞数分别为 18.65 ± 1.19 和 15.12 ± 1.33,与 5-Fu 组之间有显著性差异($p < 0.05$)。(见表 3、附录 1)

表 3　裴氏升血颗粒合用 5-Fu 对 H_{22} 小鼠肿瘤组织中 P27 表达的影响(n=6,±s)

组别	剂量(g/kg)	P27 阳性细胞数
模型组	–	5.27 ± 0.97
5-Fu 组	0.02	$10.52 \pm 1.24^{\triangle}$
PG 低剂量 +5-Fu 组	PG 2.5;5-Fu 0.02	$10.93 \pm 2.07^{\triangle}$
PG 中剂量 +5-Fu 组	PG 5;5-Fu 0.02	$15.12 \pm 1.33^{*}$
PG 高剂量 +5-Fu 组	PG 10;5-Fu 0.02	$18.65 \pm 1.19^{*}$

注:$\triangle p < 0.05$,与模型组比较;$* p < 0.05$,与 5-Fu 组比较。

3.4　裴氏升血颗粒合用 5-Fu 对小鼠 H_{22} 肿瘤细胞周期及凋亡率的影响

各剂量裴氏升血颗粒合用 5-Fu 组与 5-Fu 组对肿瘤细胞周期分布比例有不同程度的影响,5-Fu 组的 G0/G1 期为 42.25 ± 15.16(%),与模型组比较有显著性差异($p < 0.05$),而各剂量裴氏升血颗粒合用 5-Fu 组较 5-Fu 组 G0/G1 期都有不同程度升高, 其中以 PG 高、中剂量 +5-Fu 组作用最明显,G0/G1 期分别上升达到 57.83 ± 10.70(%)、54.07 ± 8.98(%),与 5-Fu 组比较有显著性差异($p < 0.05$)。5-Fu 组及各剂量裴氏升血颗粒合用 5-Fu 组 S 期均较模型组

降低,其中以高剂量合用 5-Fu 组下降最为显著,降为 30.53±6.24(%),与 5-Fu 组比较有显著性差异(p<0.05)。在模型组,没有观察到凋亡细胞亚二倍峰;各剂量 PG+5-Fu 及 5-Fu 治疗后,出现凋亡细胞的亚二倍峰,高剂量组效果最好。5-Fu 可诱导肿瘤细胞凋亡,其凋亡率 25.03±3.23(%),与模型组比较有显著性差异(p<0.05);各剂量裴氏升血颗合用 5-Fu 组均可提高肿瘤细胞的凋亡率,以 PG 高、中剂量 +5-Fu 组效果最为明显,凋亡率达到 53.48±3.89(%)、48.52±5.79(%),与 5-Fu 组比较有显著性差异(p<0.05)。表明 PG 可协同 5-Fu 诱导肿瘤细胞发生凋亡,增加 5-Fu 的抗肿瘤效果。(见表 4,附录 2)

表 4　裴氏升血颗粒合用 5-Fu 对荷瘤小鼠肿瘤细胞周期及凋亡率的影响(n=6,x̄±s)

组别	G0/G1(%)	S(%)	G2/M(%)	凋亡率(%)
模型组	30.25±2.77	44.72±5.32	24.99±4.42	—
5-Fu 组	42.25±15.16△	39.82±8.83	17.89±7.37	25.03±3.23
PG 低剂量 +5-Fu 组	44.20±7.43	38.63±5.98	17.15±8.64	27.73±4.04
PG 中剂量 +5-Fu 组	54.07±8.98*	34.82±8.39△	11.09±7.39△	48.52±5.79*
PG 高剂量 +5-Fu 组	57.83±10.70*	30.53±6.24*	11.63±6.56△	53.48±3.89*

注:△p<0.05,与模型组比较;*p<0.05,与 5-Fu 组比较。

讨　论

导师裴正学教授,结合自己四十多年的临床经验,认为"正虚"是恶性肿瘤发生、发展的根本原因;扶正固本是治疗恶性肿瘤的基本法则,在应用这一法则时以"健脾补肾"为其精髓;由此拟定"兰州方",经 40 余年的不断实践、充实、重组,最后制成"裴氏升血颗粒",其组成主要有:六味地黄汤、生脉散、北沙参、党参、太子参、桂枝、大枣、五味子、炙甘草、白芍等。"四参"集健脾益气之大成,为补益后天之本之劲旅,合生脉散益气补肺使四参健脾益气之功益彰;"六味地黄汤"为补益肾气之专方,重用山萸肉(30g)使补益先天之功益彰;"桂枝汤:桂枝、白芍、生姜、甘草、大枣为完整之桂枝汤组成,此方"外合营卫,内安脏腑"前人称之为群方之冠。裴老认为:"兰州方"中之桂枝汤在大补先天与后天之同时加强了调和营卫内安脏腑之功,实则加强了植物神经系统、代谢系统、内分泌系统、免疫系统之调节作用。浮小麦、甘草、大枣为甘麦大枣汤,古人用此方治疗妇女精神抑郁症疗效确切。裴老认为:兰州方中之甘麦大枣除了具有调节植物神经系统作用外,尚有安神镇静、调节思维之作用,补充了上述主要未尽之功。综上所述"兰州方"以扶正固本之大法加强了人体正气,从而达到扶正祛邪的作用,具有良好抗肿瘤及减毒增效的临床疗效。

祖国医学认为人类发病学方面,以"正气内虚"为致病之本。《素问》提出"正气存内,邪不可干,邪之所凑,其气必虚"[7]。《外科正宗》说:"积之成者,正气之虚也,正气虚而后积成",直接把《素问》"正虚发病"的观点应用于肿瘤之发病,只有正气不足的情况下,邪气才能侵犯人体,致气血阴阳失调,而形成肿瘤[25]。《灵枢·刺节真邪篇》说:"真气者,所受于天,与谷气并而充其身也",真气包含着先天与后天两个方面,历代医家把先天方面归于两肾,名曰"元气"(原气);把后天方面归于脾胃,名曰"中气"(谷气)。脾主中气,肾主元气,因此在"扶正固本"法则中,"健脾"与"补肾"便是最重要的两端。实验研究证明,中医的"脾"、"肾"具有免疫系统、内分泌系统、代谢系统、植物神经系统、胃肠胰内分泌系统等诸方面的意义,"健脾补肾"具有改善上述各方面功能的作用。现代研究表明,扶正培本药用以治疗肿瘤有以下作用:①能促进机体免疫功能,提高淋巴细胞增殖和网状内皮系统活力;②能保护和改善骨髓造血功能,提高血液细胞成分;③能提高内分泌体液的调节功能,促进下丘脑—垂体—肾上腺轴皮质功能;④能调整患癌机体内环磷腺苷和环鸟苷酸的比值,有利于抑制癌细胞的生长;⑤有双相调节作用;⑥能提高机体物质代谢;⑦能减轻放化疗毒副作用,增强放化疗的效果;⑧某些扶正方药有直接抑癌、控制癌细胞浸润和转移的作用[26]。

本实验通过测定各组肿瘤组织中P27蛋白的表达情况及肿瘤细胞凋亡的情况来进一步探讨裴氏升血颗粒抗肿瘤的作用机制。通过对荷瘤小鼠抑瘤率及免疫器官指数的观察,探讨其对化疗药物的增效减毒作用。

1 裴氏升血颗粒抗肿瘤的作用机制

近年来随着抗肿瘤中药研究的进展,不仅发掘出许多具有抗肿瘤作用的组方,而且其作用机制的研究也逐步深入,大体可分为以下几类:细胞毒类抗肿瘤作用;诱导肿瘤细胞分化;产生细胞周期抑制或诱导肿瘤细胞凋亡;调节机体免疫系统;抑制端粒酶活性;逆转肿瘤的多药耐药性基因等。其中很多机制都与对肿瘤相关基因的调节密不可分,本文以P27及细胞凋亡为观察指标,观察了裴氏升血颗粒对肿瘤相关基因表达的调节作用。

我们知道细胞周期调控的主要分子是细胞周期蛋白(cyclin)、细胞周期蛋白依赖性激酶(CDKs)和CDK抑制蛋白(CDKI)来调节的。其中CDKI通过与细胞周期蛋白、CDK或细胞周期蛋白-CDK复合物的结合抑制CDK的活性,导致细胞周期停止,阻断细胞的增殖过程。由于CDKI的生物化学功能及其调节方式,决定了它们在细胞生长的重要阶段中具有重要的作用。作为CDK的抑制蛋白,已证明一些CDKI是潜在的肿瘤抑制因子或抑癌基因。近年来所发现的p27基因及其产物对于细胞的生长有着极其重要的调控作用,如细胞的增殖、分化和凋亡,并且在某些肿瘤组织和肿瘤细胞株中发现P27表达异常,提示其与肿瘤的发生发展有着密切的关系,是一种潜在的抑癌基因[27]。

细胞的生长受细胞增殖和细胞死亡的影响。当细胞受到抑制时,必然出现细胞增殖抑制和死亡细胞增加的现象。细胞分裂增殖的实质是DNA复制,通过细胞不断经历细胞周期来实现。而细胞周期受细胞内信号传导和多种因素的精细调节。特别是G0/G1期细胞对外界环境因素敏感并能被刺激,从而加快或减缓细胞增殖。当细胞周期发生障碍时,细胞增殖将受到抑制,而DNA合成障碍是细胞周期发生障碍的较常见原因[28,29]。

P27蛋白可限制性调节细胞周期进程,这一作用主要通过抑制细胞周期蛋白-CDK复合物的功能来实现。虽然 P27 能广泛抑制各种周期素和 CDK 的活性，但主要抑制细胞周期素 E-CDK2 和细胞周期素 D-CDK4 等 G1 期激酶复合物[30]。P27 蛋白是细胞周期 G1/S 限制点负性调节途径的主要因子，主要作用于 G1 期，抑制细胞从 G1 期到 S 期的转化，诱导 G1 期阻滞，抑制细胞的增殖；P27 蛋白还在控制细胞周期 G0/G1 停滞中起关键作用；P27 蛋白也可促进凋亡，影响细胞分化[31]。P27 蛋白表达的减少能够促进细胞增殖和恶性转化，与肿瘤的发生有密切关系[32-33]。

本实验结果显示，模型组荷瘤小鼠的肿瘤细胞组织中 P27 蛋白的阳性表达异常减低，免疫组化染色少见棕黄色区域，而不同剂量裴氏升血颗粒合用 5-Fu 组及 5-Fu 组 P27 蛋白的表达明显增高，与模型组比较差异有显著性意义（$p < 0.05$），而且不同剂量裴氏升血颗粒合用 5-Fu 组与 5-Fu 组比较均有不同程度的增高。提示裴氏升血颗粒可以通过上调 P27 蛋白的表达，抑制细胞从 G1 期到 S 期的转化，诱导 G1 期阻滞，抑制细胞的增殖，促进细胞程序化死亡等功能，来达到其抗肿瘤的作用。

综上所述，裴氏升血颗粒可通过上调 P27 蛋白的表达，对细胞周期产生影响，抑制肿瘤细胞增殖，促进肿瘤细胞凋亡，从而发挥其抗肿瘤的作用。

2 裴氏升血颗粒对 5-Fu 所致荷瘤小鼠毒副反应的拮抗作用及增效作用

近年的研究表明，肿瘤的发生、发展及预后与带瘤机体的免疫状态密切相关。机体发生肿瘤后，其自身免疫功能低下，体内抑制性细胞在功能上显著增强，抑制机体对肿瘤的免疫效应，使肿瘤逃逸机体的免疫监视，促进肿瘤生长。

胸腺是机体最重要的中枢免疫器官，为 T 细胞发育、分化、成熟的场所。T 细胞为人体重要的免疫细胞，可介导细胞免疫及参与一系列免疫功能的发挥与调节，抗肿瘤免疫也主要以细胞免疫为主。许多动物实验表明，荷瘤宿主的胸腺常出现萎缩，重量减轻，胸腺细胞大量减少。此时机体的细胞免疫功能及相关免疫能力低下，不利于机体对肿瘤细胞的对抗。脾脏是人体最大的外周免疫器官，是各类免疫细胞居住的场所，也是对抗原物质产生免疫应答及产生免疫效应物质的主要基地。目前，认为脾脏在肿瘤免疫中具有双相性，即在肿瘤的早期具有正性免疫作用，抑制肿瘤的生长。到了肿瘤生长晚期，脾内产生大量抑制性细胞，并释放出具有活性的可溶性物质，抑制机体免疫功能作用。

目前，在临床肿瘤的治疗中，手术和放、化疗仍占主导地位，荷瘤机体一方面自身免疫功能受到抑制，另一方面在临床放、化疗治疗过程中又受到进一步的损害，放疗和化疗虽然可以直接杀伤肿瘤细胞，但同时也抑制造血系统功能和免疫活性细胞，出现白细胞下降，免疫功能低下等症状，削弱了机体抗肿瘤和抗感染的能力[34]。

中药作为化疗辅助用药广泛应用于恶性肿瘤的防治，具有多靶点、多效性的特点，毒副反应少，一方面可以增强化疗的敏感性，有助于癌症的治疗、防止转移和复发；另一方面对机体具有整体调节作用，减轻化疗引起的毒副反应。增敏是指癌症病人在化疗中同时配合用中药以期增加化疗药对肿瘤治疗的敏感度并提高其治疗效果。具体地说，增敏包括两方面内容：一是增效,运用中药使化疗原有疗效进一步提高;二是增敏,即降低化疗剂量同样有效,或原先对化疗不敏感的肿瘤,在应用中药后有效[35]。采用中医治疗试图改善宿主的体质,用扶正固本法提高机体免疫功能。

本实验结果得出,裴氏升血颗粒对 5-Fu 所致胸腺指数和脾脏指数下降具有明显的提升作用,提高机体的免疫功能,增强机体对外界有害刺激的抵抗力,减少机体的损伤。可见,裴氏升血颗粒可作为化疗药的辅助用药,可减轻由化疗引起的毒副作用。另外,裴氏升血颗粒合用 5-Fu 可进一步抑制肿瘤的生长,可增加 5-Fu 的抗肿瘤效果。

综上所述,裴氏升血颗粒可以通过增加胸腺指数及脾脏指数,来提高机体自身的免疫功能,增强机体对外界刺激的抵抗力,从而对化疗药物引起的临床毒副作用产生拮抗,裴氏升血颗粒还可以通过协同化疗药物抑制肿瘤的生长,增加抑瘤率,更好地发挥其治疗肿瘤的作用。

结　语

1　结论

本实验测定了裴氏升血颗粒对 P27 蛋白表达及细胞凋亡的影响及对 5-Fu 所致的毒副反应的拮抗作用和增效作用,结果得出:

1.1　裴氏升血颗粒对肿瘤组织的生长有抑制作用,随裴氏升血颗粒的剂量增大而使抗肿瘤效果增高,其高、中剂量与 5-Fu 合用抗肿瘤有相加作用,抑瘤率显著提高分别为 62.66%、59.30%。

1.2　裴氏升血颗粒对由 5-Fu 引起的免疫器官胸腺和脾脏的抑制具有一定的拮抗作用,能通过增加免疫器官胸腺和脾脏的重量,维护机体的免疫机能,抵抗外来刺激因素的损伤,并随裴氏升血颗粒的剂量增大而使拮抗作用增强。

1.3　裴氏升血颗粒可通过上调 P27 蛋白的表达,对细胞周期产生影响,阻滞了肿瘤细胞 G1 期向 S 期的进程,使得 G1 期肿瘤细胞大量堆积;S 期肿瘤细胞 DNA 合成和复制受到抑制和阻断,S 期比率下降,细胞增生能力下降,从而抑制肿瘤细胞增殖,发挥其抗肿瘤的作用。

1.4　裴氏升血颗粒可提高肿瘤细胞的凋亡率,具有促进或诱导肿瘤细胞发生凋亡的作用。

综上所述,裴氏升血颗粒在荷瘤机体中的抑瘤作用是通过调节荷瘤机体异常的免疫抑制状态,上调 P27 蛋白的表达及诱导肿瘤细胞凋亡来发挥作用的,并且对 5-Fu 化疗的荷瘤小鼠具有明显的增效减毒作用。

2　体会与展望

裴氏升血颗粒是导师裴正学教授,经四十余年的临床经验,拟定的治疗恶性肿瘤的方药。此方集温肾、健脾、益气、养血于一炉,以其扶正固本为大法。多年来在恶性肿瘤的临床应用中取得了比较满意的疗效,证明裴氏升血颗粒不仅对白血病有很好的疗效,对恶性肿瘤,尤其对放、化疗引起的免疫功能低下具有显著的临床疗效。近年来,动物实验研究表明:裴氏升血颗粒对恶性肿瘤的作用与临床应用所取得的疗效一致。

　　本课题的立题来源于裴正学教授四十多年来临床经验的启迪,充分体现了临床经验指导实验研究的思想,避免了实验研究的盲目性。本实验从分子水平探讨裴氏升血颗粒的抗肿瘤机制及其增效减毒作用。为该药在治疗恶性肿瘤方面的应用,为配合化疗药物增效减毒作用方面提供科学依据,为裴氏升血颗粒临床广泛应用提供科学、微观的依据。

　　附录 1:P27 蛋白在小鼠 H_{22} 肝癌移植瘤组织中的表达(SP 法)

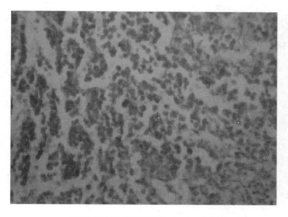

模型组(免疫组化染色,×400)

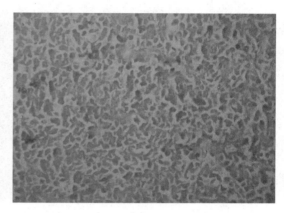

5-Fu 组(免疫组化染色,×400)

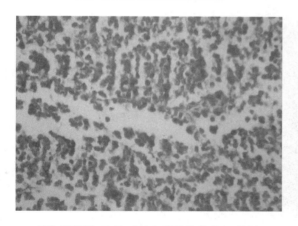

PG 低剂量+5-Fu 组(免疫组化染色,×400)

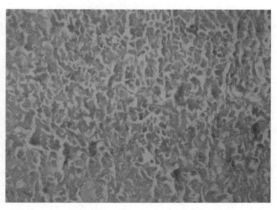

PG 中剂量+5-Fu 组(免疫组化染色,×400)

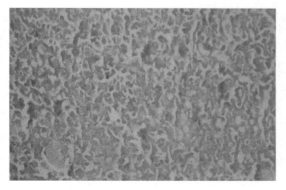

PG 高剂量+5-Fu 组(免疫组化染色,×400)

附录 2:H_{22} 荷瘤小鼠肿瘤组织中细胞周期和细胞凋亡率流式细胞图

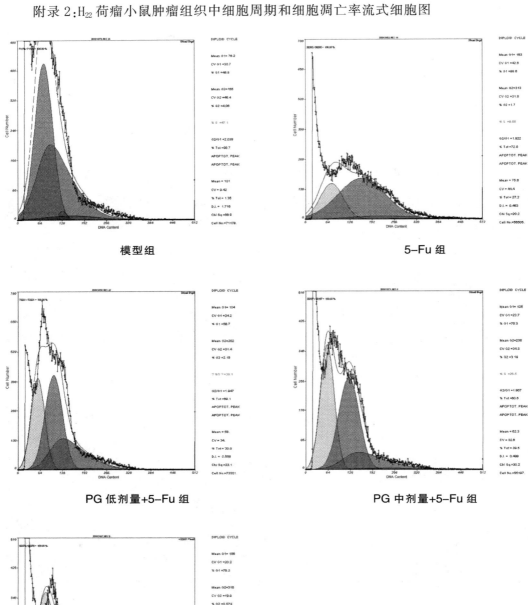

模型组

5-Fu 组

PG 低剂量+5-Fu 组

PG 中剂量+5-Fu 组

PG 高剂量+5-Fu 组

参考文献

[1]裴正学.漫话白血病之治疗.裴正学医话医案集,甘肃科学技术出版社,2004:24-25

[2]裴正学.扶正培本与免疫.裴正学医学经验集,甘肃科学技术出版社,2003:234-246

[3]裴正学.急性单核细胞性白血病.中西结合实用内科学,人民卫生出版社,1996:321-336

[4]裴正学.食管癌临证治疗撷拾.中医药学刊,2002.7

[5]薛文翰.裴正学老师治疗原发性肝癌的经验.中医典籍学报,台湾,1998.12

[6]李敏,薛文翰,李薇等.裴氏"兰州方"配合化疗治疗癌症10例疗效观察.国医论坛.1998

[7]裴正学.核素治疗与"扶正固本".裴正学医话医案集,甘肃科学技术出版社,2004:31-33

[8]王宁.裴氏升血颗粒对 H_{22} 肿瘤细胞凋亡及 p53、Caspase-3 蛋白表达的影响.学位论文,2008

[9]王卓.裴氏升血颗粒对 H_{22} 瘤细胞凋亡及 NF-kB 表达的影响.学位论文,2008

[10]张桂琼.裴氏升血颗粒对荷 H_{22} 瘤小鼠脾淋巴细胞增殖活性及细胞因子的影响.学位论文,2007

[11]黄邦荣.裴氏升血颗粒对荷 H_{22} 瘤小鼠免疫系统影响的实验研究.学位论文,2007

[12]白丽君.裴氏升血颗粒对再障模型小鼠骨髓造血系统影响的实验研究.学位论文,2006

[13]王晓丽.裴氏升血颗粒对再障模型小鼠免疫系统影响的实验研究.学位论文,2006

[14]于尔辛.中药扶正培本在恶性肿瘤治疗方面的应用.医学理论与实践.1994,7(8):21-23

[15]刘鲁明.新世纪中医药及中西医结合抗肿瘤研究展望.浙江中西医结合杂志.2002,12(4):203-205

[16]Hadden JW. Immunodeficiency and cancer: prospectsfor correction [J]. Int Immunopharmacol. 2003,3(8):1061-1071

[17]许志良,刘永林,俞颖.肿瘤患者 CD4/CD8、$\gamma\delta$ T 细胞化疗前后的变化.中国预防医学杂志.2004,4(5):140-141

[18]徐淑云,卞如濂,陈修.药理试验方法学.北京:人民卫生出版社,2002:1757-1827

[19]戴馨仪,陈林香,周岱翰等.参桃软肝丸对荷瘤动物抑瘤与免疫的试验研究.中国肿瘤.2001,10(7):426-428

[20]李仪奎.中药药理实验方法学.上海:上海科技技术出版社,1991,36

[21]孙震,陈石良,谷文英等.灰树花多糖体内抗肿瘤作用的实验研究.药物生物技术.2001,8(5):279-283

[22]郑建勇,李开宗,王为忠.肝癌组织中 p27KIP1 基因的表达及其与细胞凋亡的关系.世界华人消化杂志.2002,10(8):883-886

[23]程卫东,赵健雄.扶正抑瘤颗粒诱导 H_{22} 瘤细胞凋亡调控分子机制的研究.中国中医药科技.2005,5(12):141-143

[24]沈世林,赵健雄.复方中药制剂对肿瘤细胞 NF-κB 表达及凋亡影响的实验研究.四川中医杂志.2004,22(7):12-13

[25]陈婧,陈培丰.浙江中医药大学.浙江中西医结合杂志.2006,16(11)

[26]陶勇,吴敏毓.防己黄芪汤对脾虚小鼠 MΦ、T 细胞功能的影响.安徽中医学院学报.2000,19(1):48-49

[27]安家泽,窦科峰,骆文静.p27Kip1诱导肝癌细胞凋亡的实验研究.陕西医学杂志.2008,37(6):643-645

[28]ENOCH T,NORBURY C.Cellular responses to DNA damage:Cell-cycle check points,apoptosis and the roles of p53 andATM [J].Trends Biochem Sci.1995,20:426-430

[29]TERADA T,NAKANUMA Y.Expression of apoptosis,proliferating cell nuclear antigen,and apoptos is related antigens(Bcl-2,C-myc,Fas,Lewis(y) and P53) in human cholangiocarcinomas and hepato-cellular carcinomas [J].Pathol Int.1996,46:764-770

[30]张晓艳,付旭东,汤为学.肝癌细胞 H_{22} 培养上清液对鼠细胞 L929 细胞周期、CyclinD1、P27 蛋白表达的影响.郑州大学学报(医学版).2008,43(1):144-146

[31]HiromuraK, Pippin JW, FeroML, etc. Modulation of apoptosis by the cyclin dependent kinase inhibitor p27(Kip1)[J].J Clin Invest,1999,103(5):597

[32]RavankoK, JarvinenK, Paasinen-SohnsA, etc.Loss of p27Kip1 from cyclinE/CDKI but not from cy-clink1/CDK4,complexes in cells transformed by polyamine biosynhteticenzymes [J].Cancer Res.2000,60(18):5244

[33]Ozkara SK, Corakci A. Significantly decreased P27 expression in endometrial carcinoma compared to complex hyperplasia with atypia (correlation with P53 expression)[J]. Pathol Oncol Res.2004,10(2):89

[34]赵春卉.山核桃树枝水煎剂对荷瘤鼠 p53 和 PCNA 基因表达的影响及其增效减毒作用.学位论文,2007

[35]王雪华.秦海涛,刘树民.中医药对恶性肿瘤放疗减毒增效作用的研究.中医药信息.1993,(4):33-35

裴氏升血颗粒联合 5-Fu 对荷 H_{22} 瘤小鼠 T 细胞亚群及 IL-2 的影响

彭艳艳

中文摘要

目的:通过观察裴氏升血颗粒(PG)对 5-氟尿嘧啶(5-Fu)化疗后荷瘤小鼠肿瘤生长情况、免疫器官指数及 T 细胞亚群和 IL-2 的影响,探讨该颗粒增效减毒的作用及机理。

方法:建立荷 H_{22}(肝癌)瘤小鼠模型后,将 50 只小鼠随机分为 5 组:模型组、5-Fu 组和裴氏升血颗粒小、中、大剂量联合 5-Fu 组,每组 10 只。造模次日除模型组给予蒸馏水外其余各组开始进行药物干预,共 10 天。停药次日眼球取血处死小鼠,用瘤体重量计算裴氏升血颗粒联合 5-Fu 对荷瘤小鼠抑瘤率的影响;胸腺、脾脏称重计算胸腺指数(TI)和脾脏指数(SI);用流式细胞仪检测小鼠外周血中 CD3+、$CD4^+$、$CD8^+$ 的量及用放免法检测小鼠血清中 IL-2 的含量。

结果:动物实验表明:(1)裴氏升血颗粒联合 5-Fu 组抑瘤率较 5-Fu 组明显提高,其中 PG 大剂量 +5-Fu 组的抑瘤率为 72.4%。(2)裴氏升血颗粒小、中、大剂量 +5-Fu 组荷瘤小鼠胸腺指数及脾脏指数均高于 5-Fu 组,PG 大剂量 +5-Fu 组胸腺指数 14.2mg/10g、脾脏指数为 52.4mg/10g,统计学意义显著。(3)裴氏升血颗粒小、中、大剂量 +5-Fu 组 $CD3^+$、$CD4^+$ 和 $CD4^+/CD8^+$ 均升高,$CD8^+$ 降低;其中 $CD4^+/CD8^+$ 的比值分别是:5.9、6.4、5.2,与 5-Fu 组相比具有统计学意义,($p < 0.05$)。(4)裴氏升血颗粒中剂量 +5-Fu 组 IL-2 的含量为 1.18ng/mL,较 5-Fu 组显著升高($p < 0.05$)。

结论:裴氏升血颗粒联合 5-Fu 对荷 H_{22} 瘤小鼠具有明显增效减毒作用。增效作用主要反映在抑瘤率的提高,以裴氏升血颗粒大剂量 +5-Fu 组作用最为明显;减毒作用反映于 $CD3^+$、$CD4^+$ 及 IL-2 的量增加,$CD8^+$ 的量减少,以裴氏升血颗粒中剂量 +5-Fu 组作用最为明显。裴氏升血颗粒通过调节荷 H_{22} 瘤小鼠机体的免疫功能,改善机体的反应性,从而达到增效减毒的作用。

关键词:裴氏升血颗粒;抑瘤率;胸腺指数;脾脏指数;T 细胞亚群;IL-2

ABSTRACT

Objevtive: To investigate the function and mechanism of Peishishengxue Granule （PG）on enhancing efficacy and reducing toxicity through observing the PG combined with 5－Fu on the weights of solid tumor and the immune organs,the levels of T－cell Subgroups and Interleukin－2 （IL－2)in H_{22} bearing mice.

Methods: The fifty models of solid tumor by hepatoma cell H_{22} transplantation in mice were divided into five groups: model group ,5－ Fu group,PG low,medium and high dose combined with 5－Fugroups. There were ten mice in each group.The next day,except the model group the rest groups were deal with drug－intervention, once a day for ten days.After that,all mice were killed, and the weights of solid tumor,thymus and spleen were measured,and the tumor inhibiting rates, the thymus index （TI）and the spleen index （SI）were calculated.The levels of $CD3^+$、$CD4^+$、$CD8^+$ was measured by flow cytometric technique and IL－2 was measured by RIA.

Results: The experiment showed:1.The tumor inhibiting rates were higher in each PG combined with 5－Fugroups than that in the 5－Fu group and in PG high dose combined with 5－Fu group it was 72.4%;2.The TI and SI was increased in PG combined with 5－Fu groups. In PG high dose combined with 5－Fu group they were significantly increased, The TI was 14.2mg/10g （$p<0.05$) and The SI was 52.4mg/10g($p<0.05$);3.The levels of $CD3^+$、$CD4^+$、$CD4^+$/ $CD8^+$ were higher while CD8+was lower in the three PG combined with 5－Fu groups than those in the 5－Fu groups ,and $CD4^+/CD8^+$ in PG combined with 5－Fu groups were:5.9、6.4、5.2, （$p<0.05$);4. The levels of IL－2 in PG medium dose combined with 5－Fu group was 1.18ng/ml , it was markedly higher in 5－Fu group （ $p<0.05$).

Conclusion:PG can enhance efficacy and reduce toxicity obviously. Improving the anti－tumor effect of 5－Fu can reflect the enhancing efficacy,especial the PG high dose combined with 5－FU group. Improving the levels of $CD3^+$、$CD4^+$ and IL－2 can reflect the reducing toxicity,especial the PG medium dose combined with 5－Fu group.PG can regulate the immune function of tumor－bearing mouse,improve the reaction of economy,consequently it can attain the function of improving the immune function and reducing the adverse reactions of chemotherapy.

KEY WORDS: Peishishengxue Granule;tumor inhibiting rates; SI ; TI;the T－cell Subgroups ; IL－2

前　言

裴氏升血颗粒是我国著名中西医结合专家、导师裴正学教授通过长期的临床实践而拟定的治疗血液病的专方,此方主要由六味地黄汤合生脉散加减而成,六味地黄汤以补肾,生脉散以健脾,同时加用太子参、潞党参、北沙参以益气固本。该方于1968年完全彻底治愈了急性单核细胞性白血病(M_5)患者马长生,于1974年在苏州召开的全国血液病会议上被定名为"兰州方"[1]。此方在临床治疗肿瘤及血液病方面疗效显著,1997年该方作为甘肃省医学科学研究院院内制剂,制成"裴氏升血颗粒"。该制剂于2002年起作为甘肃省医学科学研究院临床科研课题进行实验研究,通过了成果鉴定。曾获得2003年甘肃省皇甫谧科技成果一等奖。

裴氏升血颗粒以扶正固本为大法,注重调节机体的反应性,即增强机体的免疫功能,使机体之免疫低下状态得到不同程度的改善,从而达到临床疗效。中医这一"扶正固本"之法,与现代医学之免疫学、分子生物学、基因组学等有着异曲同工之处[2]。

40余年的临床应用,证明裴氏升血颗粒不仅对血液病有很好的疗效,对恶性肿瘤,尤其能改善肿瘤患者放、化疗引起的免疫功能低下状态。临床实践证明该方对食道癌、肝癌、恶性淋巴瘤、再生障碍性贫血等病均有显著疗效。仅据本人在从师侍诊期间的不完全资料统计,该颗粒治愈白血病3例,再生障碍性贫血3例,原发性肝癌3例,胃癌1例、食道癌3例[3-6]。李氏[7]等运用裴氏升血颗粒配合化疗治疗癌症10例疗效观察显示:从近期疗效看,裴氏升血颗粒组优于单纯化疗组($p < 0.05$);从毒副反应看,裴氏升血颗粒组明显轻于单纯化疗组($p < 0.01$)。邱氏[8]等观察裴氏升血颗粒与核素并用治疗肝癌15例,治疗组用核素加服裴氏升血颗粒,对照组仅用核素,发现治疗组毒副作用明显轻于对照组,二者之疗效对比亦有显著性差异。薛氏[9]运用裴氏升血颗粒治疗原发性肝癌,使患者肿块明显缩小,肝功能完全恢复,提高了患者的生活质量,延长了生存期。

关于裴氏升血颗粒的实验研究,前人亦进行过多方面的动物实验,证明裴氏升血颗粒可改善再障模型小鼠及荷瘤小鼠的免疫功能[10-15]。本文亦是在建立荷H_{22}瘤小鼠模型的基础上,研究裴氏升血颗粒对5-Fu化疗后荷瘤小鼠肿瘤生长情况、免疫器官指数、外周血中CD_3+、CD_4^+、CD_8^+T淋巴细胞量及血清中IL-2含量的影响,探讨该颗粒的减毒增效作用及其机理。旨在探索裴氏升血颗粒抗肿瘤的新靶点,为裴氏升血颗粒临床广泛应用提供科学、微观的客观依据。

实验研究

1　实验材料

1.1　实验药品

裴氏升血颗粒(由生地、山药、山萸肉、太子参、北沙参、潞党参、桂枝、大枣、五味子、炙甘草、白芍等组成,每包含生药量36.25克),规格15g/包,甘肃省医学科学研究院,批号080310;临前用蒸馏水充分溶解,配置成所需浓度。

5-Fu注射液,规格0.25g/支,上海旭东海普药业有限公司,批号:080105;

1.2 实验动物及瘤株

健康SPF级昆明小鼠50只,雌雄各半,体重20±2g,6~8w龄,由甘肃省中医学院SPF动物实验室提供,实验动物质量合格证号:0000423。

H_{22}(肝癌)瘤株:从北京药物研究所引进,由甘肃医学科学院传代保种。

1.3 实验试剂

NaCl:北京化工厂

$Na_2HPO_4 \cdot 12H_2O_3$:天津市科密欧化学试剂开发中心

NaOH:天津市化学试剂三厂

KCl:天津市化学试剂五厂

KH_2PO_4:北京红星化工厂

OptilyseC溶血素:杭州联科生物技术有限公司

无水乙醇:天津市博迪化工有限公司

EDTA-K2抗凝管:杭州联科生物技术有限公司

小鼠T细胞流式试剂盒:杭州联科生物技术有限公司

小鼠白介素-2放免试剂盒(IL-2RIAKIT):北京福瑞生物工程公司

磷酸盐缓冲液(PBS):NaCl 8.00g,$Na_2HPO_4 \cdot 12H_2O$ 3.48g,KCl 0.20g,KH_2PO_4 0.20g,加三蒸水至1000ml配制,调pH值至7.4,121℃高压灭菌20min,4℃保存备用

1.4 实验仪器和设备

电冰箱:金王子,北京

离心机:LD4-2A,北京

西冷冰箱:BY-160,杭州

压力锅:BOX,上海

倒置显微镜:OLYMPUSPM-6,日本

双目生物显微镜:OLMPUSCHC-212,日本

1/1000电子天平:JA-2003,上海

单人双面净化工作台:SW-CJ-1F,苏州

台式大容量冷冻离心机:TDL5M,湖南

微量移液器:WKY型5-25μl,上海

流式细胞仪:Becton-DickinsonFACSCaliburxi,美国

放免免疫技术器:GC-1200γ,中国

2　实验方法

2.1　模型的建立

无菌抽取传代第 8 天的 H_{22} 小鼠腹水,用生理盐水稀释成肿瘤细胞数为 2×10^6/mL 个。取昆明种小鼠 50 只,每只小鼠右侧腋部皮下接种 0.2mL 肿瘤细胞悬液[16,17]。

2.2　动物分组及给药方法

接种次日,将动物随机分成 5 组,每组 10 只,雌雄各半,分别为模型组、5-Fu 组(0.02g·kg^{-1})、PG 小剂量(2.5g·kg^{-1},相当于成人用量的 5 倍)+5-Fu 组(0.02g·kg^{-1})、PG 中剂量(5g·kg^{-1},相当于成人用量的 10 倍)+5-Fu 组(0.02g·kg^{-1})、PG 大剂量(10g·kg^{-1},相当于成人用量的 20 倍)+5-Fu 组(0.02g·kg^{-1})。PG 小、中、大剂量 +5-Fu 组每只小鼠腹腔注射浓度为 2mg/mL 的 5-Fu 注射液 0.1mL/10g 后再给予浓度分别为 125mg/mL、250mg/mL、500mg/mL 的裴氏升血颗粒溶解液 0.2mL/10g 灌胃,5-Fu 组腹腔注射浓度为 2mg/mL5-Fu 注射液 0.1mL/10g,模型组给予蒸馏水 0.2mL/10g 灌胃,连续给药 10 天,每日 1 次[18-20]。

2.3　小鼠一般状态观察

自接种肿瘤细胞悬液即开始观察各组小鼠的毛色、饮食情况、活动度、活泼度,排泄状况等情况。

2.4　抑瘤率的测定

末次给药 24h 后摘眼球取血处死小鼠,剥取瘤块,1/1000 天平称重,计算抑瘤率。计算方法[16]:

抑瘤率(%)=(模型组平均瘤重 − 治疗组平均瘤重)/ 模型组平均瘤重×100.

2.5　胸腺、脾脏指数测定

末次给药 24h 后,小鼠称重,处死,取胸腺、脾脏 1/1000 天平称重。胸腺、脾脏指数计算方法[16]:

胸腺指数(mg/10g)= 胸腺重 /(结束体重 − 瘤重)×10;

脾脏指数(mg/10g)= 脾脏重 /(结束体重 − 瘤重)×10。

2.6　流式细胞仪检测 $CD3^+$、$CD4^+$、$CD8^+$T 淋巴细胞量

小鼠眼球取血,注入 EDTA-K2 抗凝管中充分混匀,4℃冷藏 20min 后从每个抗凝管取小鼠全血 100μL,分装于试管中,每管中分别加入 Anti-MouseCD3ePE-cy5Conjugated、Anti-MouseCD4FITC、Anti-MouseCD8PE 各 5μL 的单色荧光抗体,避光,室温下孵育 20min 后加入 OptilyseC 溶血素 2mL 混匀静置 10min,1500rpm 离心 5min,弃上清液,PBS 清洗 2 次,设定激发光为 488nm,波长为 576nm,上机检测。利用 CELLQuest 功能软件进行参数获取和数据分析,X 轴为前向散射光,Y 轴为侧向散射光,确定 T 淋巴细胞群,计数窗内细胞 10000 个,在直方图上以对数结果标记,调整确定放大倍数,并在此基础上测定淋巴细胞亚群的阳性表达率。

2.7　放免法测定 IL-2 含量

小鼠眼球取血,注入试管中待凝固后,4℃1500rpm 离心 12min,分离血清,分装于道夫管

中。本实验采用平衡法,具体步骤根据放免药盒说明书按下表操作:

IL-2RIA 加液程序 (单位 :μL)

试剂	T	NSB	S0	S1-S5	样品
缓冲液	–	200	100	–	–
标准液	–	–	–	100	–
样品液	–	–	–	–	100
抗血清	–	–	100	100	100
125I-IL-2	100	100	100	100	100
		充分混匀,4℃保存 24h			
PR 分离剂	–	500	500	500	500

充分混匀,室温放置 20min 后,4℃3500rpm 离心 25min,吸弃上清液,在 γ 计数器上测定 cpm 数,采用预先编辑的程序得出样品 IL-2 浓度。

2.8 统计学方法

所有实验数据以均数±标准差($\bar{x}±s$)表示,应用 SPSS17.0 统计学软件进行数据统计,组间对比采用单因素方差分析。

3 实验结果

3.1 荷瘤小鼠的一般状况观察

各组小鼠接种前活泼好动,进食量、进水量及排泄量未见异常,体毛致密度无明显差别。随着肿瘤的生长,各组之间小鼠的生长出现差异。

模型组:毛色发暗且稀疏,进食量及进水量减少不明显,活泼度下降,活动量减少,排泄量变化不明显。

5-Fu 组:毛色灰暗且稀疏,出现掉毛现象,进食量、进水量逐渐减少,活泼度明显下降,喜倦卧,排泄量减少。

联合给药组:毛色无太大变化,掉毛现象不明显,觅食饮水减少,活动度有所减少,排泄量减少。

3.2 裴氏升血颗粒联合 5-Fu 的抗肿瘤作用

结果显示:裴氏升血颗粒大剂量 +5-Fu 组的瘤重明显低于 5-Fu 组,统计学意义显著($p <$ 0.05)。裴氏升血颗粒剂大、中、小剂量联合 5-Fu 组的抑瘤率均高于 5-Fu 组,分别为 72.4%,66.6%,62.7%。(见表 1 和图 1)

表 1 裴氏升血颗粒联合 5-Fu 对荷瘤小鼠瘤重和抑瘤率的影响($\bar{x} \pm s$, n=10)

组 别	剂 量(g·kg^{-1})	瘤 重(g)	抑瘤率(%)
模型组	–	3.09±1.88	–
5-Fu 组	0.02	1.49±0.62*	51.9
PG 小剂量 +5-Fu 组	2.5+0.02	1.15±0.31*	62.7
PG 中剂量 +5-Fu 组	5.0+0.02	1.03±0.42*	66.6
PG 大剂量 +5-Fu 组	10.0+0.02	0.85±0.46*△	72.4

注:*$p < 0.05$,与模型组相比较,△$p < 0.05$,与 5-Fu 组相比较

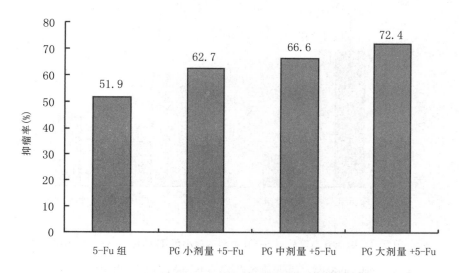

图 1 裴氏升血颗粒联合 5-Fu 对荷瘤小鼠抑瘤率的影响($\bar{x} \pm s$, n=10)

3.3 裴氏升血颗粒对 5-Fu 引起荷瘤小鼠免疫器官的影响

结果显示:5-Fu 组与模型组相比, 胸腺指数及脾脏指数降低, 差异有统计学意义,($p <$ 0.05);与 5-Fu 组比较,裴氏升血颗粒小、中、大剂量分别联合 5-Fu 组的胸腺指数分别是: 10.2±2.4、10.9±3.5、17.2±4.5;脾脏指数分别是:36.7±9.1、41.7±10.0、52.4±10.9。其中裴氏升血颗粒大剂量 +5-Fu 组胸腺指数及脾脏指数较 5-Fu 组显著增高($p < 0.05$),统计学意义明显。表明裴氏升血颗粒对 5-Fu 化疗引起的胸腺及脾脏指数降低有明显的改善作用。(见表 2 和图 2)

表 2　裴氏升血颗粒对 5-Fu 引起荷瘤小鼠 TI 及 SI 的影响($\bar{x}\pm s$,n=10)

组　别	剂　量(g·kg^{-1})	胸 腺 指 数(mg/10g)	脾 脏 指 数(mg/10g)
模型组	–	33.4±9.2	70.1±19.8
5-Fu 组	0.02	7.8±1.9*	33.1±5.9*
PG 小剂量 +5-Fu 组	2.5+0.02	10.2±2.4	36.7±9.1
PG 中剂量 +5-Fu 组	5.0+0.02	10.9±3.5	41.7±10.0
PG 大剂量 +5-Fu 组	10.0+0.02	17.2±4.5△	52.4±10.9△

注:*$p<0.05$,与模型组相比较,△$p<0.05$,与 5-Fu 组相比较

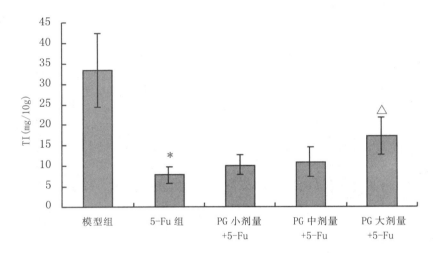

图 2-1　裴氏升血颗粒对 5-Fu 引起荷瘤小鼠 TI 的影响($\bar{x}\pm s$,n=10)

(注:*$p<0.05$,与模型组相比较,△$p<0.05$,与 5-Fu 组相比较)

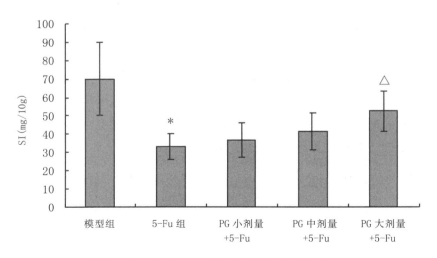

图 2-2　裴氏升血颗粒对 5-Fu 引起荷瘤小鼠 SI 的影响($\pm s$,n=10)

(注:*$p<0.05$,与模型组相比较,△$p<0.05$,与 5-Fu 组相比较)

3.4 裴氏升血颗粒对 5-Fu 引起荷瘤小鼠 T 淋巴细胞亚群的影响

结果显示:通过流式细胞仪检测发现,与模型组比较,5-Fu 组 $CD3^+$、$CD4^+$ 及 $CD4^+/CD8^+$ 比值均降低,而 $CD8^+$ 升高,有显著统计学意义,($p<0.05$);与 5-Fu 组比较,裴氏升血颗粒小、中、大剂量分别联合 5-Fu 组 $CD3^+$、$CD4^+$ 及 $CD4^+$ 与 $CD8^+$ 的比值显著升高, 具有统计学意义, ($p<0.05$)。(见表 3 和图 3)

表 3　裴氏升血颗粒对 5-Fu 引起荷瘤小鼠 T 淋巴细胞亚群的影响($\bar{x}\pm s$,n=8)

组　别	$CD3^+$(%)	$CD4^+$(%)	$CD8^+$(%)	$CD4^+/CD8^+$
模型组	76.7±15.2	82.4±11.3	10.4±3.0	8.2±1.4
5-Fu 组	43.5±13.2*	59.1±16.3*	17.7±4.4*	3.5±1.2*
PG 小剂量 +5-Fu 组	75.6±4.5△	81.1±4.4△	16.8±4.0	5.2±1.9△
PG 中剂量 +5-Fu 组	65.7±8.5△	84.7±3.1△	13.8±3.0△	6.4±1.5△
PG 大剂量 +5-Fu 组	72.8±16.5△	81.1±7.5△	14.2±2.4△	5.9±1.4△

注:*$p<0.05$,与模型组相比较,△$p<0.05$,与 5-Fu 组相比较

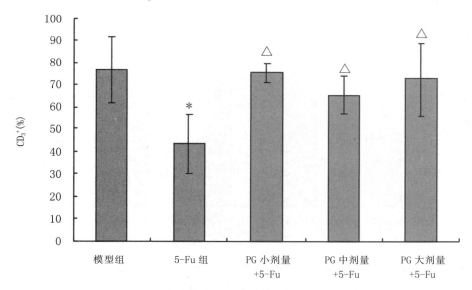

图 3-1　裴氏升血颗粒对 5-Fu 引起荷瘤小鼠 CD_3^+的影响(±s,n=8)

(*$p<0.05$,与模型组相比较,△$p<0.05$ 与 5-Fu 组相比较。)

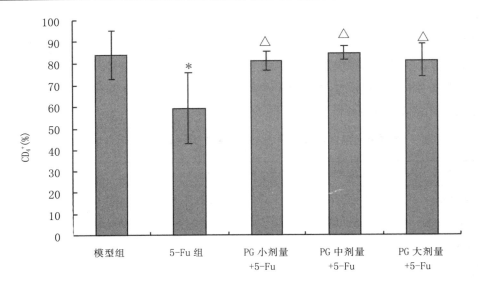

图 3-2　裴氏升血颗粒对 5-Fu 引起荷瘤小鼠 CD$_4^+$的影响($\bar{x}\pm s$,n=8)

(*$p<0.05$,与模型组相比较,△$p<0.05$ 与 5-Fu 组相比较。)

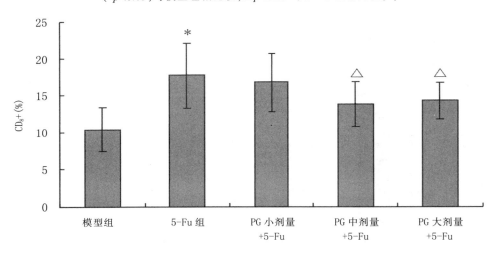

图 3-3　裴氏升血颗粒对 5-Fu 引起荷瘤小鼠 CD$_8^+$的影响($\pm s$,n=8)

(*$p<0.05$,与模型组相比较,△$p<0.05$ 与 5-Fu 组相比较。)

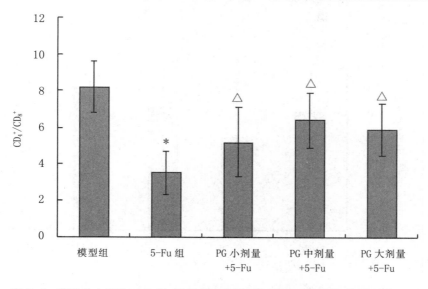

图 3-4　裴氏升血颗粒对 5-Fu 引起荷瘤小鼠 CD4+/CD8+的影响($\bar{x}$±s,n=8)

(*p<0.05,与模型组相比较,△p<0.05 与 5-Fu 组相比较。)

3.5　裴氏升血颗粒对 5-Fu 引起荷瘤小鼠血清中 IL-2 含量的影响

结果显示:5-Fu 组与模型组比较 IL-2 的含量明显降低,有统计学意义,(p<0.05);联合用药后, 裴氏升血颗粒小、中、大剂量联合 5-Fu 组血清中 IL-2 含量分别为 1.05±0.47、1.18±0.43、1.06±0.17,与 5-Fu 组比较,裴氏升血颗粒中剂量 +5-Fu 组差异明显,统计学意义显著。(见表 4 和图 4)

表 4　裴氏升血颗粒对 5-Fu 引起荷瘤小鼠 IL-2 的影响($\bar{x}$±s,n=8)

组　别	剂　量(g·kg⁻¹)	IL-2(ng/ml)
模型组	–	1.20±0.36
5-Fu 组	0.02	0.79±0.43*
PG 小剂量 +5-Fu 组	2.5+0.02	1.05±0.47
PG 中剂量 +5-Fu 组	5.0+0.02	1.18±0.43△
PG 大剂量 +5-Fu 组	10.0+0.02	1.06±0.17

注:*p<0.05,与模型组相比较,△p<0.05,与 5-Fu 组相比较

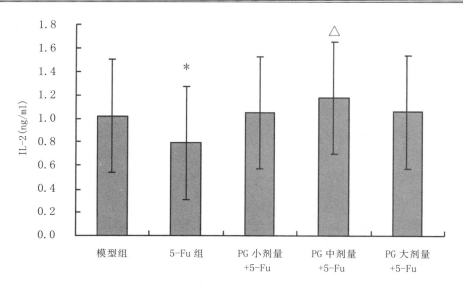

图4　裴氏升血颗粒对5-Fu引起荷瘤小鼠IL-2的影响($\bar{x}\pm s$,n=8)

(*$p<0.05$,与模型组相比较,△$p<0.05$与5-Fu组相比较。)

讨　论

　　裴氏升血颗粒主要由六味地黄汤合生脉散加太子参、北沙参、潞党参等组成,均属扶正固本之品。方中重用太子参、潞党参、北沙参以健脾,六味地黄汤以补肾,全方充分体现了中医之"扶正固本"法则。

　　祖国医学在人类发病学方面,以"气内虚"为致病之本,《素问·遗篇刺法论》说:"正气存内,邪不可干",《素问·评热病论》说:"邪之所凑,其气必虚";在治病方面则提出了扶正固本的治疗法则。人体的"正气"亦称"真气",《灵枢·刺节真邪篇》说:"真气者,所受于天,与谷气并而充其身也",真气包含着先天与后天两个方面,历代医家把先天方面归于两肾,名曰"元气"(原气);把后天方面归于脾胃,名曰"中气"(谷气)。脾主中气,肾主元气,因此在"扶正固本"法则中,"健脾"与"补肾"便是最重要的两端。实验研究证明,中医的"脾"、"肾"具有免疫系统、内分泌系统、代谢系统、植物神经系统、胃肠胰内分泌系统等诸方面的意义,"健脾补肾"具有改善上述各方面功能的作用。"扶正固本"这一旨在发挥和动员人体抗病能力的观点和现代免疫学之间存在着很大的共同性。中医所称的"正气",总的来说,代表着机体内在的抗病能力,这种能力相当于人体免疫系统的生理功能。机体免疫系统有非特异性免疫和特异性免疫两类。中医的中气、卫气与现代免疫学的非特异性免疫有相似之处,而原气则与特异性免疫有相似之处;特异性免疫和非特异性免疫相互促进共同完成机体的免疫效应,中气和元气亦相互促进共同形成机体的正气作用;"扶正固本"则能提高机体免疫功能[21]。

　　随着免疫学和分子生物学的发展,研究证实,恶性肿瘤的发生、发展与机体的免疫功能低下密切相关。目前恶性肿瘤的治疗多采用放疗、化疗、手术等方法。化疗是肿瘤综合治疗的主要手段之一,由于化疗药物对机体的正常细胞及肿瘤细胞缺乏绝对选择性,在杀死肿瘤细胞的同时也对正常组织、细胞有一定程度的破坏作用。因此,如何降低化疗药物所致的细胞毒性和免疫功能低下状态是肿瘤临床治疗面临的一大难题。同时,在肿瘤治疗中,局部肿瘤的彻底根除(手术)、放疗、化疗等常常并不能令患者更加受益,患者常因免疫功能严重受创,出现远处播散、转移,使生活质量降低,生存期缩短。免疫功能在肿瘤发生、发展、转移、逆转、消退中占有的地位日益受到重视。中药对机体的免疫调节作用和扶正抗癌作用已越来越受到人们的重视[22-34]。

我国著名中西医结合专家、导师裴正学教授,结合自己四十多年的临床经验,认为:正虚是恶性肿瘤发生、发展的根本原因;扶正固本是治疗恶性肿瘤的基本法则,在应用这一法则时以"健脾补肾"为其精髓;由此拟定"兰州方",经40余年的不断实践、充实、重组,最后制成"裴氏升血颗粒",裴氏升血颗粒是根据中医辨证论治的精湛理论配方研制,以六味地黄汤、生脉散为主方,作为中医扶正的经典方剂,具有扶正固本的作用。其组成主要有:六味地黄汤、生脉散、北沙参、潞党参、太子参、桂枝、大枣、五味子、炙甘草、白芍等。前人已经进行过大量的研究,通过动物实验研究证明:裴氏升血颗粒可明显升高再障模型小鼠(经3.0GY直线加速器全身照射所建立)的外周血红蛋白、白细胞、血小板的值,能明显恢复再障模型小鼠骨髓的造血功能,免疫组化法检测脾脏 CD4+、CD8+T 细胞含量,结果表明:裴氏升血颗粒可使再障模型小鼠脾脏 CD4+T 细胞含量呈增高趋势、CD8+ 含量呈降低趋势,增高 CD4+/CD8+ 值,从而提高再障模型小鼠的免疫功能。同时该颗粒可增强腹腔巨噬细胞吞噬功能,小鼠脾脏病理组织切片观察显示,裴氏升血颗粒可减轻再障模型小鼠脾脏病理学改变,降低淋巴细胞的凋亡率,促进生发中心的恢复,使白髓面积扩大,被膜变薄,扩张的血窦基本恢复正常[10,11]。裴氏升血颗粒对荷 H22 瘤小鼠肿瘤有明显抑制作用。增强免疫功能是裴氏升血颗粒抗肿瘤的重要作用机制。裴氏升血颗粒通过对荷瘤小鼠免疫器官胸腺、脾脏增重作用,从而增强荷瘤小鼠非特异性免疫功能。裴氏升血颗粒可促进 ConA 刺激的脾淋巴细胞增殖能力,增强荷瘤小鼠机体的细胞免疫功能,提高抗肿瘤效应。裴氏升血颗粒能够促进荷瘤小鼠 IL-2 的分泌以及 IFN-γ mRNA 的表达,提示该颗粒可以通过对细胞因子的影响调节机体的免疫功能[12,13]。裴氏升血颗粒能调节机体紊乱的免疫状态,通过增加荷瘤小鼠的细胞免疫功能,可使荷瘤小鼠迟发过敏反应的变态反应减弱;通过定量检测得出裴氏升血颗粒能够显著抑制突变型 p53 以及提高 Caspase-3 的蛋白表达,从而抑制肿瘤的发生,亦可通过抑制 NF-κB 表达,影响基因转录功能,阻滞了肿瘤细胞从 G1 期向 S 期的进程,使肿瘤细胞 DNA 合成和复制受到抑制和阻断,抑制了肿瘤的生长增殖。延长生存期,提高生活质量,减慢肿瘤生长速度,与多年来裴氏升血颗粒在临床应用中所取得的疗效一致[13,14]。

尽管上述同道对裴氏升血颗粒的研究和开发作出了很大的努力,但是对这一临床具有大家公认的显著疗效的方药在增效减毒这一方面的微观探讨仍存不足,鉴于此,我们亦是在建立荷瘤小鼠模型的基础上,通过观察裴氏升血颗粒联合 5-Fu 抗 H22 肿瘤的效果,发现裴氏升血颗粒联合 5-Fu 组抑瘤率明显高于单纯 5-Fu 组，提示裴氏升血颗粒对 5-Fu 的抗种植性肿瘤生长具有一定的增效作用,两药同用具有相加作用。从裴氏升血颗粒对荷瘤小鼠脏器指数的影响情况分析得出,该颗粒对荷瘤小鼠的免疫器官胸腺指数、脾脏指数均有明显增加作用,从而可推断该颗粒具有增强荷瘤小鼠非特异性免疫功能的作用。本实验通过流式细胞仪检测发现裴氏升血颗粒小、中、大剂量 +5-Fu 组 $CD3^+$、$CD4^+$ 均高于单纯 5-Fu 组,$CD8^+$ 低于 5-Fu 组;$CD4^+/CD8^+$ 的比值在裴氏升血颗粒中剂量 +5-Fu 组显著增加。应用放免法检测裴氏升血颗粒小、中、大剂量 +5-Fu 组对荷瘤小鼠血清中 IL-2 含量的影响,发现裴氏升血颗粒中剂量 +5-Fu 组血清中 IL-2 的含量较 5-Fu 组显著升高,由此可见裴氏升血颗粒具有拮抗 5-Fu 化疗后引起的机体免疫低下状态,达到其减毒作用。此研究旨在探索裴氏升血颗粒抗肿瘤的靶点取向,为裴氏升血颗粒在治疗恶性肿瘤方面的推广应用,提供科学、微观的客观依据,以及为中医和中西医结合治疗肿瘤提供科学依据。

1 裴氏升血颗粒的抑瘤作用

本实验采用的荷 H_{22} 移植性肿瘤模型,属于典型的考察药物抗肿瘤作用的体内实验模型。造模的方法是将肿瘤细胞移植于动物体内,并使其在动物体内不断增殖。该模型的优点在于能够保持机体的完整性,并使机体与外界环境保持正常的联系,因此能更加客观的反映药物抗肿瘤活性[17]。实验在观察 5-Fu 对瘤株生长抑制作用的同时,重点观察裴氏升血颗粒联合 5-Fu 对瘤株生长的抑制作用,实验结果表明,裴氏升血颗粒联合 5-Fu 能够显著降低荷 H_{22} 瘤小鼠的平均瘤重,抑瘤率最高达到 72.4%,可认为裴氏升血颗粒有一定的抗肿瘤作用,且对 5-Fu 的抗肿瘤作用具有明显的增效性。

研究发现,巨噬细胞(MΦ)、自然杀伤细胞(NK)、细胞毒细胞(CTL)、淋巴因子激活性杀伤细胞(LAK)等在抗肿瘤方面均具有重要作用,而富含多糖类化合物的中药均可以增强 MΦ、NK、CTL 及 LAK 等细胞的活动功能,亦可提升血管生成抑制因子(AIF)的分泌,抑制上皮生长因子(EGF)的量,从而多方面达到抑制肿瘤生长的目的。由于中药成分的复杂性,因而一味中药或者复方中药往往具有多种作用机制,这是中药抗肿瘤多环节、多靶点的优势所在。相信伴随着细胞生物学和分子生物学的迅猛发展,学科的交叉、融合,精通多学科人才的涌现,中药抗肿瘤的研究必定在中药现代化的推动下,通过深入细致的研究中药配伍规律,作用机理,作用物质基础等,促进中医药走向世界并服务于全人类,对弘扬中医药文化具有重要意义。还应该倡导抗肿瘤中药的毒副作用研究,处理好中药单体与中药多成分作用的研究关系,将会对抗肿瘤中药的开发具有非常重要的指导意义。确信对肿瘤疗效高且副作用小,多靶点、多环节抗肿瘤的中药的开发是未来抗肿瘤中药的希望[33,34]。

2 裴氏升血颗粒对免疫器官的影响

胸腺是机体最重要的中枢免疫器官,为 T 细胞发育、分化、成熟的场所。T 细胞为人体重要的免疫细胞,可介导细胞免疫及参与一系列免疫功能的发挥与调节,机体抗肿瘤的免疫功能也主要以细胞免疫为主[35]。许多动物实验表明,荷瘤宿主的胸腺常出现萎缩,重量减轻,胸腺细胞大量减少。此时机体的细胞免疫功能及相关免疫能力低下,不利于机体对肿瘤细胞的抑制。脾脏是人体最大的外周免疫器官,是各类免疫细胞居住的场所,也是对抗抗原物质产生免疫应答及产生免疫效应的主要器官。目前认为脾脏在肿瘤免疫中具有双相性,即在肿瘤的早期具有正性免疫作用,抑制肿瘤的生长;到了肿瘤生长晚期,脾内产生大量抑制性细胞,并释放出具有活性的可溶性物质,抑制机体免疫功能作用[36]。

本实验结果得出,5-Fu 可使荷瘤小鼠的胸腺指数、脾脏指数降低,裴氏升血颗粒可对此具有一定的提升作用,而且裴氏升血颗粒大剂量联合 5-Fu 组胸腺指数显著增高,裴氏升血颗粒中、小剂量联合 5-Fu 组与单独使用 5-Fu 相比差异性不显著,说明裴氏升血颗粒联合 5-Fu 化疗后胸腺指数的影响具有剂量依赖性。裴氏升血颗粒大、中、小剂量分别联合 5-Fu 组与单独使用 5-Fu 组比较其脾脏指数明显增加。通过统计学分析表明裴氏升血颗粒对 5-Fu 化疗引起的胸腺及脾脏指数降低有明显的改善作用。

3 裴氏升血颗粒对细胞免疫的影响

肿瘤的存在不仅抑制机体的细胞免疫功能,同时也抑制体液免疫功能,而化疗药物的应用可以加重机体的免疫抑制。因此提高肿瘤患者的免疫功能,尤其是防治化疗后出现的免疫机能的严重抑制,成为抗肿瘤治疗的一个主要方面。机体抗肿瘤反应以细胞免疫为主,细胞免疫在肿瘤的清除中起着主导作用。尤其在抗肿瘤免疫方面,细胞免疫占主导地位,其中 T 细胞及 NK 细胞作为细胞免疫的主要细胞,是机体抗肿瘤免疫的核心力量,T 淋巴细胞增殖率是一个能够代表机体免疫能力的重要免疫因素。NK 细胞是细胞免疫中的非特异性成分,主要发挥免疫监视功能和抗肿瘤作用,其抗瘤作用主要是机体通过非特异性免疫和特异性免疫两种途径抗肿瘤,它不仅可以抑制和杀伤肿瘤细胞,并且其抗肿瘤作用无需抗原刺激,杀伤作用不依赖抗体补体的协助,也无 MHC 限制性,故与特异性免疫相比,其反应时间短、生效快,作用明显。也可以通过产生 IL-2、干扰素等增强其他细胞的抗肿瘤作用,在机体免疫反应中起重要作用。因此 NK 细胞杀伤活性也可有效地反映机体的免疫功能[38]。

动物实验证明,T 细胞介导的免疫在由瘤毒、物理、化学等因素致癌排斥中,以及在正常小鼠对同种异型肿瘤的排斥中起着关键作用[39]。现已证实,T 细胞介导的细胞免疫反应在杀伤肿瘤细胞、控制肿瘤生长中起重要作用,其中 CD3+ 为总 T 淋巴细胞,根据 TCRαβCD 分子的不同 T 细胞分两个亚群,分别表达 CD4+ 和 CD8+ 分子,两者的稳态维持着机体正常的免疫应答[40]。淋巴细胞 CD4+ 与 CD8+ 比值是反映机体免疫紊乱的敏感指标,当免疫功能受抑制时,CD4+ 下降,CD8+ 上升,CD4+/CD8+ 比值减少。CD4+ 和 CD8+ 都能识别肿瘤细胞,在许多肿瘤中 CD8+ 能通过溶细胞作用直接杀伤肿瘤细胞,因此是抗肿瘤免疫中主要效应细胞。CD4+ 通过多种细胞因子和酶,例如 IL-2、IFN-γ、TNF-β、穿孔素、溶细胞素、丝氨酸酶和端粒酶溶解靶细胞,杀伤肿瘤细胞的效应主要是通过其释放这些细胞因子激活单核细胞和巨噬细胞及 NK 细胞,由单核细胞和巨细胞及 NK 细胞介导,但少数情况下,CD4+ 在激活 CD8+ 中起辅助作用,激活的 CD8+ 通过其分泌的 IL-2 为 CD8+ 提供激活的第二信号。从而发现 T 细胞介导的细胞免疫是机体肿瘤免疫的重要机制,而外周血T细胞亚群是反映集体细胞免疫功能的较好指标和参数。T细胞亚群的数量和功能发生异常时都可导致机体免疫功能紊乱,发生一系列的病理变化[41]。

大量文献报道,T淋巴细胞亚群的检测是评估机体细胞免疫功能状态的重要方法。T淋巴细胞在肿瘤免疫中发挥关键调控作用或直接发挥抗肿瘤效应,其中辅助性T细胞(CD4[+])、抑制性T细胞(CD8[+])在免疫应答调节中分别发挥正、负调节作用,CD4[+]/CD8[+]比值可直接反映机体细胞免疫功能状态[40]。

本实验中通过给予小鼠相当于临床治疗量的化疗药氟尿嘧啶(5-Fu)以建立免疫功能低下模型。实验结果表明,与单纯5-Fu组相比,裴氏升血颗粒大、中、小剂量联合5-Fu组小鼠外周血中T淋巴细胞亚群CD3[+]、CD4[+]、CD4[+]/CD8[+]的量均显著提高,而CD8[+]降低,说明裴氏升血颗粒可以促进淋巴细胞对有丝分裂原的反应性,促进丝分裂,增强T淋巴细胞的数量,从而多方面促进T细胞介导的细胞免疫反应,提示裴氏升血颗粒能够从不同的环节改善细胞免疫功能,特别是在机体免疫功能低下时,免疫性T细胞数量和各亚群比例失调方面具有较明显的调节作用。

4 裴氏升血颗粒对细胞因子的影响

细胞因子是由活化的免疫细胞和一些基质细胞分泌的小分子蛋白。细胞因子本身就是一个复杂的网络,在免疫应答的启动、传播和调节中发挥着重要的免疫调控作用,很多中药都能促进细胞因子的分泌。白细胞介素(Interleukin,IL)最初是指由白细胞产生,又在白细胞间发挥作用的细胞因子,虽然后来发现白细胞介素可由其他细胞产生,也可作用于其他细胞,这一名称仍被广泛使用。目前报道的白介素有18种。白介素-2(IL-2)在体内细胞因子网络中起关键作用,对多种免疫活性细胞起促进作用,是一个在恶性肿瘤的免疫中起重要调节作用的因子。IL-2于1976年被发现,因其具有刺激T细胞生长的作用而曾被称为T细胞生长因子[41]。

IL-2主要是由活化的辅助性T细胞产生的多肽细胞因子,对T细胞、B细胞、NK细胞、巨噬细胞的功能均有上调作用。IL-2的生物活性主要是通过对各种靶细胞的作用而产生免疫增强与免疫调节作用,其对肿瘤细胞的主要生物效应有:①诱导CTL(细胞毒性T细胞)活性。IL-2与其受体结合后能引起激活的T细胞克隆性增殖,从而增强CTL对肿瘤细胞的杀伤活性。②诱导NK细胞活性。促进NK增殖与活化,提高NK细胞对肿瘤细胞的杀灭作用。由IL-2活化的NK细胞被称为淋巴细胞激活的杀伤细胞(LAK)。LAK具有广谱的肿瘤杀伤活性,由Rosenberg在1982年首次发现荷瘤鼠脾脏及肿瘤病人外周血的淋巴细胞经IL-2刺激,培养后对自身肿瘤细胞具有识别和杀伤活性。③诱导细胞因子的分泌。IL-2能诱导外周血单核细胞分泌TNF-α对肿瘤细胞进行杀灭。④促进活化的B细胞增殖、分化及提高巨噬细胞M(Φ)对肿瘤细胞的杀伤作用,并且由IL-2活化的NK细胞分泌的IFN-γ等淋巴因子又可进一步增强M(Φ)中和NK细胞的抗肿瘤活性。研究表明,癌症病人的细胞免疫功能下降,IL-2和IFN-γ调节免疫性细胞因子的产生,也相应降低。现在认为,IL-2和IFN-γ产生的降低,可能是癌症病人不能诱导 NK 细胞和巨噬细胞自然抗瘤活性的原因[42]。

实验通过裴氏生学颗粒联合 5-Fu 对荷瘤小鼠血清中 IL-2 的影响,其结果显示,5-Fu 组 IL-2 含量显著降低,而联合用药组其裴氏升血颗粒中剂量 +5-Fu 组能够显著提高荷瘤小鼠 IL-2 含量,提示裴氏升血颗粒能够通过作用于 IL-2 增强机体的免疫功能。IL-2 具有促进 NK 细胞增殖与活化,提高荷瘤小鼠对肿瘤细胞的杀伤作用等功能,因此 IL-2 含量的提高,能够间接的提高 NK 细胞及巨噬细胞的活性,增强机体的免疫功能。这与裴氏升血颗粒通过其他环节对 NK 细胞及巨噬细胞的增强作用相互促进,从而使裴氏升血颗粒增强机体免疫力的功能更加显著。

5 裴氏升血颗粒增效减毒作用相辅相成

肿瘤的发生、发展是一个多因素、多阶段的过程,因而肿瘤的治疗也相应是一个多靶点、多环节的效应过程。中药抗肿瘤除了通过提高机体的免疫功能、增加细胞毒作用、诱导肿瘤细胞分化、凋亡、逆转肿瘤耐药、影响癌基因和抑癌基因的表达等几个机制之外,还涉及中药改变肿瘤细胞的化学成分,影响肿瘤细胞的代谢,调节肿瘤细胞的信号转导,改变肿瘤细胞端粒酶活性,抑制肿瘤血管的生成,抗突变等等多种作用机制,从而达到抗肿瘤作用。化疗在肿瘤治疗过程中,可抑制肿瘤的生长,改善临床症状,但多因引起机体免疫平衡失调而降低患者生存质量。如何提高肿瘤对化疗药物的敏感性并减轻化疗药物的不良反应是目前肿瘤治疗领域中越来越引起人们重视并值得探讨的问题。增效是指在化疗期间增强肿瘤对化疗药物的敏感性并提高其治疗效果,减毒在主观上是减轻病人在化疗中的不良反应,客观上是通过实验检测技术检测化疗药物对实验指标的影响情况。但对化疗中的增效、减毒作用不能孤立地看,而要将两者有机地结合起来使之相辅相成。一方面减毒有利于增效,即在减毒作用的同时提高患者地免疫力,增强其免疫杀伤能力,有利于杀伤癌细胞。另一方面增效有利于减毒,增效可间接地降低化疗所需剂量,从而减轻或者避免不良反应的发生。说明肿瘤患者的免疫功能不仅与肿瘤的发生和发展密切相关,而且免疫功能的水平对判断肿瘤患者的治疗效果和评估疾病的预后都有重要的参考价值[43-49]。

本实验发现,荷瘤小鼠应用 5-Fu 后 T 淋巴细胞增殖活性及血清中 IL-2 分泌量均下降,而 5-Fu 联合裴氏升血颗粒治疗后,二者均有所升高,提示裴氏升血颗粒可对抗化疗药物 5-Fu 所致的免疫抑制,促进机体免疫功能的恢复,从而可提高机体的抗肿瘤作用。这一结果不仅支持了裴氏升血颗粒在肿瘤治疗中具有减毒增效的作用,而且其直接结果体现在抑瘤率增高,客观的说明了裴氏升血颗粒在肿瘤治疗中具有增效的作用,更进一步说明了裴氏升血颗粒增效减毒作用是相辅相成。

结 论

一是裴氏升血颗粒能够增加化疗药物 5- 氟脲嘧啶(5-Fu)对移植性肿瘤肝癌 H_{22} 生长的抑制作用,两药合用具有相加作用。

二是裴氏升血颗粒可提高 5-Fu 化疗后荷 H_{22} 瘤小鼠的脾脏指数及胸腺指数。

三是裴氏升血颗粒能够使 5-Fu 化疗后荷 H_{22} 瘤小鼠外周血 T 淋巴细胞亚群 $CD3^+$、$CD4^+$ 的量及 $CD4^+/CD8^+$ 的比值显著增加,而使 $CD8^+$ 的量降低。

四是裴氏升血颗粒能够显著增加 5-Fu 化疗后荷 H_{22} 瘤小鼠血清中 IL-2 的含量。

综上所述,裴氏升血颗粒对 5-Fu 化疗后荷 H_{22} 瘤小鼠的免疫功能具有一定的调节作用。裴氏升血颗粒在荷瘤小鼠机体中的抑瘤作用从宏观看是通过扶正固本的整体作用,使异常的免抑抑制状态得到改善;通过微观的细胞分子学检测得出,裴氏升血颗粒可通过调节荷瘤小鼠的细胞免疫功能,从而提高自身的免疫机能以达到增效减毒作用,改善了荷瘤小鼠生存质量,疗效评价较好。

体会与展望

氟脲嘧啶(5-Fu)为大众抗癌药物中的一种,属嘧啶类抗代谢药,广泛应用于多种消化道肿瘤患者的化疗,由于具有较强的毒副作用,特别是对机体的免疫系统及胃肠道功能的损害,使其大剂量应用受限[45]。T 淋巴细胞是构成机体免疫系统的主要细胞群体;IL-2 作为细胞因子,是活化了的 T 细胞产生的活性物质,在免疫与炎症反应中均有重要的作用,它可以诱导 T 细胞杀伤细胞,但无直接杀灭肿瘤细胞的作用,其抗肿瘤机理在于刺激、活化其效应细胞,间接发挥抗肿瘤作用。裴氏升血颗粒作为纯中药制剂,其组成药物均为扶正固本之品,从裴正学教授拟定此方剂以来,已在临床上广泛应用了 40 多年,证明裴氏升血颗粒不仅对白血病有很好的疗效,对恶性肿瘤,尤其对放、化疗引起的免疫功能低下具有显著的临床疗效。近年来,经动物实验研究初步表明,其作用与临床应用所取得的疗效一致。

本课题的立题来源于裴正学教授四十多年来临床经验的启迪,充分体现了临床经验指导实验研究的思想,避免了实验研究的盲目性。在以后的研究中,充分利用现代科学技术新成果,深入研究裴氏升血颗粒通过调节免疫功能的物质基础及相关机理以达到增效减毒的作用,探讨裴老的中西结合学术思想以及临床的诊断思路、治疗方法,使该颗粒得到更多客观的而且微观的阐释。

附录 1　流式细胞仪检测 T 淋巴细胞亚群的量

模型组 T 细胞亚群的量见图 1-1、1-2

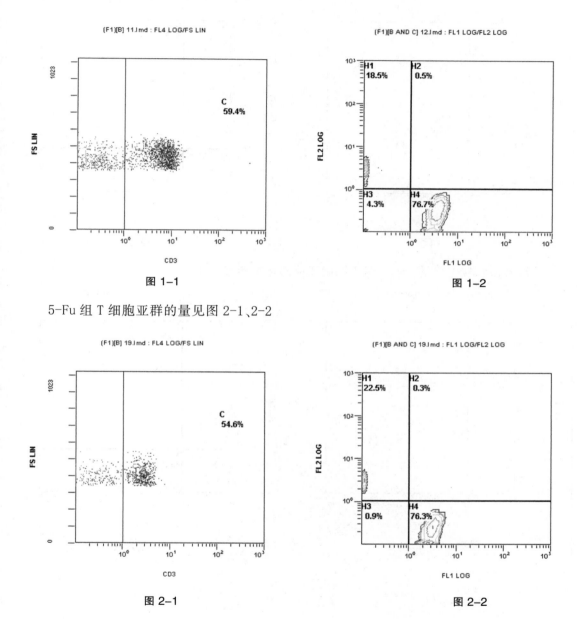

图 1-1

图 1-2

5-Fu 组 T 细胞亚群的量见图 2-1、2-2

图 2-1

图 2-2

裴氏升血颗粒小剂量 +5-Fu 组 T 细胞亚群的量见图

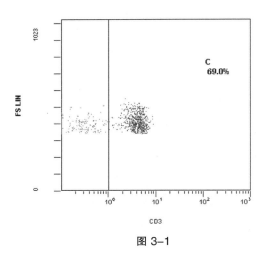

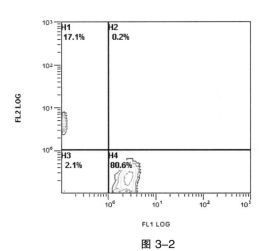

图 3-1   图 3-2

裴氏升血颗粒中剂量 +5-Fu 组 T 细胞亚群的量见图 4-1、4-2

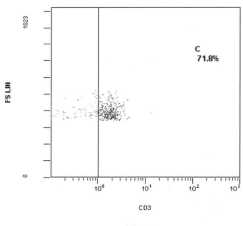

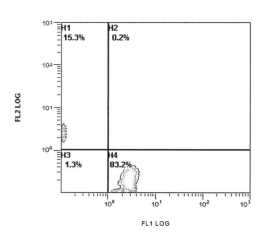

图 4-1   图 4-2

裴氏升血颗粒大剂量+5-Fu组T细胞亚群的量见图5-1、5-2

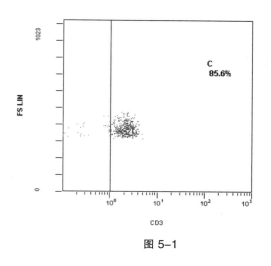

图5-1

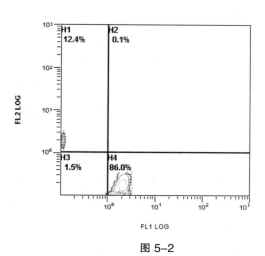

图5-2

参考文献

[1]裴正学.我的中西医结合之路.裴正学医学经验集,甘肃科学技术出版社,2008:160-162

[2]裴正学.扶正培本与免疫.裴正学医学经验集,甘肃科学技术出版社,2008:88-99

[3]裴正学.急性单核细胞性白血病.中西结合使用内科学,人民卫生出版社,1996:321-336

[4]裴正学.漫话白血病之治疗.裴正学医话医案集,甘肃科学技术出版社,2004:24-25

[5]裴正学.食管癌临证治疗摭拾.中医药学刊,2002.7

[6]裴正学.治愈急性单核细胞白血病1例.陕西医药,1979(9)

[7]李敏,薛文翰,李薇等.裴氏"兰州方"配合化疗治疗癌症10例疗效观察.国医论坛,1998

[8]邱玉梅,董峰.扶正固本法减少核素治疗毒副作用临证浅析.中医药学刊,2001.2:(19)162-163

[9]薛文翰.裴正学老师治疗原发性肝癌的经验.中医典籍学报,台湾,1998.12

[10]白丽君.裴氏升血颗粒对再障模型小鼠骨髓造血系统影响的实验研究.硕士学位论文,2006

[11]王晓丽.裴氏升血颗粒对再障模型小鼠免疫系统影响的实验研究.硕士学位论文,2006

[12]张桂琼.裴氏升血颗粒对荷H_{22}瘤小鼠脾淋巴细胞增殖活性及细胞因子分泌的影响.硕士学位论文,2007

[13]黄邦荣.裴氏升血颗粒对荷瘤小鼠免疫系统影响的实验研究.硕士学位论文,2007

[14]王宁.裴氏升血颗粒对H_{22}肿瘤细胞凋亡及p53、Caspase-3蛋白表达的影响.硕士学位论文,2008

[15]王卓.裴氏升血颗粒对H_{22}瘤细胞凋亡及NF-κB表达的影响.硕士学位论文,2008

[16]徐淑云,卞如濂,陈修.药理实验方法学第3版.北京:人民卫生出版社,2002:1757-1827

[17]李仪奎.中药药理实验方法学.上海:上海科技技术出版社,1991,36

[18]陈震,王鹏等.生脉注射液对5-Fu增效减毒作用的实验研究.中西医结合学报.2005.11(3):263-264

[19]孙震,陈石良,谷文英,陶文沂.灰树花多糖体内抗肿瘤作用的实验研究.药物生物技术,2001,8(5):

279-283

[20] 彭蕴茹，罗宇慧等. 芪灵胶囊对荷瘤小鼠化疗减毒增效作用的研究. 中国中医药科技.2004,11(11):350-351

[21]贺新怀,席孝贤.中医药免疫学.北京:人民军医出版社.2002.5:9-158

[22]汪红,王强等.近十年抗肿瘤中药的研究进展.中国野生植物资源,1999.19(3):7-10

[23]Xin Chen,Lu Yang,O.M.Zack Howard,et al.Dendritic Cells as a Pharmacological Target of Traditional Chinese Medicine.Cellar and Molecular Immunology,2006,3(6);401-409

[24]Zhang W,Leonerd T,Bath-Hetxll F,et al.Chinese herbal medicine for atopic eczema.Cochrane Database Syst Rev.2005;CD002291

[25]Chen X,Murakami T,Oppenheim JJ,Howasd OM.Triptolide,aconstiyent of immunosuppressive Chinese herbal medicine,is a potent suppressor of dendritic-cell maturation and trafficking.Blood.2005;106:2409-2416

[26]Tamura R,Takahashi HK,Xue D,et al.Enhanced effects of combined bu-zhong-yi-qi-tang(TJ-41) and interleukin-18 on the production of tumor necrosis factor-α and interleukin-γ in human peripheral blood mononuclear cells.J Int Med Res.2004;32:25-32

[27]Shao BM,Xu W,Dai H,Tu P,Li Z,Gao XM.A study on the immune recepors for polysaccharides from the roots of Astragalus membranaceus,a Chinese medicinal herb.Biochem Biophys Res Commun.2004;320:1103-1111

[28]Qiu D,Kao PN,Immunosuppresswive and anti-inflammatoru mechanisms of triptolide,the principal active diterpenoid from the Chinese medicinal herb Triperygium wilfordii Hook.f.Drugs R D.2003;4:1-18

[29]Tejeda M,Gaal D ,Barna K, etal . The antitumor activity of the somatostatin structural derivative (TT2232) on different human tumor xenografts[J]. Anticancer Res ,2003 ,23(5A) :4061-4066

[30]Jean Marx. ANGIOGENESIS : A Boost for Tumor Starvation. Science , 2003 , July 25, 301: 452~454

[31]Rakesh KJain. Molecular regulation of vessel maturation. Nat ureMedici n ,2003,9(6):685~693

[32]廖子君.现代肿瘤治疗药物学.上海:世界图书出版公司,2002:409

[33]席孝贤,贺新怀.试论中药对肿瘤细胞的多靶点效应.陕西中医.2002.23(7):641-644

[34]韩凤娟.中医药防治肿瘤作用机制的现代研究思路与探索.江苏中医药.2003.24(5):9-12

[35]龚非力.医学免疫学.北京:科学出版社,2004,6

[36]陈慰峰.医学免疫学.第四版.北京:人民卫生出版社,2005:100-1151

[37]马岩,张锐,于小风等.黄蘑多糖对荷瘤小鼠化疗的减毒增效作用.中草药.2006.8(37):9911-9912

[38]牛东生.大肠癌患者免疫状态的研究进展.国外医学.生理病理科学与临床分册,2005,25(1):46-48.

[39]陈林香,戴馨仅周岱翰等.清金得生片对化疗荷瘤小鼠的增效减毒作用研究.中医药学刊.2004,12(22):2215-2216

[40]潘池.肝癌患者 T 细胞亚群检测及临床意义.临床肿瘤学杂志 2000,16(5):248-250

[41]赵武述.免疫平衡研究及临床意义.北京:人民卫生出版社,2005:90-130

[42]范天勇,综述,等.白介素 -2:具有抗肿瘤活性的细胞因子.国外医学 1997,17(5):2208-20947

[43]娄海燕，张世玲. 胃安康对替加氟的增效减毒作用及 IL-2、TNF-α 活性的影响. 中国医药工业杂志. 2004,35(3):160-162

[44]丁桂凤,席宏丽,邓玉兰等.用活化的小鼠脾细胞测定 IL-2.上海免疫学杂志,1988,8(1):64-67

[45]梅蕾.白附子对荷瘤小鼠基因表达的影响及对环磷酰胺增效减毒作用的研究.黑龙江中医药大学硕士学位论文,2008

[46]万仁英,刘绍唐,苗维纳等.加味异功散减毒增效的实验研究.中药新药与临床药理.2003.7(14)

[47]Tsai Y J, Chen IL, Horng L Y ,et al ,Induction of differentiation in rat C6 glioma cells with Saiko saponins [J]. Phy - tother Res,2002,16 (2):117 -121

[48]Hasegawa H, Suzuki R, Nagaoka T, et al Prevention of growth and metastasis of murine melanorr a through enbanced natural killer cytotoxicity by fatty acid conjugate of protopanaxatrio [J] Biol Pharm Bull. 2002,25(7) :861 -866

[49]焦顺畅.肿瘤分册.北京:中国医药科技出版社,2001:55-57

裴氏升血颗粒对小鼠 H_{22} 瘤组织 VEGF 表达及血清 IL-12 含量的影响

梁　曦

中文摘要

目的：通过观察裴氏升血颗粒(PG)对小鼠 H_{22} 瘤组织 VEGF 表达及血清 IL-12 含量的影响，来探讨裴氏升血颗粒治疗肿瘤的药学机制，为该药的抗肿瘤作用提供科学依据。

方法：建立荷 H_{22}(肝癌)实体瘤小鼠模型，分为空白组、模型组、PG 高剂量组、PG 中剂量组、PG 低剂量组和 ZG 组。给药 10 天后，计算抑瘤率，测定胸腺指数(TI)及脾脏指数(SI)。采用免疫组化法测定荷瘤小鼠瘤组织中 VEGF 的表达。用 ELISA 法测定荷瘤小鼠血清 IL-12 的浓度。

结果：①PG 高、中、低剂量组对荷瘤小鼠瘤重均有明显抑制作用，其平均瘤重与模型组比较均有显著差异性($p<0.01$)。PG 高、中剂量组平均瘤重与 PG 低剂量组有显著差异性($p<0.05$，或 $p<0.01$)。PG 高、中、低剂量组肿瘤抑制率分别为 36.26%、37.56%、24.91%。②PG 各剂量组荷瘤小鼠胸腺指数、脾脏指数均高于模型组。PG 高、中、低剂量组小鼠胸腺指数与模型组比较有显著差异性($p<0.05$，或 $p<0.01$)。PG 各剂量组小鼠脾脏指数与模型组比较有显著差异性($p<0.05$，或 $p<0.01$)。③PG 各剂量组肿瘤组织 VEGF 阳性细胞数的表达，不同程度低于模型组，其中 PG 高、中剂量组与模型组比较有显著性差异($p<0.05$)。④PG 各剂量组荷瘤小鼠血清 IL-12 的浓度均较模型组增高，其中高、中剂量组与模型组比较有显著性差异($p<0.05$)。

结论：本实验表明：PG 对小鼠 H_{22} 肿瘤的生长具有显著抑制作用。PG 对荷瘤小鼠免疫器官胸腺、脾脏具有增重作用，能够提高机体的非特异性免疫功能。PG 对荷瘤小鼠肿瘤组织中 VEGF 的表达具有明显的抑制作用，且又能够升高血清 IL-12 的含量。提示 PG 抗肿瘤作用的机理之一可能是通过下调瘤组织 VEGF 的表达和上调血清 IL-12 的含量，从而抑制肿瘤血管生成，实现抗肿瘤作用。

关键词：裴氏升血颗粒(PG)；H_{22}(肝癌)；血管内皮生长因子(VEGF)；白介素-12(IL-12)

ABSTRACT

Objective: By observing the effect of Peishishengxue Granules （PG）on the expression of VEGF in tumor and IL－12 in serum on H_{22} bearing mice to explore the mechanism of PG treatment of cancer medicine and to provide a scientific basis for The anti－tumor effects of the drug.

Methods: The models of solid tumor were developed by hepatoma cell H_{22} transplantation in mice . Divided into : normal group , model group , PG high－dose group, PG medium－dose group, PG low－dose group and ZG group . Except the normal and model groups were deal with drug－intervention .After ten days , all mice were killed . The weights of solid tumor thymus and spleen were measured . The tumor inhibiting rates , the thymus index （TI）and the spleen index （SI）were calculated. Assessing effects of PG on VEGF in tumor by immunohistochemistry method . Detected the concentration of IL－12 in serum by ELISA.

Results: ①PG high, medium and low－dose group on H_{22} tumor－bearing mice showed significant inhibition of tumor weight. the average tumor weight compared with the model group were significantly different （$p < 0.01$）. The average tumor weight of PG high and medium－dose group compared PG low－dose group have significant difference （$p < 0.05$, or $p < 0.01$）. PGhigh, medium and low－dose group tumor inhibition rates were 36.26%, 37.56%, 24.91%. ②The thymus index and spleen index of tumor－bearing mice deal with PG various doses were higher than model group. The thymus index of PG high, medium and low－dose mice compared with model group significant difference （$p < 0.05$, or $p < 0.01$）. PG spleen index of mice with various doses compared with model group significant difference （$p < 0.05$, or $p < 0.01$）. ③The expression of VEGF in tumor on PG different dose groups have less than the model group. PG high and medium－dose group compared with the model group were significantly different （$p < 0.05$）. ④PG with various doses of IL－12 in serum concentrations higher than those in model group. PG high and medium－dose group compared with the model group were significantly different （$p < 0.05$）.

Conclusion:PG had remarkable restain effect on tumor growth in H_{22} tumor－bearing model mice. PG has the function of weightening the immune orgapns （the thymus, the spleen）. PG can improve the body's non－specific immune function.Experimental results suggest that: PG anti－tumor effect may be one of the mechanisms by inhibiting the expression of VEGF in tumor and regulating the content of IL－12 in serum.

Key words: Peishishengxue Granule （PG）;transplanted liver cancer （H_{22}）;vascular endothelial cell growth （VEGF）;interleukin －12(IL－12)

前　言

当今恶性肿瘤已成为危害人类生命健康的一类最严重的疾病。目前肿瘤的治疗仍以手术，放疗和化疗为主。手术治疗只能够切除肉眼可见的肿瘤，却对其复发和转移束手无策。而放疗、化疗在杀伤肿瘤细胞的同时，也损伤正常细胞，特别是可抑制骨髓造血功能和导致机体免疫功能低下。随着祖国传统医学的发展，在对中医药的不断研究发现：中医药在肿瘤的治疗方面具有多途径、多靶点、毒副作用小及不易产生耐药等优点。尤其在对抗肿瘤多因素、多环节致病性方面具有较大优势。中药抗肿瘤作用日益受到人们的重视，并已成为治疗肿瘤的重要辅助手段。

导师裴正学教授，结合自己四十多年的临床经验，认为"正虚"是恶性肿瘤发生、发展的根本原因；扶正固本是治疗恶性肿瘤的基本法则，在应用这一法则时以"健脾补肾"为其精髓；由此拟定"兰州方"，经 40 余年的不断实践、充实、重组，最后制成"裴氏升血颗粒"。此药多年来在肿瘤的临床应用中取得了令人满意的疗效，常用于各种肿瘤的治疗，尤其配合术前、术后、放化疗具有增效减毒副作用和提高机体免疫力之功。并且对于失去手术、放化疗时机的中晚期肿瘤患者，可缓解症状，提高生存质量。本实验研究目的在于客观的说明裴氏升血颗粒抗肿瘤及抑制肿瘤转移的作用，探究其作用机理，为该药的临床广泛应用提供科学依据。

一　立题依据

裴氏升血颗粒是我国著名中西医结合专家，博士生导师裴正学教授，集四十余年的临床经验，拟定的治疗白血病专方[1]。全方以健脾补肾，扶正固本为大法[2]。该方因在三十年前完全彻底治愈了急性单核细胞性白血病(M₅)患者马长生，在 1974 年苏州全国血液病会议上被定名为"兰州方"[3]。2003 年，裴氏升血颗粒又成功治愈了一例白血病患者(L₂)刘力刚，先后在《南昌日报》及《甘肃日报》进行报道。1997 年该方作为甘肃省医学科学研究院院内制剂，命名"裴氏升血颗粒"。该药剂之部分实验研究已通过了成果鉴定，曾获得甘肃省皇甫谧科技成果一等奖。

动物实验研究证明：裴氏升血颗粒对荷瘤小鼠免疫器官胸腺、脾脏有明显增重作用，从而增强荷瘤小鼠非特异性免疫功能。裴氏升血颗粒可促进 ConA 刺激的脾淋巴细胞增殖能力，增强荷瘤小鼠机体的细胞免疫功能，提高抗肿瘤效应。能够促进 IL-2 的分泌以及 IL-2 和 IFN-γ mRNA 的表达，提示裴氏升血颗粒可以通过对细胞因子的影响调节机体的免疫功能[4]。裴氏升血颗粒能调节机体紊乱的免疫状态，可使荷瘤小鼠迟发过敏反应增强，增加荷瘤小鼠的细胞免疫功能，增强腹腔巨噬细胞吞噬功能，IL-1、IFN-γ、NO 等细胞因子呈增高趋势[5]；裴氏升血颗粒对荷瘤小鼠肿瘤有明显抑制作用。裴氏升血颗粒可明显升高再障模型小鼠（经3.0GY 直线加速器全身照射所建立）的外周血红蛋白、白细胞、血小板值，能明显恢复再障模型小鼠骨髓的造血功能[6]。免疫组化法检测脾脏 CD4⁺、CD8⁺ 含量结果表明，裴氏升血颗粒可使再障模型小鼠脾脏 CD4+ 含量呈增高趋势、CD8+ 含量呈降低趋势,增高 CD4+/CD8+ 值,从而提高再障模型小鼠的免疫功能[7]。裴氏升血颗粒能够显著抑制突变型 P53 以及提高 Caspase-3 的蛋白表达,提示该药可以通过下调突变型 P53 和上调 Caspase-3 的蛋白表达,诱导肿瘤细胞的凋亡[8]。裴氏升血颗粒抑制 NF-κB 表达,影响基因转录功能,阻滞了肿瘤细胞 G1 期向 S 期的进程,诱导肿瘤细胞发生凋亡[9]。裴氏升血颗粒对由 5-Fu 引起的免疫器官胸腺和脾脏的抑制具有一定的拮抗作用,能通过增加免疫器官胸腺和脾脏的重量,维护机体的免疫机能,抵抗外来刺激因素的损伤[10]。裴氏升血颗粒使化疗后 TNF-α 及 IFN-γ 的浓度均较单纯 5-FU 组高,调节机体的免疫能力,从而抑制肿瘤生长[11]。薛氏[12]运用"兰州方"治疗原发性肝癌,使患者肿块明显缩小,肝功能完全恢复,提高了患者的生活质量,延长了患者的生存期;李氏等[13]运用兰州方配合化疗治疗癌症 10 例疗效观察显示:近期疗效兰州方组优于单纯化疗组($p < 0.05$);从毒副反应看,兰州方组明显轻于单纯化疗组($p < 0.01$)。裴氏升血颗粒与核素并用治疗肝癌 15 例,治疗组用核素加服裴氏升血颗粒(PG),对照组仅用核素,发现治疗组毒副作用明显轻于对照组,二者之疗效对比亦有显著性差异[14]。本人跟师学习期间据不完全统计该方治愈食道癌 3 例、胃癌 1 例、白血病 3 例、再生障碍性贫血 3 例、原发性肝癌 3 例[15]。其中对食道癌、胃癌、肝癌、白血病、再生障碍性贫血等病之疗效显著。

鉴于裴氏升血颗粒具有显著的临床疗效,已成为省内外众所周知的血液病、肿瘤病之专剂。此剂虽然已经有了较多实验研究资料,但在分子生物学水平进行研究者尚嫌不足。近代医学研究表明:肿瘤血管生成是肿瘤生长和转移的病理基础。血管内皮生长因子(VEGF)是近年来发现的一种大分子活性物质,在血管通透性改变、血管内皮细胞增殖和血管形成中发挥重要的生物作用,与肿瘤的生长、浸润和转移密切相关。白细胞介素-12(IL-12)是一种免疫调节因子,也是一种血管生成抑制因子。具有多种生物学功能。IL-12 在肿瘤、感染、自身免疫性疾病等防治中发挥着重要作用。可以抑制肿瘤血管的生成,阻止肿瘤的生长和转移,改善机体的免疫功能。本实验旨在通过建立小鼠 H_{22} 模型,观察裴氏升血颗粒对小鼠 H_{22} 瘤组织 VEGF 表达及血清 IL-12 含量的影响,从肿瘤血管生成方面探讨裴氏升血颗粒的抗肿瘤作用及中医药的抗肿瘤机制。

二　实验研究

1　实验材料

1.1　实验药品

裴氏升血颗粒(由生地、山药、丹皮、太子参、北沙参、党参、桂枝、大枣、五味子、炙甘草、白芍等组成,每包含生药量 36.25g)。规格 18g/ 包,甘肃省医学科学研究院,批号:080310。

贞芪扶正颗粒,规格 15g/ 袋,湖南时代阳光药业,批号:国药准字 Z43021035。

1.2　实验动物及瘤株

健康 SPF 小鼠 60 只,雌雄各半,体重 20±2g,6～8w 龄,由甘肃省中医学院实验动物中心提供,动物许可证号:SCXK(甘)2004-0006。H_{22}(肝癌)瘤株,由甘肃省医学科学研究院药理毒理研究中心提供。

1.3　实验试剂

KH_2PO_4:北京红星化工厂

无水乙醇:天津市博迪化工有限公司

NaOH:天津市化学试剂三厂

KCl:天津市化学试剂五厂

$Na_2HPO_4 \cdot 12H_2O$:天津市科密欧化学试剂开发中心

NaCl:北京化工厂

碘化丙啶:PI,Sigma 公司

甲醛:西安化学试剂厂

H_2O_2(分析纯):中国吴淞化肥厂上海

二甲苯(分析纯):天津市百世化工有限公司

枸橼酸盐缓冲液:1000ml 蒸馏水中加枸橼酸三钠($C_6H_5Na_3O_7 \cdot 2H_2O$)3g,枸橼酸($C_6H_8O_7 \cdot H_2O$)0.4g。

枸橼酸三钠($C_6H_5Na_3O_7 \cdot 2H_2O$):西安化学试剂厂

枸橼酸($C_6H_8O_7 \cdot H_2O$):西安化学试剂厂

磷酸盐缓冲液(PBS):NaCl 8.00g,$Na_2HPO_4 \cdot 12H_2O$ 3.48g,KCl 0.20g,KH_2PO_4 0.20g,加三蒸水至 1000ml 配制,调 pH 值至 7.4,120℃高压灭菌 20min,4℃保存备用。

免抗鼠 VEGF 单克隆抗体:中山金桥生物工程有限公司

辣根酶标记山羊抗小鼠 -IgG(二抗):中山金桥生物工程有限公司

辣根酶标记链霉卵白素工作液:中山金桥生物工程有限公司

牛血清白蛋白:中山金桥生物工程有限公司

正常山羊血清封闭液:中山金桥生物工程有限公司

DAB 显色试剂盒:中山金桥生物工程有限公司

小鼠 IL-12　ELISA 试剂盒:中山金桥生物工程有限公司

1.4　实验仪器和设备

双目生物显微镜:OLMPUSCHC-212

CO_2 培养箱:SHEL-LAB1825TC,美国

1/1000 电子天平:JA-2003,上海

快速混匀漩涡器:SK-1,深圳

电冰箱:金王子,北京

电热干燥箱:202-2,上海

生物净化工作台:SW-CJ-IF,苏州

电热恒温水浴箱:S-648,上海

离心机:LD4-2A,北京

压力锅:BOX,上海

无菌操作箱:B型－小,上海

隔水恒温培养箱:PYX-DHS-50×60,上海

台式大容量冷冻离心机:TDL5M,长沙高新技术产业开发区

微量移液器:WKY型5-25μl,上海

2 实验方法

2.1 模型制备

从 H_{22} 瘤株传代小鼠的腹腔抽取乳白色的瘤液参照文献[16],用生理盐水稀释至瘤细胞计数为 $2×10^6$ 个/ml[17],除空白对照组10只,其余每鼠右前腋部皮下接种瘤液0.2ml[16]。

2.2 动物分组及剂量

将60只小鼠随机抽取10只作为空白组,其余小鼠接种24h后,按随机数字法分为裴氏升血颗粒(PG)高剂量组、中剂量组、低剂量组、贞芪扶正颗粒(ZG)组、模型组,每组各10只。给药量具体如下:

PG组:成人用量36g/d,按60kg体重计算,0.6g/kg·d;PG高剂量组12g/kg·d,相当于成人用量的20倍;PG中剂量组6g/kg·d,相当于成人用量的10倍;PG低剂量组3g/kg·d,相当于成人用量的5倍。

ZG组:成人用量30g/d,按60kg体重计算,0.5g/kg·d;ZG组5g/kg·d,相当于成人用量的10倍。

裴氏升血颗粒与贞芪扶正颗粒临用前分别用蒸馏水溶解制成为混悬液。小鼠灌胃标准:0.2ml/10g[18]。实验组灌胃给予等容积的药物,模型组给予等量蒸馏水,1次/d,连续灌胃10d[17]。

2.3 抑瘤率的测定

末次给药24h后小鼠称重,继而断颈处死,取肿瘤组织,称重。按公式计算抑瘤率[16]:抑瘤率(%)=(模型组平均瘤重－给药组平均瘤重)/模型组平均瘤重×100%。

2.4 胸腺、脾脏指数测定

末次给药24h后将小鼠称重,继而断颈处死,取胸腺、脾脏称重。计算方法[19]:胸腺指数(mg/10g)=胸腺重/(结束体重－瘤重)×10;脾脏指数(mg/10g)=脾脏重/(结束体重－瘤重)×10。

2.5 采用免疫组织化学法检测肿瘤组织石蜡切片中VEGF的表达。

末次给药24h后将小鼠称重,继而断颈处死,取肿瘤组织,用10%甲醛固定。脱水,用石蜡包埋。

2.5.1 制作石蜡切片

切片:将石蜡包埋的组织用病理切片机切成厚5μm石蜡切片。

脱蜡、水化:脱蜡前,将切片在45℃恒温箱中烘烤60min。切片置于二甲苯中浸泡20min,更换二甲苯后再浸泡20min,先后在无水乙醇中浸泡10min,95%乙醇中浸泡10min,90%乙醇中浸泡10min,85%乙醇中浸泡10min。

2.5.2 免疫组织化学染色(SP法)

PBS洗2～3次各5min。

滴加3%H_2O_2消除内源性过氧化物酶的活性,室温静置105min。

PBS洗2～3次各55min。

抗原修复:水浴锅加热0.01M枸橼酸钠缓冲溶液(pH6.0)至92℃～95℃左右,放入切片加热15min。自然冷却。

滴加正常山羊血清封闭液,室温15min,甩去多余液体。

滴加Ⅰ抗(兔抗鼠VEGF单克隆抗体),37℃孵育2小时左右。

PBS冲洗,3min×3次。

滴加生物素二抗工作液,37℃孵育15min。

PBS冲洗,3min×3次。

滴加辣根酶标记链霉卵白素工作液,37℃孵育15min。

PBS冲洗,3min×3次。

DAB显色:使用DAB显色试剂盒。取1ml蒸馏水,加试剂盒中A,B,C试剂各一滴,混匀后加至切片。室温显色,镜下控制反应时间,一般在5～30min之间。蒸馏水洗涤。

苏木精轻度复染。

自来水冲洗中止反应。

逐级脱水、二甲苯透明、中性树胶封片。

显微镜观察。

2.5.3 肿瘤组织VEGF阳性判断标准

VEGF阳性反应产物主要位于细胞质,细胞质染成棕黄色、棕褐色为VEGF阳性反应,否则为阴性。分别随机观察10个高倍镜视野,计算每个高倍镜视野100个肿瘤细胞中的阳性细胞数,取其平均值作为VEGF的阳性细胞数[20]。

2.6 ELISA法测定血清IL-12的浓度

摘除小鼠眼球采血,用干净试管收集血液,室温凝固2h,离心1500转10min,收集血清封装,-20℃冷冻保存。IL-12浓度测定:按试剂盒说明操作。试剂的准备:一是标准品液制备:使用前每管中加入蒸馏水200μl溶解即可。二是洗涤液:用重蒸水1:20稀释。三是底物工作液配制:显色前5～10min将OPD片放入底物稀释液中溶解,每片加液5ml。

检测程序:一是实验前20min从冰箱中取出试剂盒,以平衡至室温(20℃～25℃)。二是从已平衡至室温的密封袋中取出所需板条。三是建立标准曲线图:设标准孔8孔,每孔中各加入样品稀释液100μl,第一孔加标准品100μl,混匀后用加样器吸出100μl,移至第二孔。如此反复作对倍稀释至第七孔,最后,从第七孔中吸出 100μl 弃去,使之体积均为 100μl。第八孔为空白对照组。四是加样:待测品种每孔各加入待测样品 100μl。五是将反应板置 37℃ 120min。六是洗板:用洗涤液将反应板充分洗涤 4~6 次,向滤纸上印干。七是每孔中加入第一抗体工作液 50μl。八是将反应板充分混匀后置 37℃60min。九是洗板:用洗涤液将反应板充分洗涤 4~6 次,向滤纸上印干。十是每孔加酶标抗体工作液 100μl。十一是将反应板置 37℃ 60min。十二是洗板同前。十三是每孔加入底物工作液 100μl,置 37℃暗处反应 5~10min。十四是每孔加入 50μl 终止液混匀。十五是用酶标仪在 450nm 测定 OD 值,根据样品的吸光值在坐标上找出对应的浓度。

2.7 统计学方法

所有实验数据以均数±标准差($\bar{x}\pm s$)表示,应用 SPSS17.0 统计学软件进行数统计,多组均数采用单因素方差分析(One-wayANOVA)。取 $p<0.05$ 作为差异有显著意义水平。

3 试验结果

3.1 荷瘤小鼠的一般情况

一般观察可见,荷瘤模型组小鼠第 3 天起出现皮毛散乱,右前腋部皮下隐约可见瘤体,小鼠出现精神状态差、饮食减少、活动迟缓、扎堆、倦卧、嗜睡、毛无光泽而枯乱、毛色暗等现象,造模后第 5~7d 之间,瘤体增长迅速,表面凹凸不平,可见多个结节,边界不清,到第 8~10d 全组小鼠出现恶病质,部分小鼠出现腹水。实验结束时解剖模型组小鼠发现瘤体较给药组生长旺盛。而裴氏升血颗粒各剂量组小鼠与模型组比较,毛色较光亮,精神、饮食均较好,瘤体增长较模型组慢。

3.2 裴氏升血颗粒对荷瘤小鼠瘤重和抑瘤率的影响

PG 对荷瘤小鼠肿瘤的抑制作用表现为:不同剂量 PG 对荷瘤小鼠瘤重均有明显抑制作用,其平均瘤重与模型组比较均有显著差异性($p<0.01$)。PG 高、中剂量组平均瘤重与 PG 低剂量组有显著差异性($p<0.05$,或 $p<0.01$)。PG 高、中剂量组平均瘤重与 ZG 组比较无显著差异性 ($p>0.05$)。PG 高、中、低剂量组及 ZG 组肿瘤抑制率分别为 36.26%、37.56%、24.91%、35.6%。(见表 1、图 1、图 2)

表 1 裴氏升血颗粒对荷瘤小鼠瘤重和抑瘤率的影响(g;%;n=10;±s)

组别	剂量(g/kg)	瘤重(g, ±s)	抑瘤率(%)
模型组	-	2.601±0.378	-
PG 低剂量组	3.0	1.953±0.193△	24.91
PG 中剂量组	6.0	1.624±0.079△*	37.56
PG 高剂量组	12.0	1.658±0.117△▼	36.26
ZG 组	5.0	1.675±0.101△	35.60

注:与模型组相比较,△$p<0.01$;与低剂量组相比较,▼$p<0.05$,*$p<0.01$

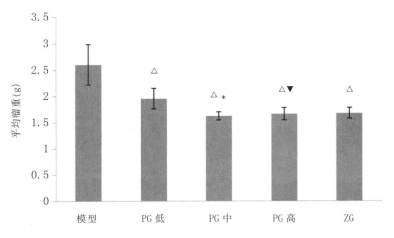

图1 裴氏升血颗粒对荷瘤小鼠实体瘤的瘤重的影响(g;n=10;±s)

(与模型组相比较,△$p<0.01$;与低剂量组相比较,▼$p<0.05$,*$p<0.01$)

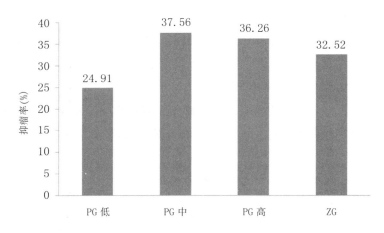

图2 裴氏升血颗粒对荷瘤小鼠实体瘤抑瘤率的影响(%;n=10;±s)

3.3 裴氏升血颗粒对荷瘤小鼠免疫器官胸腺及脾脏的影响

裴氏升血颗粒对荷瘤小鼠免疫器官的影响:模型组小鼠胸腺、脾脏体积缩小,重量减轻,个别胸腺分叶不清,呈灰白色,脾脏色变淡红色。PG各剂量组及空白组小鼠胸腺指数均高于模型组,与模型组比较有显著差异性($p<0.05$,或$p<0.01$)。PG各剂量组小鼠及空白组脾脏指数均高于模型组,与模型组比较有显著差异性($p<0.05$,或$p<0.01$)。PG各剂量组及ZG组间差异无显著性($p>0.05$)。(见表2、图3、图4)

表 2 　裴氏升血颗粒对荷瘤小鼠胸腺指数和脾脏指数的影响(n=10,x̄±s)

组别	剂量(g/kg)	TI(mg/10g)	SI(mg/10g)
模型组	–	28.88±2.22	49.31±5.21
PG 低剂量组	3.0	35.56±4.34▼	64.97±13.63▼
PG 中剂量组	6.0	38.19±4.91△	71.52±8.33△
PG 高剂量组	12.0	36.19±5.23▼	70.76±15.48△
ZG 组	5.0	35.17±6.67▼	64.59±10.72△
空白组	–	41.05±10.2△	74.33±9.27△

注:与模型组比较,▼$p<0.05$,△$p<0.01$

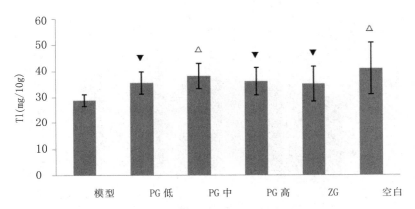

图 3 　裴氏升血颗粒对荷瘤小鼠胸腺指数的影响(n=10,±s)

(与模型组比较,▼$p<0.05$,△$p<0.01$)

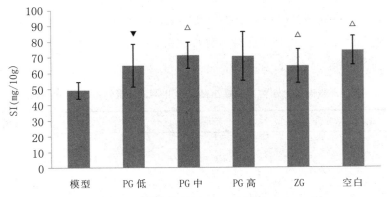

图 4 　裴氏升血颗粒对荷瘤小鼠脾脏指数的影响(n=10,±s)

(与模型组比较,▼$p<0.05$,△$p<0.01$)

3.4 　裴氏升血颗粒对荷瘤小鼠肿瘤组织中 VEGF 表达的影响

免疫组化 SP 法结果表明:PG 各剂量组肿瘤组织 VEGF 阳性细胞数的表达不同程度低于模型组,PG 高、中剂量组与模型组比较有显著性差异($p<0.05$)。PG 各剂量组和 ZG 组之间无

显著差异($p > 0.05$)。(见表3、图5、附图1VEGF免疫组化照片)

表3 裴氏升血颗粒对H_{22}小鼠肿瘤组织中VEGF表达的影响(n=8,±s)

组别	剂量(g/kg)	VEGF阳性细胞数
模型组	-	65.11±8.72
PG低剂量组	3.0	60.71±7.10
PG中剂量组	6.0	55.52±8.03▼
PG高剂量组	12.0	54.85±6.03▼
ZG组	5.0	54.50±5.59▼

注:与模型组比较,▼$p < 0.05$

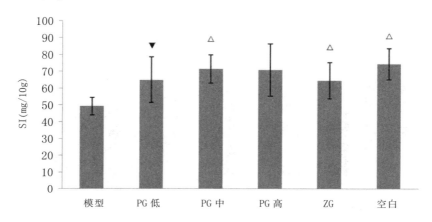

图5 裴氏升血颗粒对H_{22}小鼠肿瘤组织中VEGF表达的影响(n=8,±s)

(与模型组比较,▼$p<0.05$)

3.5 裴氏升血颗粒对荷瘤小鼠血清IL-12含量的影响

检测结果显示:PG各剂量组对荷瘤小鼠血清IL-12的含量均有升高作用。其中PG中、高剂量组及空白组与模型组比较有显著性差异($p < 0.05$,或$p < 0.01$)。PG各剂量组与ZG组间差异无显著性($p > 0.05$)。(见表4、图6)

表4 裴氏升血颗粒对荷瘤小鼠血清IL-12含量的影响(n=8,$\bar{x}$±s)

组别	剂量(g/kg)	IL-12含量(pg/ml)
模型组	-	15.16±2.18
PG低量组	3.0	17.70±4.06
PG中剂量组	6.0	19.97±2.73▼
PG高剂量组	12.0	20.39±3.14▼
ZG组	5.0	19.70±2.00▼
空白组	-	23.40±3.05△

注:与模型组比较,▼$p < 0.05$,△$p < 0.01$

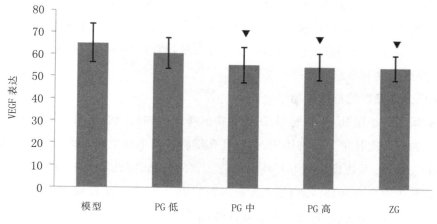

图6　裴氏升血颗粒对荷瘤小鼠血清 IL-12 含量的影响(n=8,x̄±s)

（与模型组比较，▼p<0.05，△p<0.01）

讨　论

《素问·遗篇刺法论》云："正气存内,邪不可干",《素问·评热病论》云："邪之所凑,其气必虚"[2]。隋代巢元方《诸病源候论》中说："积聚由阴阳不和,脏腑虚弱,受于风邪,搏于脏腑之气所为也"。金代张元素《活法机要》曰："壮人无积,虚人则有之,脾胃虚弱,气血两衰,四时有感,皆能成积",明代李中梓《医宗必读》中亦谓："积之成者,正气不足而后邪气踞之"[21]。以上论述,说明人体正气亏虚是肿瘤发病的关键因素。裴老认为机体免疫功能的紊乱是导致此病发生的重要因素之一,也是其他各种致病因素导致肿瘤发生的基础条件,由此确立了肿瘤的治疗之扶正固本法[2]。

裴氏升血颗粒是完成扶正固本这一大法的主方。此方集温肾、健脾、益气、养血于一炉。方中四参大补中气堪称扶正固本之主药;生脉散益气养阴;六味地黄汤取补肾生髓之意;桂枝汤调合营卫以安脏腑阴阳之失调;甘麦大枣汤养心安神,心神安则血安。全方以健脾补肾,扶正固本为大法。"脾主中气,肾主元气",中气亦称脾气,元气亦称肾气,二者合称为正气。脾主水谷之运化五脏六腑,四肢百骸皆赖其养,为先天之本。"肾主骨,骨生髓","脑为髓海",肾乃精血之化源,为元阴元阳之所在,为后天之本。后天脾土赖先天肾火之温煦得以运化,先天肾火赖后天脾土之温润得以生发。脾肾相辅相成,维持人体正常生理机能。健脾与补肾相辅相成共同促进人体正气的旺盛。人身的正气相当于机体的免疫功能,扶正固本既是提高机体的免疫功能,健脾补肾是扶正的最主要法则[2]。近年来实验研究表明中药补肾健脾通过改善机体之造血系统、免疫系统、植物神经系统和内分泌系统,从整体上根本改善机体的反应性。其中补肾重在改善机体的特异性免疫系统、造血系统和内分泌系统,而健脾重在改善机体的非特异性免疫系统和植物神经系统[2]。现代研究表明,扶正培本药用以治疗肿瘤有以下作用:①能促进机体免疫功能,提高淋巴细胞增殖和网状内皮系统活力;②能保护和改善骨髓造血功能,提高血液细胞成分;③能提高内分泌体液的调节功能,促进垂体—肾上腺皮质功能;④能调整患癌机体内环腺苷酸和环鸟普酸的比值,有利于抑制癌细胞的生长;⑤有双相调节作用;⑥能提高机体物质代谢;⑦能减轻放化疗毒副作用,增强放化疗的效果;⑧某些扶正方药有直接抑癌、控制癌细胞浸润和转移的作用[22]。

1 裴氏升血颗粒的抑瘤作用

本实验采用的小鼠 H_{22} 肿瘤模型,属于典型的考察药物抗肿瘤作用的体内实验模型。造模的方法是将肿瘤细胞移植于动物体内,并使其在动物体内不断增殖。该模型的优点在于能够保持机体的完整性,并使机体与外界环境保持正常的联系,因此能更加客观的反映药物抗肿瘤活性[23]。从实验中观察到:各剂量裴氏升血颗粒组对 H_{22} 荷瘤小鼠瘤重均有明显抑制作用,其各组平均瘤重与模型组比较均有显著差异性($p<0.01$)。PG 高、中剂量组平均瘤重与 PG 低剂量组有显著差异性($p<0.05$,或 $p<0.01$)。PG 高、中、低剂量组肿瘤抑制率分别为 36.27%、37.56%、24.94%。实验结果表明:裴氏升血颗粒低、中、高、剂量组均对荷瘤小鼠的肿瘤生长有明显抑制作用,以中剂量组作用效果最为明显。说明裴氏升血颗粒具有良好的抗肿瘤作用。

2 裴氏升血颗粒对免疫器官的影响

近年的研究表明,肿瘤的发生、发展及预后与带瘤机体的免疫状态密切相关。机体发生肿瘤后,其自身免疫功能低下,体内抑制性细胞在功能上显著增强,抑制机体对肿瘤的免疫效应,使肿瘤逃逸机体的免疫监视,促进肿瘤生长[24]。

胸腺是重要的中枢免疫器官,脾脏是重要的外周免疫器官之一,在机体的免疫调节中发挥重要的作用,观察胸腺和脾脏的改变,可以评价机体的免疫状态[25]。

胸腺为 T 细胞发育、分化、成熟的场所。T 细胞为人体重要的免疫细胞,可介导细胞免疫及参与一系列免疫功能的发挥与调节,抗肿瘤免疫也主要以细胞免疫为主。许多动物实验表明,荷瘤宿主的胸腺常出现萎缩,重量减轻,胸腺细胞大量减少。此时机体的细胞免疫功能及相关免疫能力低下,不利于机体对肿瘤细胞的对抗。脾脏是人体最大的外周免疫器官,是各类免疫细胞居住的场所,也是对抗原物质产生免疫应答及产生免疫效应物质的主要基地。目前,认为脾脏在肿瘤免疫中具有双相性,即在肿瘤的早期具有正性免疫作用,抑制肿瘤的生长。到了肿瘤生长晚期,脾内产生大量抑制性细胞,并释放出具有活性的可溶性物质,抑制机体免疫功能作用[26]。

目前肿瘤的治疗仍以手术,放疗和化疗为主。手术治疗只能够切除肉眼可见的肿瘤,却对其复发和转移束手无策。而放疗、化疗在杀伤肿瘤细胞的同时,也损伤正常细胞,特别是可抑制骨髓造血功能和导致机体免疫功能低下。随着祖国传统医学的发展,在对中医药的不断研究发现:中医药在肿瘤的治疗方面具有多途径、多靶点、毒副作用小及不易产生耐药等优点。尤其在对抗肿瘤多因素、多环节致病性方面具有较大优势[27]。

从实验中观察到:模型组小鼠胸腺、脾脏体积缩小,重量减轻,个别胸腺分叶不清,呈灰白色,脾脏色变淡红色。PG 各剂量组及空白组小鼠胸腺指数均高于模型组,与模型组比较有显著差异性($p < 0.05$,或 $p < 0.01$)。PG 各剂量组及空白组小鼠脾脏指数均高于模型组,与模型组比较有显著差异性 ($p < 0.05$, 或 $p < 0.01$)。PG 各剂量组及 ZG 组间差异无显著性 ($p > 0.05$)。实验结果表明:裴氏升血颗粒对胸腺指数和脾脏指数具有明显的提升作用,能够提高机体的非特异性免疫功能,增强机体对外界有害刺激的抵抗力,减少机体的损伤。

3 裴氏升血颗粒对肿瘤血管生成的影响

3.1 裴氏升血颗粒对血管内皮生长因子(VEGF)的影响

血管内皮生长因子(VEGF)是近年来发现的一种大分子活性物质,在血管通透性改变、血管内皮细胞增殖和血管形成中发挥重要的生物作用,与肿瘤的生长、浸润和转移密切相关[28]。VEGF 的生物活性通过表达于内皮细胞的 VEGFR 特异性介导,具有多重功能:①增强血管通透性,支持肿瘤细胞生长;②刺激血管内皮细胞增殖,并分泌基质金属蛋白酶(MMP)降解细胞外基质,在整合素作用下形成毛细血管袢;③上调尿激酶型纤溶酶原激活物(uPA)和组织型纤溶酶原激活物(tPA)的表达,诱导内皮细胞表达蛋白水解酶、间质胶原酶和组织因子,以促进血管形成;④通过与表达于淋巴管内皮细胞的受体结合,淋巴管增殖,癌细胞由于与淋巴管接触点增多而易于侵犯淋巴管,发生淋巴结转移[29]。

采用免疫组化法测定荷瘤小鼠肿瘤组织中 VEGF 的表达, 从实验中观察到:PG 各剂量组肿瘤组织 VEGF 阳性细胞数的表达不同程度低于模型组,PG 高、中剂量组与模型组比较有显著性差异($p < 0.05$)。PG 各剂量组和 ZG 组之间无显著差异($p > 0.05$)。实验结果表明:PG 可以降低荷瘤小鼠肿瘤组织中 VEGF 的表达,抑制肿瘤血管生成,从而达到抗肿瘤作用。

3.2 白细胞介素 -12(IL-12)的影响

白细胞介素 -12(IL-12)是一种免疫调节因子,也是一种血管生成抑制因子。具有多种生物学功能: ①促进幼稚辅助性 T 淋巴细胞 (Th 细胞) 向 Th1 细胞发展, 促进 Th1 细胞 IL-12Rβ2 链的表达,促进 Th 细胞因子特别是干扰素 -γ (IFN-γ)的合成与分泌。②促进 NK 细胞的活化、增殖,增强 NK 细胞的细胞毒活性,诱导静止及活化的 NK 细胞产生 IFN-γ。③直接活化中性粒细胞,加强中性粒细胞的吞噬、杀菌能力,促进外周血白细胞分泌 IFN-γ。④促进 B 细胞的分裂增殖,使增殖的 B 细胞分化为浆细胞,分泌 IgM。⑤促进造血干细胞生长,可和 IL-2 协同作用,增强脐带血单个核细胞的抗体依赖细胞介导的细胞毒(ADCC)作用。⑥诱导 IFN-γ 的生成,后者再诱生干扰素诱导蛋白 -10(IP-10)、干扰素 -γ 诱导单核因子(MIG)等抑制肿瘤血管生成。IL-12 在肿瘤、感染、自身免疫性疾病等防治中发挥着重要作用,能明显抑制肿瘤的生长和转移,改善机体的免疫功能,抑制肿瘤血管的生成[30]。

用 ELISA 法测定荷瘤小鼠血清 IL-12 的浓度。从实验中观察到:不同剂量裴氏升血颗粒对荷瘤小鼠血清 IL-12 含量均有升高作用。其中 PG 高、中剂量组与模型组比较有显著性差异($p < 0.05$)。PG 各剂量组与 ZG 组间差异无显著性($p > 0.05$)。实验结果表明:PG 能够升高荷瘤小鼠血清 IL-12 的浓度,改善机体的免疫功能,抑制肿瘤的生长和转移。

综上所述:裴氏升血颗粒对小鼠 H_{22} 肿瘤的生长具有显著抑制作用;对荷瘤小鼠免疫器官

胸腺、脾脏具有增重作用,能够提高机体的非特异性免疫功能;对荷瘤小鼠肿瘤组织中 VEGF 的表达具有明显的抑制作用,且又能够升高血清 IL-12 的含量。提示 PG 抗肿瘤作用的机理之一可能是通过下调肿瘤组织 VEGF 的表达和上调血清 IL-12 的含量,从抑制肿瘤血管生成方面,实现抗肿瘤作用。

三　结　语

1　结论

1.1　裴氏升血颗粒能够明显抑制 H_{22} 荷瘤小鼠肿瘤的生长,减慢肿瘤生长速度,具有显著的抗肿瘤药理效应,与多年来裴氏升血颗粒在临床应用中所取得的疗效一致。

1.2　裴氏升血颗粒对荷瘤小鼠免疫器官胸腺、脾脏有明显增重作用,从而增强荷瘤小鼠非特异性免疫功能。

1.3　裴氏升血颗粒能够显著抑制荷瘤小鼠肿瘤组织 VEGF 的表达,并且升高血清 IL-12 的含量。提示该药可以通过下调肿瘤组织 VEGF 的表达和上调血清 IL-12 的含量,抑制肿瘤血管生成,实现抗肿瘤的生成和转移作用。

综上所述,裴氏升血颗粒对荷瘤小鼠的免疫功能具有一定的调节作用。裴氏升血颗粒在荷瘤小鼠的抑瘤作用从宏观看是通过扶正固本的整体作用,使异常的免抑抑制状态得到改善;通过微观的分子生物学检测得出,裴氏升血颗粒可通过调节荷瘤小鼠 VEGF 表达和 IL-12 含量,抑制肿瘤的血管生成,从而达到抗肿瘤作用,改善荷瘤小鼠生存质量,疗效评价较好。

2　体会与展望

裴氏升血颗粒是导师裴正学教授,经四十余年的临床经验,拟定的治疗恶性肿瘤的方药。此方集温肾、健脾、益气、养血于一炉,以其扶正固本为大法。多年来在恶性肿瘤的临床应用中取得了比较满意的疗效。数十年的临床实践证明,裴氏升血颗粒不仅对白血病有很好的疗效,对恶性肿瘤,尤其对放、化疗引起的免疫功能低下具有显著的临床疗效。近年来,动物实验研究表明:裴氏升血颗粒对恶性肿瘤的作用与临床应用所取得的疗效一致。本课题的立题来源于裴正学教授四十多年来临床经验的启迪,充分体现了临床经验指导实验研究的思想,避免了实验研究的盲目性。实验从分子水平探讨裴氏升血颗粒的抗肿瘤机制,为该药在治疗恶性肿瘤方面的应用;为配合手术,放化疗;为更好地实现中药抗肿瘤作用;为裴氏升血颗粒临床广泛应用提供科学的理论依据。

附录 1:VEGF 在小鼠 H_{22} 肝癌移植瘤组织中的表达(SP 法)

VEGF 免疫组化照片(免疫组化染色,×400)

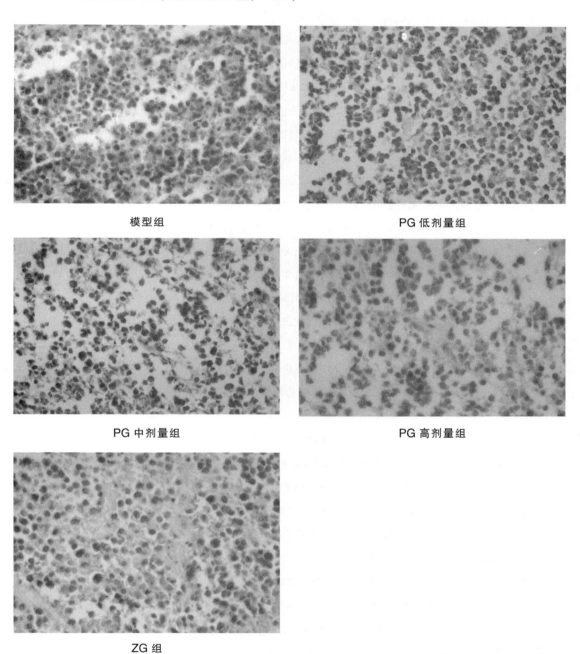

模型组

PG 低剂量组

PG 中剂量组

PG 高剂量组

ZG 组

参考文献

[1]裴正学.漫话白血病之治疗.裴正学医话医案集,甘肃科学技术出版社,2004:24-25

[2]裴正学.扶正培本与免疫.裴正学医学经验集,甘肃科学技术出版社,2003:234-246

[3]裴正学.急性单核细胞性白血病.中西结合实用内科学,人民卫生出版社,1996:321-336

[4]张桂琼.裴氏升血颗粒对荷 H_{22} 瘤小鼠脾淋巴细胞增殖活性及细胞因子的影响.学位论文,2007

[5]黄邦荣.裴氏升血颗粒对荷 H_{22} 瘤小鼠免疫系统影响的实验研究.学位论文,2007

[6]白丽君.裴氏升血颗粒对再障模型小鼠骨髓造血系统影响的实验研究.学位论文,2006

[7]王晓丽.裴氏升血颗粒对再障模型小鼠免疫系统影响的实验研究.学位论文,2006

[8]王宁.裴氏升血颗粒对 H_{22} 肿瘤细胞凋亡及 p53、Caspase-3 蛋白表达的影响.学位论文,2008

[9]王卓.裴氏升血颗粒对 H_{22} 瘤细胞凋亡及 NF-kB 表达的影响.学位论文,2008

[10]丁洁霞.裴氏升血颗粒合用 5-Fu 对小鼠 H_{22} 肿瘤细胞周期及凋亡率的影响.学位论文,2009

[11]张丑丑.裴氏升血颗粒联合 5-FU 对荷瘤小鼠骨髓 DNA 及血清 TNF-α、IFN-γ 的影响.学位论文,2009

[12]薛文翰.裴正学老师治疗原发性肝癌的经验.中医典籍学报,1998.12

[13]李敏,薛文翰,李薇.裴氏"兰州方"配合化疗治疗癌症 10 例疗效观察.国医论坛,1998

[14]裴正学编著.核素治疗与"扶正固本".裴正学医话医案集,甘肃科学技术出版社,2004:31-33

[15]裴正学.食管癌临证治疗摭拾.中医药学刊,2002.7

[16]徐叔云,卞如濂,陈修.药理试验方法学.人民卫生出版社,2002:1757-1827

[17]戴馨仪,陈林香,周岱翰等.参桃软肝丸对荷瘤动物抑瘤与免疫的试验研究.中国肿瘤,2001,10(7):426-428

[18]李仪奎.中药药理实验方法学.上海科技技术出版社,1991:36

[19]孙震,陈石良,谷文英等.灰树花多糖体内抗肿瘤作用的实验研究.药物生物技术,2001,8(5):279-283

[20]吕厚君.肝癌组织中 VEGF 表达与淋巴结微转移的关系.肿瘤基础与临床,2008,21(4):348

[21]裴正学.裴正学医学经验集.甘肃科学技术出版社,2003:378-381

[22]陶勇,吴敏毓.防己黄芪汤对脾虚小鼠 MΦ、T 细胞功能的影响.安徽中医学院学报,2000,19(1):48-49

[23]廖子君.现代肿瘤治疗药物学.世界图书出版公司,2002:409

[24]范维珂.现代肿瘤学基础.人民卫生出版社,2005:220

[25]龚非力.医学免疫学.北京:科学出版社,2004,6

[26]陈慰峰.医学免疫学.人民卫生出版社,2005:100-115

[27]许杜娟,陈敏珠.黄芪多糖的抑瘤作用及其机制.中国医院药学杂志,2005,25(10):923-925

[28]Folkman.Antiangiogenesisincancerther apyendostatinanditsmecha nismsofac tion.ExpCellRes,2006,312(5):594

[29]邹奇飞,张峰.肝癌中血管生成素和血管内皮生长因子的表达及其临床意义.江苏医药,2006,32(5):436

[30]潘运龙.纳米金或 IL-12 抑制血管内皮细胞增殖和 H_{22} 肝癌血管生成的研究.博士论文,2007

裴氏升血颗粒对荷 H₂₂ 瘤小鼠血清 EGF 和 IL−1 的影响

王 芳

中文摘要

目的：通过观察裴氏升血颗粒(PG)对荷 H_{22} 瘤小鼠血清 EGF 和 IL-1 的影响，探讨裴氏升血颗粒对荷瘤小鼠免疫系统的调节作用以及对肿瘤的抑制作用。

方法：通过小鼠右前腋部皮下接种法，建立荷 H_{22} 瘤小鼠模型，观察 PG 对小鼠肿瘤的抑制作用，用 ELISA 法测定小鼠血清中表皮生长因子(EGF)的浓度，用放射免疫法检测小鼠血清中白介素 1(IL-1)的浓度。

结果：1. 裴氏升血颗粒大、中、小剂量组的平均瘤重均低于模型组，分别为 $1.708 \pm 0.396g$，$1.623 \pm 0.365g$，$1.808 \pm 0.462g$，与模型组比较均有统计学意义 ($p < 0.05$)，抑瘤率分别为 32.1%、35.5% 和 28.1%；2. 裴氏升血颗粒大、中、小剂量组荷瘤小鼠的胸腺指数(TI)、脾脏指数(SI)均高于模型组，其中中、大剂量组 TI 分别为 $38.7 \pm 9.8mg/10g$，$36.5 \pm 9.2mg/10g$，较模型组分别增长 37.2%、29.2%，与模型组比较均有统计学意义 ($p < 0.05$)；中剂量组 SI 为 $70.5 \pm 19.0mg/10g$，较模型组增长 29.9%，与模型组比较有统计学意义($p < 0.05$)；3. 裴氏升血颗粒大、中、小剂量组 EGF 的浓度均较模型组降低，其中中剂量组 EGF 的浓度为 $6.377 \pm 2.414ng/ml$，与模型组比较有统计学意义($p < 0.05$)；4. 裴氏升血颗粒大、中、小剂量组 IL-1 的浓度均较模型组降低，其中中、大剂量组 IL-1 的浓度分别为 $0.099 \pm 0.028ng/ml$、$0.078 \pm 0.027ng/ml$，与模型组比较均有统计学意义($p < 0.05$)。

结论：裴氏升血颗粒可增加荷 H_{22} 瘤小鼠的胸腺、脾脏的重量，抑制 EGF 的生成和 IL-1 的分泌，从而起到抗肿瘤的作用。

关键词：裴氏升血颗粒(PG)；H_{22}(肝癌)；IL-1；EGF；免疫功能

ABSTRACT

Objective：Observe Peishishengxue Granule (PG)'s effect on the Epidermal Growth Factor and Interleukin−1 of serum in H_{22} Tumor−bearing Mice, the thesis had explored PG's functions of accommodating the Tumor-bearing Mice's immune system and inhibiting the mice's tumor tissue.

Methods：Through the subcutaneous inoculation of mice right anterior axillary and the establishment of the model of H_{22} tumor-bearing mice，we observed the inhibitory effect of PG on tumor in mice and detected the concentration of EGF by ELISA and the concentration of IL-1 by RIA.

Results: 1.The inhibition rate of the tumor were higher in PG groups than that in model group especially when it was remarkably higher in medium dose group（$p<0.05$）；2. The TI and SI were increased in PG groups. The medium and high dose groups were both significantly increased（$p<0.05$）. The SI in medium dose group was significantly increased（$p<0.05$）；3. The concentration of EGF in PG groups were lower than that in model group，significantly in medium dose group（$p<0.05$）；4. The concentration of IL-1 in PG groups were lower than that in model group，significantly in medium dose group and high dose group（$p<0.05$）.

Conclusion: PG played the role of anti-tumor through increasing the thymus and the spleen weight in H_{22} tumor bearing mice and inhibiting the formation of EGF and IL-1 secretion.

Keywords: Peishishengxue Granule（PG）；H_{22}（transplanted liver cancer）；IL-1；EGF；immune function

前　言

原发性肝癌(PLC),为常见的消化道恶性肿瘤,是全世界最常见的恶性肿瘤之一,发病迅猛,病情凶险,预后不佳,已成为威胁人类健康的一大杀手。全世界每年新发现恶性肿瘤病人约635万例,据世界卫生组织(WHO)的报告,预期到2020年每年新发病例数将达到1500万[1]。其中肝癌占26万例(占恶性肿瘤的4%),我国肝癌发病人数约占全球的55%,在肿瘤相关死亡中位居第二[2],被《中国癌症预防与控制规划纲要》列为我国癌症防治重点疾病[3]。

目前治疗肝癌,早期以手术切除为主,加放、化疗。但从现有的资料来看:手术切除率不高,切除后的复发率高;肝癌属于放、化疗不敏感肿瘤,且易转移。因大多数患者当发现已届晚期,从而失去手术机会。医学界在寻求和使用抗癌药物的同时,发现许多化学抗癌药物在作用于靶细胞时往往累及正常细胞,且临床上用于治疗肿瘤的化学药物大多数品种都有不同程度的致突变遗传毒性,为此治疗肿瘤的同时增加了病人患第二种肿瘤的可能性;但植物药的遗传毒性似乎不太明显[4,5]。

祖国医学认为人类发病学方面,以"正气内虚"为致病之本。《素问·遗篇刺法论》曰:"正气存内,邪不可干";《素问·评热病论》曰:"邪之所凑,其气必虚",在治病方面则提出了扶正固本的治疗大法。人体的"正气"亦称"真气",《灵枢·刺节真邪篇》云:"真气者,所受于天,与谷气并而充其身也"。真气包含先天与后天两方面因素,历代医家把先天方面归于两肾,名曰"元气"(元气);把后天方面归于脾胃,名曰"中气"(谷气)。"脾为后天之本,气血生化之源",主中气;"肾为后天之本,藏髓生精",主元气。后天脾土的运化,须赖先天肾阳之温煦;先天真阳之升发,须赖后天脾土之濡养,脾、肾相辅相成,共同维持着人体机能的生长。因此在"扶正固本"法则中,"健脾"与"补肾"便是最重要的两端。实验研究证明,中医的"脾"、"肾"具有免疫系统、内分泌系统、代谢系统、植物神经系统、胃肠胰内分泌系统等诸方面的意义,"健脾补肾"具有改善上述各方面功能的作用,为扶正固本大法之精髓。"扶正固本"这一旨在发挥和动员人体抗病能力的观点和现代免疫学之间存在着很大的共同性[6-14]。中医所称的"正气",总的来说,代表着机体内在的抗病能力,这种能力相当于人体免疫系统的生理功能。机体免疫系统有非特异性免疫和特异性免疫两类。中医的中气、卫气与现代免疫学的非特异性免疫有相似之处,而元气则与特异性免疫有相似之处;特异性免疫和非特异性免疫相互促进共同完成机体的免疫效应,中气和元气亦相互促进共同形成机体的正气作用;"扶正固本"则能提高机体免疫功能。随着免疫学和分子生物学的发展,研究证实,恶性肿瘤的发生、发展与机体的免疫功能低下密切相关。在肿瘤的治疗中,患者往往不能因局部肿瘤的彻底根除(手术)、放疗、化疗等而得到根治,有时可因免疫功能之严重受创,出现远处播散、转移,使生活质量、生存期受到影响。

导师裴正学教授,结合自己四十多年的临床经验,认为"正虚"是恶性肿瘤发生、发展的根本原因,扶正固本是治疗恶性肿瘤的基本法则,在应用这一法则时以"健脾益肾"为其精髓,由此而拟定了"兰州方",经不断实践、充实、重组,最后制成"裴氏升血颗粒"(由生地、山萸肉、山药、太子参、北沙参、潞党参、桂枝、五味子、白芍、浮小麦等组成)。多年的临床应用,证明该颗粒对各种恶性肿瘤的治疗,防治肿瘤复发、转移,改善患者因放、化疗引起的免疫功能低下,提高患者生活质量,延长生存时间等有很好的改善作用。本实验力图科学客观地研究说明裴氏升血颗粒的抗肿瘤效果及机制,为其在临床中的广泛应用提供充分的科学理论依据。

一　立题依据

裴氏升血颗粒是我国著名中西医结合专家、导师裴正学教授在拟定的治疗白血病专方——"兰州方"的基础上,经不断实践、充实、重组而研制的制剂。[15]主要由生地、山萸肉、山药、太子参、北沙参、潞党参、桂枝、五味子、白芍、浮小麦等组成,重用太子参、潞党参、北沙参以健脾;六味地黄汤的核心药物以补肾[16,17]。该方三十年前因完全治愈了急性单核细胞性白血病(M_5)患者马长生,1974年在苏州召开的血液病会议上被定名为"兰州方"。2003年,裴氏升血颗粒成功治愈了又一例白血病患者(L_2)刘力刚,先后在《南昌日报》及《甘肃日报》进行报道。1997年该方作为甘肃省医学科学研究院院内制剂,定名"裴氏升血颗粒"。该药剂于2002年起作为甘肃省医科院临床科研课题进行实验研究,通过了成果鉴定。曾获得2003年甘肃省皇甫谧科技成果一等奖。

30多年的临床应用,证明裴氏升血颗粒(即"兰州方")不仅对白血病有很好的疗效,对恶性肿瘤,以及放、化疗引起的免疫功能低下等有很好的改善作用。临床实践证明该方对食道癌、肝癌、恶性淋巴瘤、再生障碍性贫血等疾病均有显著疗效。据随师侍诊期间不完全统计,完全治愈食道癌2例、恶性淋巴瘤3例、再生障碍性贫血5例、小肝癌2例[18]。薛氏[19]运用"兰州方"治疗原发性肝癌,使患者肿块明显缩小,肝功能完全恢复,提高了患者的生活质量,延长了患者的生存期;李氏等[20]用兰州方配合化疗治疗癌症 10 例疗效观察显示:近期疗效兰州方组优于单纯化疗组($p < 0.05$);从毒副反应观察兰州方组明显轻于单纯化疗组($p < 0.01$)。裴氏升血颗粒与核素并用治疗肝癌 15 例,治疗组用核素加服 PG,对照组仅用核素,发现治疗组毒副作用明显小于对照组,二者之疗效对比亦有显著性差异[21]。

近年来,大量的动物实验研究证明:[22-25]裴氏升血颗粒可明显升高再障模型小鼠(经3.0GY 直线加速器全身照射所建立)的外周血红蛋白、白细胞、血小板值,能明显恢复再障模型小鼠骨髓的造血功能;显著抑制 Mtp53 以及提高 Caspase-3 的蛋白表达,诱导肿瘤细胞凋亡;抑制 NFκ-B 表达,影响基因转录功能,阻滞肿瘤细胞 G1 期向 S 期的进程,使细胞增生能力下降;促进 ConA 刺激小鼠脾淋巴细胞的增殖能力,促进 IL-2 的分泌以及 IFN-γ mRNA 的表达,增强荷瘤小鼠的细胞免疫功能。裴氏升血颗粒以扶正固本为大法,注重对机体的整体调节,使机体之免疫低下状态得到不同程度的改善,从而达到临床疗效。中医这一"扶正固本"之法,与现代医学之免疫学、分子生物学、基因组学等有着异曲同工之处[16]。前几届研究生在这方面虽然已做了一些工作,但是还有许多方面需要我们进一步去探讨。

EGF 是一种强有力的细胞分裂促进因子,与肿瘤发生有密切关系[26,27]。肝细胞是 EGF 作用的一个主要靶细胞,体外研究表明,EGF 能促进肝癌细胞的生长。表皮生长因子受体(EGFR)可以促进肿瘤细胞的增殖、侵袭和转移,抑制肿瘤细胞凋亡[28]。EGF 与 EGFR 结合后,可通过离子通道、信号传导及基因表达等机制促进肝癌细胞 DNA 合成,促进肝癌发生与发展[29]。

IL-1 是体内作用最强的炎症介质之一,IL-1β(interleukin1β,IL-1β)是 IL-1 家族的重要成员之一,在正常机体中的表达水平极低。近年来发现,许多肿瘤细胞中 IL-1β 的表达水平异常升高,在肿瘤的生长、局部浸润、转移及肿瘤血管生成中发挥着重要作用[30,31]。

本实验通过建立荷 H_{22} 瘤小鼠模型,观察裴氏升血颗粒对小鼠血清 EGF 和 IL-1 的影响情况,从细胞因子方面探讨裴氏升血颗粒的抗肿瘤效果及中草药的抗肿瘤机制,为其在临床中的广泛应用提供充分的科学理论依据,并为该制剂开发成高效防治肿瘤的新型中药制剂而奠定基础。

二　实验研究

1　实验材料

1.1　实验药品

裴氏升血颗粒(由生地、山萸肉、山药、太子参、北沙参、潞党参、桂枝、五味子、白芍、浮小麦等组成,每袋相当于原生药 36.25g),规格 18g/袋,甘肃省医学科学研究院,批号 080310。

贞芪扶正颗粒,规格 15g/袋,湖南时代阳光药业,批号:国药准字 Z43021035。

1.2　实验动物及瘤株

健康 SPF 级昆明小鼠 70 只,雌雄各半,体重 20±2g,由甘肃中医学院实验动物中心提供,动物合格证号:医动字第 SCXK(甘)2004-0006。

H₂₂(肝癌)瘤株:从中国医学科学院北京药物研究所引进,由甘肃省医学科学研究院药理实验室传代保种。

1.3 实验试剂

小鼠 IL-1 放免试剂盒:北京福瑞生物工程公司。

小鼠 EGFELISA 试剂盒:兰州明珠生物科技有限公司。

1.4 实验仪器和设备

电冰箱:金王子,北京。

电热干燥箱:202-2,上海。

离心机:LD4-2A,北京。

双目生物显微镜:OLMPUSCHC-212,日本。

1/1000 电子天平:JA-2003,上海。

单人双面净化工作台:SW-CJ-1F,苏州。

低速冷冻离心机:KDC-2044,科大创新股份有限公司中佳分公司。

微量移液器:WKY 型 5-25μl,上海。

放射免疫 r 计数器:GC-911,中国。

酶标仪:WellScanMK2,美国。

洗板机:Egate2310,上海。

2 实验方法

2.1 模型制备

2.1.1 抽取腹水:将接种 H₂₂ 瘤株后 7d 的小鼠 3 只,颈椎脱臼处死,固定于蜡板上,腹部皮肤消毒后,剪开并剥去腹部皮肤,用高温消毒过的注射器抽取乳白色腹水,放入无菌容器内,置冰块中保存。另取少量腹水,置于加有肝素的试管中,作为观察细胞形态及细胞记数用。将注射器中剩余的腹水,滴一滴于载玻片上,推片,瑞氏染色,并进行细胞分类记数,其中癌细胞数为 97% 以上方可使用[32]。

2.1.2 接种:①抽取 10mlN·S 注入三角烧瓶;②用 5ml 注射器抽取腹水 3ml,立即拿入超净台中注入 10mlN·S 三角烧瓶中,再取 5mlN·S 注入其中(1:5 稀释),摇匀,调细胞计数至 2×10^6 个 /ml[33];③取 3ml 上述细胞悬液于另一三角烧瓶中,再取 17mlN·S,即为瘤细胞悬液;④随机留取 10 只不接种,作为正常对照组,其余 60 只小鼠接实体瘤;⑤取 75% 酒精棉球消毒小鼠右前腋下皮肤,用 1ml 注射器从皮下注射 0.2ml 瘤细胞悬液[32]。

2.2 动物分组及给药剂量

将 70 只 SPF 级昆明小鼠按体重及性别用随机数字表分为 10 只作为正常组,其余 60 只接种 24h 后,随机分为模型对照组;贞芪扶正颗粒(ZG)对照组;裴氏升血颗粒(PG)小剂量组;PG 中剂量组;PG 大剂量组。给药剂量具体如下:

ZG 组:成人用量 15g/ 袋,30g/d,按 60kg 体重计算,则成人给药 0.5g/kg·d,小鼠用药量相当于成人用药量的 10 倍,即 5g/kg·d。

PG 组:成人用量 18g/ 袋,36g/d,按 60kg 体重计算,则成人给药 0.6g/kg·d,PG 小剂量组 3g/kg,(相当于成人临床用量的 5 倍);PG 中剂量组 6g/kg,(相当于成人临床用量的 10 倍);PG 大剂量组 12g/kg,(相当于成人临床用量的 20 倍)。

小鼠灌胃标准:0.2ml/10g[34]。

裴氏升血颗粒与贞芪扶正颗粒临用前分别用蒸馏水溶解制成为混悬液。实验组小鼠灌胃给予等容积的药物,正常组、模型组小鼠给予等量蒸馏水,1 次 /d,连续灌胃 10d[33]。

2.3 小鼠一般状态观察

自接种肿瘤细胞悬液起开始观察各组小鼠的毛色、饮食、活动度及排泄等情况。

2.4 抑瘤率的测定

末次给药后 24h 小鼠称重,继而断颈处死,取肿瘤组织,称重,按公式计算抑瘤率[32]:抑瘤率(%)=(模型组平均瘤重 - 治疗组平均瘤重)/ 模型组平均瘤重)×100%。

2.5 胸腺、脾脏指数测定

末次给药后 24h 小鼠称重,继而断颈处死,取胸腺、脾脏称重。计算方法[35]:胸腺指数(mg/10g)= 胸腺重 /(结束体重 - 瘤重)×10;脾脏指数(mg/10g)= 脾脏重 /(结束体重 - 瘤重)×10。

2.6 ELISA 法测定血清 EGF 的浓度

摘除小鼠眼球取血,用干净试管收集血液,室温凝固 2h,离心(1500rpm)10min 后,收集血清于 Doff 管封装,-20℃冷冻保存。EGF 的浓度测定:按试剂盒说明操作。试剂的配置:①提前 30min 从冰箱中取出试剂盒,以平衡室温。②标准品的稀释:将冻干品管内加入 1ml 样品稀释液,彻底融化后做倍比稀释。③生物素标记抗体工作液:根据每孔 0.1ml 计算总量,按 10μl 生物素标记抗体加抗体稀释液 990μl 的比例配制。④亲和素 - 过氧化酶复合物(ABC)工作液的准备:根据每孔 0.1ml 计算总量,按 10μl 亲和素 - 过氧化酶复合物(ABC)加 ABC 稀释液 990μl 的比例配制。

操作步骤:①从已平衡至室温的密封袋中取出所需板条;②将倍比稀释的标准品各 0.1ml 依次加入一排 7 孔中,一孔只加样品稀释液作为对照,处理后的标本 100μl 每孔加入;③用封板胶封住反应孔,37℃孵箱孵育 90 分钟;④手工洗板:甩尽孔内液体,每孔加洗涤液 350μl,静置 30s 后甩尽液体,在厚迭吸水纸上拍干,洗板 2 次;⑤将准备好的生物抗体工作液按每孔 0.1ml 依次加入,用封板胶封住反应孔,37℃反应 60min;⑥0.01MTBS 洗涤 3 次,每次浸泡 1min 左右;⑦将准备好的 ABC 工作液按每孔 0.1ml 依次加入,用封板胶封住反应孔,37℃反应 60min;⑧0.01MTBS 洗涤 5 次,每次浸泡 2min 左右;⑨按每孔 0.09ml 依次加入已在 37℃平衡 30min 的 TMB 显色液,37℃避光反应,反应过程中,要经常观察。当肉眼可见标准品的前 3~4 孔有明显梯度蓝色,后 3~4 孔差别不明显时,即可加入 TMB 终止液 0.1ml/ 孔(显色反应最长不要超过 30min)。⑩ 用酶标仪在 450nm 测定 OD 值,根据样品的吸光值在坐标上找出对应的浓度。

2.7 放射免疫法测定血清 IL-1 的浓度

摘除小鼠眼球取血,用干净试管收集血液,室温凝固 2h,离心(1500r/min)10min 后,收集血清于 Doff 管封装,-20℃冷冻保存。本实验采用平衡法,取聚丙乙烯试管编号,具体步骤根据放免药盒说明书按下表操作:

IL-1βRIA 加液程序(单位:μL)

试剂	T	NSB	S0	S1-S5	样品
缓冲液	–	200	100	–	–
标准品	–	–	–	100	–
样 品	–	–	–	–	100
IL-1β 抗血清	–	----	100	100	100
125I-IL-1β	100	100	100	100	100
充分混匀,4℃温育 16h					
免疫分离剂	–	500	500	500	500

充分混匀,室温放置 20min 后,4℃3500rpm 离心 25min,吸弃上清液,在 γ 计数器上测定 cpm 数,采用预先编辑的程序得出样品 IL-1β 浓度。

2.8 统计学方法

所有实验数据以均数±标准差(±s)表示,应用 SPSS17.0 统计学软件进行数据统计,多组均数采用单因素方差分析(One-wayANOVA)。取 $p < 0.05$ 作为有统计学意义。

3 实验结果

3.1 裴氏升血颗粒对荷瘤小鼠肿瘤的作用

3.1.1 整体情况

一般观察可见,荷瘤模型组小鼠第 3 天起出现皮毛散乱,右前腋部皮下隐约可见瘤体,进食、水量较前减少、活动迟缓、扎堆、倦卧、嗜睡、毛无光泽而枯乱等现象,造模后第 5～7d 之间,瘤体增长迅速,表面凹凸不平,可见多个结节,边界不清,到第 8～10d 全组小鼠出现恶病质,部分小鼠出现腹水。裴氏升血颗粒各剂量组小鼠与模型组比较,毛色较光亮,精神、饮食均较好。实验第 7 日贞芪组小鼠因灌药入肺而死亡 1 只。

3.1.2 裴氏升血颗粒对荷瘤小鼠瘤重及抑瘤率的影响

解剖实验组小鼠发现瘤体较模型组生长缓慢,裴氏升血颗粒大、中、小剂量组的平均瘤重均低于模型组,分别为 1.708±0.396g,1.623±0.365g,1.808±0.462g,与模型组比较均有统计学意义($p < 0.05$),抑瘤率分别为 32.1%、35.5%和 28.1%。PG 各剂量组与 ZG 组间无统计学意义($p > 0.05$)。见表 1 图 1。

表 1　裴氏升血颗粒对荷瘤小鼠瘤重的影响($\bar{X}\pm S$)

组别	剂量(g·kg⁻¹)	例数(只)	平均瘤重(g)	抑瘤率(%)
正常组	–	10	–	–
模型对照组	–	12	2.515±0.844	–
PG 小剂量组	3.0	12	1.808±0.462*	28.1
PG 中剂量组	6.0	12	1.623±0.365*	35.5
PG 大剂量组	12.0	12	1.708±0.396*	32.1
ZG 对照组	5.0	11	1.692±0.374*	33.0

注:*$p<0.05$,与模型组比较

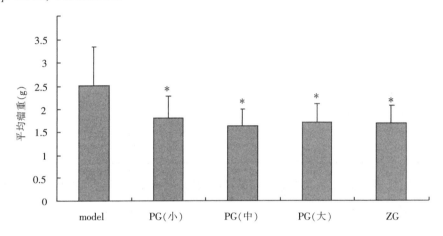

图 1　裴氏升血颗粒对荷瘤小鼠的平均瘤重的影响($\bar{X}\pm S$)

(注:*$p<0.05$,与模型组比较)

3.2　裴氏升血颗粒对荷瘤小鼠免疫器官胸腺、脾脏的影响

裴氏升血颗粒对荷瘤小鼠影响结果显示:荷瘤模型组小鼠胸腺、脾脏体积缩小,重量减轻,个别胸腺分叶不清,呈灰白色,脾脏色变淡红色。PG 各剂量组小鼠胸腺指数(TI)均高于模型组,其中中、大剂量组小鼠 TI 分别为38.7±9.8mg/10g、36.5±9.2mg/10g,较模型组分别增长37.2%、29.2%,与模型组比较均有统计学意义($p<0.05$)。与正常组比较,模型组小鼠 TI明显降低($p<0.05$)。PG 各剂量组小鼠脾脏指数(SI)均高于模型组,其中中剂量组小鼠 SI 为70.5±19.0mg/10g,较模型组增长 29.9%,与模型组比较有统计学意义($p<0.05$)。与正常组比较,模型组小鼠 SI 明显降低($p<0.05$)。PG 各剂量组及 ZG 组间无统计学意义($p>0.05$)。见表2、图2、图3。

表2　裴氏升血颗粒对荷瘤小鼠胸腺指数和脾脏指数的影响($\bar{x}\pm s$)

组别	剂量(g·kg⁻¹)	例数(只)	TI(mg/10g)	TI 增长率(%)	SI(mg/10g)	SI 增长率(%)
正常组	–	10	42.1±8.1	–	78.5±16.0	–
模型对照组	–	12	28.2±6.9▲	–	54.3±17.2▲	–
PG 小剂量组	3.0	12	34.5±5.8	22.1	67.0±18.4	23.4
PG 中剂量组	6.0	12	38.7±9.8*	37.2	70.5±19.0*	29.9
PG 大剂量组	12.0	12	36.5±9.2*	29.2	67.7±15.1	24.8
ZG 对照组	5.0	11	37.4±7.8*	32.4	68.3±13.6*	25.8

注：*$p<0.05$,与模型组比较;▲$p<0.05$,与正常组比较

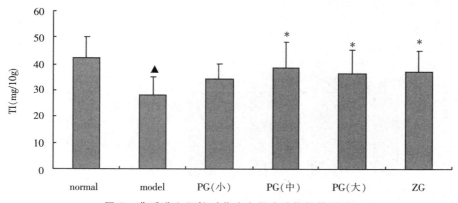

图2　裴氏升血颗粒对荷瘤小鼠胸腺指数的影响(±s)

(*$p<0.05$,与模型组比较;▲$p<0.05$,与正常组比较)

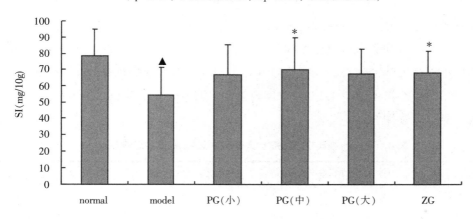

图3　裴氏升血颗粒对荷瘤小鼠脾脏指数的影响(±s)

(*$p<0.05$,与模型组比较;▲$p<0.05$,与正常组比较)

3.3　裴氏升血颗粒对荷瘤小鼠血清 EGF 浓度的影响

结果显示:裴氏升血颗粒各剂量组血清中 EGF 的浓度均低于模型组,其中中剂量组 EGF 的浓度为 6.377±2.414ng/ml,与模型组比较有统计学意义($p<0.05$)。模型组小鼠血清中

EGF的浓度较正常组明显升高,与正常组比较有统计学意义($p<0.05$)。见表3和图4。

表3　裴氏升血颗粒对荷瘤小鼠血清中 EGF 浓度的影响($\bar{x}\pm s$;n=7)

组　别	剂量(g·kg^{-1})	EGF(ng/ml)
正常组	–	5.967 ± 2.059
模型对照组	–	8.919 ± 1.185▲
PG 小剂量组	3.0	7.011 ± 2.012
PG 中剂量组	6.0	6.377 ± 2.414*
PG 大剂量组	12.0	6.747 ± 2.206
ZG 对照组	5.0	6.511 ± 2.019*

注:*$p<0.05$,与模型组比较;▲$p<0.05$,与正常组比较

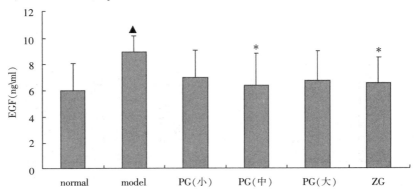

图4　裴氏升血颗粒对荷瘤小鼠 EGF 的影响($\bar{x}\pm s$;n=7)

(*$p<0.05$,与模型组比较;▲$p<0.05$,与正常组比较)

3.4　裴氏升血颗粒对荷瘤小鼠血清 IL-1 浓度的影响

结果显示:裴氏升血颗粒各剂量组血清中 IL-1 的浓度均低于模型组,其中中、大剂量组 IL-1 的浓度分别为 0.099 ± 0.028ng/ml、0.078 ± 0.027ng/ml,与模型组比较均有统计学意义($p<0.05$)。模型组小鼠血清中 IL-1 的浓度较正常组明显升高,与正常组比较有统计学意义($p<0.05$)。见表4和图5。

表4　裴氏升血颗粒对荷瘤小鼠血清中 IL-1 浓度的影响($\pm s$)

组　别	例数(只)	剂量(g·kg^{-1})	IL-1(ng/ml)
正常组	10	–	0.051 ± 0.024
模型对照组	12	–	0.139 ± 0.051▲
PG 小剂量组	12	3.0	0.119 ± 0.036
PG 中剂量组	12	6.0	0.099 ± 0.028*
PG 大剂量组	12	12.0	0.078 ± 0.027*
ZG 对照组	11	5.0	0.093 ± 0.039*

注:*$p<0.05$,与模型组比较;▲$p<0.05$,与正常组比较

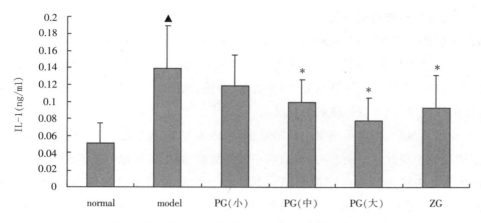

图 5 裴氏升血颗粒对荷瘤小鼠 IL-1 的影响($\bar{x}\pm S$)

(*$p<0.05$,与模型组比较;▲$p<0.05$,与正常组比较)

讨 论

裴氏升血颗粒(由生地、山萸肉、山药、太子参、北沙参、潞党参、桂枝、五味子、白芍、浮小麦等组成)是导师裴正学教授,结合自己四十多年的临床经验,在以"扶正固本"为大法,集温肾、健脾、益气、养血于一炉,以"健脾益肾"为精髓而拟定的治疗白血病专方——"兰州方"的基础上,经不断实践、充实、重组而研制的制剂。方中运用"四参"集健脾益气之大成,为补益后天之本中劲旅,合"生脉散"益气补肺,使四参健脾益气之功益彰;运用"六味地黄汤"核心成分,重用山萸肉(30g)使补益先天之功益彰;"桂枝汤"乃群方之冠,有"外和营卫,内安脏腑"之功效。裴老认为,该方用于此处之内涵,在大补先天与后天同时加强了调和营卫、安抚脏腑之功,实则加强了植物神经系统、代谢系统、内分泌系统、免疫系统之调节作用;"甘麦大枣汤",古人用此方治疗妇女神经官能症疗效确切。裴老认为该方用在此处,除调节机体植物神经系统外,尚可安神镇静、调节思维,以补上述它药未尽之功。综上所述,裴氏升血颗粒以扶正固本为大法,加强了人体自身之正气,从而起到"正气存内,邪不可干"的作用,有效防治了肿瘤。

本实验通过测定各组小鼠的瘤重、胸腺、脾脏等宏观指标,及观察血清中 EGF 和 IL-1 等微观指标,进一步探讨裴氏升血颗粒抗肿瘤的作用机制。

1 裴氏升血颗粒的抑瘤作用

本实验采用的 H_{22} 移植性肿瘤模型,属于典型的考察药物抗肿瘤作用的体内实验模型。造模的方法是将肿瘤细胞移植于动物体内,并使其在动物体内不断增殖。该模型的优点在于能够保持机体的完整性,并使机体与外界环境保持正常的联系,因此能更加客观的反映药物抗肿瘤活性[34]。

本实验结果显示:裴氏升血颗粒大、中、小剂量组的平均瘤重均低于模型组,分别为 $1.708\pm0.396g$,$1.623\pm0.365g$,$1.808\pm0.462g$,与模型组比较均有统计学意义($p<0.05$),

抑瘤率分别为 32.1%、35.5% 和 28.1%,说明裴氏升血颗粒对肿瘤抑制具有良好作用。

2 裴氏升血颗粒对免疫器官的影响

胸腺是机体重要的中枢免疫器官之一,是 T 细胞发育、分化和成熟的场所,在机体的免疫调节中发挥重要的作用;脾脏是重要的外周免疫器官之一,是各类免疫细胞居住和产生免疫应答的场所,也是合成免疫活性物质(如干扰素、补体、细胞因子等)的重要场所。因此,观察胸腺和脾脏的改变,可以评价机体的免疫状态。

本实验结果显示:荷瘤模型组小鼠胸腺、脾脏体积缩小,重量减轻,个别胸腺分叶不清,呈灰白色,脾脏色变淡红色。而 PG 各剂量组小鼠的胸腺、脾脏的外观与正常组无明显差异。PG 各剂量组小鼠胸腺指数均高于模型组,其中、大剂量组小鼠胸腺指数分别为 38.7 ± 9.8mg/10g、36.5 ± 9.2mg/10g,较模型组分别增长 37.2%、29.2%,与模型组比较差异显著($p < 0.05$)。与正常组比较,模型组小鼠胸腺指数明显降低($p < 0.05$)。PG 各剂量组小鼠脾脏指数均高于模型组,其中中剂量组小鼠脾脏指数分别为 70.5 ± 19.0mg/10g,较模型组增长 29.9%,与模型组比较差异显著($p < 0.05$)。与正常组比较,模型组小鼠脾脏指数明显降低($p < 0.05$)。PG 各剂量组与 ZG 组间差异无显著性($p > 0.05$)。提示,裴氏升血颗粒对荷瘤小鼠免疫器官胸腺、脾脏有明显改善作用,表明裴氏升血颗粒能增强荷瘤小鼠非特异性免疫功能。

3 裴氏升血颗粒对细胞因子的影响

细胞因子是由活化的免疫细胞和一些基质细胞分泌的小分子蛋白,在免疫应答的启动、传播和调节中发挥着重要的免疫调控作用。现代研究表明:EGF 促进正常细胞的恶性转化及刺激肿瘤细胞的增殖;IL-1 可直接或间接影响机体免疫细胞的应答,加速肿瘤细胞的免疫逃逸。

3.1 表皮生长因子(EGF)的影响

EGF 是一种强有力的细胞分裂促进因子,对人体细胞的生长、组织损伤的修复、细胞的再生和恶变等生理和病理过程起重要的调节作用,与肿瘤发生有密切关系[26,27]。肝细胞是 EGF 作用的一个主要靶细胞,体外研究表明,EGF 能促进肝癌细胞的生长。表皮生长因子受体(EGFR)是一种具有酪氨酸激酶活性的膜表面传感器,其氨基酸排列和组成与 c-erbB-1 癌基因产物高度同源,可以促进肿瘤细胞的增殖、血管生成、黏附、侵袭和转移,抑制肿瘤细胞凋亡[38]。EGF 与 EGFR 结合后,可通过离子通道、信号传导及基因表达等机制促进肝癌细胞 DNA 合成,促进肝癌发生与发展[29]。

本实验用 ELISA 法测定荷瘤小鼠血清中 EGF 的浓度,结果显示:裴氏升血颗粒各剂量组血清中 EGF 的浓度均低于模型组,其中中剂量组的浓度为 6.377 ± 2.414ng/ml,明显低于模型组($p < 0.05$)。提示裴氏升血颗粒能够抑制 EGF 的生成,通过对细胞因子的影响调节机体的免疫功能,从而达到抗肿瘤的目的。

3.2 白介素 -1(IL-1)的影响

IL-1 是体内作用最强的炎症介质之一,其生物学作用非常广泛,能通过多种机制如诱导细胞因子、趋化因子、炎性细胞分子和黏附分子表达等激发炎症反应,在各种炎症增生性疾病及炎症相关性肿瘤中发挥重要作用。IL-1β(interleukin1β,IL-1β)是 IL-1 家族的重要成员之一,在正常机体中的表达水平极低。近年来发现,许多肿瘤细胞中 IL-1β 的表达水平异常升高,IL-1β 对 VEGF 有明显上调作用,在肿瘤的生长、局部浸润、转移及肿瘤血管生成中发挥着重要作用[30,31]。此外,肿瘤微环境中存在的 IL-1β 极有可能影响机体免疫细胞的应答,从而加速肿瘤细胞的免疫逃逸[36]。然而,尚有部分文献资料显示,IL-1 可通过增加肿瘤内浸润的白细胞数量和增强其功能而发挥抑瘤效应。这一切还有待进一步证实。但从大部分资料看,IL-1 的增多,促进了肿瘤的生长、转移。

本实验用放射免疫法测定荷瘤小鼠血清中 IL-1 的浓度,结果显示:裴氏升血颗粒各剂量组血清中 IL-1 的浓度均低于模型组,其中中、大剂量组的浓度分别为 $0.099 \pm 0.028 ng/ml$、$0.078 \pm 0.027 ng/ml$,均明显低于模型组($p < 0.05$)。模型组小鼠血清中 IL-1 的浓度较正常组明显升高($p < 0.05$)。提示裴氏升血颗粒能够抑制 IL-1 的分泌,通过对细胞因子的影响调节机体的免疫功能,从而达到抗肿瘤的目的。

三　结　语

1　结论

1.1　裴氏升血颗粒能够明显抑制荷瘤小鼠肿瘤的生长,减慢肿瘤生长速度,具有显著的抗肿瘤药理效应,与多年来裴氏升血颗粒在临床应用中所取得的疗效一致。

1.2　裴氏升血颗粒能显著改善荷瘤小鼠的胸腺指数、脾脏指数,从而增强荷瘤小鼠的非特异性免疫功能。

1.3　裴氏升血颗粒能够抑制 IL-1 的分泌以及 EGF 的生成,提示裴氏升血颗粒可通过对细胞因子的影响调节机体的免疫功能,这也是裴氏升血颗粒抗肿瘤的可能途径之一。

综上所述,通过测定荷瘤小鼠的瘤重、胸腺、脾脏等宏观指标,及观察 EGF 和 IL-1 等微观指标,实验证明裴氏升血颗粒通过调节荷 H_{22} 瘤小鼠自身的免疫功能,抑制肿瘤的生长,改善了荷瘤小鼠生存质量,疗效评价较好。

2　体会与展望

裴氏升血颗粒是集温肾、健脾、益气、养血于一炉,以扶正固本为大法的纯中药制剂。从裴正学教授拟定此方至今,已在临床上广泛应用了 30 多年。实践证明裴氏升血颗粒不仅对白血病有很好的疗效,对恶性肿瘤,尤其对放、化疗引起的免疫功能低下具有显著的临床疗效。近年来,经动物实验研究初步表明,其作用与临床应用所取得的疗效是一致的。

本课题的立题来源于裴正学教授四十多年来临床经验的启迪,充分体现了临床经验指导实验研究的思想,避免了实验研究的盲目性。在以后的研究中,充分利用现代科学技术新成果,深入研究裴氏升血颗粒调节免疫功能的物质基础及相关机理,探讨裴老的中西医结合防治肿瘤的思想、方法,使其临床方药得到更多微观的阐释。

参考文献

[1]孙燕,石远凯.临床肿瘤内科手册.北京:人民卫生出版社,2007:7

[2]中国抗癌协会肝癌专业委员会.中国抗癌协会临床肿瘤学协作委员会.中华医学会肝癌学会肝病分会肝癌学组1原发性肝癌规范化诊治专家共识.1临床肿瘤学杂志,2009,14(3):2591

[3]中国癌症预防与控制规划纲要.中国肿瘤,2004,02:65-68

[4]郭炜,赵泽贞,单保恩等.六种中草药的抗突变及抗肿瘤活性的实验报告.癌变·畸变·突变,2002,14(2):95-97

[5]赵泽贞,魏丽珍.22种可食性中药材的抗突变和致突变同步快速试验.癌变·畸变·突变,2002,12(2):8789

[6]hang W,Leonerd T,Bath-Hetxll F,et al.Chinese herbal medicine for atopic eczema.Cochrane Database Syst Rev.2005;CD002291

[7]Chen X,Murakami T,Oppenheim JJ,Howasd OM.Triptolide,aconstiyent of immunosuppressive Chinese herbal medicine,is a potent suppressor of dendritic-cell maturation and trafficking.Blood.2005;106: 2409-2416

[8]Tamura R,Takahashi HK,Xue D,et al.Enhanced effects of combined bu-zhong-yi-qi-tang (TJ-41) and interleukin-18 on the production of tumor necrosis factor-α and interleukin-γ in human peripheral blood mononuclear cells.J Int Med Res.2004;32:25-32

[9]Shao BM,Xu W,Dai H,Tu P,Li Z,Gao XM.A study on the immune recepors for polysaccharides from the roots of Astragalus membranaceus,a Chinese medicinal herb.Biochem Biophys Res Commun.2004;320: 1103-1111

[10]Qiu D,Kao PN,Immunosuppresswive and anti-inflammatoru mechanisms of triptolide,the principal active diterpenoid from the Chinese medicinal herb Triperygium wilfordii Hook.f.Drugs R D. 2003;4:1-18

[11]Tejeda M,Gaal D ,Barna K,etal . The antitumor activity of the somatostatin structural derivative (TT2232) on different human tumor xenografts[J]. Anticancer Res , 2003 ,23(5A) :4061-4066

[12]Jean Marx. ANGIOGENESIS : A Boost for Tumor Starvation. Science , 2003 , July 25, 301: 452～454

[13]Rakesh KJain. Molecular regulation of vessel maturation. Nat ureMedici n ,2003,9(6):685～693

[14]裴正学.扶正培本与免疫.裴正学医学经验集,甘肃科学技术出版社,2003:95-97

[15]裴正学.漫话白血病之治疗.裴正学医话医案集,甘肃科学技术出版社,2004:24-25

[16]裴正学.扶正培本与免疫.裴正学医学经验集,甘肃科学技术出版社,2003:234-246

[17]裴正学.急性单核细胞性白血病.中西结合使用内科学,人民卫生出版社,1996:321-336

[18]裴正学.食管癌临证治疗撷拾.中医药学刊,2002.7

[19]薛文翰.裴正学老师治疗原发性肝癌的经验.中医典籍学报,台湾,1998.12

[20]李敏,薛文翰,李薇等.裴氏"兰州方"配合化疗治疗癌症10例疗效观察.国医论坛,1998

[21]裴正学.核素治疗与"扶正固本".裴正学医话医案集,甘肃科学技术出版社,2004:31-33

[22]白丽君.裴氏升血颗粒对再障模型小鼠骨髓造血系统影响的实验研究.硕士学位论文,2006

[23]王宁.裴氏升血颗粒对H$_{22}$肿瘤细胞凋亡及p53、Caspase-3蛋白表达的影响.硕士学位论文,2008

[24]王卓.裴氏升血颗粒对H$_{22}$瘤细胞凋亡及NF-κB表达的影响.硕士学位论文,2008

[25]张桂琼.裴氏升血颗粒对荷H$_{22}$瘤小鼠脾淋巴细胞增殖活性及细胞因子分泌的影响.硕士学位论文,2007

[26]钱洪江.EGF和PCNA在胃黏膜中的表达及意义分析[J].山东医药,2006,46,(23):86-87

[27]胡庆军,史朝晖.EGFR和PCNA在食管癌中的表达及其临床意义[J].山东医药,2005,45(5):42-43

[28]Woodburn JR. The epidermal growth factor receptor and its inhibition in cancer therapy [J].
   Pharmacol Ther, 1999, 82 (223):241-250

[29]王文奇,徐瀚峰.表皮生长因子及其受体与肝癌的关系.国外医学:肿瘤学分册,2005,32(3):212-214

[30]刘立峰,刘玉和,沈维高等.白细胞介素-1的结构、来源、分布、功能及其与疾病的关系.北京大学学报
   [J].2006,7(5):416

[31]张军,金虎,孟庆润等.肝癌患者血浆IL-1活性和TNF-a含量的测定.中国厂矿医学,2003,16(1):4

[32]徐叔云,卞如濂,陈修.药理试验方法学.第3版,北京:人民卫生出版社,2002:1757-1827

[33]戴馨仪,陈林香,周岱翰等.参桃软肝丸对荷瘤动物抑瘤与免疫的试验研究.中国肿瘤,2001,10(7):
   426-428

[34]李仪奎.中药药理实验方法学.上海:上海科技技术出版社,1991,36

[35]孙震,陈石良,谷文英,陶文沂.灰树花多糖体内抗肿瘤作用的实验研究.药物生物技术,2001,8(5):
   279-283

[36]马栋柱,孙克任,赵丽等.药物AC-88对荷瘤鼠T细胞内TNF-α,IL-1β和IL-6mRNA含量及其增殖功能
   影响.癌变·畸变·突变,2003,15(4):208

裴氏软肝消痞丸对荷 H$_{22}$ 瘤小鼠血清 TNF-α 和 IFN-γ 的影响

单金姝

中文摘要

目的：观察裴氏软肝消痞丸(PRGXP)对荷 H$_{22}$ 瘤小鼠血清 TNF-α 和 IFN-γ 的影响，探讨裴氏软肝消痞丸对荷瘤小鼠免疫系统的调节作用以及对肿瘤的抑制作用。

方法：通过小鼠右前腋部皮下接种法，建立荷 H$_{22}$(肝癌)实体瘤小鼠模型，随机平均分为空白组、模型对照组、裴氏软肝消痞丸大剂量组、裴氏软肝消痞丸中剂量组、裴氏软肝消痞丸小剂量组和复方斑蝥胶囊组。灌胃给药 10d，末次给药后 24h 小鼠称重，摘除小鼠眼球采血，用干净试管收集血液，室温凝固 2h，离心 1500 转 10min，收集血清封装，-20℃冷冻保存。脊髓脱白法处死，剥离肿瘤组织、胸腺、脾脏并称重，计算抑瘤率，测定胸腺指数(TI)及脾脏指数(SI)。用 ELISA 法测定荷瘤小鼠血清中 TNF-α 和 IFN-γ 的浓度。

结果：①裴氏软肝消痞丸大、中、小剂量组的平均瘤重均低于模型对照组，分别为(0.926±0.237)g、(0.776±0.122)g、(0.935±0.227)g，与模型对照组比较均有统计学意义 ($p<0.05$)，抑瘤率分别为 24.5%、36.8%和 23.9%。②裴氏软肝消痞丸大、中、小剂量组荷瘤小鼠的胸腺指数(TI)、脾脏指数(SI)均高于模型对照组，其中中剂量组 TI 为(53.2±15.6)mg/10g，较模型对照组增长 31.4%，与模型对照组比较有统计学意义 ($p<0.05$)；中剂量组 SI 为(65.0±10.1)mg/10g，较模型对照组增长 45.1%，与模型对照组比较有统计学意义 ($p<0.05$)。③裴氏软肝消痞丸(PRGXP)大、中、小剂量组 TNF-α 的浓度均较模型对照组升高，其中中剂量组 TNF-α 的浓度为(85.97±19.41)pg·ml^{-1}，与模型对照组比较有统计学意义 ($p<0.05$)。复方斑蝥胶囊组(BM)血清中 TNF-α 的浓度为(51.34±9.78)pg·ml^{-1}，与模型对照组比较有统计学意义($p<0.05$)。PRGXP 中剂量组与 BM 组比较，有统计学意义($p<0.05$)。④裴氏软肝消痞丸(PRGXP)大、中剂量组 IFN-γ 的浓度均较模型对照组升高，其中中剂量组 IFN-γ 的浓度为(90.85±11.91)pg·ml^{-1}，与模型对照组比较有统计学意义($p<0.05$)。复方斑蝥胶囊组(BM)组血清中 IFN-γ 的浓度为(66.73±11.76)pg·ml^{-1}，与模型对照组比较有统计学意义($p<0.05$)。PRGXP 中剂量组与 BM 组比较，有统计学意义($p<0.05$)。

结论：裴氏软肝消痞丸对肿瘤有抑制作用，可提高荷 H$_{22}$ 瘤小鼠的胸腺、脾脏的指数，增加

TNF-α 和 IFN-γ 的分泌,增强细胞因子的活性,提高机体的免疫功能,从而起到抗肿瘤的作用。

关键词:裴氏软肝消痞丸;H_{22}(肝癌);TNF-α;IFN-γ;免疫功能

ABSTRACT

Objective: After the observation of Peishiruanganxiaopiwan (PRGXP) on the serum TNF-α and IFN-γ in H_{22} Tumor-bearing Mice, we have discussed the regulating and antitumor effects of PRGXP on the immune system of Tumor-bearing Mice.

Methods: Firstly, we established the tumor-bearing mice model by hypodermic inoculation in the right front axilla of mice. All the mice were divided into blank group, model group, great dose group of PRGXP, middle dose group of PRGXP, little dose group of PRGXP and FufangBanmao Capsule(BM) group. Every group was dosed for ten days. After 24h of the last dose, the eyeballs of the mice were extirpated for blood collection with clean test tube. The blood was solidified for 2 hours at room temperature, and then centrifuged 1500 rpm for 10 minutes. The serum was collected, packaged and saved at $-20^{\circ}C$. And then we measured the density of the TNF-α and IFN-γ in H_{22} Tumor-bearing Mice using the ELISA method. Lastly, we observed regulating effects of PRGXP on the tumor.

Results: 1.According to the dosage of the PRGXP, three groups can be divided: the big, the middle and the small. The weight of tumor in the three groups separately are (0.926±0.237)g, (0.776±0.122)g and (0.935±0.227)g, which lower than the model group, corresponding to the antitumor rate are 24.6%, 36.8% and 23.9%. 2.The TI and SI of the three groups are higher than the model group. The TI of the middle group is (53.4±15.6)mg/10g, the percentage increase is 31.4% than the model group. The SI of the middle group is (65.0±10.1)mg/10g. The percentage increase is 45.1% than the model group. 3.The density of the TNF-α in three group are higher than the model group. Out of which, the TNF-α density of the middle group is (85.97±19.41)pg·ml^{-1}. The middle group has statistic significance in compare with the model group ($p<0.05$). The density of the TNF-α in the FufangBanmao Capsule (BM) group is (51.34±9.78)pg·ml^{-1}. The middle group has statistic significance in compare with the model group ($p<0.05$). The PRGXP middle group has statistic significance in compare with the BM group($p<0.05$). 4.The density of IFN-γ in the two groups is higher than the model group. Out of which, the IFN-γ density of the middle group is (90. 85±11.91)pg·ml^{-1}. The middle group has statistic significance in compare with the model group ($p<0.05$).The density of the IFN-γ in the FufangBanmao Capsule (BM) group is (66.73±11.76)pg·ml^{-1}. The PRGXP group also has statistic significance in compare with the FufangBanmao Capsule(BM) group ($p<0.05$).

Conclusion: Peishiruanganxiaopiwan (PRGXP) can control tumor growth, increase the weight of thymus and spleen in H_{22} Tumor-bearing Mice, enhance the secretion of TNF-α and IFN-γ, boost up the activity of cells and improve the immunologic function of the body. All of these can play the roles of antitumor.

Key words: Peishiruanganxiaopiwan; H_{22} (transplanted liver cancer); TNF-α; IFN-γ; immunologic function

前　言

原发性肝癌(primary hepatocellular carcinoma,PHC),简称肝癌,是常见的恶性肿瘤之一,在恶性肿瘤死亡中仅次于胃癌和食管癌[1],在我国高居第三位,常见于中年男性。因其恶性度高、病情进展快、病情隐匿,早期一般不易被发现,大部分肝癌患者就医时已发展到中、晚期,已不适合手术切除,即使适合手术的患者,两年复发率亦高达50%[2]。晚期肝癌尚无标准治疗方案,预后差,因此需寻找更加有效的治疗方法。目前原发性肝癌被《中国癌症预防与控制规划纲要》列为我国癌症防治重点疾病之一[3]。

目前对肝癌的治疗,早期以手术切除为主,并辅以放、化疗。但从现有的资料来看:手术根治率不高,且术后复发率高;加之肝癌对放、化疗不敏感,且易转移,大多数患者发现时已属晚期,已失去手术意义。医学界在寻求和使用抗癌药物的同时,发现其毒副作用大,即:许多化学抗癌药物在作用于靶细胞时往往累及正常细胞,且有不同程度的致突变遗传毒性,为此治疗肿瘤的同时又增加了病人患第二种肿瘤的可能性;植物药的遗传毒性似乎不太明显[4-5]。中医药具有改善临床症状、提高生存质量、延长生存期等方面的独特优势,故寻找临床有效的肝癌综合治疗方案是延长肝癌患者生存时间及改善生存质量的重要手段,具有十分重要的现实意义。

原发性肝癌属于祖国医学中肝积、肥气、积聚、鼓胀等范畴,对于其病因病机的认识为:正虚致病。亦《素问·刺法论》曰:"正气存内,邪不可干,邪之所凑,其气必虚",《医宗必读》曰:"积之成也,正气不足,而后邪气踞也"。故中医理论认为,正气亏虚是导致癌症的主要病因,故而张元素说:"盖壮人无积,惟虚人则有之"。

裴氏软肝消痞丸是全国著名中西医结合专家裴正学教授四十年来治疗原发性肝癌、胃癌的专方,在临床上疗效显著。曾经完全根治了多例原发性肝癌、胃癌,对大多数不适合手术患者均有不同程度的临床疗效。裴老认为原发性肝癌是由正气亏虚,脏腑功能失调,气滞、血瘀、痰凝等结聚而成。本病本虚标实、正虚邪实。导师总结:恶性肿瘤发生、发展的根本原因为"正虚"、治疗恶性肿瘤的基本法则为扶正固本,由此提出"扶正以消积,消积而固本",进而拟定了"肝癌方",经临床不断实践、充实、重组,最后锤炼为"裴氏软肝消痞丸"(由柴胡、生鳖甲、穿山甲、皂角刺、枳实、白花蛇舌草、半枝莲、三棱、莪术、白芍、海藻、昆布、丹参、黄芪等组成)。多年的临床应用证明该药对原发性肝癌的治疗,防治肝癌复发、转移,改善患者因放、化疗引起的免疫功能低下,提高患者生活质量,延长生存时间等有很好的改善作用。本实验力图科学客观地研究说明裴氏软肝消痞丸的抗肿瘤效果及机制,整理导师宝贵经验,为其在临床中的广泛应用提供充分的科学理论依据。

立题依据

1 裴正学教授专方专药加减治疗肝癌及其并发症

由于肝癌临床表现复杂多变,辨证分型标准尚无统一标准,全国著名中西医结合专家裴正学教授根据四十余年的临床治疗经验拟定治疗原发性肝癌的验方——裴氏软肝消痞丸。

裴氏软肝消痞丸是我国著名中西医结合专家、导师裴正学教授在治疗肝癌专方——"肝癌方"[6]的基础上,经不断实践、充实、重组而研制的制剂。主要由柴胡、生鳖甲、穿山甲、皂角刺、枳实、白花蛇舌草、半枝莲、三棱、莪术、白芍、海藻、昆布、丹参、黄芪等组成,其中白芍,敛阴柔肝养血,丹参、黄芪、鳖甲、龟板共凑益气养血滋阴之功,正如《医宗必读》云:"积之成也,正气不足,而后邪气踞之";《外科正宗》云:"积之成者,正气之虚也,正气虚而后积成";故扶正以消积,消积而固本。柴胡疏肝解郁,生发阳气,透邪外出,枳实理气解郁,泄热破结,三棱、莪术均具有行气消积、破血祛瘀、止痛之功,共达行气活血逐瘀之功。鳖甲、穿山甲、皂角刺、海藻、昆布均具有软坚祛瘀散结的作用。白花蛇舌草、半枝莲均为清热解毒之品,现代药理研究白花蛇舌草的有效成分熊果酸有抗突变,抗促癌,抗氧化,抗血管生成和诱导癌细胞分化等抗肿瘤活性。纵观全方共凑扶正固本、行气活血逐瘀、软肝散结、清热解毒之功。

四十多年的临床反复实践证明"裴氏软肝消痞丸"(即"肝癌方")不仅对原发性肝癌有确切的疗效,而且经临床实践证明该方对食道癌、胃癌等癌病均有显著疗效。导师裴正学教授提出以辨病为主所进行的专方专药治疗肝癌,针对性强,是中医药治疗肝癌的重要手段,极大发挥了祖国医学的优势。亦符合导师多年前提出的"西医诊断,中医辨证,中药为主,西药为辅"的十六方针。据随师侍诊期间不完全统计,软肝消痞丸治愈原发性肝癌 13 例,胃癌 5 例、小肝癌 15 例。裴氏软肝消痞丸以"扶正固本"为大法,注重对机体的整体调节,使机体免疫低下状态得到不同程度的改善,从而达到临床疗效。祖国医学"扶正以消积,消积而固本"之法,与现代医学之免疫学、分子生物学、基因组学等有着异曲同工之处[7]。本实验即从细胞免疫方面进行,详细阐述软肝消痞丸对原发性肝癌的治疗作用。

2 裴正学教授对原发性肝癌的病因病机认识

我国古代著作虽然没有"肝癌"病名的记载,但根据其临床表现(症状、体征的描述如上腹部肿块质硬如石、胁痛、消瘦、纳差、腹胀、黄疸、腹水等),可归属于"癥瘕"、"积聚"、"胁痛"、"黄疸"、"鼓胀"等篇。因此,可以说中医对肝癌的治疗古今有之。裴正学教授认为原发性肝癌的发病可概括为:内因和外因。外因是指六淫等邪毒蓄结于脏腑(肝脏)。内因为素体正气亏虚,阴阳失调,气血运行失常,脏腑功能失调。内外因合而导致气滞血瘀、痰饮毒邪聚结,终而形成肿瘤。正如《素问·阴阳应象大论》曰:"治病必求于本"。裴正学教授认为:肿瘤形成的内因为正气亏虚,此为致病治本;而外因为邪毒聚结,此为致病之标。裴正学教授总结为:原发性肝癌是本虚标实,认为肿瘤病虽表现在局部,但其实是全身性疾病的局部表现,亦为全身虚而局部标实之病。故在治疗上教授提出:扶正以消积,消积而固本。正如张元素:"养正积自除,犹之满座皆君子,纵有一小人,自无容地而出。今令真气实,……积自消矣"。

3 实验指标

IFN-γ 主要由活化的 T 细胞和自然杀伤细胞(naturalkillercell,36NK)所分泌,在小鼠,则由 Th1 亚群产生。IFN-γ 以多种方式参与影响免疫应答,可有效增加细胞的主要组织相容性复合体(majorhistocompatibilitycomplex,MHC)I 类分子表达,从而有利于抗原递呈及增强免疫应答;具有抑制肿瘤细胞增殖;促进 B 细胞产生抗体;诱导 NK、杀伤性 T 细胞(cytolyticTcell,CTL)等的细胞毒作用[8];IFN-γ 还可增强 TNF-α 诱导的细胞凋亡[9-11]。

IFN-γ 抑制肿瘤细胞增殖机制主要有以下几方面:①能抑制肿瘤内血管生成[12]。②对恶性肿瘤细胞有直接细胞毒作用[8]。③干扰素能影响肿瘤细胞有丝分裂周期,诱导肿瘤细胞凋亡[9-11]。④通过影响基质而发挥抗肿瘤活性[13]。

TNF-α 是肿瘤坏死因子家族中具有强大的抗肿瘤作用的因子之一,由活化的巨噬细胞/单核细胞和 NK 细胞、成纤维细胞产生,是迄今发现的抗癌作用最强的细胞因子,具有全身性作用。主要作用为参与炎症反应、调节免疫应答、激活 T 细胞;促进 IL-2 的产生,诱发炎症反应;促进 IL-2 受体、表皮生长因子受体(EGFR)及主要组织相容性 II 类抗原的表达;抗肿瘤作用(诱导肿瘤细胞凋亡作用)。

IFN-γ 与 TNF-α 作为反映机体的免疫功能的具体指标,参与肿瘤发生发展、消亡的整个过程。裴正学教授治疗肝癌的验方——裴氏软肝消痞丸(具有扶正固本、行气活血逐瘀、软肝散结、清热解毒之功)恰好具有调节机体的免疫功能,抗肿瘤的作用。故本实验选取 IFN-γ、TNF-α 作为实验指标,恰到合理的反映导师裴正学教授的治疗肿瘤的理论体系,亦"原发性肝癌是本虚标实,认为肿瘤病虽表现在局部,但其实是全身性疾病的局部表现,亦为全身虚而局部标实之病。故在治疗上教授提出:扶正以消积,消积而固本。"

本实验通过建立荷 H22 瘤小鼠模型,观察裴氏软肝消痞丸对小鼠血清 TNF-α 和 IFN-γ 的影响情况,从细胞因子方面探讨裴氏软肝消痞丸的抗肿瘤效果及中草药的抗肿瘤、调节免疫的机制,为其在临床中的广泛应用提供充分的科学理论依据,并为该制剂开发成高效治疗肿瘤的新型中药制剂而奠定基础。

实验研究

1 实验材料

1.1 实验药品

裴氏软肝消痞丸(由柴胡、生鳖甲、穿山甲、皂角刺、枳实、白花蛇舌草、半枝莲、三棱、莪术、白芍、海藻、昆布、丹参、黄芪等组成),规格 6g/ 包,甘肃省医学科学研究院,生产批号:090210

复方斑蝥胶囊,规格 0.25g/ 粒,陕西方舟制药有限公司,生产批号:090401

1.2 实验动物及瘤株

健康 SPF 级昆明小鼠 72 只,雌雄各半,体重(20±2)g,由甘肃中医学院实验动物中心提供,动物合格证号:医动字第 SCXK(甘)2004-0006。

H_{22}(肝癌)瘤株:从中国医学科学院北京药物研究所引进,由甘肃省医学科学研究院药理实验室传代保种。

1.3 实验试剂

小鼠 TNF-α ELISA 试剂盒:武汉博士德生物工程公司, 产品编号:EK0521, 生产批号:20100321

小鼠 IFN-γ ELISA 试剂盒:武汉博士德生物工程公司, 产品编号:EK0375, 生产批号:20100215

1.4 实验仪器和设备

双目生物显微镜:OLYMPUSPMBHB,日本

1/1000 电子天平:JA-2003,上海精科天平公司

单人双面净化工作台:SW-CJ-1F,苏州净化设备有限公司

恒温恒湿箱:LHS-250SC,上海一恒科技有限公司

低速冷冻离心机:KDC-2044,科大创新股份有限公司中佳分公司

微量移液器:WKY 型 5-25μl,上海

酶标仪:multiskanMK3,ThemoLabsystems

冰箱:伊克斯,北京伊克斯公司

2 实验方法

2.1 模型制备

严格按照无菌操,接种实体瘤。从 H_{22} 瘤株传代小鼠的腹腔抽取乳白色的瘤液参照文献[14],用生理盐水稀释至瘤细胞计数为 $2×10^6$ 个 /ml[15],在小鼠右前腋部皮下接种瘤液 0.2ml[14]。

2.2 动物分组及给药剂量

将 72 只 SPF 级昆明小鼠按体重及性别用随机法分为 12 只作为空白组, 其余 60 只接种24h 后,随机分为模型对照组;复方斑蝥胶囊(BM)组;裴氏软肝消痞丸(PRGXP)小剂量组;

PRGXP 中剂量组;PRGXP 大剂量组。给药剂量具体如下:

BM 组:临床成人口服量一次 3 粒,一日 2 次,每粒 0.25g,按 60kg 体重计算,则成人给药 0.025g/kg·d,小鼠用药量相当于成人用药量的 10 倍,即 0.25g/kg·d。

PRGXP 组:临床成人口服量一次 1 包,一日 2 次,每包 6g,按 60kg 体重计算,则成人给药 0.2g/kg·d,PRGXP 小剂量组 1g/kg,(相当于成人临床用量的 5 倍);PRGXP 中剂量组 2g/kg,(相当于成人临床用量的 10 倍);PRGXP 大剂量组 4g/kg,(相当于成人临床用量的 20 倍)。

小鼠灌胃容积[16]:0.2ml/10g 体重。

裴氏软肝消痞丸与复方斑蝥胶囊临用前分别用蒸馏水溶解制成为混悬液。实验组小鼠灌胃给予等容积的药物,空白组、模型对照组小鼠给予等量蒸馏水,1 次/d,连续灌胃 10d[15]。

2.3 小鼠一般状态观察

观察各组小鼠在实验期内的毛色、饮食、活动度及排泄等情况。

2.4 抑瘤率的测定

末次给药后 24h 小鼠称重,脊髓脱臼处死,剖取肿瘤组织,称重,按公式计算抑瘤率[14]:

抑瘤率(%)=([模型组平均瘤重 - 治疗组平均瘤重]/ 模型组平均瘤重)×100%。

2.5 胸腺、脾脏指数测定

末次给药后 24h 小鼠称重,脊髓脱臼处死,取胸腺、脾脏称重。按公式计算胸腺、脾脏指数。计算方法[17]:

胸腺指数(mg/10g)= 胸腺重 /(结束体重 - 瘤重)×10

脾脏指数(mg/10g)= 脾脏重 /(结束体重 - 瘤重)×10

2.6 ELISA 法测定荷瘤小鼠血清 TNF-α 的浓度

2.6.1 末次给药后 24h 小鼠称重,摘除小鼠眼球采血,用干净试管收集血液,室温凝固 2 小时,离心 1500 转 10min,收集血清封装,-20℃冷冻保存。

2.6.2 TNF-α 浓度测定:严格按试剂盒说明操作。试剂的配制:①提前 30min 从冰箱中取出试剂盒,以平衡室温。②标准品的稀释:将冻干品管内加入 1ml 样品稀释液,彻底溶解后做倍比稀释。③生物素标记抗体工作液:根据每孔 0.1ml 计算总量,按 10μl 生物素标记抗体加抗体稀释液 990μl 的比例配制。④亲和素 - 过氧化酶复合物(ABC)工作液的准备:根据每孔 0.1ml 计算总量,按 10μl 亲和素 - 过氧化酶复合物(ABC)加 ABC 稀释液 990μl 的比例配制。(3)操作步骤:①从已平衡至室温的密封袋中取出所需板条。②将倍比稀释的标准品各 0.1ml 依次加入一排 8 孔中,一孔只加样品稀释液作为对照,处理后的标本 100μl 每孔加入。③用封板胶封住反应孔,37℃孵箱孵育 90min。④手工洗板:甩尽孔内液体, 每孔加洗涤液 350μl,静置 30s 后甩尽液体,在厚迭吸水纸上拍干,洗板 2 次。⑤将准备好的生物抗体工作液按每孔 0.1ml 依次加入。用封板胶封住反应孔,37℃反应 60min。⑥0.01MTBS 洗涤 3 次,每次浸泡 1min 左右。⑦将准备好的 ABC 工作液按每孔 0.1ml 依次加入。用封板胶封住反应孔,37℃反应 30min。⑧0.01MTBS 洗涤 5 次,每次浸泡 1~2min 左右。⑨按每孔 0.09ml 依次加入已在37℃平衡30min的TMB显色液,37℃避光反应,反应过程中,要经常的观察,当肉眼可见标准品的前3-4孔有明显梯度蓝色,后3-4孔差别不明显时,即可加入TMB终止液0.1ml/孔。(显色反应最长不要超过30min)。⑩用酶标仪在450nm测定OD值,根据样品的吸光值在坐标上找出对应的浓度。

2.7 ELISA法测定荷瘤小鼠血清IFN-γ的浓度

2.7.1 摘除小鼠眼球采血,用干净试管收集血液,室温凝固2h,离心1500转10min,收集血清封装,-20℃冷冻保存。

2.7.2 IFN-γ浓度测定:严格按试剂盒说明操作。试剂的配制:①提前30分钟从冰箱中取出试剂盒,以平衡室温。②标准品的稀释:将冻干品管内加入1ml样品稀释液,彻底溶解后做倍比稀释。③生物素标记抗体工作液:根据每孔0.1ml计算总量,按10μl生物素标记抗体加抗体稀释液990μl的比例配制。④亲和素－过氧化酶复合物(ABC)工作液的准备:根据每孔0.1ml计算总量,按10μl亲和素－过氧化酶复合物(ABC)加ABC稀释液990μl的比例配制。

2.7.3 操作步骤:①从已平衡至室温的密封袋中取出所需板条。②将倍比稀释的标准品各0.1ml依次加入一排8孔中,一孔只加样品稀释液作为对照,处理后的标本100μl每孔加入。③用封板胶封住反应孔,37℃孵箱孵育90min。④手工洗板:甩尽孔内液体,每孔加洗涤液350μl,静置30s后甩尽液体,在厚迭吸水纸上拍干,洗板2次。⑤将准备好的生物抗体工作液按每孔0.1ml依次加入。用封板胶封住反应孔,37℃反应60min。⑥0.01MTBS洗涤3次,每次浸泡1min左右。⑦将准备好的ABC工作液按每孔0.1ml依次加入。用封板胶封住反应孔,37℃反应30min。⑧0.01MTBS洗涤5次,每次浸泡1~2min左右。⑨按每孔0.09ml依次加入已在37℃平衡30min的TMB显色液,37℃避光反应,反应过程中,要经常的观察,当肉眼可见标准品的前3~4孔有明显梯度蓝色,后3~4孔差别不明显时,即可加入TMB终止液0.1ml/孔。(显色反应最长不要超过30min)。⑩用酶标仪在450nm测定OD值,根据样品的吸光值在坐标上找出对应的浓度。

2.8 统计学方法

所有实验数据以均数±标准差($\bar{x} \pm s$)表示,多组均数采用单因素方差分析,以$p < 0.05$为有统计学意义。

3 实验结果

3.1 荷瘤小鼠的一般情况

一般观察可见,模型对照组小鼠第4d起出现皮毛散乱,右前腋部皮下隐约可见瘤体,进食、水量较前减少、活动迟缓、扎堆、倦卧、嗜睡、毛无光泽而枯乱等现象,造模后第5~7d之间,瘤体增长迅速,表面凹凸不平,可见多个结节,边界不清,到第8~10d全组小鼠出现恶病质,部分小鼠出现腹水。裴氏软肝消痞丸各剂量组小鼠与模型对照组比较,毛色较光亮,精神、饮食较好。

3.2 裴氏软肝消痞丸对荷瘤小鼠瘤重及抑瘤率的影响

解剖治疗组小鼠发现瘤体较模型对照组生长缓慢,裴氏软肝消痞丸大、中、小剂量组的平均瘤重均低于模型组,分别为(0.926±0.237)g,(0.776±0.122)g,(0.935±0.227)g,与模型对照组比较均有统计学意义($p<0.05$),抑瘤率分别为 24.5%、36.8%和 23.9%。PRGXP 中剂量组与 BM 组间有统计学意义($p<0.05$)。(见表 1、图 1、图 2)

表 1　裴氏软肝消痞丸对荷瘤小鼠瘤重的影响($\bar{x}±s$)

组别	剂量(g·kg⁻¹)	例数(只)	平均瘤重(g)	抑瘤率(%)
模型对照组	–	12	1.227±0.193	–
PRGXP 小剂量组	1.0	12	0.935±0.227*	23.9
PRGXP 中剂量组	2.0	12	0.776±0.122*	36.8
PRGXP 大剂量组	4.0	12	0.926±0.237*	24.5
BM 组	0.25	12	0.925±0.320*	24.6

注:*$p<0.05$,与模型对照组比较

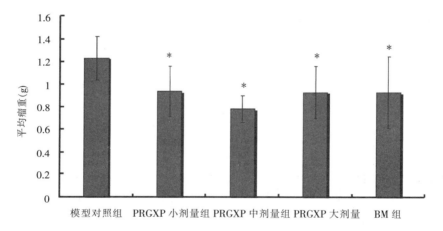

图 1　裴氏软肝消痞丸对荷瘤小鼠的平均瘤重的影响(n=12;±s)

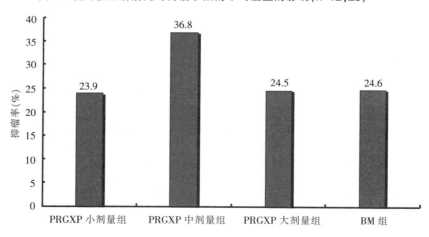

图 2　裴氏软肝消痞丸对荷瘤小鼠实体瘤抑瘤率的影响(%;n=12;±s)

3.3 裴氏软肝消痞丸对荷瘤小鼠免疫器官胸腺、脾脏的影响

裴氏软肝消痞丸对荷瘤小鼠影响结果显示:模型对照组小鼠胸腺、脾脏体积缩小,重量减轻,个别胸腺分叶不清,呈灰白色,脾脏色变淡红色。PRGXP 各剂量组小鼠胸腺指数(TI)均高于模型组,其中中、大剂量组小鼠 TI 分别为(53.2±15.6)mg/10g、(47.7±23.3)mg/10g,较模型对照组分别增长 31.4%、17.8%,与模型对照组比较均有统计学意义($p<0.05$)。与空白组比较,模型对照组小鼠 TI 降低($p<0.05$)。PRGXP 各剂量组小鼠脾脏指数(SI)均高于模型对照组,其中中剂量组小鼠 SI 为(65.0±10.1)mg/10g,较模型对照组增长 45.1%,与模型对照组比较有统计学意义($p<0.05$)。与空白组比较,模型对照组小鼠 SI 降低($p<0.05$)。PRGXP 各剂量组及 BM 组间无统计学意义($p>0.05$)。(见表 2、图 3、图 4)

表 2 裴氏软肝消痞丸对荷瘤小鼠胸腺指数和脾脏指数的影响($\bar{x}±s$)

组别	剂量(g·kg⁻¹)	例数(只)	TI(mg/10g)	TI 增长率(%)	SI(mg/10g)	SI 增长率(%)
空白组	–	12	60.0±11.9	–	74.9±24.5	–
模型对照组	–	12	40.5±6.3▲	–	44.8±12.6▲	–
PRGXP 小剂量组	1.0	12	45.5±6.2	12.3	58.9±14.5*	31.5
PRGXP 中剂量组	2.0	12	53.2±15.6*	31.4	65.0±10.1*	45.1
PRGXR 大剂量组	4.0	12	47.7±23.3	17.8	55.2±15.9*	23.2
BM 组	0.25	12	52.9±17.3*	30.6	63.6±15.8*	42.0

注:*$p<0.05$,与模型对照组比较;▲$p<0.05$,与空白组比较

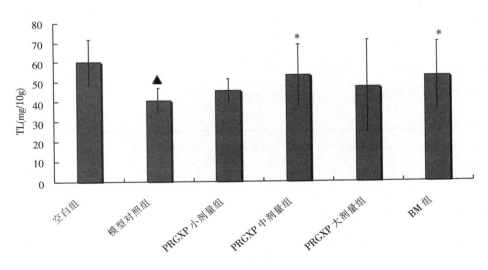

图 3 裴氏软肝消痞丸对荷瘤小鼠胸腺指数的影响(n=12;$\bar{x}±s$)

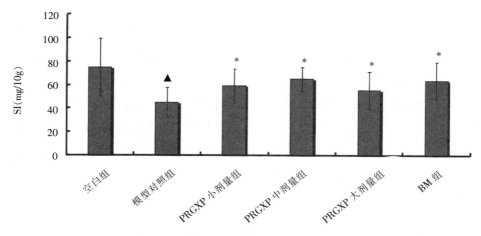

图4 裴氏软肝消痞丸对荷瘤小鼠脾脏指数的影响(n=12;x̄±s)

3.4 裴氏软肝消痞丸对荷瘤小鼠血清 TNF-α 浓度的影响

结果显示:裴氏软肝消痞丸(PRGXP)各剂量组血清中 TNF-α 的浓度均高于模型对照组,其中中剂量组 TNF-α 的浓度为 (85.97 ± 19.41)pg·ml^{-1},与模型对照组比较有统计学意义($p<$ 0.05)。BM 组血清中 TNF-α 的浓度为 (51.34 ± 9.78)pg·ml^{-1},与模型对照组比较有统计学意义($p<0.05$)。PRGXP 中剂量组与 BM 组比较,有统计学意义($p<0.05$)。模型对照组小鼠血清中 TNF-α 的浓度较空白组降低,与空白组比较无统计学意义($p>0.05$)。(见表3和图5)

表3 裴氏软肝消痞丸对荷瘤小鼠血清中 TNF-α 浓度的影响(±s;n=8)

组 别	剂量(g·kg^{-1})	TNF-α (pg·ml^{-1})
空白组	–	35.68±9.90
模型对照组	–	25.18±10.18
PRGXP 小剂量组	1.0	34.34±19.74
PRGXP 中剂量组	2.0	85.97±19.41*#
PRGXP 大剂量组	4.0	39.51±24.81
BM 组	0.25	51.34±9.78*

注:*$p<0.05$,与模型对照组比较;#$p<0.05$ 与 BM 对照组比较

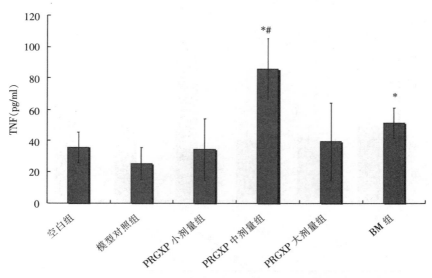

图 5　裴氏软肝消痞丸对荷瘤小鼠 TNF–α 浓度的影响(±s;n=8)

3.5　裴氏软肝消痞丸对荷瘤小鼠血清 IFN-γ 浓度的影响

结果显示:裴氏软肝消痞丸大、中剂量组血清中 IFN-γ 的浓度均高于模型对照组,其中中剂量组 IFN-γ 的浓度为 $(90.85 \pm 11.91) \text{pg} \cdot \text{ml}^{-1}$,与模型对照组比较有统计学意义 $(p < 0.05)$。BM 组血清中 IFN-γ 的浓度为 $(66.73 \pm 11.76) \text{pg} \cdot \text{ml}^{-1}$,与模型对照组比较有统计学意义 $(p < 0.05)$。PRGXP 中剂量组与 BM 组比较,有统计学意义 $(p < 0.05)$。模型组小鼠血清中 IFN-γ 的浓度较空白组降低,与空白组比较无统计学意义 $(p > 0.05)$。(见表 4 和图 6)

表 4　裴氏软肝消痞丸对荷瘤小鼠血清中 IFN-γ 浓度的影响(±s;n=8)

组　别	剂量(g·kg⁻¹)	IFN-γ 含量(pg·ml⁻¹)
空白组	–	50.23 ± 7.36
模型对照组	–	42.35 ± 7.85
PRGXP 小剂量组	1.0	41.35 ± 12.08
PRGXP 中剂量组	2.0	$90.85 \pm 11.91^{*\#}$
PRGXP 大剂量组	4.0	51.1 ± 7.69
BM 组	0.25	$66.73 \pm 11.76^{*}$

注:*$p < 0.05$,与模型对照组比较;#$p < 0.05$ 与 BM 对照组比较

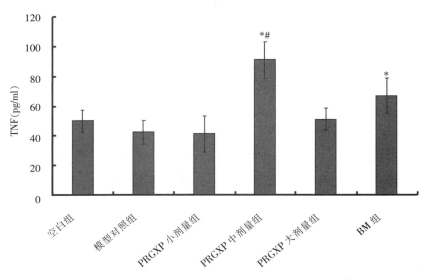

图6　裴氏软肝消痞丸对荷瘤小鼠IFN-γ的影响($\bar{x}\pm s$；n=8)

4　讨论

裴氏软肝消痞丸(由柴胡、生鳖甲、穿山甲、皂角刺、枳实、白花蛇舌草、半枝莲、三棱、莪术、白芍、海藻、昆布、丹参、黄芪等组成)是导师裴正学教授,结合自己四十多年的临床经验,以"扶正以消积,消积而固本"为主,具有扶正固本、行气活血逐瘀、软肝散结、清热解毒功效的纯中药制剂。本方在治疗肝癌专方——"肝癌方"的基础上,经临床不断实践、充实、重组,最后锤炼而成的纯中药制剂。其中白芍,敛阴柔肝养血,丹参、黄芪、鳖甲、龟板共凑益气养血滋阴之功,正如《医宗必读》云:"积之成也,正气不足,而后邪气踞之",《外科正宗》云:"积之成者,正气之虚也,正气虚而后积成",故扶正以消积,消积而固本。柴胡疏肝解郁,生发阳气,透邪外出,枳实理气解郁,泄热破结,三棱、莪术均具有行气消积、破血祛瘀、止痛之功,共达行气活血逐瘀之功。鳖甲、穿山甲、皂角刺、海藻、昆布均具有软坚祛瘀散结的作用。白花蛇舌草、半枝莲均为清热解毒之品,现代药理研究白花蛇舌草的有效成分熊果酸有抗突变,抗促癌,抗氧化,抗血管生成和诱导癌细胞分化等抗肿瘤活性。纵观全方共凑扶正固本、行气活血逐瘀、软肝散结、清热解毒之功。裴老认为,此方治疗肝癌之内涵为:扶正固本、消积祛邪兼顾。在补益正气、扶正固本的同时,加强行气活血逐瘀、软肝散结、清热解毒之力,其直接效果是加强了机体植物神经系统、代谢系统、内分泌系统、免疫系统之调节作用。亦符合裴老的学术观点:原发性肝癌是本虚标实,认为肿瘤病虽表现在局部,但其实是全身性疾病的局部表现,亦为全身虚而局部标实之病。故在治疗上教授提出:扶正以消积,消积而固本。正如张元素:"养正积自除,犹之满座皆君子,纵有一小人,自无容地而出。今令真气实,……积自消矣"。综上所述,裴氏软肝消痞丸以扶正固本为大法,兼顾消积祛邪,加强了人体自身之正气,增强了人体的免疫力,充分调动人体的免疫系统,从而起到"正气存内,邪不可干"的作用,有效治疗了原发性肝癌。

本实验通过检测各组小鼠的瘤重、胸腺、脾脏等宏观指标,及观察血清中TNF-α和

IFN-γ 等微观指标,进一步探讨裴氏软肝消痞丸抗肿瘤的作用机制。

4.1　裴氏软肝消痞丸的抑瘤作用

肿瘤实验研究是肿瘤学中最基本的研究手段和途径。在动物体内外复制模型模拟人类肿瘤,即肿瘤动物模型(tumoranimalmodel),是进行肿瘤实验研究的必备条件。本实验是在 SPF级实验室完成,采用的小鼠移植性肿瘤 H_{22} 模型,属于典型的考察药物抗肿瘤作用、调节机体免疫力的体内实验模型。造模的方法是将肿瘤 H_{22} 细胞移植于小鼠体内,并使其在小鼠体内不断增殖。该模型的优点在于移植方法简单无需特殊设备,成功率高,能够保持机体的完整性,并使机体与外界环境保持正常的联系,因此能更加客观的反映药物抗肿瘤活性[17]。

本实验结果显示:裴氏软肝消痞丸大、中、小剂量组的平均瘤重均低于模型对照组,分别为$(0.926±0.237)$g,$(0.776±0.122)$g,$(0.935±0.227)$g,与模型对照组比较均有统计学意义$(p<0.05)$,抑瘤率分别为 24.5%、36.8%和 23.9%,说明裴氏软肝消痞丸对抑制肿瘤生长具有良好作用。

4.2　裴氏软肝消痞丸对免疫器官的影响

胸腺和脾脏是机体重要免疫器官。其中胸腺是机体重要的中枢免疫器官之一,是 T 细胞发育、分化和成熟的场所,在机体的免疫调节中发挥重要的作用;而脾脏是重要的外周免疫器官之一,为机体的第三道防线,是最大的免疫应答器官,是各类免疫细胞居住和产生免疫应答的场所,也是合成免疫活性物质(如干扰素、补体、细胞因子等)的重要场所。因此,胸腺指数和脾脏指数在一定程度地反映了机体免疫功能的强弱,可评价机体的免疫状态,增加免疫器官重量作为免疫功能提高的客观指标之一[18]。

本实验结果显示:模型对照组小鼠胸腺、脾脏体积缩小,重量减轻,个别胸腺分叶不清,呈灰白色,脾脏色变淡红色。而 PRGXP 各剂量组(尤其是中剂量组)小鼠的胸腺、脾脏的外观与正常组无明显差异。PRGXP 各剂量组小鼠胸腺指数均高于模型对照组,其中中剂量组小鼠胸腺指数为$(53.2±15.6)$mg/10g,较模型对照组分别增长 31.4%,与模型对照组比较有统计学意义$(p<0.05)$。与空白组比较,模型对照组小鼠胸腺指数降低$(p<0.05)$。PRGXP 各剂量组小鼠脾脏指数均高于模型对照组,其中中剂量组小鼠脾脏指数分别为$(65.0±10.1)$mg/10g,较模型对照组增长 45.1%,与模型对照组比较有统计学意义$(p<0.05)$。与空白组比较,模型对照组小鼠脾脏指数降低$(p<0.05)$。PRGXP 各剂量组与 BM 组间差异无显著性$(p>0.05)$。提示,裴氏软肝消痞丸对荷瘤小鼠免疫器官胸腺、脾脏有明显改善作用,表明裴氏软肝消痞丸能增强荷瘤小鼠非特异性免疫功能。

4.3　裴氏软肝消痞丸对细胞因子的影响

细胞因子是由活化的免疫细胞和相关细胞(如纤维母细胞、内皮细胞)分泌产生的具有重要的生物学活性的细胞调节小分子蛋白,在免疫应答的启动、传播和调节中发挥着重要的免疫调控作用,甚至是中心作用,他们除了单独的具有多种生物学活性外,还有彼此之间的相互作用。现代研究表明:IFN-γ 主要由活化的 T 细胞和自然杀伤细胞 (natural killer cell,

36NK)所分泌,并以多种方式参与影响免疫应答。TNF-α 由活化的巨噬细胞／单核细胞和NK细胞、成纤维细胞产生,是迄今发现的抗癌作用最强的细胞因子[19],具有全身性作用,主要作用为参与炎症反应、调节免疫应答、抗肿瘤作用。IFN-γ 与 TNF-α 作为反映机体的免疫功能的具体指标,参与肿瘤发生发展、消亡的整个过程。

4.3.1 对肿瘤坏死因子(TNF-α)的影响

TNF-α 是由活化的巨噬细胞／单核细胞和NK细胞、成纤维细胞产生的细胞因子,具有介导炎症、免疫调节、抗肿瘤等多种生物学功能。TNF-α 对肿瘤细胞具有直接的溶解杀伤和诱导凋亡作用[20-21]。TNF-α 抗肿瘤作用的一个重要特点在于仅仅对肿瘤细胞具有细胞毒性作用,而不损伤正常细胞,具有高选择性杀伤功能[22]。其作用机理在于与细胞表面的TNF受体结合,产生氧自由基和过氧化物,导致细胞溶解。同时 TNF-α 还能促进多种具有抗肿瘤活性细胞因子(如 GM-CSF,IL-1,IL-2 及 IL-6 等)的合成与分泌[23-24],提高肿瘤患者的抗肿瘤免疫防御功能,间接地发挥其多种杀瘤免疫效应。

本实验用 ELISA 法测定荷瘤小鼠血清中 TNF-α 的浓度,以检测裴氏软肝消痞丸对肿瘤的治疗作用及对机体的免疫调节作用。结果显示:斑蝥组血清 TNF-α 的浓度升高,与模型对照组比较,有统计学意义($p < 0.05$);裴氏软肝消痞丸各剂量组血清中 TNF-α 的浓度均高于模型对照组, 其中中剂量组的浓度为 $(85.97 \pm 19.41) \text{pg} \cdot \text{ml}^{-1}$, 明显高于模型对照组 ($p < 0.05$),况且中剂量组 TNF-α 的浓度也高于阳性药物对照组(斑蝥组)($p < 0.05$)。提示裴氏软肝消痞丸能够提高机体的免疫力,升高 TNF-α 在血清中的浓度,从而发挥抗肿瘤的最终目的。

4.3.2 对干扰素(IFN-γ)的影响

IFN-γ 主要由活化的 T 细胞和自然杀伤细胞(naturalkillercell,36NK)所分泌,并以多种方式参与影响免疫应答,是体内作用最强的炎症介质之一,其生物学作用非常广泛,能通过多种机制激发炎症反应,在肿瘤的治疗中发挥重要作用。IFN-γ 抑制肿瘤细胞增殖机制主要有以下几方面:①能抑制肿瘤内血管生成[12]。②对恶性肿瘤细胞有直接细胞毒作用[8]。③干扰素能影响肿瘤细胞有丝分裂周期,诱导肿瘤细胞凋亡[9-11]。④通过影响基质而发挥抗肿瘤活性[13]。

本实验用 ELISA 法测定荷瘤小鼠血清中 IFN-γ 的浓度,以检测裴氏软肝消痞丸对肿瘤的治疗作用及对机体的免疫调节作用。实验结果显示:斑蝥组小鼠血清 IFN-γ 的浓度升高,与模型对照组比较,有统计学意义($p < 0.05$);裴氏软肝消痞丸中、大剂量组血清中 IFN-γ 的浓度有不同程度的提高,但均高于模型对照组,其中中剂量组的浓度为$(90.85 \pm 11.91) \text{pg} \cdot \text{ml}^{-1}$,高于模型对照组($p < 0.05$)。况且中剂量组 IFN-γ 的浓度也高于阳性药物对照组(斑蝥组)($p < 0.05$),提示裴氏软肝消痞丸能够提高机体的免疫力,升高 IFN-γ 在血清中的浓度,从而发挥抗肿瘤的最终目的。

4.4 阳性对照药物的选择

根据阳性药物的选择原则[25]:①可比性:其功用、主治、剂型、给药途径与新药相似;②合法性:阳性药是《药典》或部颁标准或新批准生产的合法药物;③择优选用:应选用当前学术界或社会公认有效的、有代表性的"好药"。

斑蝥——味辛,性温,归肝、肾、胃经。有破血逐瘀消癥、攻毒散结之功效。其有效成分为斑蝥素,斑蝥素可抑制肿瘤细胞的生长,诱导肿瘤细胞凋亡[26]。实验证明首先抑制癌细胞蛋白质合成,继而影响 RNA 和 DNA 的生物合成,最终阻止癌细胞生长和分裂。而复方斑蝥胶囊的主要成分为斑蝥。研究证明,复方斑蝥胶囊阻断癌细胞分裂周期的 M 期,破坏癌细胞骨架及其超微结构,提高癌细胞呼吸抑制率和溶酶体酶活性[27]。张建武[28]等研究提示复方斑蝥注射液对小鼠 H_{22} 肿瘤具有良好的体内抑瘤作用,并提出是复方斑蝥注射液中有效成分斑蝥直接作用的结果。

本实验所用复方斑蝥胶囊从功效以及现代药理究方面与裴氏软肝消痞丸颇具相似之处,故选其为阳性对照药。

4.5 裴氏软肝消痞丸中单味药物现代研究

为了探讨中医药治疗原发性肝癌的机理,国内外学者做了大量的实验研究工作。裴正学教授治疗肝癌的验方——裴氏软肝消痞丸,经实验研究其可能的抗癌机制与直接杀伤和抑制肝癌细胞,保护和调节机体免疫功能等因素有关。其中半枝莲:辛、苦,寒。归肺、肝、肾经。功能与主治清热解毒、化瘀利尿。张妮娜等[29]研究发现:半枝莲能有效抑制肿瘤血管生成,其机制可能与阻断内皮细胞迁移、下调 VEGF 蛋白表达有关。黄芪具有补气、益卫、托疮的作用。现代药理研究表明:黄芪具有提高小鼠应激能力、增强免疫功能、加速遭受放射线损伤机体的修复的作用。其含有的黄芪皂甙、多糖、微量元素等多种有益成分,可以提高荷瘤小鼠的淋巴细胞增殖反应、提高 NK 细胞的活性,达到调节机体免疫机能,进而达到抗肿瘤的目的[30]。《珍珠囊》记载黄芪补诸虚不足、益元气的作用。白花蛇舌草有清热解毒的功效,现代研究证明其有抑杀肝癌细胞的作用,且能明显增强机体的免疫力[31]。海藻咸寒,归肝肾经,具有消痰软坚的作用。《本草纲目》:"海藻,咸能润下,寒能泄热引水,故能消瘿瘤、结核、阴溃之坚聚"。其含有的海藻多糖能通过增强机体免疫力进而间接抑制或杀死肿瘤细胞的目的[32]。昆布咸寒,归肝肾经,具有消痰软坚的作用。现代研究证明昆布含有的多糖类和核酸类、海带多糖能激活巨噬细胞,进而抑制肿瘤细胞增殖而杀死肿瘤[33]。柴胡归肝胆经,其提取物对肿瘤有明显抑制作用[34-35]。现代研究表明:柴胡有较好的抗肝损、利胆、降转氨酶的作用。白芍性苦、酸、甘、微寒,归肝、脾经。有养血调经、平肝止痛、敛阴止汗之功。

综上所述,裴氏软肝消痞丸是治疗原发性肝癌的验方,方中部分中药确有抗癌的功效,但裴氏软肝消痞丸是一个治疗肝癌有机整体,其治疗肝癌并不是因为其中几味抗癌中药的作用,而是注重整体调节,发挥机体自我免疫功能,正如裴老所言:"原发性肝癌是本虚标实,认为肿瘤病虽表现在局部,但其实是全身性疾病的局部表现,亦为全身虚而局部标实之病。故在治疗上教授提出:扶正以消积,消积而固本。"亦抗癌药只是治标,而扶正固本方为本验方的核心。

结　语

1　结论

1.1　裴氏软肝消痞丸能够明显抑制荷瘤小鼠肿瘤的生长,减慢肿瘤生长速度,具有显著的抗肿瘤药理效应,与多年来裴氏软肝消痞丸在临床应用中所取得的疗效一致。

1.2　裴氏软肝消痞丸能显著改善荷瘤小鼠的胸腺指数、脾脏指数,从而增强荷瘤小鼠的非特异性免疫功能。

1.3　裴氏软肝消痞丸能够提高血清中 TNF-α 和 IFN-γ 的含量,提示裴软肝消痞丸可通过对细胞因子的影响调节机体的免疫功能,这也是裴氏软肝消痞丸抗肿瘤的可能途径之一。

综上所述,通过测定荷瘤小鼠的瘤重、胸腺、脾脏等宏观指标,及观察 TNF-α 和 IFN-γ 等微观指标,实验证明裴氏软肝消痞丸通过调节荷 H_{22} 瘤小鼠自身的免疫功能,抑制肿瘤的生长,改善了荷瘤小鼠生存质量,疗效评价较好。

2　体会与展望

裴氏软肝消痞丸集扶正固本、行气活血逐瘀、软肝散结、清热解毒于一炉,以扶正固本为主的纯中药制剂。从裴正学教授拟定此方至今,已在临床上广泛应用了四十多年。实践证明裴氏软肝消痞丸不仅对原发性肝癌有很好的疗效,对食道癌、胃癌也有奇效,尤其对放、化疗引起的免疫功能低下具有显著的临床疗效。近年来,经动物实验研究初步表明,其作用与临床应用所取得的疗效是一致的。

本课题的立题来源于裴正学教授四十多年来临床经验的启迪,充分体现了临床经验指导实验研究的思想,避免了实验研究的盲目性。在以后的研究中,充分利用现代科学技术新成果,深入研究裴氏软肝消痞丸调节免疫功能的物质基础及相关机理,探讨裴老的中西医结合防治肿瘤的思想、方法,使其临床方药得到更多微观的阐释。

参考文献

[1]Parkin DM, Bray F, Ferlay J, et al. Global cancer statistics, 2002, CA Cancer J Clin, 2005 mar-Apr;55(2):74-108

[2]Thomas MB, Zhu AX. Hepatocellular carcinoma: the need for progress [J]. J Clin Oncol, 2005, 23: 2892-2899

[3]中国癌症预防与控制规划纲要.中国肿瘤.2004,02:65-68

[4]郭炜,赵泽贞,单保恩等.六种中草药的抗突变及抗肿瘤活性的实验报告.癌变·畸变·突变.2002,14(2):95-97

[5]赵泽贞,魏丽珍.22种可食性中药材的抗突变和致突变同步快速实验.癌变·畸变·突变.2002,12(2):8789

[6]裴正学.肝癌方初探.裴正学医学经验集.甘肃科学技术出版社,2003,143-144

[7]裴正学.扶正培本与免疫.裴正学医学经验集.甘肃科学技术出版社,2003:234-246

[8]Nagata S, Taira H, Hall A, et al. Synthesis in E. coli of a polypeptide with human leukocyte interferon activity. 1980. Biotechnoloqy. 1992, 24:299-303

[9]Jo T, Tomiyama T, Ohashi K, et al. Apoptosis of cultured mouse luteal cells induced by tumor necrosis factor-alpha and interferon—gamma[J]. Anat Rec, 1995, 241(1):69-70

[10]楼美清,卢亦成,王文仲等.rIL-2、TNF-α、IFN-γ与抗CD3+抗胶质瘤双特异性抗体的协同细胞毒作用 第二军医大学学报.2001,22(8):724-726

[11]王宏,戴晓淳,王晓华等.化疗药物γ-干扰素与肿瘤坏死因子-联合应用对肿瘤细胞生长抑制的基础研究.辽宁医学杂志.2004,18(2):74-75

[12]曹琦珍,林志彬.IFN-γ在抗肿瘤新生血管中潜在的作用及机制研究.中国临床药理学与治疗学.2004,9(8):863-867

[13]韩丽辉,孙汉生,贾晓青等.γ-干扰素对HBV相关性肝癌细胞凋亡的免疫调节效应研究.中国现代普通外科进展.2005,8(5):270-271

[14]徐叔云,卞如濂,陈修.药理试验方法学.北京:人民卫生出版社,2002,1757-1827

[15]戴馨仪,陈林香,周岱翰等.参桃软肝丸对荷瘤动物抑瘤与免疫的试验研究.中国肿瘤.2001,10(7):426-428

[16]李仪奎.中药药理实验方法学.上海:上海科技技术出版社.1991,36

[17]孙震,陈石良,谷文英等.灰树花多糖体内抗肿瘤作用的实验研究.药物生物技术.2001,8(5):279-283

[18]张进松,李卫军.肿瘤免疫抑制与治疗.国外医学免疫学分.2001,24(1):50

[19]孙卫民.干慧琴细胞因子研究方法学.北京人民卫生出版社,1999,584-618

[20]Carcia-Martinez C. Costelli P. Lopez-Soriano F J, et al. Is TNF really involved in cachexia[J]. Cancer Invest. 1997,15(1):47-54

[21]Chen XP, He SQ, Wang HP, et al. Expression of TNF-related apoptosis-inducing Ligand receptors and antitumor tumor effects of TNF-related apoptosis-inducing Ligand in human hepatocellular carcinoma [J]. World J Gastroenterol. 2003, 9(11):2433-2440

[22]周飞.红花汤抗肿瘤作用及机理的实验研究.四川:成都中医药大学,2004

[23]Idriss HT. Do TNF-alpha-insensitive cancer cells escape alpha-tubulin nitrotyrosination? [J]. Nitric Oxide. 2000, 4(1):1-3

[24]Eskander ED. Harvey HA. Givant E, et al. Phase I study combining tumor necrosis factor with interferon-alpha and interleukin-2 [J]. Am J Clin Oncol. 1997, 20(5):511-514

[25]任东峰.三奇注射液对肝癌小鼠IFN-γ和TNF-α影响的实验研究.西安:陕西中医学院,2008

[26]刘晓兰,陈家旭,刘燕等.去甲斑蝥素诱导HL60细胞凋亡的研究.北京:中医药大学学报.2000,23(4):35-37

[27]曲震,史彦芬,王义善.HLF 方案合并复方斑蝥胶囊治疗原发性肝癌 30 例近期疗效观察.中国中医药科技.2002,9(6):336

[28]张建武,闵冬雨,唐建平等.复方斑蝥注射液抗小鼠肝癌 H_{22} 肿瘤作用及机理的初步研究.川北医学院学报.2009,24(1):9-12

[29]张妮娜,卜平,朱海杭等.半枝莲抑制肿瘤血管生成的作用及其机制研究.癌症.2005,24(12):1459-1463

[30]汪硕.黄芪抗肿瘤作用的实验研究.中国现代应用药学杂志.2008,8(25):686,786,886

[31]唐辉宇.抗癌中药白花蛇舌草.药膳食疗.2005,8(2):41

[32]赵国华.活性多糖的研究进展.食品与发酵工业.2001,7(27):45-48

[33]曾祥丽,丁安伟,昆布的药理研究进展.中医药通报.2007,8(6):63-66

[34]宋景贵,肖正明,李师鹏等.柴胡提取物对肝癌细胞和小鼠 S-180 肉瘤的抑制作用.山东中医药大学学报.2001,25(4):299-301

[35]余著,梁卫青. 高效液相法测定不同产地柴胡药材中柴胡皂普 a、d 的含量. 浙江中医药大学学报.2007,31(3):374-375

[36]曹伟东.化癥散积颗粒对小鼠细胞免疫调节效应的实验研究.吉林:长春中医药大学学 2010

裴氏软肝消痞丸对小鼠移植性肝癌 H_{22} 瘤组织中 VEGF 和 P53 表达的影响

张红梅

中文摘要

目的:通过观察裴氏软肝消痞丸(PRGXP)对小鼠移植性肝癌 H_{22} 瘤组织中血管内皮因子(VEGF)及 P53 表达的影响,探讨裴氏肝消痞丸治疗原发性肝癌的作用机制,为裴氏软肝消痞丸在临床上广泛应用提供理论依据。

方法:通过小鼠右前腋部皮下接种法,建立荷 H_{22} (肝癌)实体瘤小鼠模型,随机平均分为空白组、模型组、软肝消痞丸大剂量组、软肝消痞丸中剂量组、软肝消痞丸小剂量组和复方斑蝥胶囊组。灌胃给药 10d 后,脊髓脱白法处死,剥离肿瘤、胸腺、脾脏并称重,计算抑瘤率,测定胸腺指数(TI)及脾脏指数(SI)。采用免疫组织化学方法测定小鼠移植性肝癌 H_{22} 瘤组织中 VEGF 及突变型 P53 蛋白的含量。

结果:①裴氏软肝消痞丸大、中、小剂量组的平均瘤重均低于模型组,分别为 (0.926 ± 0.237)g、(0.776 ± 0.122)g、(0.935 ± 0.227)g,与模型组比较均有统计学意义($p<0.05$),其抑瘤率分别为 24.5%、36.8%和 23.9%;②裴氏软肝消痞丸大、中、小剂量组荷瘤小鼠的胸腺指数(TI)、脾脏指数(SI)均高于模型组,其中中剂量组 TI 为 $(53.2\pm15.6\,\mathrm{mg})/10$g,较模型组增长 31.4%,与模型组比较有统计学意义($p<0.05$);裴氏软肝消痞丸大、中、小剂量组 SI 分别为 (55.2 ± 15.9)mg/10g、(65.0 ± 10.1)mg/10g、(58.9 ± 14.5)mg/10g,较模型组分别增长 23.2%、45.1%、34.5%,与模型组比较有统计学意义($p<0.05$);③裴氏软肝消痞丸大、中、小剂量组 VEGF 的阳性表达平均光密度值(MOD)较模型组减少,分别为 0.3 ± 0.008、0.287 ± 0.014、0.298 ± 0.007,与模型组比较均有统计学意义($p<0.05$);④裴氏软肝消痞丸大、中、小剂量组突变型 P53 的阳性表达 MOD 值均较模型组减少,分别为 0.266 ± 0.005、0.260 ± 0.007、0.263 ± 0.008,与模型组比较均有统计学意义($p<0.05$)。

结论:裴氏软肝消痞丸可提高荷 H_{22} 肝癌小鼠的胸腺指数、脾脏指数,抑制 VEGF 的生成和突变型 p53 的表达,从而起到抗肿瘤的作用。

关键词:裴氏软肝消痞丸;H_{22} (肝癌);血管内皮生长因子;P53

ABSTRACT

Objective: Through observing the effect of Peishiruanganxiaopi pills （PRGXP）on the vascular endothelial growth factor （VEGF）and P53 （P53）in H_{22} tumor bearing mice，we aim to explore the basic mechanism of PRGXP's effect on primary carcinoma of the liver，in order to support for its clinical use．

Methods: Firstly，Through the subcutaneous inoculation of mice right anterior axillary and mice were injected H_{22} tumor cells，then they were divided into 6 groups: the normal group、model group、the PRGXP high－dose group、PRGXP medium－dose group，PRGXP low－dose group and compound cantharis capsule group. After ten days that they were fed，all mice were killed. Those tumors，thymuses and spleens were peered off and weighted. The antitumor rate、the thymus index （TI）and the spleen index （SI）were calculated. The expression of VEGF and p53 protein in the tumor tissue was studied by immunohistochemistry，and we analyzed the statistics.

Results: ①The inhibition rate of the tumor was higher in PRGXP groups than that in model group especially when it was remarkably higher in medium dose group，The average tumor in high dose group is （0.926±0.237）g and in medium dose group is （0.776±0.122）g and in lower dose group is （0.935±0.227）g （$p < 0.05$）；②The TI and SI were increased in PRGXP groups. In medium，the TI was （53.2±15.6）mg/10g which was significantly increased （$p < 0.05$），and rose by 31.4% respectively. The SI in high－dose group，medium－dose group and low－dose group were （55.2±15.9）mg/10g，（65.0±10.1）mg/10g，（58.9±14.5）mg/10g，（70.53±18.96）mg/10g，and rose by 23.2%，45.1%，34.5%，（$p < 0.05$）；③The concentration of VEGF in PRGXP groups was lower than that in model group，significantly in those groups （$p < 0.05$），they were 0.3±0.008、0.287±0.014、0.298±0.007；④The concentration of p53 in PRGXP groups was lower than that in model group，significantly in those groups （$p < 0.05$），they were 0.266±0.005、0.260±0.007、0.263±0.008.

Conclusion: PRGXP plays the role of anti－tumor through increasing the thymus index and the spleen index in H_{22} tumor－bearing mice and inhibiting the formation of VEGF and P53.

Keywords: Peishiruanganxiaopi pill；H_{22}(transplanted liver cancer)；vascular endothelial growth factor ；P53

前　言

　　肝癌是临床上常见的消化道恶性肿瘤,被世界卫生组织列为十大恶性肿瘤之一。其发病率在全球范围内有逐年增长趋势,目前已超过 62.6 万／年,居恶性肿瘤的第五位;死亡接近

60万／年,居肿瘤相关死亡的第三位。我国是肝癌高发区,发病人数约占全球的55%,在肿瘤相关死亡中居第二位[1],已成为严重威胁人类健康的一大杀手。故在《中国癌症预防与控制规划纲要》中,把肝癌列为我国癌症防治重点疾病[2]。

肝癌的发病机制目前尚不太清楚,但现代研究认为与癌基因的激活和抑癌基因的失活有关。P53是迄今人类研究最深入、最广泛的抑癌基因,其与细胞的增殖、分化、凋亡、浸润和转移等密切相关。P53分为野生型P53(wt-P53)和突变型P53(mt-P53)两类。wt-P53被认为是肝癌发生过程中最为重要的一个抑癌基因,其主要生物学作用是调控细胞周期和诱导细胞凋亡、维持整个基因组和细胞的正常运行、保持机体的稳定性,抑制肿瘤的发生,故被誉为基因组的守护神。当在内外致癌因素作用下,wt-P53发生突变,转变为mt-P53。mt-P53则具有癌基因的特性,不仅失去抑制肿瘤的作用,而且有助于肿瘤血管生成表型的形成,诱导血管内皮生长因子(VEGF)的表达,促进肿瘤的生长、浸润和转移[3]。

肝癌是一典型的多血管肿瘤,其生长需要大量新生血管作支撑,一方面向宿主获取丰富的营养,另一方面向宿主输出大量恶性细胞,从而致使肿瘤不断生长和转移,故血管生成在肿瘤发生、发展中起着重要的作用。VEGF作为恶性肿瘤细胞产生的最主要的促血管生成因子,在肝癌的发生、侵袭和转移中具有不可替代的作用。

肝癌的治疗方法有很多种,如手术、介入、放疗、全身化疗、局部治疗、生物和免疫治疗等,虽然取得了一定疗效,但不甚理想。祖国传统医药以其高效、低毒、多途径、多靶点、逆转多药耐药作用显著等优势越来越多地被世人所关注。近年来,随着分子生物学及医学免疫学的快速发展,中医药对肝癌的研究越来越深入越微观,已达到分子水平。

裴氏软肝消痞丸是我国著名中西医结合专家裴正学教授积四十余年的临床经验,创造的防治肝癌的有效方药。全方由黄芪、丹参、莪术、海藻、皂角刺、白花蛇舌草、半枝莲等药物组成,共凑健脾益气、活血化瘀、软坚散结、清热解毒之功,使扶正而不留邪,去邪而不伤正,标本兼治。经过数十年的临床检验,裴氏软肝消痞丸在减轻放化疗不良反应、延长生存时间、提高生活质量方面均已取得满意疗效。

本实验通过动物实验,观察裴氏软肝消痞丸对小鼠H_{22}肝癌模型的作用结果,计算抑瘤率、胸腺、脾脏指数;通过免疫组织化学的方法,观察H_{22}肝癌小鼠肿瘤组织中VEGF和p53蛋白的表达水平,探讨裴氏软肝消痞丸的抗肿瘤机制,为裴氏软肝消痞丸在临床上广泛应用提供理论依据。

立题依据

1 裴氏软肝消痞丸治疗原发性肝癌

1.1 裴氏软肝消痞丸治疗肝癌的现实意义

原发性肝癌(Primary carcinoma of the liver,PLC,简称肝癌)是临床上常见的消化道恶性肿瘤,被世界卫生组织列为十大恶性肿瘤之一,其在肿瘤相关死亡中居第二位。虽然手术切除仍是治疗肝癌的首选方法,但大部分患者在就诊时已丧失了手术治疗机会,且介入、放疗、化疗等反应性低、副作用大、易产生耐药性等,其 5 年生存率仍低于 5%。近年来随着祖国医学的发展,中医药在肝癌的治疗方面以其多途径、多靶点、毒副作用小及不易产生耐药等优势越来越广泛的被人们所关注。

裴氏软肝消痞丸是我国著名中西医结合专家裴正学教授,在四十余年的临床实践中,以其"西医诊断,中医辨证,中药为主,西药为辅"十六字方针为指导思想,以辨法论治为理论基础,在治病求本、扶正祛邪原则指导下,结合肝癌病人或手术、或介入、或放疗、或化疗的病理生理改变,而独创的防疗肝癌的专方,以此方加减进退,裴正学教授治愈了许多肝癌患者,其中原发性肝癌 13 例,并在长期的临床实践中,裴氏软肝消痞丸已被证实在治疗肝癌方面具有以下优势:①治疗癌前病变;②提高机体免疫力;③对放、化疗减毒、增效、逆转多药耐药;④提高外科疗效,减少手术并发症及后遗症;⑤预防肝癌复发及转移;⑥改善临床症状、提高生活质量,延长生存时间。

1.2 裴氏软肝消痞丸治疗肝癌的理论基础

裴氏软肝消痞丸由黄芪、丹参、莪术、海藻、皂角刺、白花蛇舌草、半枝莲等药物组成。其中黄芪补气健脾、益卫固表,如《卫生宝鉴》中所言:"养正积自除,令真气实,胃气强,积自消矣",故以黄芪扶正固本而消积化癥;莪术具有行气消积、破血祛瘀、止痛之效,合丹参活血养血,使破血逐瘀而不伤正;海藻,性寒,味咸,"咸以软之"而长于软坚散结消痰之用;皂角刺,辛、温,可消肿排脓,与海藻配伍,共凑"坚者消之"、"结者散之"、"坚者软之"之效;白花蛇舌草、半枝莲均为清热解毒之品。纵观全方,攻补兼施,消散并用,共凑健脾益气、活血化瘀、软坚散结、清热解毒之功,使扶正而不留邪,去邪而不伤正,标本兼治。

2 祖国医学对肝癌的认识

2.1 病名的认识

中医古代文献中虽无肝癌之病名,但祖国医学对肝癌的认识渊源已久。大量文献表明,现代之肝癌大概属于肝积、肝壅、肥气、痞气、癥瘕、积聚、鼓胀、胁痛、黄疸等范畴。早在《灵枢·邪气脏腑病形篇》中曰:"肝脉……微急为肥气,在胁下若覆杯。"《灵枢·水胀》中载:"鼓胀何如?腹胀,身皆大,大与肤胀等也,色苍黄,腹筋起,此其候也。"《诸病源候论·积聚病诸侯》中言:"诊得肝积,脉弦而细,两胁下痛,邪走心下。"《和剂局方》指出"心腹积聚……大如水碗,黄疸……支满上气,时时腹胀,心下坚结。"《圣济总录》中分析:"积气在腹中,久不差,牢固推之不移者厥也。"《医门法律》认为"凡有癥瘕,积块,即是胀病之根,日积月累,腹大如箕瓮,是名单腹胀。"等上述病位、病性、病势的描述与现代之肝癌的临床表现及体征基本一致。

2.2 病因病机的探讨

关于肝癌病因、病机的论述,虽各家所述不一,但总不外乎虚实之证。《灵枢·百病始生》云:"风雨寒热,不得虚,邪不能独伤人。"明·李中梓《医宗必读·积聚篇》曰:"积之成者,正气不足而后邪气踞之。"说明正气不足,是肝癌发生、发展的基础,即恰合"正气存内邪不可干,邪之所凑其气必虚"之理。《灵枢·百病始生》言："若内伤于忧怒则气上逆,气上逆则六输不通,凝血蕴裹而不散,津液涩渗,著而不去,则积皆成矣。"《诸病源候论·积聚病诸候》中论述:"人之积聚癥瘕,皆由饮食不节、脏腑虚弱而生,久则成形。"张子和谓:"积之成也,或因暴怒喜悲思恐之气。"可见外感邪毒、情志失调、饮食不节等,是肝癌发生、发展的重要条件。总之,肝癌的发病主要是由于机体正气不足,复感外邪,邪正相争,使肝脾等脏腑功能失调,气血瘀滞,而因虚致瘀,导致肝癌的发生;日久则气郁化火,湿热内生,致火毒内蕴,灼伤肝络,促进了肝癌的进一步发展;病至晚期,癌毒耗伤气血,使气阴肝血进一步耗伤,而"因积致虚"。故本病实为本虚标实,虚实夹杂之证,临证治之,当须辨证论治,治病求本。

2.3 治法方药总结

祖国医学对肝癌治疗,有着几千年的悠久历史和十分丰富的临床经验。早在《素问·至真要大论》中就有对癥瘕积聚治疗的记载,如:"坚者削之","结者散之","留者攻之"。《景岳全书·积聚》篇则认为积证治疗不过四法:"曰攻曰消曰散曰补,四者而已"。现就近代医家对肝癌的治法分述如下:

2.3.1 健脾益气法

古今治疗肝癌的众多方药中,白术、黄芪等益气健脾药频次居前,说明众医家注重调理脾胃,正合仲景之"夫治未病者,见肝之病,知肝传脾,当先实脾"之意。黄国贤等[4]运用健脾益气中药配合肝动脉栓塞化疗术治疗肝癌,发现健脾补气中药能防治肝癌介入后所引起的肝功能损害,并可显著改善患者的饮食睡眠等一般状况,提高病人的生活质量。蔡玉文等[5]研究认为健脾理气方(黄芪、人参、焦白术、茯苓、陈皮、升麻、柴胡、当归等)可诱导肝癌细胞凋亡,其机制可能与调控癌基因 bcl-2 和抑癌基因 P53 的表达有关。王劭苗等[6]研究表明,四君子汤加味可明显改善原发性肝癌介入后的临床症状,减轻介入后所引起的毒副反应,显著提高生活质量,并能延长生存时间,其中人参中的人参皂甙和人参多糖不仅可增强机体的免疫力,而且对肿瘤细胞也有直接的抑制作用[7]。

2.3.2 活血化瘀法

庆云阁在《医学摘粹·杂证要法·实证类》中分析道:"积聚者,气血凝瘀也。积者所谓血滞而不濡者也。"而《圣济总录》中云:"癥瘕癖积者……使气血流通,则病可愈。"在古人丰富论断的基础上,现代药理研究亦表明,活血化瘀方药对肿瘤转移有明显抑制作用[8]。其中膈下逐瘀汤对肝癌 H_{22} 荷瘤小鼠有明显的抑制作用,其机制与抑制端粒酶的活性,阻止细胞 DNA 的无限增殖及上调 P53、bax 和下调 bcl-2 的表达有关[9-11]。

2.3.3 软坚散结法

软坚散结法是古代医家对一些坚硬肿块(或良性或恶性)特有治疗方法。《素问·至真要大论》中所言"坚者消之"即为此。研究表明软坚散结药物的抗肿瘤作用主要在于直接杀伤癌细胞。杜志春等[12]用抗癌防转汤(生鳖甲、莪术、三七、黄芪、当归、生薏苡仁、白花蛇舌草等)治疗肝癌淋巴结转移时发现,抗癌防转汤可显著增强 MMP-9 的表达水平及 CTL 细胞的活性;复方斑蝥胶囊(斑蝥、人参、黄芪、刺五加、三棱、莪术、半夏、山茱萸、女贞子、熊胆粉、甘草)具有较强的抗肿瘤活性,其可能与提高机体自身免疫,进一步诱导细胞凋亡有关;山慈姑的抗肿瘤作用主要是其抑制血管生成,并成剂量依赖性[13]。

2.3.4　清热解毒法

轩居士《卫济宝书抗癌防转汤痈疽五发篇》中载:"一曰癌,癌疾初发者却无头绪,只是肉热痛。过一七或二七,忽然紫赤微肿,渐不疼痛,迤逦软熟紫赤色,只是不破。宜下大车螯散取之……猛烈之疾,以猛烈之药,此所谓以毒攻毒也",不仅提出癌的概念,并详细记录了其症候特点和治疗。现代药理学研究证实,清热解毒中药有抗炎、抗病毒、抗肿瘤及提高机体免疫力等功能[14]。姚树坤等[15-18]通过大量实验研究证明清肝化瘀方(半枝莲、白花蛇舌草、三棱、莪术、黄芪)可有效防治肝癌,其机制与抑制 bcl-2 和 H-ras 基因的过度表达、降低肝癌细胞VEGF mRNA 的含量而阻断血管生成有关。

3　现代医学对肝癌的认识

原发性肝癌是指由肝细胞或肝内胆管上皮细胞发生的恶性肿瘤。其发病率在全球范围内有逐年增长趋势,目前已超过 62.6 万／年,我国是肝癌高发区,发病人数约占全球的 55%,在肿瘤相关死亡中居第二位。本病多见于中年男性,男女之比为 2~5:1[19]。

3.1　肝癌的病因和发病机制

肿瘤的发生发展是一个多因素、多阶段的复杂过程,可能与下列因素有关:

3.1.1　病毒性肝炎

在我国,慢性病毒性肝炎尤其是乙型病毒性肝炎,是原发性肝癌诸多致病因素中最主要的一个,其中肝癌病人 HBsAg 阳性率为 60%～80%,而肝癌组织中乙型肝炎病毒(HBV)标记阳性率达 80%以上[20-24],接种乙肝疫苗后的人群中 PLC 发生率则显著减低,以上研究均提示 HBV与肝癌高发有关。现已证实 HBX 基因是一个与肝癌的发生最相关的癌基因,其编码产物HBxAg 能与 P53 蛋白特异性的结合,引起 P53 突变,使其失去正常的诱导细胞凋亡的功能。西方国家肝癌的主要病因与丙型病毒性肝炎及饮酒有关。

3.1.2　黄曲霉素

黄曲霉素的代谢产物黄曲霉素 B(AFB1)具有很强的致癌作用,人体摄入 AFB1 后,经肝脏转化为毒性和致癌性均较低的黄曲霉素 M(AFM)从尿中排出。因肝脏是人体主要的解毒器官,当机体长时间持续摄入 AFB1,会造成对肝脏不断地刺激和损害,导致肝癌的高发[25]。目前,多认为黄曲霉素与抑癌基因 P53 的突变密切相关,亦经研究发现食用发霉食物较多的地区,其肝癌患者体内均可检测到 P53 基因的突变,其中变异位点主要在 249 和 254 上[26]。

3.1.3　饮水与肝癌

根据我国肝癌高发区江苏启东的报道,饮池塘水的居民肝癌发病率(60～101/10 万),明显高于饮井水的居民(0～19/10 万)。其原因可能与池塘中生长的蓝绿藻产生的微囊藻毒素促进 P53 基因第 8 外显子点突变,使其失去对细胞凋亡的正调节作用,导致肝癌的发生有关[19,27]。

3.1.4 饮酒和吸烟

研究发现,烟酒是导致肝癌发生的高危因素,且与 HBV 感染之间存在协同致癌作用[28]。流行病学调查表明,饮酒和吸烟的量与肝癌的发生率之间存在明显的正相关关系[29,30]。其中饮酒可通过两条途径诱发肝癌:一是乙醇长期在体内大量蓄积可活化各种致癌因子,经肝硬化致肝癌的发生;二是乙醇本身具有致癌性和致基因突变性,在加重肝损伤的基础上,破坏机体的免疫系统,并与其他肝癌危险因素如 HBV、HCV 等协同致癌。烟草内的化学物质,如尼古丁、亚硝胺等可直接损害肝脏,使肝小叶坏死,假小叶增生,引起肝癌的发生。

3.1.5 遗传因素

不同种族人群肝癌发病率不同。流行病学研究表明,肝癌具有明显的家族聚集性和遗传易感性。李苏平等[31]对泰兴市肝癌的遗传度进行研究,发现遗传度为 35.74%,其中男性明显低于女性,说明遗传因素是肝癌的危险因素之一。而孟炜等[32]的研究认为肝癌发生受遗传与环境的综合因素影响。

3.1.6 其他因素

一些化学物质如亚硝胺类、偶氮芥类、有机氯农药等均是可疑的致肝癌物质。肝小胆管中的华支睾吸虫感染可刺激胆管上皮增生,为导致原发性胆管细胞癌的原因之一[19]。

3.2 VEGF、P53 与肝癌

血管内皮生长因子(vascular endothelial cell growth, VEGF),是肝癌生长和转移的调控因子,在肿瘤的生长、浸润和转移及促进肝癌血管生成方面起重要作用[33]。早在 1989 年 Ferrara 等[34]从牛的垂体细胞中分离提纯并排序 VEGF,并认为其为一种促内皮细胞分裂因子。在随后的研究中发现,VEGF 可由正常或肿瘤细胞产生,是 30 多种促血管生成因子中最重要的一个,并在人类许多肿瘤中均可检测到 VEGF 的高表达[35,36]。

VEGF 是目前所知作用最强、特异性最高的促进血管内皮生长的细胞因子,被认为是体内特异性的内皮细胞分裂源和血管增生因子。其刺激血管形成的机制为:①与 VEGF 相应的受体结合并立即磷酸化,活化磷酸酯酶 C 和磷脂酰肌醇 -3- 激酶,这两种酶作为 KDR 和 flk-1 的信号偶联,进一步促进其与受体的结合,发挥促内皮细胞正调节作用;②有效促进 Ca^{2+} 内流,Ca^{2+} 可直接促进血管内皮细胞的有丝分裂;③显著增强血浆酶原活化因子(PA)的活性,提高 PA 与其抑制因子 -1(PAI-1)mRNA 水平,调节尿激酶原活化因子(UPA)的表达,降解细胞外基质,有利于血管生成;④增加血管通透性,通过启动内皮细胞内囊胞(VVO)的功能而发挥渗透作用,使血浆蛋白等大分子物质渗出管外,纤维蛋白在血管外凝结成临时基质,该基质一方面提供血管形成的纤维网络,另一方面促使一些间质细胞进一步形成成熟的血管基质,诱导血管生成[37]。

VEGF 的表达调节较为复杂,主要与缺氧、P53 突变、雌激素增多、NO 的刺激作用、mTOR 的激活、肝癌细胞周期启动、内分泌激素紊乱、肾素 - 血管紧张素转化酶和 MAPK 的激活等有关。Marschall 等[38]认为当肝癌进一步生长,门脉无法提供肿瘤所需营养和氧时,缺氧诱导因子

-1(HIF-1)与肝癌细胞的缺氧增强子碱基序列相结合,启动并加强 VEGF 基因转录,使 VEGFmRNA 表达上调并增强其稳定性,从而合成大量 VEGF 促使新生血管的形成。P53 突变也是促进血管生成的重要因素[39],且 wt-P53 以剂量依赖的方式抑制 VEGF 启动子的活性[40]。P53 突变后则失去了抑癌功能,并且可以上调 VEGF 表达诱导血管形成[41]。

P53 基因是迄今发现与人类肿瘤相关性最高、研究最广泛的基因,其与细胞的增殖、分化、凋亡、浸润、转移和代谢密切相关[42]。正常情况下,P53 活性很低,当机体遇到强刺激导致 DNA 损伤后,P53 通过下面三种途径被激活:即磷酸化、乙酰化和泛素化。机体通过破坏 P53 与其负性调节蛋白 MDM2 之间的相互作用而使 P53 稳定来完成磷酸化过程;乙酰化和泛素化调控 P53 的机制目前尚不完全清楚。P53 被激活后其活性和蛋白水平迅速升高,并根据应激信号及组织、细胞种类的不同,产生不同的应答。这些调控环节中任何一个环节出现问题都可能对基因组造成损伤而导致肝癌的发生。

活化的 P53 是具有活性的转录因子,其通过结合到下游靶基因的基因调控区来调控该基因的表达。这些靶基因包括调控细胞周期、凋亡、分化、DNA 修复、血管再生、氧化应激、化学趋化、免疫监控等方面的基因。当细胞受到毒性损伤时,P53 则聚积阻止细胞增殖,启动并参与 DNA 修复,若修复失败则通过细胞内外两条途径启动细胞凋亡机制使细胞凋亡,阻止该损伤下传给子代细胞而保持基因组的稳定性[43,44]。反之,若 P53 的结构或功能异常,不能有效调控下游基因对基因毒性损伤产生的应答则可能导致细胞癌变。

P53 分为野生型 P53(wt-P53)和突变型 P53(mt-P53)两类。wt-P53 被认为是肝细胞癌变过程中最为重要的一个抑癌基因[45],其在 DNA 损伤后修复、转录、细胞生长、增殖、凋亡和其他许多代谢过程中均有重要作用。故被誉为基因组的守护神或分子警察。但 P53 突变后则失去上述作用。mt-P53 能够使细胞不受细胞周期 G1/S 检查点的控制,而出现持续并迅速的增殖及抗凋亡现象,这在肝癌的发生发展中起着关键作用。其可能机制为:P53 249 突变位于 P53DNA 结合域,直接影响 P53 作为转录因子的功能;wt-P53 抑制 IGF-II 的转录,而 mt-P53 则大大增强了 IGF-II 转录活性,使肝细胞持续增殖;因为 P53 的突变,可使细胞周期相关基因 CKI(P21,Waf1,P27) 等其下游基因、凋亡相关基因 BAX、BCL-X 等表达明显下调,使肝细胞持续增殖停止凋亡;突变的 P53 基因,一方面具癌基因功能致细胞癌变,另一方面可上调生长因子及其受体基因的表达促进细胞增殖,这些基因包括:PCNA、MDR、EGFR、VEGF、IGF- IR、bFGF、c-myc 和 c-fos 等;P53 突变可影响其他信号传导路径的功能[46-49]。

大量实验证明,wt-P53 可以抑制 VEGF 表达[50,51],且二者表达水平成显著正相关性。其机制可能与 mt-P53 通过下调栓桥蛋白(TSP)表达或增强蛋白酶 C 的活性使肿瘤 VEGF 的表达增强有关[41]。因此,VEGF、mt-P53 的协同作用一方面导致肝癌的发生,另一方面促进其浸润和转移。

3.3 肝癌的治疗

3.3.1 肝癌的手术治疗

目前,手术切除肿瘤仍是治疗肝癌的首选方法,但对其切除的范围尚无统一标准[52]。故肝切除术可分为规律性肝切除和非规律性肝切除。规律性肝切除是指除切除有病变的肝叶、段外,还切除较多非瘤肝组织,此方案的有点在于治疗较彻底,但影响残肝的功能代偿,因而近来更趋向于非规律性肝切除,即在保留残肝主要血供的基础上以肿瘤为中心作离边缘一定距离的局部切除[53]。近年来,随着解剖学的进展、术前诊断技术的提高、微创手术的发展以及术前术后的有效治疗等,手术切除的并发症明显减少,术后复发转移情况亦大为改观,因此以手术切除为主的综合治疗方法是目前治疗肝癌的主要策略。

肝移植术是肝癌外科治疗的重要组成部分,目前肝移植在我国发展较快,技术日臻成熟。肝移植不仅切除了癌肿、消除肝内微转移的隐患,而且彻底治愈肝硬化,避免了肝切除术后肝衰竭,并可有效解决门静脉高压及其并发症,达到根治目的,但由于术后易复发,供肝来源匮乏、移植肝排斥反应、术后胆道的并发症、术后感染并发症、终身服用免疫抑制剂、费用昂贵等在临床应用中受到限制,故控制复发及并发症,确定合适的肝癌肝移植适用标准至关重要。当前肝移植标准主要有:米兰标准、加利福尼亚标准、匹兹堡标准,2006 年樊嘉等[54]提出上海复旦标准,其根据我国国情,旨在提高生存质量,避免供肝和经济上的浪费,使肝移植成为治疗肝癌的重要手段之一。

3.3.2 肝癌的化学治疗

肝癌基因具有先天性多药耐药的特征,对化疗不敏感,且全身化疗毒副反应大,临床效果欠佳。近年来,随着新型化疗药物研制、化疗药物的联合应用及给药方式的改进等,肝癌化疗取得了较多的进展。临床上常用的肝癌化疗药物有:氟尿嘧啶及其衍生物、蒽环类、铂类药物及新药紫杉醇、拓普替康、吉西他滨等。此外,近年来随着分子生物学的发展,对肝癌发生机制的研究越来越深入,肿瘤血管生成抑制剂有可能成为新的有效的化疗药物,如血管紧张素转化酶抑制剂、环氧合酶-2 抑制剂、血管生长因子受体抑制剂等能降低 VEGF 的表达,显著抑制血管生成,达到治疗肝癌的目的。故化疗药物与手术、介入等方法联合应用仍是治疗肝癌的主要手段。

3.3.3 肝癌的放射治疗

目前肝癌放疗的有效方式主要有三维适形放疗(three-dimensional conformal radiotherapy, 3D-CRT)、放射性粒子植入、硼中子俘获等,虽然肝脏是放射敏感组织,但肝癌细胞对放疗欠敏感,故常规放疗不能兼顾肿瘤控制概率(tumor control probability, TCP)和正常组织并发症概率(normal tissue complication probability, NTCP),而上述三种放疗方式则可以较好的兼顾 TCP 和 NTCP,安全地提高靶区放射剂量,最大程度的减少周围正常组织的受照剂量。

3D-CRT 可借助计算机技术及肿瘤影像技术,显示照射剂量与靶区及正常肝组织的关系,使高剂量区的剂量分布在三维方向上与靶区形状一致,而周围正常组织放射剂量最小,是目前放射治疗的主流技术。多次分割照射的立体定向放射治疗(stereotactic radiotherapy, SRT)是 3D-CRT 的特殊类型,即使用小野集束射线对靶区施以分次较大剂量照射。研究证明,其更适用于处于复杂解剖结构且多靶点(<4 个)的肝癌和肝转移癌以及因重要脏器功能影响不能手术或特殊部位不易手术的肝癌,特别是伴有肝硬化,肝功能差不宜行介入治疗者[55,56]。

放射性离子植入属于近距离放疗,与三维适形放疗相比,具有副作用少、不受呼吸运动影响的优势。永久性低放射性粒子植入技术,尤其是 ^{125}I 植入在肝癌治疗中的优势,越来越受到人们关注,Nag 等[57]研究表明 ^{125}I 粒子具有低剂量率、半衰期相对较长(59.43 d)的特点,其不仅可直接杀伤肿瘤细胞,还能通过抑制细胞增殖和血管生成来抑制肿瘤生长,从而达到治疗肝癌的目的。

3.3.4 肝癌介入疗法

经导管肝动脉化疗栓塞(transcatheter arterial chemoembolization, TACE)及超声引导下经皮穿刺注射无水乙醇(percutaneous ethanol injection, PEI)被认为是治疗无法手术切除肝癌的一种安全有效、可重复的首选方法。正常肝脏的血液供应主要来自门静脉(80%),而肝癌的主要血液供应则来自肝动脉(90%~100%),因此,在肝动脉内注入栓塞剂(碘化油,明胶海绵等)可阻断肝脏肿瘤的血液供应,起到治疗作用[58]。如栓塞剂与化疗药物一起使用,其疗效更好,不但可使肿瘤组织内的药物浓度提高,还使血流速度减慢,延长药物和癌细胞接触时间,因癌细胞缺血,使药物更容易进入细胞内,从而杀死癌细胞,达到治疗肝癌的目的[53]。PEI 治疗肝癌,具有损伤小、简单易行的特点。并已由单纯的超声引导无水乙醇注射发展到 CT 引导、多种药物注射、化疗药、放射性核素、中药(斑蝥素、华蟾素、大蒜素等)等均可用于肿瘤局部注射。郭佳等[59]研究认为,肝癌患者经 PEI 治疗,肿瘤缩小率可达 61.5%~87.9%,直径<3cm 的肿瘤的 1、2、3 年生存率分别达 85.0%、98.1%和 80.0%,疗效不亚于手术根治性切除。

3.3.5 肿瘤的生物治疗

随着现代免疫学和分子生物学的发展,对肿瘤细胞靶向性更强、毒性更小的生物治疗模式经大量基础研究后部分已开始走入临床,它是一种继手术、放疗、化疗后防治肿瘤的全新治疗方式。生物治疗是指生物大分子、基因以及其他天然或化学合成药物,通过调节机体自身内在免疫防御机制达到防治肿瘤的目的。主要方法有基因治疗如:免疫基因治疗、自杀基因治疗、抑癌基因治疗等;免疫治疗如:增加机体免疫细胞对肿瘤细胞的免疫力、免疫相关的靶向治疗、被动免疫治疗、靶向治疗等。

3.3.6 肝癌的局部热疗

肝癌的局部热疗已发展出四种类型:激光热疗(laser-induced thermotherapy, LITT)、微波固化疗法(microwave coagulation therapy, MCT)、射频热疗、超声聚焦疗法(high intensity focused ultrasound, HIFU)。LITT 是目前研究较多,疗效较确切的方法,指在影像技术(超声、CT、MRI 等)的引导下,将激光探头(可多根)转变成热能,连续加热肝癌组织至一定温度使其凝固坏死(通常范围以超出癌组织 0.5~11.0 cm 为宜),而周围正常肝组织不受损伤的方法[60]。Christophi 等[61]用掺钕钇铝石榴石激光(neodymium-doped yttrium-aluminum garnet, Nd:YAG) 治疗不宜手术切除的肝转移癌患者，其平均生存时间为 24.6 个月,5 年生存率为 3.8%。MCT 是利用微波辐射组织中带电离子、水及蛋白质等极性分子,在交变电场的作用下发生极化、振动产生高热,使肿瘤组织凝固、坏死,达到原位灭活和局部根治的目的。Seki 等[62]使用定位确切、创伤小的腹腔镜进行肝癌 MCT,结果显示肿瘤完全清除率为 87.5%,3 年生存率可达到 92%。近年来的研究发现 MCT 除热凝固效应外,还有增强机体免疫功能作用。吴孟超等[63]认为微波治疗主要适用于肝硬化重、不宜手术切除的小肝癌患者。射频热疗分为射频热消融法(radiofrequency thermal ablation, RFA)和射频容性加热法,RFA 是将高频交流电导入肿瘤组织,电极周围组织中离子在交流电作用下不断改变方向而摩擦产热,形成局部高温,导致组织中水分汽化、蛋白质变性,从而产生凝固性坏死;后者是将热源置于体表外,使病灶升温至 41℃～45℃,该方法很难使整个瘤区均达到理想的治疗温度,但由于该方案是无创性治疗,易被患者接受,常与其他方法联合应用[53]。超声聚焦疗法(high intensity focused ultrasound, HIFU)一种既能定位又能瞬间产生高温的低创伤性新技术,具有安全、有效、可行的特点,但由于受到人体肋骨对超声的阻挡以及超声定位的限制,临床应用正在探索中[64]。HIFU 不需要穿刺,相对于其他疗法而言,是一种更微创的技术,因此更适于不宜手术的患者。

近年来随着医学免疫及分子生物学的发展,肝癌的诊断与治疗得到了很大提高,但因其发病隐匿,预后欠佳的特点,疗效仍不尽满意。祖国医药以其多途径、多靶点,毒副作用少,未病先防、既病防变等优势,越来越多地受到人们的青睐,并应用于临床。本实验旨在通过建立小鼠 H_{22} 肝癌模型,观察裴氏软肝消痞丸对肿瘤组织中 VEGF、p53 的表达,从微观方面探讨裴氏软肝消痞丸的抗肿瘤机制。

实验研究

1 实验材料

1.1 实验药品

裴氏软肝消痞丸(PRGXP)(由黄芪、丹参、莪术、海藻、皂角刺、白花蛇舌草、半枝莲等药物组成),规格 6g/袋,甘肃省医学科学研究院,批号:090210。

复方斑蝥胶囊,规格 0.25g/粒,陕西方舟制药有限公司,批号:090401。

1.2 实验动物及瘤株

健康 SPF 级昆明小鼠 72 只,雌雄各半,体重 20±2g,由甘肃中医学院实验动物中心提供,动物合格证号:医动字第 SCXK(甘)2004-0006。

H_{22}(肝癌)瘤株:从中国医学科学院北京药物研究所引进,由甘肃省医学科学研究院药理毒理研究中心传代保种。

1.3 实验试剂

免抗鼠 p53,武汉博士德生物工程有限公司,产品编号:CW0207,批号:20100224;

兔抗鼠 VEGF,武汉博士德生物工程有限公司,产品编号:BA0407,批号:201003215;

DAB 显色试剂盒,武汉博士德生物工程有限公司,产品编号:AR1022,批号:20100323;

BSA 封闭液,武汉博士德生物工程有限公司,产品编号:DS0619,批号:20100315;

SABC:武汉博士德生物工程有限公司,产品编号:SA1022—兔 IgG,批号:20100304;

KH_2PO_4:北京红星化工厂,批号:20090625;

无水乙醇:天津市博迪化工有限公司,批号:20090208;

NaOH:天津市化学试剂三厂,批号:091022;

KCl:天津市化学试剂五厂,批号:090402;

$Na_2HPO_4 \cdot 12H_2O$:天津市科密欧化学试剂开发中心,批号:090917;

NaCl:北京化工厂,批号:20100224;

碘化丙啶:PI,Sigma 公司,批号:20090706;

甲醛:西安化学试剂厂,批号:20100128;

H_2O_2(分析纯):中国上海吴淞化肥厂,批号:20100324;

二甲苯(分析纯):天津市百世化工有限公司,批号:100422;

枸橼酸盐缓冲液,1000ml 蒸馏水中加枸橼酸三钠($C_6H_5Na_3O_7 \cdot 2H_2O$)3g,西安化学试剂厂,批号:100502、加枸橼酸($C_6H_8O_7 \cdot H_2O$)0.4g,西安化学试剂厂,批号:100421;磷酸盐缓冲液(PBS),NaCl 8g,$Na_2HPO_4 \cdot 12H_2O$ 3.48g,KCl 0.2g,KH_2PO_4 0.2g,加三蒸水至 1000ml 配制,调 pH 值至 7.4,120℃高压灭菌 20min,4℃保存备用。

1.4 实验仪器

双目生物显微镜:OLYMPUSPM BHB,日本;

1/1000 电子天平:JA-2003,上海精科天平公司;

冰箱:伊克斯,北京伊克斯公司;

生物净化工作台:SW-CJ-IF,苏州净化设备有限公司;

电热恒温水浴箱:S-648,上海医疗器械七厂;

西冷冰箱:BY-160,杭州;

电子天平 1/100g:BP211D 型,瑞士 Sartorius 公司;

智能控制生物组织自动脱水机:TC-120,湖北泰维医疗科技有限公司;

包埋机:BMJ-III,常州市中威电子仪器有限公司;

病例组织漂烘机:PHY-III,常州市中威电子仪器有限公司;

轮转式切片机:JYD,浙江;

医学图像分析系统:BI-2000,成都泰盟公司;

2 实验方法

2.1 模型制备

从 H_{22} 瘤株传代小鼠的腹腔抽取乳白色的瘤液参照文献[65],用生理盐水稀释至瘤细胞计

数为 2×10^6 个 /ml[66],在每只小鼠右前腋部皮下接种瘤液 0.2ml[65]。

2.2 动物分组、给药剂量及方法

将 72 只 SPF 级昆明小鼠按体重及性别随机分为 12 只作为正常组,其余 60 只接种 24h 后,随机分为模型对照组;裴氏软肝消痞丸小剂量组(PRGXP 小剂量组);裴氏软肝消痞丸中剂量组(PRGXP 中剂量组);裴氏软肝消痞丸大剂量组(PRGXP 大剂量组);复方斑蝥胶囊组(斑蝥组);给药剂量具体如下:

斑蝥组:成人按 60kg 体重计算,0.25g/ 粒,2 粒 / 次,3 次 /d,小鼠用药量相当于成人用药量的 10 倍,即 0.25g/kg 体重。

PRGXP 组:成人按 60kg 体重计算,6g/ 袋,1 袋 / 次,2 次 /d,小鼠灌胃给药量:PRGXP 小剂量组 1g/kg 体重,(相当于成人临床用量的 5 倍);PRGXP 中剂量组 2g/kg 体重,(相当于成人临床用量的 10 倍);PRGXP 大剂量组 4g/kg 体重,(相当于成人临床用量的 20 倍)[67]。

小鼠灌胃容积[68]:0.2ml/10g。

裴氏软肝消痞丸与复方斑蝥胶囊临用前分别用蒸馏水溶解制成为混悬液。实验组小鼠灌胃给予等容积的药物,正常组和模型对照组小鼠给予等量蒸馏水,1 次 /d,连续灌胃 10d[66]。

2.3 小鼠一般状态观察

自接种肿瘤细胞悬液起开始观察各组小鼠的毛色、饮食、活动度及排泄等情况。

2.4 抑瘤率的测定

末次给药 24h 后小鼠称重,继而脊髓脱臼处死,剖取肿瘤组织并称重,按公式计算抑瘤率[65]:

抑瘤率(%)=[(模型组平均瘤重 - 治疗组平均瘤重)/ 模型组平均瘤重]×100%。

2.5 胸腺、脾脏指数测定

末次给药后 24h 小鼠称重,脊髓脱臼处死,剖取胸腺、脾脏称重。按公式计胸腺、脾脏指数[69]:

胸腺指数(mg/10g)= 胸腺重 /(小鼠结束体重 - 瘤重)×10;

脾脏指数(mg/10g)= 脾脏重 /(小鼠结束体重 - 瘤重)×10。

2.6 采用免疫组织化学法检测肿瘤组织石蜡切片中 VEGF、p53 的表达

实验结束后将取出的肿瘤组织,用 10%甲醛固定,脱水,用石蜡包埋。

2.6.1 制作石蜡切片

切片:将石蜡包埋的组织用病理切片机切成厚 5μm 石蜡切片。

脱蜡、水化:脱蜡前,将切片在 45℃恒温箱中烘烤 60min。切片置于二甲苯中浸泡 20min,更换二甲苯后再浸泡 20min,先后在无水乙醇中浸泡 10min,95%乙醇中浸泡 10min,90%乙醇中浸泡 10min,85%乙醇中浸泡 10min。

2.6.2 免疫组织化学染色(SABC 法)

PBS 洗 2~3 次各 5min。

滴加 3%H$_2$O$_2$ 室温静置孵育 10min,以消除内源性过氧化物酶的活性

PBS 洗 2～3 次各 5min。

抗原修复:水浴锅加热 0.01M 枸橼酸钠缓冲溶液(PH6.0)至 92℃～95℃左右,放入切片煮 15 分钟。自然冷却 20～30min。

PBS(PH7.2～7.6)冲洗,3min×3 次。

滴加正常山羊血清封闭液,室温 15min,甩去多余液体,不洗。

分别滴加一抗(免抗鼠 VEGF 单克隆抗体、免抗鼠 P53 单克隆抗体),37℃孵育 2h 左右

PBS(PH7.2～7.6)冲洗,3min×3 次。

分别滴加生物素二抗工作液,37℃孵育 15min。

PBS 冲洗,3min×3 次。

分别滴加辣根酶标记链霉卵白素工作液,37℃孵育 15min。

PBS 冲洗,3min×3 次。

DAB 显色:使用 DAB 显色试剂盒。取 1ml 蒸馏水,加试剂盒中 A,B,C 试剂各一滴,混匀后加至切片。室温显色,镜下控制反应时间,一般在 5～30min 之间。蒸馏水洗涤。

苏木精轻度复染。

自来水冲洗中止反应。

逐级脱水、二甲苯透明、中性树胶封片。

显微镜观察。

2.6.3 免疫组化指标检测

P53 阳性反应产物主要位于细胞核,细胞核被染成棕黄色、棕褐色为 P53 阳性表达;VEGF 阳性反应产物主要位于细胞质,细胞质染成棕黄色、棕褐色为 VEGF 阳性表达。400 倍光镜视野下,每组随机取 5 个标本的切片,每张切片随机采 3 个视野,每组共计 15 个视野,采集图像,并以 BI-2000 医学图像分析软件进行半定量检测 VEGF、P53 染色阳性物质的平均光密度(MOD),分别表示 VEGF 和 P53 的含量。

2.7 统计方法

所有实验数据以均数±标准差($\bar{x}±s$)表示,应用 SPSS 11.0 统计学软件进行数据统计,多组均数采用单因素方差分析(One-way ANOVA)。取 $p<0.05$ 认为有统计学意义。

3 实验结果

3.1 小鼠一般状况及肿瘤生长情况观察

一般观察可见,模型对照组小鼠第 3 天起出现皮毛散乱,进食、水量较前减少,活动迟缓、扎堆、倦卧、嗜睡等现象,右前接种部位可扪及小米粒大小瘤结节,形状不规则,表明凹凸不平;第 5～7d 之间,模型对照组小鼠右腋下肿块生长加快,各治疗组与之相比较慢;到第 8～10d 全组小鼠出现恶病质,部分小鼠出现腹水。PRGXP 各剂量组小鼠与模型对照组比较,毛色较光亮,精神、饮食均较好。实验过程中,无小鼠死亡。

3.2 裴氏软肝消痞丸对荷瘤小鼠瘤重和抑瘤率的影响

PRGXP 对荷瘤小鼠肿瘤的抑制作用表现为：PRGXP 小、中、大剂量组及斑蝥组的平均瘤重均低于模型对照组，分别为 (0.935±0.227)g、(0.776±0.122)g、(0.926±0.237)g、(0.925±0.320)g，与模型对照组比较均有统计学意义($p < 0.05$)；PRGXP 小、中、大剂量组及斑蝥组的抑瘤率分别为 23.9%、36.8%、24.5%和 24.6%，其中 PRGXP 中剂量组与斑蝥组比较有统计学意义($p < 0.05$)。见表 1、图 1、图 2：

表 1 裴氏软肝消痞丸对荷瘤小鼠瘤重的影响($\bar{x}±s$)

组别	剂量($g \cdot kg^{-1}$)	例数(只)	平均瘤重(g)	抑瘤率(%)
模型对照组	–	12	1.227±0.193	–
PRGXP 小剂量组	1.0	12	0.935±0.227*	23.9
PRGXP 中剂量组	2.0	12	0.776±0.122*	36.8
PRGXP 大剂量组	4.0	12	0.926±0.237*	24.5
斑蝥组	0.25	12	0.925±0.320*	24.6

注：与模型对照组比较 * $p < 0.05$

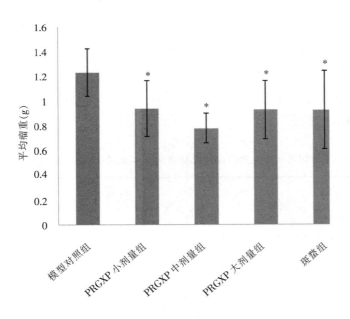

（与模型对照组相比较，*$p<0.05$）

图 1 裴氏软肝消痞丸对荷瘤小鼠瘤重的影响(g；n=12；$\bar{x}±s$)

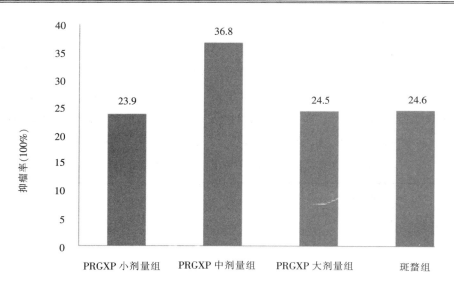

图 2　裴氏软肝消痞丸对荷瘤小鼠抑瘤率的影响

3.3　裴氏软肝消痞丸对荷瘤小鼠免疫器官胸腺、脾脏的影响

模型对照组小鼠胸腺、脾脏体积缩小,重量减轻,个别胸腺分叶不清,呈灰白色,脾脏颜色变淡红色。PRGXP 小、中、大剂量组和斑蝥组小鼠胸腺指数(TI)均高于模型对照组。其中 PRGXP 中剂量组小鼠 TI 为(53.2±15.6)mg/10g,较模型对照组增长 31.4%,与模型对照组比较有统计学意义($p<0.05$)。与正常组比较,模型对照组小鼠 TI 明显降低($p<0.05$)。PRGXP 小、中、大剂量组和斑蝥组小鼠脾脏指数(SI)均高于模型对照组,且 PRGXP 小、中、大剂量组和斑蝥组与模型对照组比较均有统计学意义($p<0.05$);与正常组比较,模型对照组小鼠 SI 明显降低($p<0.05$)。见表 2、图 3、图 4。

表 2　裴氏软肝消痞丸对荷瘤小鼠胸腺指数和脾脏指数的影响($\bar{x}±s$)

组别	剂量 (g·kg⁻¹)	例数(只)	TI(mg/10g)	TI 增长率 (%)	SI(mg/10g)	SI 增长率 (%)
正常组	−	12	60.0±11.9	−	74.9±24.5	−
模型对照组	−	12	40.5±6.3▲	−	44.8±12.6▲	−
PRGXP 小剂量组	1.0	12	45.5±6.2	12.3	58.9±14.5*	31.5
PRGXP 中剂量组	2.0	12	53.2±15.6*	31.4	65.0±10.1*	45.1
PRGXP 大剂量组	4.0	12	47.7±23.3	17.8	55.2±15.9*	23.2
斑蝥组	0.25	12	52.9±17.3*	30.6	63.6±15.8*	42.0

注:*$p<0.05$,与模型对照组比较;▲$p<0.05$,与正常组比较

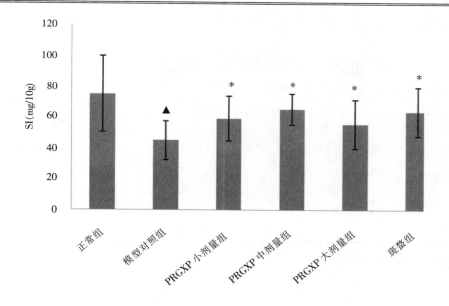

(*p<0.05,与模型对照组相比较,▲p<0.05,与正常组比较)

图 3　裴氏软肝消痞丸对荷瘤小鼠脾脏指数的影响

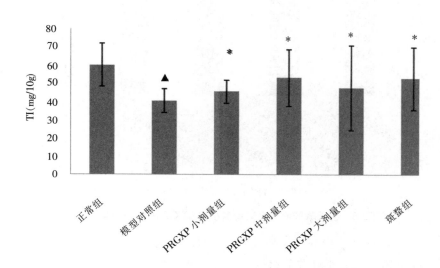

(*p<0.05,与模型对照组相比较,▲p<0.05,与正常组比较)

图 4　裴氏软肝消痞丸对荷瘤小鼠胸腺指数的影响

3.4　裴氏软肝消痞丸对小鼠肿瘤组织 VEGF 的影响

模型对照组细胞质内可见大片棕黄色颗粒沉积,为强阳性表达;各治疗组棕黄色颗粒较模型对照组减少。MOD 与阳性表达呈正比,PRGXP 小、中、大剂量组及斑蝥组肿瘤组织中 VEGF 的阳性表达均低于模型组,且与模型对照组比较均有统计学意义($p<0.05$)。PRGXP 小、中、大

剂量组与斑蝥组比较,均无统计学意义($p>0.05$)见表 3 和图 5,12-16。

表 3　裴氏软肝消痞丸对 H_{22} 小鼠肿瘤组织中 VEGF 表达的影响($\bar{x}\pm s$)

组别	例数(只)	剂量(g/kg)	VEGF 的 MOD
模型对照组	8	–	0.364 ± 0.007
PRGXP 小剂量组	8	1.0	$0.298\pm0.007^*$
PRGXP 中剂量组	8	2.0	$0.287\pm0.014^*$
PRGXP 大剂量组	8	4.0	$0.300\pm0.008^*$
斑蝥组	8	0.25	$0.295\pm0.018^*$

注:与模型对照组比较,$*p<0.05$

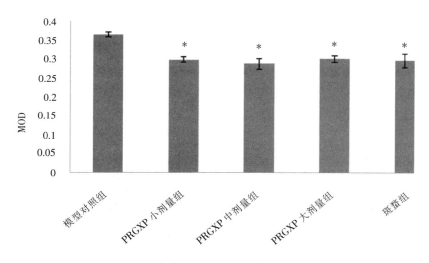

(与模型对照组相比较,$*p<0.05$)

图 5　裴氏软肝消痞丸对荷瘤小鼠 VEGF 表达的影响

3.5　裴氏软肝消痞丸对小鼠肿瘤组织 P53 的影响

模型对照组细胞核内可见大片棕黄色颗粒沉积,为强阳性表达;各治疗组棕黄色颗粒较模型对照组明显减少。MOD 与阳性表达呈正比,PRGXP 小、中、大剂量组、斑蝥组肿瘤组织中突变型 P53 的阳性表达水平均低于模型对照组,且与模型对照组比较均有统计学意义($p<0.05$)。PRGXP 小、中、大剂量组与斑蝥组比较,均无统计学意义($p>0.05$)见表 4 和图 6-11。

表4　裴氏软肝消痞丸对 H_{22} 小鼠肿瘤组织中 P53 表达的影响（$\bar{x}\pm S$）

组别	例数（只）	剂量(g/kg)	P53 的 MOD 值
模型对照组	8	—	0.321 ± 0.009
PRGXP 小剂量组	8	1.0	$0.263\pm0.008^*$
PRGXP 中剂量组	8	2.0	$0.260\pm0.007^*$
PRGXP 大剂量组	8	4.0	$0.266\pm0.005^*$
斑蝥组	8	0.25	$0.266\pm0.006^*$

注:与模型对照组比较,$^*p<0.05$

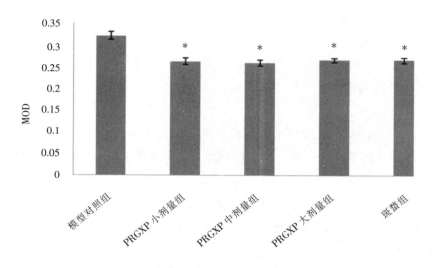

（与模型对照组相比较,$^*p<0.05$）

图6　裴氏软肝消痞丸对荷瘤小鼠 P53 的影响

4　讨论

4.1　裴氏软肝消痞丸方药药理概括

现代之肝癌属中医学之"肝积、癥瘕、积聚"等范畴。《素问·遗篇刺法论》曰:"正气存内,邪不可干";《素问·评热病论》云:"邪之所凑,其气必虚";张元素之《活法机要》载:"壮人无积,虚人则有之,脾胃虚弱,气血两衰,四时有感,皆能成积"。张仲景《金匮要略·脏腑经络先后病脉证第一》"见肝之病,知肝传脾,当先实脾"。故脾虚是肝癌发生发展的根本原因,脾虚则运化失健,水谷不化,湿热内聚,久之则气滞血瘀,湿热瘀毒结于肝脉,因虚而致实,而终成虚实夹杂之患。裴氏软肝消痞丸由黄芪、丹参、莪术、海藻、皂角刺、白花蛇舌草、半枝莲等药物组成。根据肝癌之"虚、瘀、毒"的病机特点全方共凑益气健脾、活血化瘀、软坚散结、清热解毒之功。裴氏软肝消痞丸单味药研究如下:

4.1.1　黄芪

黄芪(Radix astragali)为豆科植物蒙古黄芪或膜荚黄芪的干燥根,味甘性微温,归肺脾经。具有补气升阳、益卫固表、利水消肿、托疮生肌之功,为补气健脾的代表药物之一。黄芪含有多种多糖、皂甙、黄酮、氨基酸、微量元素等物质,具有抗肿瘤、调节免疫[70]、抗辐射等作用,其中黄芪总苷对肝癌细胞凋亡率可达 11.97%～54.76%,其机制可能是通过上调抑癌基因 wt-p53 的表达,将细胞周期阻滞于 G_1 期[71];黄芪有效成分 F3 可增强淋巴因子激活的杀伤细胞(LAK)活性和 T 淋巴细胞的功能,提高对肿瘤细胞的杀伤效应和体液免疫功能[72,73]。

4.1.2 丹参

丹参酮是从丹参中提取的脂溶性有效成分(单体),其结构中含有醌型结构,易被氧化还原,可参与机体的多种生化反应而具有多种生物学活性。其主要有效成分丹参酮ⅡA,对肿瘤细胞具有天然的杀伤、诱导分化和凋亡等作用。其对 SMMC-7721 的凋亡率在 6.59%～24.17% 之间,可能与细胞内 TGF-β1、COX-2 mRNA 及 VEGF 的表达水平下调、p38MAPK 的表达上调有关[74-76];另一方面,丹参酮ⅡA 对 HepG2 细胞凋亡率却可达 60%,可能与上调 P53、Bax 的表达水平,而拮抗促肿瘤因子 Bcl-2,并下调其表达有关[77,78];丹参酮的另一有效成分丹参酮Ⅰ对 HepG2 亦有较明显的抑制作用[79]。

4.1.3 莪术

莪术(Rhizoma Curcumae)是姜科植物蓬莪术、温郁金、桂莪术的根茎,性温、味辛、苦,有活血破瘀、行气消积止痛等多种功效。莪术挥发油中含有多种抗癌有效成分,如蓬莪术环二烯、吉玛酮、莪术二酮、新郁金二酮、莪术醇(curcumol)、异莪术醇、榄香烯等。现代研究莪术油对肝癌细胞生长的抑制作用表明:其可通过抑制 HepG2 细胞 COX22 和 VEGF 基因表达而明显抑制体外培养的 HepG2 细胞生长,并诱导其凋亡[80,81];而其体内抗肿瘤作用,可能与下调 Bcl-2 及上调 P16、P21 表达有关[82,83]。

4.1.4 海藻

海藻(Sargassum)味咸,性寒,归肝、肾经,有消痰软坚,利水消肿的作用。《本草新编》中记载:海藻,专能消坚硬之病,盖咸能软坚也。据 Siddhant 研究表明,海藻可促进小鼠 T 细胞增殖反应,具有免疫调节、抗突变、诱导细胞分化、抗肿瘤、抗病毒、抗氧化等多种功效,其中其免疫调节作用可能与海藻多糖激活巨噬细胞、T 和 B 淋巴细胞、网状内皮系统、补体和促进干扰素、白细胞介素生成来有关的[84]。而抗肿瘤作用与海藻中的萜类化合物提高机体 IL-6、TNF-α 的含量,从而增强机体的免疫功能有关[85]。杨文豪[86]等首次提取出具有较强抑癌活性的环肽类化合物 A1、A2,并证明其抗癌活性明显强于阿霉素。

4.1.5 皂角刺

皂角刺为豆科植物皂荚(Gleditsia sinensisLam)的干燥棘刺。《本草纲目》中记载,其"辛、温、无毒,能治痈肿,妒乳,风疠恶疮,胞衣不下,杀虫"。其主要的化学成分有黄酮苷、酚类、氨基酸、棕榈酸、硬酯酸、油酸、亚甾醇、谷甾醇以及二十九碳烷等,而这些成分不同程度的显示出抗肿瘤作用,其中黄酮类化合物较突出[87]。现代研究认为其较确切的抗肿瘤作用可能与抑制增殖细胞核抗原(PCNA)、突变型 P53 蛋白和提高细胞因子 IL-2、IL-6、IL-12、TNF-α

的表达有关[88-90]。

4.1.6　白花蛇舌草

白花蛇舌草(Herba Hodyotis Diffusac)为茜草科植物白花蛇舌草(Hedyotis diffusa Willd)的干燥全草,味甘淡,性凉,内含多种化学成分,主要为蒽醌、萜类、多糖、微量元素和甾醇及其苷类化合物,具有清热利湿、解毒消痈之功效。临床上广泛应用于各种癌症的治疗,现代药理研究表明白花蛇舌草具有抗肿瘤、抗菌、消炎、增加免疫功能等作用[91]。白花蛇舌草提取物对 SMMC-7721 的增殖抑制率达到 39.40%,有效靶基因达 20 条,考虑是其多途径抗肿瘤作用[92]。白花蛇舌草多糖亦可抑制人肝癌细胞 Bel-7402 的生长,诱导细胞凋亡,其机制可能与上调抑癌基因 P53、抑制原癌基因 Bcl-xl 表达、直接影响肿瘤细胞能量代谢有关[93]。亦有研究表明,在小鼠体内,白花蛇舌草对肝癌 H22 的抑瘤率可达 48.6%,可能是通过诱导 H_{22} 肝癌细胞热休克蛋白 70(HSP70)表达,增强其免疫原性而发挥抗肿瘤作用[94,95]。

4.1.7　半枝莲

半枝莲(Scutellaria barbata D. Don)又名狭叶韩信草,是唇形科植物半枝莲的干燥全草,味辛、苦,性寒,具有清热解毒、活血化瘀、消肿止痛等功效。研究表明,半枝莲提取物,高剂量[12g/(kg·d)]具有诱导 H_{22} 细胞凋亡的作用,其机制可能与降低肿瘤细胞线粒体膜电位有关[96,97];而对于诱导肝癌 SMMC-7721 细胞凋亡,韦鹏涯等[98]研究表明其能够上调 caspase-3 蛋白以及下调 Bcl-2 和 Survivin 蛋白的表达;另外,半枝莲提取物还可抑制 HepG2 及 QGY-7701 等增值,其机制可能与通过激活 Bcl-2 基因家族抑癌基因、诱导细胞凋亡、阻滞细胞周期有关[99]。

4.2　模型的制备

本实验采用的小鼠 H_{22} 肝癌移植模型,属于经典的药物抗肿瘤作用的体内实验模型。造模的方法是将肿瘤细胞接种于小鼠右前腋下,形成实体瘤并不断增殖。该模型的优点在于能够保持机体的完整性,还原疾病发生发展的自然环境,因此能够更加客观的反映药物在体内的分布及代谢过程,发挥抗肿瘤活性。

4.3　裴氏软肝消痞丸的抑瘤作用

本实验结果显示:裴氏软肝消痞丸小、中、大剂量组的平均瘤重均低于模型对照组,分别为(0.935±0.227)g、(0.776±0.122)g、(0.926±0.237)g,与模型对照组比较均有统计学意义($p < 0.05$),抑瘤率分别为 23.9%、36.8%和 24.5%。说明裴氏软肝消痞丸具有良好的肿瘤抑制作用。

4.4　裴氏软肝消痞丸对免疫器官的影响

"正气存内邪不可干,邪之所凑其气必虚",正气即是人体的免疫功能[100]。现代肿瘤学认为,肿瘤的发生、发展及预后与带瘤机体的免疫状态密切相关。Burnet 提出的"免疫监视"学说认为,正常情况下,机体免疫系统能够识别并及时清除突变细胞,从而防止肿瘤的发生。当机体免疫功能低下或机体的抗原提呈细胞功能低下或缺陷或机体内存在一定量的"增强抗体"等,均有助于肿瘤细胞逃避宿主免疫系统的攻击,而导致肿瘤的发生。

胸腺是机体最重要的中枢免疫器官,为 T 细胞发育、分化、成熟的场所。而 T 细胞为人体重要的免疫细胞,可介导细胞免疫及参与一系列免疫功能的发挥与调节,尤其在肿瘤免疫起着重要作用。脾脏是人体最大的免疫器官,是免疫细胞(T、B 细胞)定居、免疫应答的场所,并合成抗体、干扰素和细胞因子等多种免疫活性物质。因而胸腺、脾脏指数能反映免疫器官的发育、免疫细胞的分化状况及免疫功能的强弱。现代研究表明[101,102],健脾益气中药可增强肝癌患者的免疫功能,尤其改善 T 细胞功能从而加强免疫监视以达到抑瘤抗转移的目的。从实验中观察到:模型组小鼠胸腺、脾脏体积缩小,重量减轻,个别胸腺分叶不清,呈灰白色,脾脏颜色变淡红色。裴氏软肝消痞丸各剂量组及空白组小鼠胸腺指数均高于模型组,与模型组比较有差异性($p < 0.05$)。裴氏软肝消痞丸各剂量组及空白组小鼠脾脏指数均高于模型组,与模型组比较有差异性($p < 0.05$)。实验结果表明:裴氏软肝消痞丸对胸腺指数和脾脏指数具有明显的提升作用,能够提高机体的非特异性免疫功能,增强机体对外界有害刺激的抵抗力,减少机体的损伤。

4.5 裴氏软肝消痞丸抑制肿瘤血管生成

血管生成是肿瘤生长、浸润、转移的先决条件和必要基础,是指毛细血管从已存在的血管网向周围继续形成的过程。Hanahan 等[66]于 1996 年首次提出"血管生成开关平衡假说",认为血管生成受血管生成促进因子和血管生成抑制因子的共同调控。其中与肿瘤血管生成有关的因子有 30 余种,血管内皮生长因子作为一种血管渗透因子对于肿瘤的血管生成尤为重要,也是目前研究最广泛、作用最强、特异性最高的促进血管内皮生长的细胞因子。VEGF 是遇热遇酸稳定的肝素结合型糖蛋白, 由 2 个 23kD 的亚基通过二硫键连接而成, 其相对分子质量为 30000~45000,由同 -N 端而其他区域有某些差异的两条多肽链组成。人的 VEGF 基因定位于染色体 6p21.3,全长 14kb,是由 8 个外显子和 7 个内含子组成,它主要通过自分泌或旁分泌的方式与内皮细胞上的相应受体结合,不仅直接刺激内皮细胞分化、增殖、促进肿瘤新生血管生成,为肿瘤快速生长提供充足营养;而且增加毛细血管的通透性,形成了支持血管生长的织维网络和基质,为肿瘤的浸润、转移创造有利条件。故 VEGF 表达水平反映了肿瘤血管内皮细胞增殖、迁移和血管构建的水平,直接反映肿瘤生长的速度和转移的倾向。因此在基因水平抑制 VEGF 表达,阻断 VEGF 诱发的内皮细胞信号转导,可以抑制肿瘤血管生成。VEGF 在肝癌组织中的表达情况,已有不少报道,但多采用阳性细胞数判断结果进行定性分析,忽视了染色强弱,并易受人为因素影响,不能充分反映 VEGF 量的变化,而应用计算机图像分析系统则可以克服以上缺点,对 VEGF 进行定量或半定量分析,较精确的认识 VEGF 在肝癌组织中的表达情况。其中在同一照明条件下,不同组织细胞成分或细胞化学反应的产物或染料染色的结果所吸收或透过光的数值称为光密度,积分光密度(IOD)是指被测物质截面积内光密度的积分值,表示吸光物质的总含量。面积(A):是形态定量分析中常用的参数。截面的面积等于落在截面内的像素点计数乘以每个测试像素点所代表的测试面积。平均光密度(MOD)=IOD/A 可以较客观精确的表达所测物质的量。即 MOD 值越大说明测定物质量或染色反应后颜色越深,数量越多。

本实验发现模型组细胞质棕黄色颗粒较多,染色平均光密度最大,各治疗组 VEGF 表达明显减少,与模型组比较均有统计学意义($p < 0.05$),提示软肝消痞丸可抑制小鼠 H_{22} 肝癌移植瘤 VEGF 的表达,VEGF 表达量的减少可能是软肝消痞丸抑制小鼠 H_{22} 肝癌移植瘤血管生成的机制之一。

4.6 裴氏软肝消痞丸抑制突变型 P53 的表达

P53 蛋白最早是 1979 年在 Sv40 转化的细胞中被发现的,是迄今发现与人类肿瘤相关性最高的基因,也是基因研究中最广泛最深入的抑癌基因之一。其与细胞的增殖、分化、凋亡、浸润、转移和代谢密切相关。人的 P53 蛋白由 393 个氨基酸组成,长约 16~20kb,包含 11 个外显子和 10 个内含子,mRNA 为 2.8kb,分子量约为 53KD,故取名 P53。P53 定位于染色体 17P13.1,结构上可分为 NH_2 端的反式激活域、中间的 DNA 结合域、COOH 端的四聚体聚合域和调节域[103]。参与许多的细胞功能,如周期调控,DNA 修复,细胞分化,基因组可塑性,程序性细胞死亡等[104]。

P53 分为野生型 P53 (wt-P53) 和突变型 P53(mt-P53) 两类。wt-P53 被认为是肝细胞癌变过程中最为重要的一个抑癌基因[45],具有维持基因稳定、抑制或阻止细胞转化的功能,故被誉为基因组的守护神或分子警察。wt-P53 存在于核内,是一种核结合蛋白,正常情况下,P53 活性很低,当 DNA 损伤或缺氧时,P53 通过下面三种途径被激活:即磷酸化、乙酰化和泛素化。机体通过破坏 P53 与其负性调节蛋白 MDM2 之间的相互作用而使 P53 稳定来完成磷酸化过程;乙酰化和泛素化调控 P53 的机制目前尚不完全清楚。P53 被激活后其活性和蛋白水平迅速升高,使依赖 P53 的因素依赖激酶(CDK)抑制着 P21 和 DNA 修复基因(GADD45)上调性转录,细胞在 G_1 期出现生长停滞,进行 DNA 修复。如修复成功,细胞进入 S 期;如修复失败,则通过 bax 基因使细胞进入凋亡,以保证基因级的遗传稳定性。mt-P53 则不能在 DNA 损伤后通过 P53 介导的途径进入 G_1 停滞和 DNA 修复,最终使遗传信息受损的细胞进入增殖期,导致恶性肿瘤的发生[105]。

研究发现 P53 基因中含有 3 个主要功能区:①NH_2 端转录激活区,可激活转录,介导蛋白间相互作用,这一区域还可与 P53 的负调控因子结合;②中央 DNA 核心结合区,这一区域具有特异性结合 DNA 的功能,并且是肿瘤细胞突变热点区域;③COOH 端的四聚体聚合域和调节域非专一 DNA 结合区,包括核定位信号区(nuclear localization signal,NLS)和核输出信号区 (nuclear export signal, NES),P53 中有 5 个高度保守区,其中分别编码 132-143、174-179、236-248、272-281 号的氨基酸是突变热点,约有 86.0% 的 P53 基因突变是集中在这部分区域[106]突变型 P53 不但丧失抑癌活性,并可能通过上调 VEGF 的表达,加快肿瘤的发生发展[107]。wtP53 在细胞中的半衰期为 20min 左右,但突变后的 P53 蛋白半衰期可延长至 1.4~7h[108],且使得蛋白更加稳定,并能够积聚下来,从而可被免疫组化法检测到[109],

因此,用免疫组化法检测 P53 蛋白,是一个能提示 P53 有无突变的方法,甚至较基因序列分析更为敏感。本实验结果显示,治疗组 mt-P53 表达与对照组比较,均有不同程度的降低($p <$ 0.05),表明软肝消痞丸下调了 mt-P53 表达,可能是该药抑制 mt-P53 在 DNA 复制水平上调节细胞生长,从而抑制或阻止细胞转录而达到抗癌作用。

综上所述得出以下结论:裴氏软肝消痞丸对小鼠 H22 肝癌的生长具有显著抑制作用;对荷瘤小鼠免疫器官胸腺、脾脏具有增重作用,能够提高机体的非特异性免疫功能;对荷瘤小鼠肿瘤组织中 VEGF、wt-p53 的表达具有明显的抑制作用。提示裴氏软肝消痞丸抗肿瘤作用的机理之一可能是通过下调肿瘤组织 VEGF、wt-p53 的表达,实现抗肿瘤作用。

结　语

1　结论

1.1　裴氏软肝消痞丸能够明显抑制 H₂₂ 荷瘤小鼠肿瘤的生长,减慢肿瘤生长速度,具有显著的抗肿瘤药理效应。

1.2　裴氏软肝消痞丸对荷瘤小鼠免疫器官胸腺、脾脏有明显增重作用,从而增强荷瘤小鼠非特异性免疫功能。

1.3　裴氏软肝消痞丸能够显著抑制荷瘤小鼠肿瘤组织 VEGF、mt-P53 的表达。提示该药通过下调肝癌组织中 VEGF、mt-P53 的表达,实现抗肿瘤作用。

综上所述,通过观察荷瘤小鼠的一般状况,测定其瘤重,胸腺、脾脏指数等宏观指标,及 VEGF 和 mt-P53 等微观指标,皆证明裴氏软肝消痞丸通过调节荷 H22 瘤小鼠自身的免疫功能,抑制肿瘤的生长,改善了荷瘤小鼠生存质量,疗效评价较好。

2　体会与展望

裴氏软肝消痞丸是导师裴正学教授,总结长期的临床经验,拟定的治疗原发性肝癌的有效方药。此方集健脾益气、活血化瘀、软坚散结、清热解毒于一炉,扶正祛邪,标本兼顾。数十年来,裴氏软肝消痞丸在肝癌的临床应用中取得了比较满意的疗效。本课题的立题来源于裴正学教授四十多年来临床经验的启迪,充分体现了临床经验指导实验研究的思想,避免了实验研究的盲目性。在以后的研究中,充分利用现代科学技术新成果,深入研究裴氏软肝消痞丸的抗肿瘤机制,探讨裴正学的中西医结合防治肿瘤的思想、方法,使其临床方药得到更多微观方面的阐释。

参考文献

[1]中国抗癌协会肝癌专业委员会.中国抗癌协会临床肿瘤学协作委员会,中华医学会肝病学分会肝癌学组.

　　原发性肝癌规范化诊治专家共识.临床肿瘤学杂志,2009,14(3):2591

[2]中国癌症预防与控制规划纲要.中国肿瘤.2004,02:65-68

[3]Quan ZW, Wu K, Wang J, et al. Association of p53, p16, and Vascular Endothelial Growth Factor Protein Expressions with the Prognosis and Metastasis of Gallbladder Cancer [J]. J Am Coll Surg, 2001,193(4):380-383

[4]黄国贤,张蓓,张亚奇等.中药对肝癌介入治疗后肝储备功能的影响.中国中西医结合消化杂志,2003,11(3):149-150

[5]蔡玉文,邢晓静,王旭等.健脾理气方对 Hep G2 人肝癌细胞株 p53 和 bcl-2 基因表达的影响.中国中西医结合消化杂志,2009,17(4):211-213

[6]王劭苗,洪立立.加味四君子汤在原发性肝癌介入治疗后应用的临床观察.天津药学,2008,20(1):34-35

[7]王海南.人参皂甙药理研究进展.中国临床药理学与治疗学,2006,11(11):1201-1206

[8]杨运高,陈先明,王学良等.生命科学研究.北京:北京科学技术出版社,2005,409-410

[9]黄廷荣,费新应,余珊珊等.膈下逐瘀汤加减方对肝癌 H_{22} 荷小鼠的作用.中国中西医结合杂志,2007,15(5):326-328

[10]黄廷荣,周虹,费新应.膈下逐瘀汤加减方对人肝癌细胞 bax、bcl-2、P53 基因表达调控的影响.中西医结合肝病杂志,2008,18(6):355-356,366

[11]黄廷容.膈下逐瘀汤加减方抗肝癌作用的机理研究.武汉,湖北中医学院,2008

[12]杜志春,刁凤声.抗癌防转汤抑制肝癌淋巴道转移及其对 MMP-9 和 CTL 影响的研究.中华防治杂志,2008,15(2):93-96

[13]Shim JS, Kim JH, Lee J, et al. Anti-angiogenic activity of a homoisoflavanone from Cremastra appendiculata [J]. Planta Med,2004,70(2):171-173

[14]李福山.活血化瘀抗肿瘤转移的理论探讨.南京中医学院学报,1993,9:5-6

[15]姚树坤,宋海澄,丁秀荣等.肝癥口服液对原发性肝癌患者外周血 T 细胞亚群的影响[J].中国中医基础医学杂志,2004,10(6):37-39

[16]姚树坤,韩俊岭,殷飞.肝癥口服液对大鼠肝癌前病变预防作用的研究.中国中西医结合脾胃杂志,2000,10(5):268-269

[17]韩俊岭,姚树坤,殷飞.肝癥口服液对大鼠肝癌 bcl-2 和 H-ras 基因的影响.河北科学院学报,2002,12(2):22-25

[18]崔刘福,姚树坤,宋海澄等.肝癥口服液含药血清抑制肝癌细胞 SMMC-7721 血管内皮生长因子表达的研究.中国中医基础医学杂志,2004,10(5):50-52

[19]陆再英,陆南山.内科学.北京:人民卫生出版社,2008,457-462

[20]王海荣.原发性肝癌与肝炎关系再探讨.华西医学,2000,(2):193-194

[21]刘荣珍,江峰,边建超等.三型肝炎病毒感染与肝癌关系的病例对照研究.中国公共卫生,1999,(5):402

[22]俞顺章.人群中原发性肝癌易感因素的流行病学研究.实用肿瘤杂志,2001,(6):361-363

[23]王珊珊,姜普林,庞红霞等.广州市原发性肝癌的病因流行病学调查.中华流行病学杂志1997,(1):33-36

[24]俞顺章,资晓林,陈刚等. 我国四个地区肝炎病毒感染与肝癌的病例对照研究. 中华流行病学杂志. 1993,27(4):214-226

[25]涂文件,王太存. 广西肝癌高低发区儿童摄入黄曲霉毒素 B1 与尿中排出黄曲霉毒素 Mi 的关系. 中华流行病学杂志. 1997,18(4):218-220-226

[26]李缓,苏建家,曹骥等. 用 cDNA 阵列技术研究黄曲霉毒素 B 诱发树鼩肝癌形成过程中的基因变化. 中华肝脏病杂志,2003,11(2):96-99

[27]庞春艳. 微囊藻毒素促肝癌过程中 P53、P21 基因表达改变及相关机理研究. 福建,福建医科大学,2004

[28]张竹梅,边建超. 饮酒与肝癌研究进展. 中华流行病学杂志,2002,(6):477-479

[29]汤伯明,张竹梅,王其军等. 饮酒与肝癌的病例对照研究. 实用肿瘤学杂志,2002,16(2):88-91

[30]方俊,刘伯齐,张庆镐等. 吸烟与肝癌关系的病例对照研究. 延边大学医学学报,2003,(2):106-108

[31]李苏平,丁建华,吴建中等. 泰兴市肝癌的分离比及遗传度估算. 肿瘤防治杂志,2001,8(6):570-572

[32]孟炜,陆鸿雁,蔡如琳等. 原发性肝癌的遗传流行病学研究. 中华流行病学杂志,2002,(6):193-194

[33]Yao DF, Wu XH, Zhu Y, et al. Quantitative analysis of vascular endothelial growth factor, microvascular density and their clinicopathologic features in human hepatocellular carcinoma [J]. Hepatobiliary Pancreat Dis Int,2005,4(2):220-226

[34]Ferrara N, Henzel WJ. Pituitary follicular cells secrete a novel heparin-binding growth factor specific for vascular endothelial cells[J]. Biochem Biophys Res Commun, 1989,161(2):851-858

[35]Huang GW, Yang LY, Yang JQ, et al. Correlation between epidermal growth factor and over expression of vascular endothelial growth factor in hepatocellular carcinoma[J]. zhonghua Zhong liu Za Zhi,2002,24(6):564-566. Chinese

[36]Brown LF,Tognazzi K, Dvorak HF, et al. Strong expression of kinase insert domain-containing receptor, a vascular permeability factor/vascular endothelial growth factor receptor in AIDS-associated Kaposi's sarcoma and cutaneous angiosarcoma [J]. Am J Pathol,1996,148(4):1065-1074

[37]曹森林. 化积益肝煎调节小鼠荷 H_{22} 移植性肝癌细胞 VEGF 和 Caspase-6 表达的实验研. 大连:大连医科大学,2008

[38]von Marschall Z, Cramer T, H?cker M, et al. Dual mechanism of vascular endothelial growth factor upregulation by hypoxia in human hepatocellular carcinoma [J]. Gut,2001,48(1):87-96

[39]Volpert OV,Dameron KM,Bouck N. Sequential development of an angiogenic phenotype by human fibroblasts progressing to tumorigenicity[J]. Oncogene,1997,14(12):1495-1502

[40]Mukhopadhyay D, Tsiokas L, Sukhatme VP. Wild-type p53 and v-Src exert opposing influences on human vascular endothelial growth factor gene expression. Cancer Res,1995,55(24):6161-6165

[41]Mauleon I, Lombard MN, Mu?oz-Alonso MJ, et al. Kinetics of myc-max-mad gene expression during hepatocyte proliferation in vivo: Differential regulation of mad family and stress-mediated

induction of c-myc. Mol Carcinog,2004,39(2):85-90

[42]吴智群.抑癌基因 p53 在原发性肝癌发病中的作用.中国现代医学杂志,2008,18(5):592-594

[43]Senqupta S, Harris CC. P53: traffic cop at the crossroads of DNA repair and recombination[J]. Nat Rev Mol Cell Biol,2005,6(1): 44-55

[44]Attardi LD. The role of p53-mediated apoptosis as a crucial anti-tumor response to genomic instability: lessons from mouse models[J]. Mutat Res,2005,569(1-2):145-157

[45]Cao ZX, Leng XY. The role of p53 mutation in carcinogenesis of hepatoma and its clinical significance[J]. Sergury of Western Medicine,2000,(03):130-133

[46]Nita ME, Alves VA, Carrilho FJ, et al. Molecular aspects of hepatic carcinogenesis[J]. Rev Inst Med Trop Sao Paulo,2002,44(1):39- 48

[47]Smela ME, Currier SS, Bailey EA, et al. The chemistry and biology of aflatoxin B (1):from mutational spectrometry to carcinogenesis[J].Carcinogenesis. 2001,22(4):535-545

[48]Li ZW, Wang ZM, Wu XP, et al. Expression levels of p53 and MVD correlate with clinical significance in hepatocellular carcinoma [J]. China Journal of Modern Medicine,2004,14(16):64-72

[49]Lee YI, Han YJ, Lee SY, et al. Activation of insulin-like growth factor II signaling by mutant type p53:physiological implications for potentiation of IGF-II signaling by p53 mutant 249 [J]. Mol Cell Endocrinol,2003,203(1- 2):51-63

[50]Ras 与 VEGF 在肝细胞肝癌中表达的关系.肿瘤防治研,2002,29(3):187-188

[51]李海民,赵爱志,窦科峰.VEGF、p53 蛋白表达和 MVD 在肝细胞肝癌术后转移复发中的意义.中国现代医学杂志,2005,15(8):1223-1226

[52]简志祥.原发性肝癌治疗的进展及展望.实用医学杂志,2007, 23(6) :773-774

[53]彭磷基,陆大祥.肝癌治疗学的研究进展.中国老年学杂志,2009,9(5):628-631

[54]樊嘉,周俭,徐泱等.肝癌肝移植适应证的选择:上海复旦标准.中华医学杂志,2006,86(18):1227-1231

[55]Wulf J, Guckenberger M, Haedinger U, et al. Stereotactic radiotherapy of primary liver cancer and hepatic metastases[J]. Acta Oncol,2006,45(7):838-847

[56]Mé ndez Romero A, Wunderink W, Hussain SM, et al. Stereotactic body radiation therapy for primary and metastatic liver tumors a single institution phase i-ii study[J]. Acta Oncol ,2006,45(7):831-837

[57]Nag S, DeHaan M, Scruggs G, et al. Long-term follow-up of patients of intrahepatic malignancies treated with iodine-125 brachytherapy[J]. Int J Radiat Oncol Biol Phys,2006,64(3):736-744

[58]陈晓明,罗鹏飞,胡景铃等.肝癌经导管肝动脉碘油抗癌药混悬及栓塞后肝脏的延期不良反应.癌症,1994,13(1):50-53

[59]郭佳,杨甲梅,吴孟超等.超声介入无水酒精瘤内注射治疗肝癌的意义.中国实用外科杂志.2001,21(8):494-495

[60]Markolf H, Niernz, Translated by Zhang Zhenxi et al. Laser Tissue Interactions (Fundamentals and Applications)[M].Xi'an: Xi'an Jiaotong University Press,1999,45-67

[61]Christophi C, Nikfarjam M, Malcontenti-Wilson C, et al. Long-term survival of patients with unresectable colorectal liver metastases treated by percutaneous interstitial laser thermotherapy[J].World J Surg,2004,28(10):987-994

[62]Seki S, Sakaguchi H, Kadoya H, et al. Laparoscopic microwave coagulation therapy for hepatocellular carcinoma[J]. Endoscopy,2000,32(8):591-597

[63]吴孟,超陈,汉沈锋,等.肝癌治疗的微创观念.解放军医学杂志,2002,27(2):101-103

[64]Li YY, Sha WH, Zhou YJ, et al. Short and long term efficacy of high intensity focused ultrasound therapy for advanced hepatocellular carcinoma [J].J Gastroenterol Hepatol,2007,22(12):2148-2154

[65]Okamoto H, Ohigashi H, Nakamori S, et al. Reciprocal functions of liver tumor cells and endothelial cells. Involvement of endothelial cell migration and tumor proliferation at a primary site in distant metastasis[J]. Eur Surg Res,2000,32(6):374-379

[66]Hanahan D, Folkman J. Patterns and emerging mechanisms of the angiogenic switch during tumorigenesis[J]. Cell,1996,86(3):353-364

[67]李仪奎.中药药理实验方法学.上海:上海科技技术出版社,1991,36

[68]Gorrin-Rivas MJ, Arii S, Mori A, et al. Implication of human macrophage metalloelastase and vascular endothelial growth factor gene expression in angiogenesis of hepatocellular carcinoma[J]. Ann Surg,2000,231(1):67-73

[69]文明.血管内皮生长因子的生物学及其在临床的初步应用.基础医学与临床.2003,23(5): 471-477

[70]丁安伟.现代中医临床手册.南京:江苏科学技术出版社,2000,623

[71]杨雁，陈敏珠．黄芪总苷对肝癌细胞凋亡及wtp53基因表达的影响．中国药理学通报,2001,17(4):447-451

[72]沈自尹.中药免疫功能影响的综述与评价.中国中西医结合杂志,1992,12(7):443

[73]李明,田永云,祝捷.黄芪的临床药理研究简介[J].中国乡村医药杂志,2004,11(3):51

[74]李琦,王炎,范忠泽等.丹参酮IIA及其纳米粒诱导肝细胞凋亡及对p38MAPK、TGFβ-1信号蛋白表达的影响.肿瘤,2008,28(1):8-12

[75]符寒,和水祥,徐俊丽等.丹参酮IIA对肝癌细胞血管内皮生长因子表达的影响.西安交通大学学报(医学版),2009,30(1):115-118

[76]徐俊丽，和水样，陈静宏等．丹参酮对肝癌SMMC-7721细胞COX-2表达的影响．世界华人消化杂志,2006,14(14):1352-1356

[77]钟志宏,陈文贵,柳永和等.丹参酮IIA抑制HepG2细胞生长及诱导其凋亡的实验研究.中南大学学报(医学版)2007,32(3): 99-103

[78]李志中.丹参酮ⅡA诱导人肝癌细胞HepG2凋亡的体外研究.重庆:重庆大学,2009

[79]郑国灿,李智英.丹参酮Ⅰ抗肿瘤作用及作用机制的实验研究.实用肿瘤杂志,2005,(1):33-35

[80]You J, Cui FD, Li QP, et al. A HPLC method for the analysis of germacrone in rabbit plasma and its application to a pharmacokinetic study of germacrone after administration of zedoary turmeric oil[J]. J Chromatogr B Analyt Technol Biomed Life Sci,2005,823(2):172-176

[81]唐渊,李晓辉.莪术提取物对肝癌细胞系HepG2的抗癌作用及机制研究.中国药理学通,2007,23(6):790-794

[82]张维彬,谭敏,肖刚,胡少.莪术油诱导小鼠HepA肝癌细胞凋亡及其对bcl-2蛋白表达的影响.现代中西医结合杂志,2009,18(4):370-371

[83]梁朝晖，张维彬，胡少为.莪术油对小鼠原位移植HepA肝癌细胞影响的研究.陕西中医,2009,(1):107-109

[84]王新梅,闫美艳.海藻多糖生物活性研究进展王新梅.齐鲁药事,2009,28(14):228-231

[85]刘克为,梁惠,高华.海藻萜类化合物对H_{22}小鼠IL-6、TNF-α水平的影响.中国海洋药物杂,2009,28(1):9-12

[86]杨文豪,吕俊华,徐石海.海藻提取物A1和A2抑制肝癌和肺腺癌细胞增值作用的实验研究.辽宁中医杂志,2005,32(4):371-372

[87]李荣,肖顺汉,刘明.华皂角刺抗肿瘤作用研究新进展.四川生理科学杂志,2009,31(1):29-31

[88]龙玲,耿果霞,李青旺.皂角刺抑制小鼠宫颈癌U14的生长及对增殖细胞核抗原和p53表达的影响.中国中药杂志,2006,31(2):150-153

[89]曹学锋，郭澄，张俊平等.皂角刺总黄酮对小鼠细胞因子的调节作用.时珍国医国药,2002,13(10):588-589

[90]刘明华,黄兴武,肖顺汉.皂角刺提取物对荷瘤小鼠肿瘤生长及细胞因子的影响.肿瘤防治研究,2009,36(5):365-367

[91]曲京峰,张少华.中药学.北京:科学出版社,1994,981

[92]张硕,宋衍芹,周三等.白花蛇舌草总黄酮抑制人肝癌细胞的靶基因调控.世界华人消化杂志,2007,15(10):1060-1066

[93]孟庆宇,吕秀芳,任凤云.白花蛇舌草多糖对Bel7402细胞基因表达的影响.中国老年学杂志,2008,28(13):1271-1272

[94]张硕,宋衍芹,周三等.白花蛇舌草总黄酮对肝癌的体内外抑制作用及对小鼠移植性肝癌H_{22}细胞增殖周期、凋亡、免疫环境的影响.世界华人消化杂志,2007,15(12):1347-1352

[95]胡玲,王洪琦,成晓燕.白花蛇舌草对H_{22}肝癌细胞热休克蛋白70表达的影响.广州中医药大学学报,2007,24(1),44-46

[96]代志军,王西京,纪宗正等.半枝莲提取物对H_{22}肝癌荷瘤小鼠化疗的增效减毒作用.中西医结合学报,2008,6(7):720-724

[97]代志军,王西京,薛茜等.半枝莲药血清对肝癌 H_{22} 细胞凋亡及线粒体膜电位的影响.中西医结合学报,2008,(8):821-826.

[98]韦鹏涯,浦洪琴,韦星等.半枝莲提取物诱导人肝癌 SMMC-7721 细胞凋亡及其对凋亡相关蛋白表达的影响.时珍国医国药,2007,[12]:3020-3022

[99]林敬明,刘煜,罗荣城.半枝莲抑制人肝癌 QGY-7701 细胞增殖研究.南方医科大学学报,2006;(5):591-593

[100]裴正学.裴正学医学经验集.兰州:甘肃科学技术出版社,2003,94-106

[101]何球藻,吴厚生.医学免疫学(第二版).上海:上海医科大学出版社,1997,25

[102]吴咸中,高金亮.脾虚证的现代研究.天津:天津科技译证出版社,1992,255-256

[103]吴智群.抑癌基因 p53 在原发性肝癌发病中的作用.中国现代医学杂志,2008,(5):592-594

[104]Greenblatt MS, Bennett WP, Hollstein M, et al. Mutations in the p53 tumor suppressor gene: clues to cancer etiology and molecular pathogenesis[J]. Cancer Res,1994,(54):4855-4878

[105]史爱学.P53 基因治疗恶性肿瘤的现状与趋势.西南国防医药,2004,14(1):101-102

[106]Bode AM, Dong Z. Post-translational modification of P53 in tumorigenesis[J]. Nat Rev Cancer,2004, 4(10):793-805

[107]Harris CC. Structure and function of P53 tumor suppressor gene:clues for rational cancer therapeutic strategies[J].J Natl Cancer Inst,1996,88(20):1442-1455

[108]Yoshiji H, Yoshii J, Ikenaka Y, et al. Suppression of the renin-anqiotensin system attenuates vascular endothelial growth factor-mediated tumor development and angiogenesis in murine hepatocellular carcinoma cells[J].int J Oncol,2002,20(6):1227-1231

[109]许昌泰,闰小君.P53 抗癌基因和消化系肿瘤.世界华人消化杂志,1999,7(1):77

裴氏软肝消痞丸对小鼠移植性肝癌 H_{22} 瘤组织中 P27 及 Bcl-2 蛋白表达的影响

刘　媛

中文摘要

目的: 通过观察裴氏软肝消痞丸(PRGXP)对小鼠移植性肝癌 H_{22} 瘤组织中 P27、Bcl-2 表达的影响,探讨裴氏软肝消痞丸对荷瘤小鼠免疫系统的调节、抑制肿瘤的作用,分析其治疗原发性肝癌的作用机制,为裴氏软肝消痞丸在临床上的应用提供理论依据。

方法: 通过小鼠右前腋部皮下接种法,建立荷 H_{22}(肝癌)实体瘤小鼠模型,随机平均分为空白组、模型对照组、裴氏软肝消痞丸小剂量组、裴氏软肝消痞丸中剂量组、裴氏软肝消痞丸大剂量组和复方斑蝥胶囊组。灌胃给药 10d 后,脊髓脱白法处死,剥离肿瘤、胸腺、脾脏并称重,计算抑瘤率,测定胸腺指数(TI)及脾脏指数(SI)。采用免疫组织化学方法测定小鼠移植性肝癌 H_{22} 瘤组织中 P27 及 Bcl-2 蛋白的含量。

结果: ①氏软肝消痞丸小、中、大剂量组的平均瘤重均低于模型对照组,分别为 (0.935 ± 0.227)g、(0.776 ± 0.122)g、(0.926 ± 0.237)g,与模型对照组比较均有统计学意义 $(p<0.05)$,其抑瘤率分别为 23.9%、36.8% 和 24.5%;②裴氏软肝消痞丸小、中、大剂量组荷瘤小鼠的胸腺指数(TI)、脾脏指数(SI)均高于模型对照组,其中中剂量组 TI 为 (53.2 ± 15.6)mg/10g,较模型对照组增长 31.4%,与模型对照组比较有统计学意义 $(p<0.05)$;裴氏软肝消痞丸小、中、大剂量组 SI 分别为 (58.9 ± 14.5)mg/10g、(65.0 ± 10.1)mg/10g、(55.2 ± 15.9)mg/10g,与模型对照组比较有统计学意义 $(p<0.05)$;③裴氏软肝消痞丸小、中、大剂量组 P27 的阳性表达较模型对照组增强,与模型对照组比较均有统计学意义 $(p<0.05)$;④裴氏软肝消痞丸小、中、大剂量组 Bcl-2 的阳性表达均较模型对照组减少,与模型对照组比较均有统计学意义 $(p<0.05)$。PRGXP 中剂量组肿瘤组织中 Bcl-2 的阳性表达低于 BM 组,与 BM 组比较有统计学意义 $(p<0.05)$。

结论: 裴氏软肝消痞丸具有抑制肿瘤生长的作用,可提高荷 H_{22} 肝癌小鼠的胸腺指数、脾脏指数,通过提高 P27 蛋白的表达,减少 Bcl-2 蛋白的表达,起到抗肿瘤作用。

关键词: 裴氏软肝消痞丸;H_{22}(肝癌);P27;Bcl-2

ABSTRACT

Objective: Through observing the effect of Peishiruanganxiaopi pills （PRGXP）on the P27 and Bcl$-$2 in H$_{22}$ tumor$-$bearing mice，we have discussed the regulating and anti$-$tumor effects of PRGXP on the immune system of tumor$-$bearing Mice. To support for its clinical use，we aim to explore the basic mechanism of PRGXP's effect on primary carcinoma of the liver.

Methods: Firstly，we established the tumor$-$bearing mice model by hypodermic inoculation in the right front axilla of mice. All the mice were divided into blank group，model group，PRGXP low$-$dose group，PRGXP medium$-$dose group，PRGXP high$-$dose group，and FufangBanmao Capsule （BM）group. Ten days later，they were fed and then killed. Those tumors，thymuses and spleens were peeled off and weighted. The antitumor rate，the thymus index （TI）and the spleen index（SI）were calculated. By studying the expression of P27 and Bcl$-$2 protein in the tumor tissue by immunohistochemistry，we analyzed the statistics.

Results: 1. According to the dosage of the PRGXP，three groups can be divided: the low，the medium and the high. The weight of tumor in the three groups of PRGXP，separately is （0.935$\pm$0.227)g，（0.776$\pm$0.122)g and （0.926$\pm$0.237)g，which is lower than the model group（$p<0.05$），while the antitumor rate are 23.9%，36.8% and 24.5%. 2. The TI and SI of the three groups are higher than the model group （$p<0.05$）. The TI of the PRGXP medium$-$dose group is （53.2$\pm$15.6）mg/10g，and the percentage increase is 31.4% than the model group （$p<0.05$）. The SI in low$-$dose group，medium$-$dose group and high$-$dose group of the PRGXP were （58.9$\pm$14.5）mg/10g，（65.0$\pm$10.1）mg/10g，（55.2$\pm$15.9）mg/10g，which indicated that the three groups were all statistical significances compared with model group（$p<0.05$）; 3. The expression of P27 was increased in PRGXP groups and BM group，which were all statistical significances compared with model group （$p<0.05$）. 4. The expression of Bcl$-$2 was decreased in PRGXP groups and BM group，which were all statistical significances compared with model group （$p<0.05$）. The middle dose group of PRGXP has statistical significances compared with the BM group （$p<0.05$）.

Conclusion: PRGXP could inhibit the growth of liver cancer，and could significantly incease the thymus index and the spleen index in H$_{22}$ tumor$-$bearing. PRGXP was also shown significant anti$-$tumor effect through the increased expression of P27 and the expressions of Bcl$-$2 reduced.

Keywords: Peishiruanganxiaopi pill；H$_{22}$（transplanted liver cancer）；P27；Bcl$-$2

前　言

原发性肝癌(简称肝癌)是发生于胆管细胞和肝细胞的临床上常见的恶性肿瘤。《WHO2008

年世界癌症报告》将原发性肝癌列为十大恶性肿瘤之一,其居世界第 5 位,死亡率居第 3 位。肝癌的发病率在全球范围内逐年增长,全世界新发病例约 62 万人／年,其中 55%在我国并占我国肿瘤相关死亡第 2 位[1-2]。肝癌起病隐匿,初期症状不明显,病情发展快,恶性程度高且容易复发,5 年生存率低,严重威胁人类健康。

肝癌有手术、化疗、放射、微创、生物、原位肝移植等多种治疗方式[3]。手术是早期肝癌首选的治疗方法,但由于大部分患者就诊时,已经失去了手术机会,且由于患者对放疗的耐受性低、化疗后不良反应严重、肝癌对化疗药物敏感程度较差等原因,治疗效果不甚理想。我国的特色中医药,在治疗肝癌方面取得了较好的成绩。在肝癌早期,采用中医药治疗,可提高患者对手术的耐受性;手术后可以增强患者体质,清除残余病灶;放化疗的患者,可以减轻其毒副作用,提高疗效;长期服用中药,可以有效地防治肝癌复发和转移,改善患者生活质量,延长生存期。因此,以中医药为主对肝癌的综合防治,日渐被人们所重视。

根据肝癌患者肝脏肿大,肝区疼痛,黄疸,肝硬化征象等临床表现,肝癌的中医病名归属于“积聚”、“肝积”、“黄疸”、“鼓胀”等范畴。《诸病源候论》曰:“瘀气,肝病传脾,脾当传肾,肾冬适王,旺者不受邪,脾欲复还于肝,肝不肯受,故留结为积”;《济生方·瘤瘕积聚门》曰:“肥气之状,在左胁下,大如覆杯,肥大而似有头足,是为肝积”。肝癌的中医病因病机主要为正气不足,邪气盘踞,因此肝癌属于正虚邪实之症。《医宗必读》曰:“积之成也,正气不足,而后邪气踞也”。肝癌中医治法治则主要有健脾益气、清热解毒、补益肝肾、活血化瘀、化痰利湿等[4]。

裴氏软肝消痞丸是我国著名中西医结合专家裴正学教授,在四十余年临床实践中总结的治疗肝癌的有效方药,全方主要由丹参、黄芪、柴胡、白芍、莪术、海藻、皂角刺、白花蛇舌草、半枝莲等药物组成,具有疏肝理气、软坚散结、破血祛瘀、清热解毒之功效,扶正祛邪,标本兼治。裴氏软肝消痞丸在对原发性肝癌、胃癌的治疗上,在减轻放、化疗引起的不良反应、提高患者生活质量等方面取得了满意的疗效。

本实验运用动物实验,通过免疫组化、图像分析等方法,对使用裴氏软肝消痞丸后的 H_{22} 荷瘤小鼠抑瘤率、胸腺、脾脏指数进行计算与分析,从细胞增殖与细胞凋亡两方面检测 P27 及 Bcl-2 表达情况,研究裴氏软肝消痞丸抑瘤的作用机制,为裴氏软肝消痞丸在临床上的广泛应用提供理论依据。

立题依据

1 现代医学对肝癌的认识

原发性肝癌(Primary carcinoma of the liver,PLC)是消化系统常见的恶性肿瘤之一,高发于非洲东南部和亚洲,发病率和死亡率在全球范围均呈上升趋势。肝癌好发于中年男性,男女发病比为(2～5):1[5],其恶性度高、病情进展快,术后 2 年复发率高达 50%[6]。原发性肝癌起病隐匿,肝区疼痛是其常见的症状,病情至中晚期,患者常出现肝脏进行性增大、黄疸、肝硬化征象、恶性肿瘤的全身性表现及转移灶症状、伴癌综合征等临床症状。

1.1 肝癌的病因和发病机制

不同地区肝癌的发病原因不完全相同,但多与以下因素有关:

1.1.1 肝炎病毒

目前公认的与肝癌有关的肝炎病毒为乙型肝炎病毒(HBV)和丙型肝炎病毒(HCV)[7],其中HBV感染是我国肝癌发生的主要危险因素。苏洪英[8]等对224例原发性肝癌进行病因危险因素分析,结果显示原发性肝癌组HBV感染率明显高于对照组(排除因肝病或有明显性别选择的疾病而住院的患者),HBV慢性感染者肝癌发病的危险性是非感染者的27.4倍,有乙肝病史者患肝癌的危险性是无乙肝病史者的57.6倍。有研究证明,接种乙肝疫苗能大大降低肝癌的发生率[9]。HCV感染在发达国家肝癌发病中有较大的意义[10]。

1.1.2 黄曲霉素

黄曲霉素是黄曲霉菌和寄生曲霉菌代谢生成的剧毒性次生代谢产物,主要在粮食食品(小麦、花生、玉米等谷物)的霉变过程中产生[11]。世界黄曲霉毒素高污染地区,都是肝癌的高发区,其中黄曲霉毒素B1(AFB$_1$)污染最为重要。黄曲霉素有很强的"三致"作用,即致癌、致突变和致畸性[12]。已有研究表明,黄曲霉素有肝脏、免疫、血液等多系统毒性,可引起肝细胞出血、坏死,抑制DNA和RNA的合成,是一种强致癌剂[13]。黄曲霉素对机体的致癌作用,与其致使抑癌基因P53突变有关[14]。

1.1.3 饮水污染

对我国肝癌高发区江苏启东进行的饮水与肝癌关系流行病学调查显示,居民饮用沟塘水者,其肝癌死亡率明显高于饮深井水者。有文献认为,水中的蓝绿藻毒素与肝癌的发生有关[15],蓝绿藻毒素的主要毒性作用有肝脏损伤、神经毒性等。

1.1.4 饮酒和吸烟

苏相[16]对120例肝癌病因分析显示,患者中33.3%(40例)有饮酒史,30.0%(36例)有吸烟史。大量流行病学调查发现,在HBsAg低流行地区,酒精是除肝炎病毒外与肝癌的发病最密切的因素,长期饮酒者为原发性肝癌的高危人群。李岩等[17]抽取吉林省1057例原发性肝癌,对这些病例进行病因学研究发现:饮酒对于HBV感染者和HCV感染者有明显影响,可增加其患肝癌的危险性。酒精可导致肝细胞脂肪变,并可与HBV或HCV感染协同,增加原发性肝癌发病率[16]。吸烟可显著促进肝癌的发生,吸烟与患肝癌的风险和死亡率呈明显的正相关[18]。烟草烟雾中含有的尼古丁、亚硝胺、多环芳烃、可卡因等化学物质,可在肝脏中活化和代谢,直接损伤肝脏引起肝癌。

1.1.5 遗传因素和其他因素

遗传因素是导致肝癌发生的重要因素,与其他肿瘤相比更为突出。对广西某少数民族瑶族乡村中有血缘关系,发生2例以上肝癌的家族成员进行调查发现:肝癌患者的家庭聚集现象在该地表现明显,近二十年来发生2例以上肝癌患者的家族占全部肝癌家族的62.5%,其中个别家族发生4例肝癌患者[19]。此外,肝硬化、脂肪肝、糖尿病、食用盐腌食品[20]、肥胖等均为肝癌的易发因素。

1.2 肝癌的治疗

1.2.1 肝癌的手术治疗

手术切除是治疗癌肿直径≤3 cm 小肝癌的重要方法,可彻底的清除病灶,使肝癌患者获得长期生存。手术方式主要包括规则性肝叶切除、肝段切除或局部切除、肝移植术等[21]。

郑晓峰等[22]对 2000 年至 2005 年经手术治疗的 80 例患者资料进行回顾性分析,结果显示:术后 5 年生存率为 27.5%;肝癌复发后再切除者 5 年生存率为 12.5%。陆立等[23]十年期间共对 131 例肝癌施行肝部分切除术,其中 129 例存活患者接受术后随访,1、3、5 年生存率分别为 73%、55%、35%。元云飞等[24]对经手术治疗的 173 例巨大肝癌患者进行病例资料分析,结果显示:术后 3、5、10 年累积生存率分别为 31.9%、21.8%、8.3%。由此可见,肝切除可显著提高肝癌患者的生存率。掌握肝切除手术指征、严格控制术中肝出血在肝癌切除术中有重要意义,可以减少术后出现腹腔内出血、肝肾衰竭等并发症的发生,确保手术的治疗效果。

肝移植在肝癌治疗中的应用经历了曲折的过程,自 1963 年 Starzl 成功进行人肝移植至上世纪 90 年代,人们逐渐认识到了肝移植在肝癌治疗中的地位。肝移植适用于合并严重肝硬化不能手术切除的小肝癌,其在临床上的应用,提高了肝癌的治愈率。但由于供肝来源匮乏、移植排斥反应、终身服用免疫抑制剂、治疗费用高等问题的存在,使得肝移植在临床应用受限,因此确定合适的肝癌肝移植适用标准非常重要。目前肝移植在我国发展迅速,技术日臻成熟,中华外科学会肝胆外科学会组推荐采用国际上广泛应用的意大利 Milan 标准或美国加州旧金山大学(UCSF)标准[25],上海肝癌研究所根据我国国情提出了上海复旦标准[26]。

1.2.2 肝癌的非手术治疗

1.2.2.1 放射治疗

对于一般情况较好,肿瘤相对局限,无肝外转移,无严重肝硬化、黄疸、腹水,能耐受放射治疗,但不能实施手术的患者,可在使肿瘤获得最高放射剂量的前提下,合理应用放射治疗技术。肝功能代偿者对全肝照射的耐受放射总量约为 30～35 Gy,远低于根治肝癌的有效剂量,因此许多学者认为,常规放疗不能兼顾肿瘤控制率与正常组织并发症率,对肝癌开展根治性放疗的意义不大。医学影像、计算机技术与核医学的飞速发展,带动了三维适形放疗(3D-CRT)、体部伽马刀、放射粒子 ^{125}I 植入治疗等肝癌治疗方式的发展。

三维适形放疗,安全、创伤小、副作用少疗效显著。孙广辉等[27]对 21 例患者采用三维适形放射治疗肝癌,分析评价其治疗肝癌的临床效果,对所有病例随访 3～36 个月结果显示:病体缩小 5%～100%,临床症状明显改善。

体部伽马刀治疗照射范围与正常组织分界非常明显,避免了肿瘤周围正常组织的损伤,副作用少,为姑息治疗肝癌的一种选择。对 47 例肝癌患者采用体部伽马刀治疗,结果显示:完全缓解 12.7%,部分缓解 63.2%,总有效率为 75.9%,且 AFP 均见不同程度的下降[28]。

组织间植入 ^{125}I 放射粒子可抑制肝肿瘤生长,对正常肝组织损伤较轻[29],术后患者免疫功能增强[30]。Nag 等[31]研究表明 ^{125}I 粒子半衰期为 59.43d,相对较长,并且具有低剂量率的特点,可通过抑制细胞增殖的方式抑制肿瘤生长,并且可以直接杀伤肿瘤细胞。

1.2.2.2　化学治疗

肝癌的常用化疗药物有氟尿嘧啶、顺铂、阿霉素、丝裂霉素、吉西他滨等。但因肝癌具有先天性高表达多耐药基因,全身化疗疗效不理想,且毒副作用大,临床应用受限。对 20 例晚期肝癌患者联合应用 PIAF 方案即顺铂、阿霉素、氟尿嘧啶和 α-干扰素的化学生物治疗方案进行治疗,结果显示:疾病控制率为 55%,患者中位生存期 6 个月,1 年生存率为 27.3%,此方案具有明显的毒副作用,55%患者产生骨髓抑制,有 25%患者因不能耐受而终止治疗[32]。Yin 等采用多柔比星、顺铂、干扰素、氟尿嘧啶的四联全身化疗方案治疗 26 例肝癌患者,结果显示:患者的 1 年生存率为 24.3%,中位生存期为 6 个月[33]。虽然如此,化疗仍不失为治疗肝癌的有效疗法,探索新的化疗方案,提高化疗指数,为当前的研究方向。

1.2.2.3　肿瘤的生物治疗及靶向治疗

随着分子生物学、细胞生物学和免疫学的发展,生物疗法以针对性强、疗效好、不良反应小的治疗优点,成为继手术、放疗和化疗三大常规治疗后的另一种重要的治疗手段。生物疗法是利用各种生物治疗制剂,通过调动机体的天然防御机制,以增强机体的免疫功能,达到治疗肿瘤的目的。主要包括基因治疗和免疫治疗,常用的干扰素、白介素、肿瘤坏死因子等属于免疫治疗。据 Schultz 等[34]报道,编码 IL-2 基因的 DNA 质粒可抑制 B16F10 肺转移。

近年,靶向治疗药物的问世,拓展了其在肝癌临床研究与治疗中的应用,并成为肝癌全身治疗的新方向。吉非替尼、西妥昔单抗和埃罗替尼等,均在临床试验中取得了良好的疗效。

1.2.2.4　经皮穿刺消融治疗

经皮穿刺消融对不能接受手术或肝移植的患者,是最佳治疗选择,其操作方法是在超声引导下于肿瘤内依次注入无水酒精、乙酸、高渗盐水等化学药物,或利用射频、激光、液氮冷冻等极端温度改变局部温度以摧毁肿瘤。最早应用于肝癌消融治疗的微创技术是经皮无水酒精注射术(PEI),其优点是安全、低廉、副作用少。吴孟超等[35]对 1500 例给予 PEI 治疗的肝癌患者研究发现,肿瘤直径小于 3cm 的患者 1 年、3 年生存率分别为 100%、81%,肿瘤直径在 3-5cm 范围的患者 1 年、3 年生存率分别为 92%、48.9%。郭佳等[36]对 PEI 治疗效果研究显示,经 PEI 治疗的肝癌患者,肿瘤缩小率为 61.5%～87.9%,肿瘤直径＜3cm 的患者其 1 年、2 年、3 年生存率分别为 85.0%、98.1%和 80.0%,PEI 治疗效果不亚于手术根治性切除治疗。对于直径＞2cm 的肿瘤,经皮穿刺射频消融(RFA)较 PEI 更为有效[37-38]。其他治疗方式如微波凝固治疗、氩氦冷冻治疗、高强度聚焦超声、经皮穿刺瘤内激光热疗等根据其适应证的范围,均已在临床上广泛应用。

1.2.2.5　综合与序贯治疗

肝癌的致病因素有环境污染、病毒感染、遗传等多样性,目前缺乏特异性治疗方法,传统的外科手术治疗复发率高,单纯的非外科治疗有不彻底的缺点,因此采用多种方法综合或序贯治疗即由单一的治疗模式转变为多种治疗模式的联合治疗方式,成为肝癌治疗的必然发展趋势。综合治疗不是多种方法的简单叠加,而是要根据患者的个体情况,制定合理的个体化综合治疗方案,以改善患者的生存质量,延长生存期。蔡建强等[39]提出,肝癌的个体化综合治疗策略主要有:医生对疾病的认识及临床证据的把握、患者对治疗的要求与期待、规范的治疗方法、多学科综合治疗团队四个方面。

1.3 P27、Bcl-2 与肝癌的研究进展

1.3.1 P27

P27 是 Polyak 等[40]1994 年发现新的细胞周期蛋白依赖性激酶抑制蛋白(CDKI)基因,该基因定位于 12p12-12p13.1 交界处,是由 2 个有编码功能的外显子(外显子 1 约为 474bp、外显子 2 约为 120bp)和 1 个无功能的外显子及 1 个内含子(内含子约 600bp)共同组成的具有594bp 的开放阅读框架,是编码 198 个氨基酸的多肽、分子量 27kD 的热稳定蛋白质。

P27 具有控制细胞周期、促进细胞分化、介导细胞间黏附与诱导凋亡等生物学功能。肿瘤发生、发展的重要因素是细胞周期调节失控。P27 是一种肿瘤抑制基因,作为细胞周期素依赖蛋白激酶(CDK)抑制因子参与细胞周期的负调控,广泛抑制 CDK 的活性,使细胞周期停止于G1 期,不能进入 S 期,致使细胞增殖停止。P27 在细胞的分化发育中有重要作用,Nguyen 等[41]发现,P27 能独立促进神经元分化与移行。亦有研究表明,HT29 结肠癌细胞系对诱导分化敏感性的提高与 P27 表达增加有关。P27 表达在细胞间接触受抑制时增加,目前普遍认为:细胞间黏附的调节,可通过改变细胞形状或改变细胞接受胞外信号的能力,调节 P27 表达信号,P27为 G1/S 的调控点,其活性改变和细胞凋亡之间具有紧密的相关性。Zhang 等[42]将食道癌模型构建于裸鼠体内,发现食道癌细胞的凋亡与高表达的 P27(通过腺病毒载体构建)使存活素(survivin)水平明显下降有关。韦建宝等[43]探讨肝细胞癌中 P27 蛋白表达与细胞凋亡的关系,结果显示,P27 蛋白在 86 例肝癌组织中有 32 例表达为阳性,阳性率为 37.2%;阳性组与阴性组细胞凋亡指数分别为 6.72‰和 2.83‰,两者较有显著性差异,因此肝细胞癌中 P27 蛋白表达与细胞凋亡密切相关,其抑癌机制可能是促进细胞凋亡。

研究表明,P27 与肝癌的发生、发展、恶性程度、转移及预后有显著相关性。对 100 例肝癌和癌旁肝组织标本用免疫组化方法检测其中 P27 表达指数发现,P27 在正常肝组织、癌旁肝炎组织、癌旁肝硬化组织的阳性表达率分别为 83.3%、84.2%、59.7%,P27 在癌旁肝细胞异型增生和肝癌中的表达分别为 55.9%和 38.0%,在小梁型肝癌阳性表达率为 63.2%,高分化肝癌和无转移组阳性表达率分别为 81.8%和 67.6%,结果表明 P27 在肝癌组织、癌旁肝组织和正常肝组织中呈递增趋势,P27 对抑制肝癌细胞的增殖、生长和转移起重要作用[44]。王科等[45]用免疫组化法对 33 例肝细胞肝癌组织中的 P27 蛋白表达进行了检测,并对阳性颗粒行图像分析,结果显示:P27 平均吸光度值在高分化、无癌栓且直径小于 3cm 的肝癌组织中明显高于中低分化、有癌栓直径大于 3cm 的组织,肝细胞肝癌的侵袭强度和恶性程度与 P27 蛋白表达减少有相关性。

1.3.2 Bcl-2

Bcl-2 即 B- 细胞淋巴瘤／白血病 -2 原癌基因,是 1985 年 Tsujimoto 等[46]首先在小鼠 B 细胞淋巴瘤中发现的,是 Bcl-2 基因家族的重要成员。该基因位于 $18qZ^{21}$,其分子结构含有 3 个外显子(第 1 个无翻译功能,第 2、3 个有明显编码功能为蛋白编码区)和 1 个内含子。Bcl-2 编码蛋白分子量为 26KD,由 229 个氨基酸残基组成,是一种膜性相关蛋白,研究证实其存在于线粒体内膜,细胞核和胞浆内质网膜上。

细胞在一定生理或病理条件下,由基因调控主动有序的自我消亡过程称之为细胞凋亡。Bcl-2 通过阻断细胞程序性死亡或凋亡过程促进细胞生长[48],因而打破了细胞的自稳平衡机制,受损或突变细胞无法及时清除,并在增生基因与生长抑制基因的共同作用下发展成为肿瘤。

Bcl-2 抑制细胞凋亡的机理可能有[47]:通过自身二聚体或与 Bax 等蛋白形成异二聚体来发挥其调控细胞凋亡的功能;通过干扰抑制正在发生凋亡细胞内质网中 Ca^{2+} 的释放而发挥其抗凋亡作用;通过与细胞信号传递蛋白之间直接或者间接地作用影响细胞凋亡;通过抗氧化作用抑制细胞凋亡或抑制自由基的产生阻止细胞凋亡等。多种肿瘤组织中均发现 Bcl-2 表达异常增多与肿瘤的发生、发展密切相关。Bcl-2 在肝癌组织中的表达情况目前尚不明确[49],大多数认为肝细胞癌组织中 Bcl-2 蛋白表达的阳性率明显高于正常肝组织。Zeppa 等[50]对 16 例肝细胞肝癌组织中 Bcl-2 的表达进行了检测,Bcl-2 表达率高达 19%,其中 14 例为高分化,Bcl-2 的表达与肝癌细胞分化程度有相关性。宗蕾等[51]观察肝细胞癌变过程中 Bcl-2 的动态表达时发现,癌变组 Bcl-2 的表达明显高于变形组和正常对照组,随肝组织学形态的改变,肝细胞质中 Bcl-2 的表达水平呈增高趋势。

2 祖国医学对肝癌的认识

2.1 病名溯源

古代文献中并无"肝癌"病名记载,中医古籍所记载的以病机命名的肝积、肥气、伏梁、积聚、癥瘕等;以症状命名的痞气、黄疸、癖黄、鼓胀、胁痛、肝胀等与现代医学中肝癌的临床表现及体征基本一致。如《难经·五十六难》论述:"肝之积,名曰肥气。在左或右胁下,如覆杯,有头足,久不愈,令人咳逆疼疟";《灵枢·邪气脏腑病形篇》认为:"肝脉微急为肥气,在胁下,若覆杯","伏梁,在心下,上下行,是唾血";《诸病源候论·积聚病诸候》记载:"诊得肝积,脉弦而细,两胁下痛,邪走心下";《素问·腹中论》谓:"有病心腹满,旦食则不能暮食,此为何病?岐伯对曰:名为鼓胀";《医门法律》载:"凡有癥瘕,积块,即是胀病之根,日积月累,腹大如箕瓮,是名单腹胀"等。

2.2 病因病机探讨

肝癌的发生,并非单因所致,历代中医典籍认为病因不外乎外因和内因两种,饮食不节、情志失调、劳倦内伤、外邪侵袭、肝病迁延不愈、先天禀赋不足、脏腑虚弱等各种内外因素相互作用,使邪气积盛,脏腑经络失调,形成癌肿。如《济生续方》言:"凡人脾胃虚弱,或饮食过度或生冷过度,不能克化,致成积聚结块";《素问·阴阳应象大论》曰:"怒伤肝……";《灵枢·百病始生篇》曰:"虚邪之中人也,始于皮肤……入则抵深……留而不去,传舍于肠胃之外,募原之间,留着于脉,稽留不去,息而成积";《诸病源候论·积聚病诸候》载:"积聚者,由阴阳不和,脏腑虚弱,受于风邪,搏于脏腑之气所为也";《金匮翼·积聚》云:"积聚之病,非独痰食气血,即风寒外感,亦能成之";《景岳全书》言:"凡脾肾不足及虚弱失调之人多有积聚之病,盖脾虚则中焦不运,肾虚则下焦不化,正气不行,则邪滞得以居之";《医宗必读·积聚》谓:"积之成也,正气不足而后邪气居之"。

综上分析,肝癌属本虚标实之证,是在人体正气不足的基础上,瘀、痰、毒凝滞互结,邪正相争,致使肝郁脾虚,气血瘀滞,日久气郁化火,湿热内生,因血瘀气壅,痹阻不通从而导致肝癌的发生与发展。

2.3 中医治则治法

古代医家对肝癌发病原因、发病机制的认识十分深刻,奠定了治疗肝癌的坚实的理论和临床基础,其治疗的方法也随着认识的深入历经了不断革新。近代医家治疗肝癌常用的方法有健脾益气法、清热解毒法、活血化瘀法、补益肝肾法、利湿法、化痰法等,现将最常用的治法介绍如下:

2.3.1 健脾益气法

脾气亏虚是肝癌常见证候,当代众多医家均主张用健脾益气法治疗肝癌。周振华等[52]在肝癌荷瘤模型中发现,经健脾益气方(由党参、茯苓、白术等组成)治疗后肝肿瘤细胞中凋亡相关基因 Bax 基因呈高表达,表明健脾益气方能明显抑制肝癌生长、其促进肝癌细胞凋亡的机制可能与上调 Bax 基因表达有关。蔡玉文等[53]研究认为健脾理气方(由黄芪、人参、焦白术、茯苓、柴胡、当归等药物组成),可参与调控癌基因 Bcl-2 和抑癌基因 P53,诱导肝癌细胞凋亡。邢晓静等[54]以健脾理气方药作用于肝癌 HepG2 细胞,探讨中药复方健脾理气治疗肝癌的作用机制发现:健脾理气方可明显抑制人肝癌细胞增殖、诱导肝癌细胞凋亡。张辉等[55]利用生物信息学资源研究健脾益气治法下调 DEN 诱导大鼠肝癌高表达基因 cDNA 序列的克隆,成功克隆出 7 个新基因 cDNA 序列能被健脾益气法明显调控。

2.3.2 清热解毒法

清热解毒法是中医的重要治则之一,也是治疗肝癌的主要大法。实验研究证明,清热解毒方药对机体有抗菌抗病毒、解热及抗炎、调节和增强机体的免疫功能、抗癌抑瘤防突变等作用。临床上常用的清热解毒中药有:白花蛇舌草、山豆根、夏枯草、七叶一枝花、板蓝根、大青叶、半枝莲、虎杖、紫草、蒲公英、紫花地丁、黄连、黄芩、黄柏、苦参、龙胆草、土茯苓等。周岱翰等[56]对 22 例肝癌患者采用含有半枝莲、七叶一枝花、山慈姑等药物的莲花片进行治疗,患者均存活 1 年以上。王洪琦等[57]研究发现,含有冬凌草、半枝莲的清热解毒中药可致小鼠腹水肝癌 H_{22} 细胞坏死和凋亡并提高荷瘤鼠腹水 CD4[+]、CD8[+] 细胞。姚树坤等[58-61]通过大量实验研究证明清肝化瘀方(半枝莲、白花蛇舌草、三棱等)防治肝癌的机制与抑制 Bcl-2 和 H-ras 基因的过度表达有关,清肝化瘀方阻断血管生成与降低肝癌细胞 VEGFmRNA 的含量有关。

2.3.3 活血化瘀法

活血化瘀为肝癌常用治法,实验研究表明,活血化瘀方具护肝、杀灭或抑制癌细胞、抗转移、增强免疫等作用。临床上常用的活血化瘀药有:赤芍、川芎、丹参、郁金、红花、乳香、没药等。蒋时红等[62]研究显示,活血化瘀法诱导肿瘤细胞凋亡与调控凋亡相关蛋白 Bcl-2、Bax 的表达有关,并且可明显抑制 H_{22} 荷瘤小鼠肿瘤的生长。

2.3.4 软坚散结法

肿瘤古称石瘕、岩,为坚硬如石之有形之物。用软坚散结药物治疗肝癌,意在使之有形肿块软化、缩小、消散。治疗肝癌时常用的软坚散结药物有:龟板、鳖甲、牡蛎、昆布、瓜蒌、山慈姑、白芥子、胆南星等。研究表明,软坚散结药物可直接杀伤癌细胞,调整机体的免疫状态。杜志春等[63]发现抗癌防转汤(生鳖甲、莪术、三七、当归、白花蛇舌草等)能显著增强 MMP-9 的表达水平及 CTL 细胞的活性,可有效防治肝癌淋巴结转移。

2.4 中药抗癌机制的研究

2.4.1 对机体免疫功能的影响

戴馨仪等[64]以荷瘤动物模型观察参桃软肝丸对免疫功能的影响,结果显示:荷瘤小鼠免疫器官胸腺、脾脏的重量均增加,胸腺重／体重的比值回升,IL-2(白细胞介素 2)的活性提高,说明参桃软肝丸可提高机体免疫功能,保护免疫器官,抑制肿瘤生长。王鹏等[65]观察到,生脉注射液可提高外周血 CD3、CD4、CD4/CD8 比值,降低 CD8,同时 IgA、IgG、IgM 升高,提示生脉注射液可使受抑制的免疫功能得到恢复,从而增强抗肿瘤效果。张少杰等[66]报道移植性肝癌大鼠继发性的免疫缺陷－红细胞免疫在使用扶正抗癌方后得到恢复。

2.4.2 对肝癌细胞周期、细胞凋亡及细胞增殖的影响

有研究表明,补肾、益气中药可促进衰老细胞周期,使衰老细胞增殖抑制基因 P16 蛋白表达减少,周期蛋白 CyclinD1 的 mRNA／蛋白表达亦减少,细胞周期促进增殖基因 PCNAmRNA／蛋白表达增高[67]。司维柯等[68]在对苦参碱诱导人肝癌细胞凋亡时 G1 细胞周围调节因子的变化进行观察时发现,用药后细胞周期负调控因子 P53、P27、P16 及 Rb 表达增强,正调控因子细胞周期素(cyclin)D1 表达减弱,表明苦参碱可能通过上调 G1 细胞周期负调节因子的表达及下调 G1 期正调节因子 cyclinD1 表达诱导人肝癌细胞 HepG2 凋亡。殷飞等[69]观察正常状态下和病理状态下含有清肝化瘀方药的大鼠含药血清对人肝癌细胞增殖和凋亡的影响,发现病理状态下大鼠的含药血清对肝癌细胞 SMMC-7721 增殖的抑制作用较正常状态下大鼠的含药血清明显,且病理状态下大鼠的含药血清能促进肝癌细胞凋亡,使细胞滞留于 G0/1 期,降低 S 期细胞百分比和增殖指数。有研究发现,中药黄芪水提取物中含抑癌活性物质,能抑制体外培养的肝癌细胞增殖,降低线粒体代谢活性[70]。大量研究表明,中药制剂可以通过调控肝癌细胞周期,诱导癌细胞凋亡、抑制癌细胞增殖的方式、防止肝癌的发生与发展。

3 裴氏软肝消痞丸治疗原发性肝癌

3.1 裴氏软肝消痞丸治疗肝癌的理论基础

导师裴正学教授认为，肝癌患者是以正虚、邪实共存，正气亏虚为本，瘀热互结为标，因此治疗上应扶正固本、消积祛邪兼顾，而在辨证论治时须明确标本虚实的主次。《活法机要》载："壮人无积，虚人则有之，脾胃虚弱，气血两衰，四时有感，皆能成积"。《医宗必读·积聚》载："初者病邪初期，正气尚强，邪气尚浅，则任受攻；中者受病渐久，邪气较深，正气较弱，任受且攻且补；末者病魔经久，邪气侵凌，正气消残，则任受补"。肝癌初期，正气未虚，主为邪实，治疗应该活血化瘀、疏肝理气、清热利湿、泻火解毒、消积散结以驱邪；中后期，积块较硬，正气渐伤，日久瘀结不去，正虚为主，则以扶正固本为要，通常采用滋阴补肾、健脾益气、养血柔肝以治本[71]。

3.2 裴氏软肝消痞丸治疗肝癌的实践基础

裴氏软肝消痞丸是我国著名中西医结合专家裴正学教授，以其"西医诊断，中医辨证，中药为主，西药为辅"的十六字方针为指导思想，在对祖国医学四十余年的不断探索和临床实践中创制的治疗肝癌的专方，主要由丹参、黄芪、柴胡、白芍、莪术、海藻、皂角刺、白花蛇舌草、半枝莲等组成，具有疏肝理气、软坚散结、破血祛瘀、清热解毒的功效。

3.3 裴氏软肝消痞丸的临床疗效

裴氏软肝消痞丸在临床应用中，取得了较好的疗效。从临床应用观察看，裴氏软肝消痞丸在提高机体免疫力，减少手术并发症，改善放化疗患者的生活质量，提高生存率，防止肝癌的转移和复发等方面均有突出作用。

3.4 裴氏软肝消痞丸治疗肝癌的现实意义

肝癌起病隐匿，大多数患者确诊已至中晚期，预后欠佳。随着医学免疫学及分子生物学等学科的发展，肝癌在诊断和治疗水平上有了很大提高。但是现代医学对肝癌治疗方式仍有很多不尽如人意之处，如手术患者无法耐受，肝移植费用高，放化疗副作用大等问题。祖国医药具有毒副作用少，未病先防、既病防变等优势，可以通过调节机体的免疫功能来预防肿瘤的发生和发展，在临床应用中受到越来越多的重视。

裴氏软肝消痞丸在裴老四十余年的临床实践中，不断的充实和完善，疗效显著，但对其作用机制仍缺乏系统研究和整理，仅对个别指标进行了检测，本实验旨在通过建立小鼠 H_{22} 肝癌模型，分析裴氏软肝消痞丸对 H_{22} 荷瘤小鼠的瘤重、抑瘤率、胸腺指数、脾脏指数的影响，观察其对肿瘤组织中 P27、Bcl-2 蛋白表达的影响，进一步探讨裴氏软肝消痞丸抗肿瘤机制，为其在临床上的应用提供坚实的理论基础。

实验研究

1 实验材料

1.1 实验药品

裴氏软肝消痞丸(PRGXP)(由丹参、黄芪、柴胡、白芍、莪术、海藻、皂角刺、白花蛇舌草、半枝莲等药物组成),规格 6g/ 包,甘肃省医学科学研究院,生产批号:090210。

复方斑蝥胶囊,规格 0.25g/ 粒,陕西方舟制药有限公司,生产批号:090401。

1.2 实验动物及瘤株

健康 SPF 级昆明小鼠 72 只,雌雄各半,体重 20±2g。所有实验用小鼠均由甘肃中医学院实验动物中心提供,动物合格证号:医动字第 SCXK(甘)2004-0006。

H$_{22}$(肝癌)瘤株:从中国医学科学院北京药物研究所引进,由甘肃省医学科学研究院药理毒理研究中心传代保种。

1.3 实验试剂

兔抗鼠 P27 单克隆抗体:武汉博士德生物工程有限公司;

兔抗鼠 Bcl-2 单克隆抗体:武汉博士德生物工程有限公司;

DAB 显色试剂盒:武汉博士德生物工程有限公司;

BSA 封闭液:武汉博士德生物工程有限公司;

SABC:武汉博士德生物工程有限公司;

无水乙醇:天津市博迪化工有限公司;

NaOH:天津市化学试剂三厂;

Na$_2$HPO$_4$·12H$_2$O:天津市科密欧化学试剂开发中心;

NaCl:北京化工厂;

KH$_2$PO$_4$:北京红星化工厂;

KCl:天津市化学试剂五厂;

H$_2$O$_2$(分析纯):中国上海吴淞化肥厂;

碘化丙啶:PI,Sigma 公司;

甲醛:西安化学试剂厂;

二甲苯(分析纯):天津市百世化工有限公司。

枸橼酸盐缓冲液:1000ml 蒸馏水中加枸橼酸三钠(C$_6$H$_5$Na$_3$O$_7$·2H$_2$O)3g,枸橼酸(C$_6$H$_8$O$_7$·H$_2$O)0.4g, 均为西安化学试剂厂; 磷酸盐缓冲液 (PBS),NaCl 8g,Na$_2$HPO$_4$·12H$_2$O 3.48g,KCl 0.2g,KH$_2$PO$_4$ 0.2g,加蒸馏水至 1000ml 配制,调 pH 值至 7.4,120℃高压灭菌 20min,4℃保存备用。

1.4 实验仪器

1/1000 电子天平:JA-2003,上海精科天平公司;

电子天平 1/100g:BP211D 型,瑞士 Sartorius 公司;

冰箱:伊克斯,北京伊克斯公司;

西冷冰箱:BY-160,杭州;

双目生物显微镜:OLYMPUSPM BHB,日本;

单人双面生物净化工作台:SW-CJ-IF,苏州净化设备有限公司;

电热恒温水浴箱:S-648,上海医疗器械七厂;

智能控制生物组织自动脱水机:TC-120,湖北泰维医疗科技有限公司;

包埋机:BMJ-III,常州市中威电子仪器有限公司;

病理组织漂烘机:PHY-III,常州市中威电子仪器有限公司;

轮转式切片机:JYD,浙江;

医学图像分析系统:BI-2000,成都泰盟公司。

2 实验方法

2.1 模型制备

严格按照无菌操作,参照文献从 H_{22} 瘤株传代小鼠的腹腔抽取乳白色瘤液[72],用生理盐水稀释至瘤细胞计数为 2×10^6 个 /ml[73],应用碘酒和 75%乙醇对每只小鼠右前腋处皮肤进行消毒,在消毒处皮下接种 0.2ml 瘤液[74]。

2.2 动物分组、给药剂量及方法

将 72 只 SPF 级昆明小鼠按体重及性别随机抽取 12 只作为空白组,其余 60 只皮下接种肿瘤 24h 后称重,按随机分组法分为:模型对照组;裴氏软肝消瘤丸(PRGXP)给药组(分为小、中、大三个剂量组);复方斑蝥胶囊组(BM 组)。按以下方法给药:

PRGXP 组:成人口服量 1 袋 / 次,2 次 /d,6g/ 袋, 按照 60kg 体重计算, 成人给药 0.2g/kg·d。小鼠灌胃给药量:PRGXP 小剂量组 1g/kg 体重, 相当于成人临床用量的 5 倍;PRGXP 中剂量组 2g/kg 体重,相当于成人临床用量的 10 倍;PRGXP 大剂量组 4g/kg 体重,相当于成人临床用量的 20 倍。

BM 组:成人口服量 3 粒 / 次,2 次 /d,0.25g/ 粒, 按 60kg 体重计算, 成人给药量 0.025g/kg·d,小鼠用药量相当于成人用量的 10 倍,即 0.25g/kg·d。

小鼠灌胃容积[75]:0.2ml/10g。

裴氏软肝消瘤丸与复方斑蝥胶囊分别用蒸馏水溶解制成为混悬液备用。实验组小鼠灌胃给予等容积的药物,模型对照组小鼠给予等量蒸馏水,1 次 /d,连续灌胃 10d[76]。

2.3 小鼠一般状态观察

观察各组小鼠自接种肿瘤细胞悬液起毛色、饮食、活动度及排泄等情况。

2.4 抑瘤率的测定

末次给药后 24h,脊髓脱臼处死小鼠,称重后迅速剥离瘤体,电子天平称重瘤体,计算各组瘤重的平均值,以给药组瘤重与对照组比较,计算抑瘤率[76]。

抑瘤率(%)=[(模型组平均瘤重 - 治疗组平均瘤重)/ 模型组平均瘤重]×100%。

2.5 胸腺、脾脏指数测定

同上,末次给药 24h 后,脊髓脱臼处死小鼠并称重,剖腹取出胸腺及脾脏后分别称重。按公式[77]计算胸腺、脾脏指数:

胸腺指数(mg/10g)= 胸腺重 /(小鼠结束体重－瘤重)×10;

脾脏指数(mg/10g)= 脾脏重 /(小鼠结束体重－瘤重)×10。

2.6 肿瘤组织中 P27、Bcl-2 蛋白表达的检测

断颈处死小鼠,剥离瘤体,继而剥离附着肿瘤体上的结缔组织留取瘤组织,用 10%甲醛固定,脱水,用石蜡包埋。

2.6.1 制作石蜡切片

将肿瘤组织用 10%甲醛固定,脱水石蜡包埋后,将石蜡包埋的组织用病理切片机切成厚约 4～5μm 石蜡切片;脱蜡前,将切片在 45℃恒温箱中烘烤 60min。切片置于二甲苯中浸泡 20min, 更换二甲苯后再浸泡 20min, 先后在无水乙醇中浸泡 10min,95%乙醇中浸泡 10min, 90%乙醇中浸泡 10min,85%乙醇中浸泡 10min。

2.6.2 免疫组织化学染色(SABC 法)

PBS 洗片 5min/ 次×3,滴加 3%H$_2$O$_2$ 室温静置孵育 10min(以消除内源性过氧化物酶的活性)

PBS 洗片 5min/ 次×3,抗原修复:将切片置于 0.01M 枸橼酸钠缓冲溶液(PH6.0)中,水浴锅加热至 92℃～95℃左右,煮沸后计时 15min。自然冷却 20～30min 后取片。

PBS(pH7.2-7.6)洗片,3min/ 次×3。

滴加正常山羊血清封闭液室温下封阻 15min,甩去多余液体(勿洗)

分别滴加一抗(兔抗鼠 P27 单克隆抗体、兔抗鼠 Bcl-2 单克隆抗体),37℃静置 1h 左右

PBS(pH7.2-7.6)洗片,3min/ 次×3。

滴加生物素二抗工作液(生物素化山羊抗兔 IgG),37℃静置 15min。

PBS 洗片,3min/ 次×3。

滴加辣根酶标记链霉卵白素工作液,37℃孵育 15min。

PBS 冲洗,3min/ 次×3。

DAB 显色:使用 DAB 显色试剂盒。取 1ml 蒸馏水,加试剂盒中 A,B,C 试剂各一滴,混匀后加至切片。室温显色,显微镜下控制反应时间(相同指标切片显色反应时间相同,以免染色产生误差)一般在 5～30min 之间。蒸馏水冲洗。

苏木精轻度复染。

自来水冲洗中止反应。

逐级脱水、二甲苯透明、中性树胶封片。

显微镜下观察组织指标表达情况。

2.6.3 免疫组化指标检测

P27蛋白阳性反应产物主要位于胞核和胞浆,以胞核和胞浆染成棕黄色或棕褐色颗粒为阳性表达。Bcl-2蛋白阳性反应产物主要位于胞浆,以胞浆出现棕黄色、棕褐色染色颗粒为阳性表达。于400倍光镜视野下,每组随机取5个标本的切片且每张切片随机采3个视野,每组共计15个视野采集图像,以BI-2000医学图像分析软件检测P27、Bcl-2染色阳性物质的平均光密度(MOD),分别表示P27和Bcl-2的含量。平均光密度(MOD)= 积分光密度(IOD)/ 面积(A)。MOD值越大说明测定物质量或染色反应后颜色越深,数量越多。

2.7 统计方法

利用SPSS 17.0统计学软件进行数据处理,所有实验数值以均数±标准差($\bar{x}\pm s$)表示,多组均数采用单因素方差分析(One-way ANOVA)。以$p < 0.05$为有统计学意义。

3 实验结果

3.1 荷瘤小鼠的一般状况及肿瘤生长情况观察

一般观察可见,空白组小鼠进食、饮水好,体重增加,毛色光亮,未见腹泻和消瘦现象,模型对照组小鼠第4天起出现进食、饮水量减少,体重明显减轻,活动迟缓扎堆、倦卧、嗜睡等表现,精神差,毛无光泽,无腹泻;PRGXP小剂量及大剂量组小鼠进食、饮水尚可,体重略有增加,活动度减少,毛色缺乏光泽,未见腹泻;PRGXP中剂量组小鼠进食、饮水较正常,体重增加明显,活动度良好,毛色光泽,未见腹泻;BM组小鼠出现进食、饮水量略减少,体重稍有增加,活动减少,扎堆,毛色欠光泽。模型对照组小鼠右前腋部皮下接种部位瘤体生长迅速,表面凹凸不平,边界不清,各治疗组瘤体与之相比生长较慢。实验过程中,无小鼠死亡。由此可见:空白对照组小鼠一般情况好,模型对照组小鼠一般情况差,PRGXP各剂量组及BM组小鼠的一般情况优于模型对照组。

3.2 裴氏软肝消痞丸对荷瘤小鼠瘤重和抑瘤率的影响

PRGXP小、中、大剂量组及BM组的平均瘤重均低于模型对照组,分别为(0.935±0.227)g、(0.776±0.122)g、(0.926±0.237)g、(0.925±0.320)g,与模型对照组比较均有统计学意义($p < 0.05$);PRGXP小、中、大剂量组抑瘤率分别为23.9%、36.8%、24.5%,BM组的抑瘤率为24.6%,PRGXP中剂量组抑瘤率明显高于斑蝥组和PRGXP小、大剂量组。(见表1、图1、图2)

表1 裴氏软肝消痞丸对荷瘤小鼠瘤重的影响($\bar{x}\pm S$)

组 别	剂量(g·kg⁻¹)	例数(只)	平均瘤重(g)	抑瘤率(%)
模型对照组	—	12	1.227±0.193	—
PRGXP 小剂量组	1.0	12	0.935±0.227*	23.9
PRGXP 中剂量组	2.0	12	0.776±0.122*	36.8
PRGXP 大剂量组	4.0	12	0.926±0.237*	24.5
BM 组	0.25	12	0.925±0.320*	24.6

注:与模型对照组比较,*$p < 0.05$

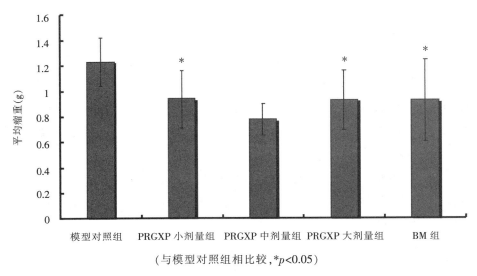

（与模型对照组相比较，*p<0.05）

图 1　裴氏软肝消痞丸对荷瘤小鼠平均瘤重的影响(n=12;$\overline{x}$±s)

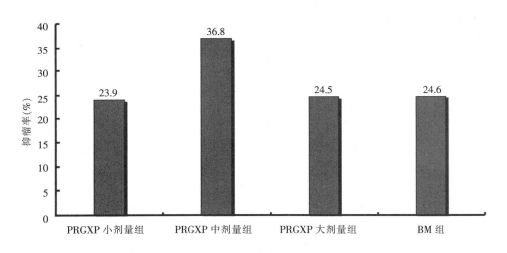

图 2　裴氏软肝消痞丸对荷瘤小鼠实体瘤抑瘤率的影响(%;n=12;$\overline{x}$±s)

3.3　裴氏软肝消痞丸对荷瘤小鼠免疫器官胸腺、脾脏的影响

模型对照组小鼠胸腺、脾脏体积均明显缩小，且重量减轻，部分胸腺分叶不清呈灰白色，脾脏颜色变为淡红色。PRGXP 小、中、大剂量组和 BM 组小鼠胸腺指数(TI)均高于模型对照组。其中 PRGXP 中剂量组小鼠 TI 为(53.2±15.6)mg/10g，较模型对照组增长 31.4%，与模型对照组比较有统计学意义($p<0.05$)。与空白组比较，模型对照组小鼠 TI 降低($p<0.05$)。PRGXP 小、中、大剂量组和 BM 组小鼠脾脏指数 (SI) 分别为 (58.9±14.5)mg/10g、(65.0±10.1) mg/10g、(55.2±15.9)mg/10g 和(63.6±15.8)mg/10g，均高于模型对照组，与模型对照组比

较均有统计学意义($p<0.05$)；与空白组比较,模型对照组小鼠 SI 明显降低($p<0.05$)。PRGXP 各剂量组及 BM 组间无统计学意义($p>0.05$)。(见表 2、图 3、图 4)

表 2　裴氏软肝消痞丸对荷瘤小鼠胸腺指数和脾脏指数的影响($\bar{x}\pm s$)

组　别	剂量($g\cdot kg^{-1}$)	例数(只)	TI(mg/10g)	TI 增长(%)	SI(mg/10g)	SI 增长(%)
空白组	–	12	60.0±11.9	–	74.9±24.5	–
模型对照组	–	12	40.5±6.3▲	–	44.8±12.6▲	–
PRGXP 小剂量组	1.0	12	45.5±6.2	12.3	58.9±14.5*	31.5
PRGXP 中剂量组	2.0	12	53.2±15.6*	31.4	65.0±10.1*	45.1
PRGXP 大剂量组	4.0	12	47.7±23.3	17.8	55.2±15.9*	23.2
BM 组	0.25	12	52.9±17.3*	30.6	63.6±15.8*	42.0

注:与模型对照组比较,*$p<0.05$;▲与空白组比较,$p<0.05$

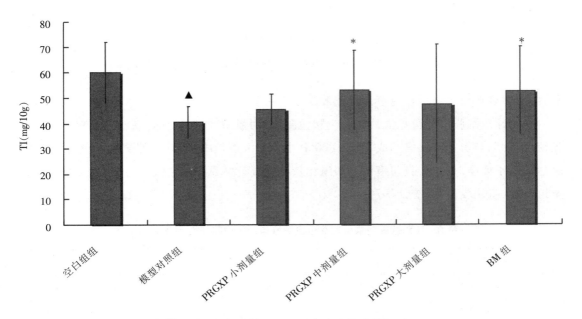

与模型对照组相比较,*$p<0.05$,与空白组比较▲$p<0.05$

图 3　裴氏软肝消痞丸对荷瘤小鼠胸腺指数的影响

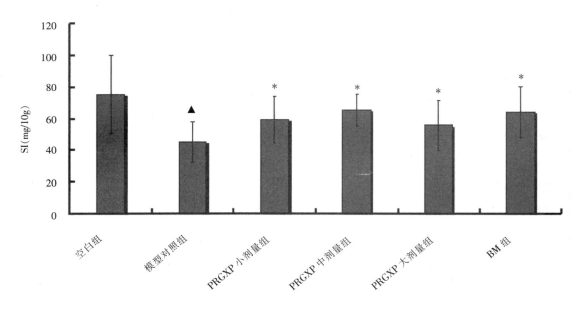

与模型对照组相比较 *,$p<0.05$;▲与空白组比较 $p<0.05$

图4　裴氏软肝消痞丸对荷瘤小鼠脾脏指数的影响　(n=12;$\bar{x}$±s)

3.4　裴氏软肝消痞丸对荷瘤小鼠肿瘤组织中 P27 表达的影响

各治疗组细胞核内可见大片棕黄色颗粒沉积,为强阳性表达,明显高于模型对照组。平均光密度(MOD)与所选阳性表达成正比。PRGXP 小、中、大剂量组及 BM 组肿瘤组织中 P27 的阳性表达均高于模型对照组,且与模型对照组比较均有统计学意义($p<0.05$)。PRGXP 小、中、大剂量组与 BM 组比较,均无统计学意义($p>0.05$)。(见表3,图5,图7-图11)

表3　裴氏软肝消痞丸荷瘤小鼠肿瘤组织中 P27 表达的影响($\bar{x}$±s)

组　别	例数(只)	剂量(g·kg⁻¹)	P27 的 MOD
模型对照组	8	-	0.263±0.012
PRGXP 小剂量组	8	1.0	0.305±0.013*
PRGXP 中剂量组	8	2.0	0.332±0.014*
PRGXP 大剂量组	8	4.0	0.320±0.010*
BM 组	8	0.25	0.310±0.016*

注:与模型对照组比较,*$p<0.05$

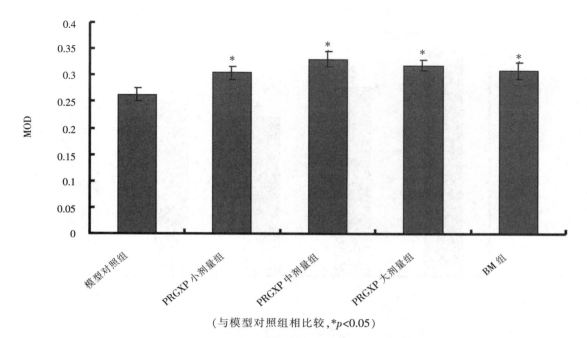

（与模型对照组相比较，*p<0.05）

图 5　裴氏软肝消痞丸对荷瘤小鼠肿瘤组织中 P27 表达的影响

3.5　裴氏软肝消痞丸对荷瘤小鼠肿瘤组织中 Bcl-2 表达的影响

　　各治疗组细胞质内棕黄色颗粒较少；模型对照组细胞质内可见大片棕黄色颗粒沉积，为强阳性表达。MOD 与所选阳性表达呈正比。PRGXP 小、中、大剂量组及 BM 组肿瘤组织中 Bcl-2 的阳性表达均低于模型组，且与模型对照组比较均有统计学意义（p<0.05）。PRGXP 中剂量组肿瘤组织中 Bcl-2 的阳性表达低于 BM 组，与 BM 组比较有统计学意义（p<0.05）。（见表 4，图 6，图 12- 图 16）

表 4　裴氏软肝消痞丸对荷瘤小鼠肿瘤组织中 Bcl-2 表达的影响（$\bar{x}\pm s$）

组别	例数（只）	剂量（g·kg⁻¹）	Bcl-2 的 MOD
模型对照组	8	－	0.361±0.015
PRGXP 小剂量组	8	1.0	0.299±0.016*
PRGXP 中剂量组	8	2.0	0.250±0.011*▲
PRGXP 大剂量组	8	4.0	0.276±0.013*
BM 组	8	0.25	0.300±0.008*

注：与模型对照组比较，*p<0.05；与 BM 组比较，▲p<0.05

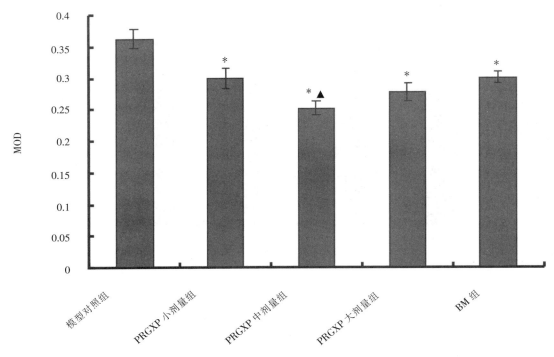

（与模型对照组相比较，*p<0.05；与 BM 组比较▲p<0.05）

图 6　裴氏软肝消痞丸对荷瘤小鼠肿瘤组织中 Bcl-2 表达的影响

4　讨论

4.1　裴氏软肝消痞丸方药药理概括

裴氏软肝消痞丸主要由丹参、黄芪、柴胡、白芍、莪术、海藻、皂角刺、白花蛇舌草、半枝莲等药物组成，具有疏肝理气、软坚散结、破血祛瘀、清热解毒的功效。其中丹参、黄芪等益气养血；柴胡舒肝解郁，透邪外出，生发阳气；白芍养血敛阴、平肝止痛；莪术行气、逐瘀、止痛；海藻、皂角刺等软坚祛瘀散结；白花蛇舌草、半枝莲均为清热解毒之品。其单味药研究具体如下：

4.1.1　丹参

丹参是唇形科鼠尾草属的多年生草本植物丹参(Salvia miltiorrhiza Bage.)的干燥根及根茎，全国大部分地区均有分布，主产于江苏、安徽、四川等地，味苦，性微寒，归心、心包、肝经。丹参主要功效为活血祛瘀，通经止痛，清心除烦，主治月经不调，经闭痛经，胸腹刺痛，肝脾肿大，心烦不眠，心绞痛等[78]。丹参的化学成分主要有丹酚酸B、紫草酸B、丹参酮Ⅰ、丹参酮Ⅱ A、丹参酮ⅡB、隐丹参酮[79]。其中丹参酮是丹参抗肿瘤的活性成分，对肿瘤细胞具有直接杀伤作用，可以诱导肿瘤细胞的分化和凋亡。LiuJ,ShenHM,OngCN[80]报道了丹参对肝癌细胞生长的抑制作用及诱导肝癌细胞凋亡的作用，结果表明丹参有明显的细胞毒作用，能够显著抑制肝癌 HepG(2)的增殖,引起肝癌细胞凋亡。孙婧等[81]研究发现,丹参对早期和晚期裸鼠人肝癌切除术后的肝内和远处转移有防治作用并可以防止肿瘤复发,可能与抑制 SMMC-7721 肝癌细胞株(7721 细胞)的侵袭黏附能力有关。

4.1.2 黄芪

黄芪(Radix astragali)为豆科植物蒙古黄芪或膜荚黄芪的干燥根,主产于内蒙古、山西、黑龙江等地,味甘,性微温,归肺、脾经,具有补气健脾、升阳举陷、益卫固表、利水消肿、托疮生肌之功效,主要含有黄芪多糖、皂苷类、黄酮类等物质。黄芪有对免疫系统的调节、抗氧化、抗辐射、抗肿瘤、保肝等作用[82]。据文献报道,黄芪具有广泛的免疫增强作用[83],可使患者血清中 TNF-α 水平显著下降,白细胞总数、NK 细胞活性、活化 T 淋巴细胞(CD3+/HLA-DR+)、活化 B 淋巴细胞(CD3-/HLA-DR+)平均值均有所上升;而静止 T 淋巴细胞(CD3+/HLA-DR-),静止 B 淋巴细胞(CD3-/HLA-DR-)平均值均相对下降[84];ShaoP 等[85]研究表明,黄芪能使血白细胞数、巨噬细胞吞噬指数明显升高,并使网状内皮系统的吞噬功能显著增强。

4.1.3 柴胡

柴胡为伞形科植物柴胡(Bupleurum chinensie DC.)或狭叶柴胡(Bupleurum scorzoner ifolium wild.)的干燥根[86],味苦,性辛,微寒,归肝、胆经。有解表和里、退热、疏肝解郁等功用[87]。柴胡含有三萜皂苷类化合物、挥发油、多糖、黄酮类等成分[88]。柴胡可抑制人肝癌细胞生长,对抗人肝细胞癌[89],其提取物对小鼠 S-180 实体瘤抑制率为 87.21%[90]。

4.1.4 白芍

白芍为毛茛科植物白芍(Paeonia lactiflora Pall.)的去皮干燥根,主产于浙江、四川等地,性微寒,味苦、酸,归肝、脾经。具养血敛阴、平肝止痛之功效。白芍可分离出芍药苷亚硫酸酯、芍药内酯苷、芍药苷、苯甲酰芍药苷等多种化合物[91]。白芍总苷对小鼠 S180 腹水瘤及实体瘤的生长均具有明显的抑制作用,可增强 T 淋巴细胞转化功能,并可提高血清 TNF-α 水平,增强环磷酰胺的抗肿瘤作用,降低其对机体的毒性[92],可诱导肝癌细胞的凋亡并对 HepG2 及 SMMC-7721 等肝癌细胞株具有抑制作用[93-94]。

4.1.5 莪术

莪术(Rhizoma Curcumae)是姜科植物蓬莪术、温郁金、桂莪术的根茎,性温,味辛、苦,归肝、脾经,有行气活血、消积止痛、破瘀等多种功效。莪术中含有的挥发油为抗肿瘤有效成分,还含有姜黄素等[95]。现代研究表明莪术油可通过抑制人肝癌细胞 HepG2 的 COX22 和 VEGF 基因表达,明显抑制体外培养的 HepG2 细胞生长并诱导其凋亡[96-97];莪术油的抗肿瘤机制主要有直接细胞毒作用,诱导肿瘤细胞凋亡、影响癌细胞核酸代谢、增强机体免疫等[98]。

4.1.6 海藻

海藻(Sargassum)味咸,性寒,归肝、肾经,有消痰软坚,利水消肿的作用。海藻多糖是海藻藻体的主要成分,海藻多糖的主要抗肿瘤机理为改变肿瘤细胞膜特性、影响肿瘤细胞间通讯、抗氧化、抗自由基、诱导肿瘤细胞的分化与凋亡等[99]。Choi[100]研究表明海带提取物和褐藻糖可增加某些抗氧化酶的活性,减少自由基的产生。海带中的岩藻多糖能抑制肿瘤血管的生长,有明显的抗肿瘤作用,其机制可能与抑制 VEGF165 与细胞表面受体的结合有关[101]。杨文豪[102]等首次从海藻中提取出具有较强抑癌活性的环肽类化合物 A1、A2,其抗癌活性明显强于阿霉素。

4.1.7 皂角刺

皂角刺为豆科植物皂荚(Gleditsia sinensis Lam)的干燥棘刺,性味辛温,有消肿排脓,祛风杀虫的功效。其主要的化学成分有黄酮、皂荚皂甙、氨基酸、棕榈酸、硬脂酸、油酸、亚甾醇、谷甾醇以及二十九碳烷、酚类等[103]。利用酶联免疫检测仪检测不同浓度皂角刺总黄酮对 ICR 小鼠腹腔巨噬细胞释放肿瘤坏死因子的影响,结果显示:皂角刺对 TNF 的抑制作用明显[104]。

4.1.8 白花蛇舌草

白花蛇舌草(Herba Hodyotis Diffusac)为茜草科植物白花蛇舌草的干燥全草,味甘淡,性凉,具有利尿消肿、抗炎消菌、清热解毒的功效,内含萜类、多糖、蒽醌、甾醇等多种化学成分。白花蛇舌草的药理研究表明,白花蛇舌草具有抗肿瘤、消炎、抗菌、增加免疫功能等多方面作用,在癌症的临床治疗中广泛应用[105]。古学文[106]研究表明白花蛇舌草可诱导 H_{22} 肝癌细胞热休克蛋白 70(HSP70)表达增高,可增强机体的 CD4+、CD8+CTL 反应,诱导 P16 的高表达,从而达到对肿瘤的主动免疫杀伤作用和抑制癌细胞增长的作用。白花蛇舌草可能一定程度上通过诱导小鼠活体腹水 H_{22} 肝癌细胞 HSP_{70} 的表达,影响 Bcl-2 和 Bax 此对正负调节基因的表达(下调癌基因 Bcl-2 及上调抑癌基因 Bax 的表达),降低 Bcl-2/Bax 的比值,共同促进肿瘤细胞的凋亡,而抑制肝癌的发生与发展[107]。

4.1.9 半枝莲

半枝莲(ScutellariabarbataD.Don)又名并头草,是唇形科植物半枝莲的干燥全草,主产于江苏、江西、福建、广东等省,味辛、苦,性寒,归肺、肝、肾经。主要含有黄酮类、二萜类、二萜内酯类、多糖类等化学成分[108],具有消肿止痛、活血化瘀、清热解毒、利尿等功效。目前大量研究证实半边莲对肝癌细胞、肺癌细胞、宫颈癌细胞、胃癌细胞等多种肿瘤细胞均有抑制作用。经研究发现,半枝莲提取物对小鼠移植性肉瘤 S_{180} 和小鼠移植性肝癌 H_{22} 具有显著抑制肿瘤增殖活性的作用[109];半枝莲提取物可通过激活 Bcl-2 基因家族抑癌基因、阻滞细胞周期、诱导细胞凋亡、抑制 QGY-7701 细胞增殖[110]等发挥抗肿瘤作用。高冬等[111]认为半枝莲诱导肿瘤细胞凋亡的机制,可能与提高 HeLa 细胞内游离钙的浓度有关。

4.2 荷瘤小鼠模型的制备

本实验制作同种移植性模型的方法为将 H_{22} 肝癌细胞接种于小鼠右前腋下。该方法近年来在肝癌的研究中运用广泛,具有很多优点,如造模稳定、可直接观察肿瘤的生长、宿主生存质量和存活时间反应明显、实验周期短等特点[112]。在小鼠右前腋下皮下移植性肿瘤造模成功后,观察实体瘤的形成及增殖情况。皮下移植瘤模型具有易于观察和干预、接种方便、成功率高的特点,常用于抗肝癌药物的研究[113]。

4.3 阳性对照药物的选择

阳性对照药物经常被选用于中药新药的临床试验中。阳性药物对照试验,即是将受试药物与已知活性有效药物进行对照的试验[114]。阳性对照药选择有两个基本原则:同类可比和公认有效[115],即在中华人民共和国药典和部颁标准的中成药中寻找和试验药物主治、功用、剂型、给药途径相似的药物[116];选用当前学术界或社会公认安全有效的药物[117]。

复方斑蝥胶囊是以斑蝥为主要成分的中药制剂,具有破血祛瘀、抗癌、解毒等功效。张建武[118]等研究提出复方斑蝥注射液中有效成分斑蝥直接对小鼠 H_{22} 肿瘤具有良好的体内抑瘤作用。研究证明,复方斑蝥胶囊可改善 T 细胞亚群的比例、增强机体的细胞免疫功能、诱导肿瘤细胞凋亡,其作用机制可能与提高荷瘤小鼠 NK 和 LAK 细胞活性,升高 IL-2 及 TNF-α 水平有关[119]。

本实验选用的药物复方斑蝥胶囊从功效、现代药理研究方面与裴氏软肝消痞丸颇为相似,故选其为阳性对照药。

4.4 裴氏软肝消痞丸对荷瘤小鼠的抑瘤效应

本实验结果显示:裴氏软肝消痞丸小、中、大剂量组的平均瘤重均低于模型对照组,分别为(0.935±0.227)g、(0.776±0.122)g、(0.926±0.237)g,与模型对照组比较均有统计学意义($p < 0.05$),抑瘤率分别为 23.9%、36.8%和 24.5%。说明裴氏软肝消痞丸具有良好的抑制肿瘤生长的作用。

4.5 裴氏软肝消痞丸对荷瘤小鼠免疫器官的影响

众所周知,胸腺和脾是人体最重要的免疫器官。胸腺是 T 细胞发育、分化、成熟的主要场所,而 T 细胞在机体的细胞免疫及免疫调节中发挥着极为重要的作用。脾脏是淋巴细胞迁移和接受抗原刺激后发生免疫应答、产生免疫效应分子的重要场所,具有重要的免疫功能。胸腺、脾脏的重量在某种意义上可以用来反映机体的免疫功能,因而可将二者的重量作为观察免疫功能的初步检测指标[120]。

实验结果显示:模型对照组小鼠胸腺、脾脏体积缩小,重量减轻,个别胸腺分叶不清,呈灰白色,脾脏变淡红色。PRGXP 各剂量组小鼠胸腺指数均高于模型对照组,PR-GXP 中剂量组小鼠 TI 为(53.2±15.6)mg/10g,与模型对照组比较有统计学意义($p < 0.05$);与空白组比较,模型对照组小鼠胸腺指数降低($p < 0.05$)。PRGXP 各剂量组小鼠脾脏指数均高于模型对照组,与模型对照组比较有统计学意义($p < 0.05$);与空白组比较,模型对照组小鼠脾脏指数降低($p < 0.05$)。实验结果表明:裴氏软肝消痞丸对荷瘤小鼠胸腺、脾脏指数具有明显的提升作用,能够提高荷瘤小鼠的非特异性免疫功能。

4.6 裴氏软肝消痞丸抑制细胞增殖、促进细胞凋亡

4.6.1 裴氏软肝消痞丸上调荷瘤小鼠瘤组织中 P27 表达

细胞周期是指连续分裂的细胞从上一次有丝分裂结束到下一次有丝分裂完成所经历的

整个过程,可分为分裂间期和分裂期(M 期),其中分裂间期包含 G1 期(DNA 合成前期)、S 期(DNA 合成期)、G2 期(DNA 合成后期)。细胞周期蛋白(cyclin)、细胞周期蛋白依赖性激酶(CDK)、CDK 抑制蛋白(CDKI)三者参与细胞周期调控。其中 CDK 与 cyclin 通过形成复合物来发挥磷酸化酶的活性参与细胞周期的进程;CDKI 通过与 CDK 的结合直接抑制 CDK 与 cyclin 的结合,使磷酸化酶的活性受到抑制,起到负性调节因子的作用。P27 作为细胞周期蛋白依赖性激酶抑制蛋白(CDKIS)基因,可限制性调节细胞周期进程,主要通过抑制细胞周期素 E-CDK2 和细胞周期素 D-CDK4 等 G1 期激酶复合物的功能来实现[121]。P27 是细胞周期的主要负性调节因子,通过对 G1 期的抑制作用,使细胞周期停滞于 G1 期,进一步实现对细胞周期的调控作用,抑制肿瘤细胞的增殖。

本实验结果显示:PRGXP 小、中、大剂量组及 BM 组肿瘤组织中 P27 的阳性表达均高于模型对照组,与模型对照组比较均有统计学意义($p < 0.05$)。PRGXP 各剂量组与 BM 组比较,均无统计学意义($p > 0.05$)。裴氏软肝消痞丸能使 P27 蛋白表达增多,可能是裴氏软肝消痞丸抑制肝癌组织增殖的机制之一。

4.6.2　裴氏软肝消痞丸抑制荷瘤小鼠瘤组织中 Bcl-2 表达

细胞凋亡(apoptosis)首次由 Kerr 等以形态学概念于 1972 年提出,至今仍是医学界的研究热点。细胞凋亡是指正常器官发育和组织稳态过程中一种固有的细胞死亡形式,是生物体用以维持细胞数量相对恒定的重要方式之一,又称程序性细胞死亡(Programmed cell death,PCD)。Bcl-2 是细胞凋亡家族中重要的调控蛋白之一,由 3 个外显子和 1 个内含子组成,编码蛋白分子量为 26KD,是由 229 个氨基酸残基组成的膜性相关蛋白。Bcl-2 主要功能体现在抑制细胞的凋亡而不是影响细胞的增殖来延长细胞的寿命,在细胞的凋亡调控中发挥着重要作用。

本实验结果显示:PRGXP 小、中、大剂量组及 BM 组肿瘤组织中 Bcl-2 的阳性表达均低于模型对照组,与模型对照组比较均有统计学意义($p < 0.05$)。PRGXP 中剂量组肿瘤组织中 Bcl-2 的阳性表达低于 BM 组,与 BM 组比较有统计学意义($p < 0.05$)。裴氏软肝消痞丸可使 Bcl-2 表达减少,可能是裴氏软肝消痞丸促进肝癌组织凋亡的机制之一。

本实验初步就 P27 和 Bcl-2 蛋白表达进行检测,涉及细胞增殖与细胞凋亡的其他基因的表达,有待进一步研究。

结　语

1　结论

本实验运用免疫组化、图像分析等方法,通过对使用不同药物作用后的 H₂₂ 荷瘤小鼠的瘤重、抑瘤率、胸腺指数、脾脏指数的计算与分析,从细胞增殖与细胞凋亡两方面进行定量检测,通过研究裴氏软肝消痞丸抑瘤的作用机制,得出结论如下:

1.1　裴氏软肝消痞丸能够明显抑制 H₂₂ 荷瘤小鼠肿瘤的生长,改善荷瘤小鼠的生存情况,具有显著的抗肿瘤效应。

1.2 通过对 H_{22} 荷瘤小鼠免疫器官胸腺、脾脏指数的测定,初步得知裴氏软肝消痞丸能显著提高肝癌小鼠的免疫功能,同复方斑蝥组、对照组相比具有显著的统计学意义。

1.3 通过免疫组化检测结果,裴氏软肝消痞丸可以通过提高 P27 蛋白的表达水平抑制肝癌细胞的增殖,从而起到抗肿瘤作用;可以通过抑制 Bcl-2 蛋白的表达水平,促进肝癌细胞的凋亡,从而实现抑制肿瘤生长作用。

2 体会与展望

导师裴正学教授在四十多年的临床工作中不断实践,制成的纯中药制剂裴氏软肝消痞丸,具有健脾益气、行气活血逐瘀、软坚散结、清热解毒的功效。其在对原发性肝癌、胃癌的治疗上取得了显著疗效,具有提高患者的免疫力、增强手术患者的耐受性,减轻放化疗的副作用,防止肿瘤的复发和转移,延长带瘤生存时间,改善生活质量,提高远期生存率等诸多优点。本课题的立题研究,由临床经验的可行性来指导实验研究,避免了实验研究的盲目性。在今后的研究中,通过利用现代化的科学技术,从细胞及分子水平,深入研究裴氏软肝消痞丸的抗肿瘤机制,研究其对免疫系统的保护作用,为裴氏软肝消痞丸的临床应用提供更充实、科学的理论基础,进一步探讨裴正学教授的中西医结合防治肿瘤的思想、方法。

参考文献

[1]叶佳才,崔书中,巴明臣等.原发性肝癌的流行病学特征及其危险因素.实用医学杂志.2008,24(10):1839-1841

[2]中国抗癌协会肝癌专业委员会.中国抗癌协会临床肿瘤学协作委员会.中华医学会肝病分会肝癌学组.原发性肝癌规范化诊治专家共识.临床肿瘤学杂志.2009,14(3):2591

[3]张良清,高海鸿.原发性肝癌的治疗现状.中国实用医药.2011,6(12):235-237

[4]杜琴,胡兵,沈克平.肝癌中医病机与治法研究.世界中西医结合杂志.2010,5(9):814-817

[5]陆再英,陆南山.内科学.第七版,北京:人民卫生出版社,2008,457-462

[6]Thomas MB, Zhu AX. Hepatocellular carcinoma: the need for progress [J]. J Clin Oncol. 2005, 23: 2892-2899

[7]陈建国.肝癌的病因及预防研究新进展.肿瘤防治杂志.2003,10(11):1121-1123

[8]苏洪英,何苗.224 例原发性肝癌病因危险性分析.现代预防医学.2008,35(11):2149-2151

[9]叶家才,崔书中,巴明臣.215 例原发性肝癌临床特点及病因分析论著.临床和实验医学杂志.2008,3(7):11-12

[10]SA Raza, GM Clifford'S Franceschi. Worldwide variation in the relative importance of hepatitis B and hepatitis C viruses in hepatocellular carcinoma: a systematic review [J]. British Journal of Cancer. 2007, 96:1127-134

[11]潘中华,徐燕芳,成恒嵩.黄曲霉毒素分析方法进展.农业环境与发展.1995,12(2):30-33

[12]安虹,邹广迅.黄曲霉素毒性效应机制的研究进展.安徽农学.2011,39(24):1507-1509

[13]Eaton DL, Kamsdell HS. Species and Diet-Related Differeces in Aflatoxin Biotramsformation in: Bhatnajar D(ed). Handbook applied mycology[M]. Vol V. New York:Academic Press. 1991,322

[14]刘大岭,姚冬生,梁仁.黄曲霉毒素及其去毒转化研究新进展.国外医学·卫生学分册.1998,25(1):9-11

[15]Hitzfeld BC, Hoger SJ, Dietrich DR. Cyanobacterial toxins: removal during drinking water treatment, and human risk assessment[J]. Environ Health Perspect. 2000,108 (S1):113-122

[16]苏相,120 例原发性肝癌病因及临床特点分析.石家庄,河北医科大学,2010

[17]李岩,高歌,王江滨等.饮酒与原发性肝癌关系的调查:附吉林省 1057 例原发性肝癌病因学分析.临床肝胆病杂志.2003,19(3)140-142

[18]李娜,庄贵华.吸烟与原发性肝癌.国外医学地理分册.2009,30(1)25-27

[19]陈务卿,吴继周,李国坚等.广西新发现肝癌高发点 HBV、HCV 感染与 HCC 家庭聚集性的研究.实用医学杂志.2010,26(24):4494-4496

[20]米登海,罗好曾,陈学鹏等.肝癌遗传模式与危险因素病例－对照研究.中国公共卫生.2006,22(7):849-850

[21]张良清,高海鸿.原发性肝癌的治疗现状.中国实用医药.2011,6(12):235-237

[22]郑晓峰,周建,肖斌.手术治疗原发性肝癌 80 例临床分析.中国社区医师·医学专业.2011,26(13):69

[23]陆立,毕景明,谭振刚.131 例原发性肝癌的手术治疗.沈阳部队医药.2010,23(5):336

[24]元云飞,李斌奎,李锦清.巨大肝癌手术切除治疗的远期疗效.癌症.2004,23(7):821-824

[25]陈孝平,张志伟,吴甲梅等.原发性肝癌外科治疗方法的选择.中华肝胆外科杂志.2005,11(10):698-700

[26]攀嘉,周俭,徐泱等.肝癌肝移植适应证的选择:上海复旦标准.中华医学杂志,2006,86: 1227-1231

[27]孙广辉,徐振峰,郭淑香等.三维适形放射治疗原发性肝癌 21 例疗效分析.中国厂矿医学.2005,18(2):131-132

[28]于勇, 周助明, 常冬姝.体部伽马刀治疗原发性肝癌 47 例临床报告.实用肿瘤学杂志.2005,19(3):220-221

[29]范义,梁冰,胡卫东.^{125}I 放射粒子对正常肝组织与肝癌组织损害差异性的实验研究.中华临床医师杂志(电子版).2010,4(6):728-730

[30]彭齐荣,肖必,陈芳妮.^{125}I 粒子植入对肝癌患者免疫功能的影响.广东医学.2010,31 (21):2782-2784

[31]Nag S, DeHaan M, Scruggs G, etc. Long-term follow-up of patients of intrahepatic malignancies treated with iodine-125 brachytherapy [J]. Int J Radiat Oncol Biol Phys. 2006,64(3):736-744.

[32]殷晓煜,吕明德,梁力建.全身性化学生物治疗晚期原发性肝癌(附 20 例临床分析).中华肝胆外科杂志 2004,10(10):665-667

[33]YIN XY, LUMD, LIANG LJ, etc. Systemic chemo-immuno-therapy for advanced-stage hepatocellular carcinoma[J]. World J Gastroenterol. 2005,11(16):2526-2529

[34]Schultz J, Pavlovic J, Stack B, etc. Long-lasting anti-metastatic efficiency of interleukin 12-encoding plas-mid DNA[J]. Hum Gene Ther. 1999,10(3):407 -417

[35]吴孟超,吴东.原发性肝癌的外科治疗进展.临床外科杂志,2005,13(1):4-8

[36]郭佳,杨甲梅,吴孟超等.超声介入无水酒精瘤内注射治疗肝癌的意义.中国实用外科杂志.2001,21(8): 494-495

[37]SHINA S, TERATANIT, OBIS, etc. A randomized controlled trial of radio frequency ablation with ethanol injection for small hepatocellular carcinoma [J]. Gastroenterology. 2005, 129 (1): 122-130

[38]LIN SM, LIN C J, LIN CC, etc. Radio frequency ablation im-proves prognosis compared with ethanol injection for hepatocellular carcinoma < or = 4 cm [J]. Gastroenterology. 2004, 127 (6): 1714-1723

[39]蔡建强,毕新宇.原发性肝癌的个体化综合治疗.临床肝胆病杂志.2011,27(4):20-22

[40]Polyak K, Lee MH, Erdjument-Bromage H, etc. Cloning of P27^{kip1}, a cyclin-dependent kina-se inhibitor and a potential mediator of extra-celluar antimitogenic signals [J]. Cell. 1994,78 (1):59-66

[41]Nguyen L, Besson A, Heng J I, etc. P27^{kip1} independently promotes neuronal differentiation and migration in the cerebral cortex[J]. GenesDev. 2006, 20: 1511 - 1524

[42]ZhangW G, Wu Q M, Yu J P, etc. Adenovirus expressing P27^{kip1} suppresses growth of established esophageal carcinoma xenografts[J]. World J Gastroentero,I. 2005, 11: 6582 - 6586

[43]韦建宝,陈山荣.肝细胞癌中P27蛋白表达与细胞凋亡的关系.右江医学.2004,32(1)1-2

[44]王盛乾,洪东旭.P27癌基因蛋白在肝癌和癌旁肝组织中表达的意义研究.实用肿瘤杂志.2000,15(3): 155-157

[45]王科,王学浩,张峰.肝细胞肝癌组织中P27蛋白的表达及其意义.南京医科大学学报(自然科学版). 2002,22(3):189-191

[46]Tsujimoto Y, Cossman J, Jafe,etc. Involvement of bcl-2 gene in human follicular lymphoma[J]. Science. 1985,228(4706):1440-1443

[47]杨长春,王林源,梁计魁.Bcl-2基因家族与细胞凋亡.武警医学.2001,12(10):617-619

[48]Petros AM,Olejniczak ET,Fesik SW. Structural biology of the Bcl-2 family of proteins [J]. Biochim Biophys Acta . 2004,1644:83-94

[49]Takahashi M,Saito H,Okuyama T,etc. Over expression of bcl-2 proects human hepatoma cells from Fas-antibody-mediated apoptosis[J]. J Hepatol. 1999,31(2): 315-322

[50]Zeppa P,Benincasa G,Fulciniti F, etc. Apoptosis and cytologic diff erentiation in hepatocellular carcinoma on fine needle aspiration samples. Acta Cytol. 1996,40(5):861

[51]宗蕾,姚登福,吴玮等.Bcl-2在肝细胞癌变过程中凋亡抑制作用的动态分析.世界华人消化杂志.2007:

15(21):2279-2283

[52]周振华,宋明志,于尔辛等.健脾理气方对小鼠 HAC 肝癌细胞凋亡和 bax 基因蛋白表达的影响.中国中西医结合脾胃杂志.2000,8(2):78-79

[53]蔡玉文,邢晓静,王旭等.健脾理气方对 HepG2 人肝癌细胞株 p53 和 bcl-2 基因表达的影响.中国中西医结合消化杂志.2009,17(4):211-213

[54]邢晓静,张丽红,蔡玉文等.健脾理气方药抑制 HepG2 人肝癌细胞增殖及诱导其凋亡的形态学研究.中国医药导报.2008,5(17):27-29

[55]张辉方,肇勤,管冬元.健脾益气法下调大鼠肝癌有关新基因的克隆.上海中医药杂志.2007,41(3):55-59

[56]周岱翰,李锦清,谭开基.莲花片治 22 例肝癌生存 1 年以上临床分析.新中医.1985,17(6):21

[57]王洪琦,崔娜娟,胡玲等.清热解毒和补益中药对小鼠腹水肝癌 H_{22} 细胞的作用及免疫学机制比较.广州中医药大学学报.2006,23(2):156-159

[58]姚树坤,韩俊岭,殷飞.肝癌口服液对大鼠肝癌前病变预防作用的研究.中国中西医结合脾胃杂志.2000,10(5):268-269

[59]韩俊岭,姚树坤,殷飞.肝癌口服液对大鼠肝癌 bcl-2 和 H-ras 基因的影响.河北科学院学报.2002,12(2):22-25

[60]崔刘福,姚树坤,宋海澄等.肝癌口服液含药血清抑制肝癌细胞 SMMC-7721 血管内皮生长因子表达的研究.中国中医基础医学杂志.2004,10(5):50-52

[61]姚树坤,宋海澄,丁秀荣等.肝癌口服液对原发性肝癌患者外周血 T 细胞亚群的影响.中国中医基础医学杂志.2004,10(6):37-39

[62]蒋时红,刘旺根,谢慧珺等.3 种治法方药诱导 H_{22} 荷瘤小鼠细胞凋亡的实验研究.中国实验方剂学杂志.2009,15(12):78-80

[63]杜志春,刁凤声.抗癌防转汤抑制肝癌淋巴道转移及其对 MMP-9 和 CTL 影响的研究.中华防治杂志.2008,15(2):93-96

[64]戴馨仪,陈林香,周岱翰等.参桃软肝丸对荷瘤动物抑瘤与免疫的实验研究.中国肿瘤.2001,10(7):426-428

[65]王鹏,陈震,黄雯霞等.生脉注射液对 H_{22} 肝癌小鼠的免疫调节作用.中药药理与临床. 2005,21(6):1-3

[66]张少杰,韩克起,赵水喜等.扶正抗癌方对大鼠移植性肝癌抗肿瘤作用的实验研究.中国中西医结合外科杂志.1999,5(3):174

[67]陈方敏,赵伟康,徐品初等.补肾、健脾、益气、活血法对衰老细胞周期基因表达的调控作用.中国中西医结合杂志.2003,23(11):837-840

[68]司维柯,高利红,刘斌等.苦参碱诱导人肝癌细胞分化、凋亡时对 G2 细胞周期调节因子的调控.癌症.2001,20(8):848

[69]殷飞,姚树坤,吴新满.清肝化瘀方药含药血清对肝癌细胞 SMMC-7721 增殖和凋亡的影响.中药药理与临

床.2004,20(3):30-32

[70]肖正明,宋景贵,徐朝晖等.黄芪水提物对体外培养人肝癌细胞增殖及代谢的影响.世界华人消化杂志.
2000,8(1):46-48

[71]刘媛,冯永笑.裴正学教授治疗原发性肝癌经验介绍.中国医药指南.2012,10(2):220

[72]徐叔云,卞如濂,陈修.药理试验方法学.第3版,北京:人民卫生出版社.2002,1757-1827

[73]陈弘,程卫东,赵健雄等.扶正抑瘤颗粒对H_{22}瘤细胞bax、bcl-2及caspase-3蛋白表达的影响.中国中
医药信息杂志.2005,13(3):34-35

[74]曲爱兵,赵维诚,赵岩.蜂蛇胶囊对荷瘤小鼠的抗肿瘤作用.肿瘤防治杂志.2004,1(1):32-34

[75]李仪奎.中药药理实验方法学.上海:上海科技技术出版社,1991,36

[76]胡文静,刘宝瑞等.重楼复方对荷H_{22}小鼠抑瘤及免疫功能的影响.现代肿瘤医学,2011,11(11):
2175-2178

[77]孙震,陈石良,谷文英等.灰树花多糖体内抗肿瘤作用的实验研究.药物生物技术.2001,8(5):279-283

[78]国家药典委员会编.中华人民共和国药典(2005年版一部).北京:化学工业出版社,2005

[79]杭亮.丹参地上部化学成分研究.西安:西北农林大学,2008

[80]Liu J, Shen HM and Ong CN. Salvia miltiorrhiza inhibits cell growth and induces apoptosis in
human hepatoma HepG(2) cells [J]. Cancer letters. 2000,153(1-2):85-93

[81]孙婧,周信达,刘银坤.丹参对肝癌转移复发防治作用的研究.中国中西医结合杂志.1999,19(5):
292-295

[82]陈国辉,黄文凤.黄芪的化学成分及药理作用研究进展.中国新药杂志.2008,17(17):1482-1485

[83]ChoWC, LeungKN. In vitro and invivo immunomodulating and im-munorestorative effects of A
-stragalus enbranaceus[J]. J Ethnopharmaco.2007,113(1):132- 141

[84]黄志庆,田华琴,郎江明等.黄芪注射液对晚期恶性肿瘤患者生存质量、肿瘤坏死因子和免疫功能的影
响.河南中医学院学报.2004,19(112):28-29

[85]Shao P,Zhao LH,Zhi C,etc. Regulation on maturation and function of dendritic cells by
Astragalus mongholicus polysaccharides[J]. Int Immunopharmacol,2006,6 (7):1161-1166

[86]中华人民共和国卫生部药典编辑委员会.中华人民共和国药典.北京:人民卫生出版社,2005,198

[87]梁鸿,赵玉英,邱海蕴等.北柴胡中新皂甙的结构鉴定.药学学报.1998,33(1):37-41

[88]陈莹,谭玲玲,蔡霞,胡正海.柴胡属植物化学成分研究进展.中国野生植物资源.2006,25(2):5-7

[89]Motoo Y, Sawabu N. Antitumor effects of saikosaponins, baicalin and baicalein on human hepatoma
cell lines[J]. Cancer Lett. 1994, 86(1): 91-95

[90]宋景贵,肖正明,李师鹏等.柴胡提取物对人肝癌细胞和小鼠S-180肉瘤的抑制作用.山东中医药大学学
报.2001,25(4):288-301

[91]郭洪祝,霍长虹等.白芍化学成分研究.中草药.2007,38(7):972-975

[92]刘浩,杨芬等.白芍总苷对荷瘤小鼠化疗的增效减毒作用研究.蚌埠医学院学报.2011,36(9):917-920

[93]王世宏,魏伟,许杜娟等.白芍总苷对HepG2细胞增殖的抑制作用.安徽医科大学学报.2006,41(5):547-549

[94]王世宏,魏伟,许杜娟等.白芍总苷对SMMC-7721细胞增殖的抑制作用.安徽医药.2006,10(1):8-9

[95]陈佩东,陆兔林.莪术的化学成分研究.中药材.2006,29(7):675-676

[96]You J, Cui FD, Li QP, etc. A HPLC method for the analysis of germacrone in rabbit plasma and its application to a pharmacokinetic study of germacrone after administration of zedoary turmeric oil[J]. Chromatogr B Analyt Technol Biomed Life Sci. 2005,823(2):172-176

[97]唐渊,李晓辉.莪术提取物对肝癌细胞系HepG2的抗癌作用及机制研究.中国药理学报.2007,23(6):790-794

[98]刘竹,韩凤娟,吴效科,侯丽辉.莪术油的抗肿瘤及治疗卵巢癌的研究概况.现代中西医结合杂志.2010,19(17):2209-2210

[99]王晓宇,邹明明等.海藻多糖抗肿瘤机理研究进展.大连医科大学学报.2007,29(3):318-320

[100]Choi JH. Effects of sea tangle(Lamiaria japonica)extract and fucoidan drinks on oxygen radicals and their scavenger enzymes in stressed mouse [J]. Journal of the Korean Fish-eries society. 1999,32(6):764

[101]KoyangiS,TanigawaN,NakagawaH,etc. Oversulfation of fucoidan enhances its antia-ngangiogenic and antitum or activies[J]. Biochemical Pharmacology. 2003,65:173-179

[102]杨文豪,吕俊华,徐石海.海藻提取物A1和A2抑制肝癌和肺腺癌细胞增殖作用的实验研究.辽宁中医杂志.2005,32(4):371-372

[103]熊正国,张长城,袁丁.皂角刺药理作用的研究进展.山东医药.2007,47(20):112-113

[104]曹学锋,郭澄,张俊平.皂角刺总黄酮对小鼠细胞因子的调节作用.时珍国医国药.2002,13(10):588-589

[105]曲京峰,张少华.中药学.北京:科学出版社,1994,981

[106]古学文.白花蛇舌草诱导HSP70表达对H_{22}肝癌细胞移植瘤免疫作用的影响,广州中医药大学,2008

[107]罗晓韵.白花蛇舌草对H_{22}肝癌细胞移植瘤凋亡相关基因表达的影响,广州中医药大学,2008

[108]邹箴蕾,吴启南.半枝莲的化学成分及药理作用研究进展.时珍国医国药.2005,16(2):149-150

[109]王刚,董枚,刘秀书等.半枝莲醇提物抗肿瘤活性的研究.现代中西医结合杂志.2004,13(9):1141-1142

[110]林敬明,刘煜,罗荣城.半枝莲抑制人肝癌QGY-7701细胞增殖研究.南方医科大学学报.2006,(5):591-593

[111]高冬,高永琳,白平.半枝莲对宫颈癌细胞钙信号系统的影响.中药材.2003,26(10):730-732

[112]顾伟,沈婕,翟笑枫.大鼠移植性肝癌模型生物学行为与分期的初步探讨.中西医结合学报.2005,3(2):136-138

[113]叶翩,张淑玲,揭盛华等.人肝癌裸鼠移植模型的研究进展.世界华人消化杂志.2006,14(36):3500-3503

[114]郑筱萸.中药新药临床研究指导原则(试行).北京:中国医药科技出版社,2002,16-17

[115]寿小云.中药临床试验的对照观察与试验设计.中药新药与临床药理.2001,12(1):55-60

[116]张瑞明,李延谦.中药新药Ⅱ、Ⅲ期临床研究有关问题的探讨.中药新药与临床药理.2004,15(1):66-67

[117]郑筱萸.中药新药临床研究指导原则(试行).北京:中国医药科技出版社,2002:8-9

[118]张建武,闵冬雨,唐建平等.复方斑蝥注射液抗小鼠肝癌 H_{22} 肿瘤作用及机理的初步研究.川北医学院学报.2009,24(1):9-12

[119]夏恪迪,张赢予等.复方斑蝥胶囊体内抗肿瘤作用的实验研究.药物研究.2007,16(15):13-14

[120]陈奇.中药药理研究方法学.北京:人民卫生出版社,1993:712

[121]张晓艳,付旭东,汤为学.肝癌细胞 H_{22} 培养上清液对鼠细胞 L929 细胞周期、CyclinD1、P27 蛋白表达的影响.郑州大学学报(医学版).2008,43(1):144-146

附录 1:P27 蛋白在小鼠 H_{22} 肝癌移植瘤组织中的表达(SABC 法)

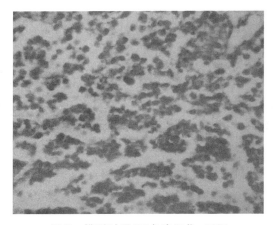

图 7　模型对照组(免疫组化×400)

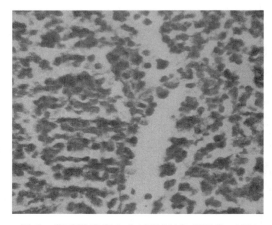

图 8　裴氏肝消痞丸小剂量组(免疫组化×400)

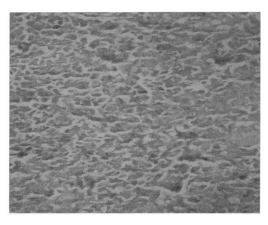

图 9　裴氏肝消痞丸中剂量组(免疫组化×400)

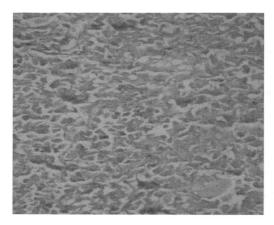

图 10　裴氏肝消痞丸大剂量组(免疫组化×400)

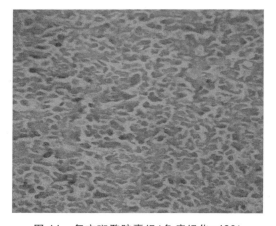

图 11　复方斑蝥胶囊组(免疫组化×400)

附录2：Bcl-2蛋白在小鼠H_{22}肝癌移植瘤组织中的表达（SABC法）

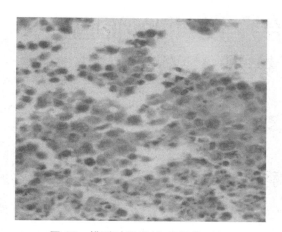

图12　模型对照组（免疫组化×400）

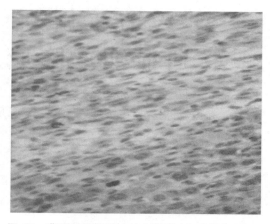

图13　裴氏软肝消痞丸小剂量组（免疫组化×400）

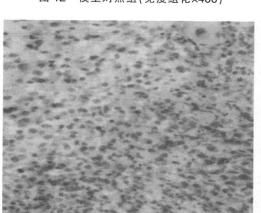

图14　裴氏软肝消痞丸中剂量组（免疫组化×400）

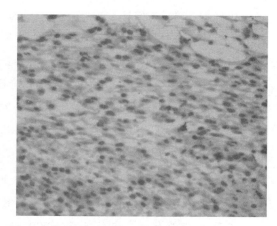

图15　裴氏软肝消痞丸大剂量组（免疫组化×400）

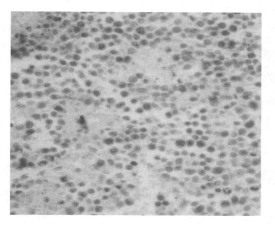

图16　复方斑蝥胶囊组（免疫组化×400）

裴氏"兰州方"治疗慢性粒细胞
白血病的临床观察及疗效分析

冯永笑

中文摘要

目的:本研究通过对裴正学教授的"兰州方"加西药化疗对慢性粒细胞性白血病患者的临床观察以及疗效分析,并与单纯西药化疗组进行了对比。根据患者外周血象、骨髓象及临床症状体征的变化,来探讨裴氏"兰州方"提高骨髓的正常造血功能,改善患者临床症状的效果及机制。为其在临床中的广泛应用提供充分的科学理论依据。

方法:30例患者随机分组,分为对照组(单纯西药化疗)和治疗组("兰州方"加西药化疗)。两组患者在入组时年龄、性别、临床症状体征、血象、骨髓增生程度等一般性资料方面经 X^2 检验,$(p>0.05)$ 均无显著性差异,治疗3个月后,临床观察患者血象、骨髓象以及临床症状体征,并对两组患者进行比较疗效分析。

结果:

一是经 t 检验$(p<0.05)$,治疗组消失时间较对照组明显缩短。消失率经 X^2 检验$(p<0.05)$,表明治疗组消失率较对照组也显著提高。

二是治疗前后治疗组与对照组 HGB、WBC、PLT 变化无显著性差异$(p>0.05)$。

三是治疗前后治疗组较对照组骨髓恶性增生程度降低,两组比较有统计学意义 $(p<0.05)$。

结论:通过本次临床研究,表明中西医结合治疗在改善慢粒患者的症状,提高骨髓的正常造血功能方面较单纯西药化疗更具优势,表明裴氏"兰州方"可以增强骨髓正常造血功能,并且对于西医化疗治疗慢粒有协同增效作用,为本方药日后在临床推广应用提供了依据。

关键词:裴正学 兰州方 慢性粒细胞白血病

ABSTRACT

Objective: To analyze effect that Lanzhou prescription and chemotherapy drugs which treat chronic myeloid leukemia by clinical observation, and compare with the group of chemotherapydrugs. Patients with peripheral blood, bone marrow, and changes in clinical symptoms and signs, to explore Pei Lanzhou side to improve bone marrow hematopoietic function, andimprove the effect and mechanism of the clinical symptoms. Its full scientific theoretical basis for the widely used in clinical.

Methods: Thirty patients were randomly grouped into control group (only western chemotherapy) and treatment group (Lanzhou side western medicine chemotherapy). Patients were enrolled, age, gender, disease duration, and other general information, there was no significant difference between the 3 months of treatment, clinical observations of patients with blood, bone marrow, as well as clinical symptoms and signs, and two groups of patients to compare the efficacy analysis.

Results: (1) By t−test ($p < 0.05$), the disappearance time of the treatment group compared with the control group was significantly shortened. The rate of disappearance of the X^2 test ($p < 0.05$), indicating that treatment group disappearance rate than the control group alsoimproved significantly.

(2) Before and after treatment, the treatment group and control group, Hb, WBC, the PLT change was no significant difference ($p > 0.05$).

(3) Before and after treatment? the treatment group compared with the control of malignantbone marrow hyperplasia reduce the two groups was statistically significant ($p < 0.05$).

Conclusion: This clinical study, that the western drug chemotherapy more advantage of Integrative Medicine to improve the symptoms of chronic myeloid leukemia patients with normalbone marrow hematopoietic function than a simple show that Pei Lanzhou sidecan enhance the bone marrow of normal?hematopoietic function, and forWesternchemotherapy?treatment of CML synergy−oriented prescriptions provide a basis for futureclinical application.

Keyword: peizhengxue ; Lanzhou prescription; chronic myeloid leukemia

前　言

慢性粒细胞白血病（chronic myeloid leukemia CML），是由于造血干细胞恶性增殖而引起的，以粒系细胞中幼及晚幼阶段异常增生为主要特征的恶性克隆性疾病。其临床特点是外周血白细胞数显著增高并有不成熟性,脾通常明显肿大。本病通常分为慢性期(CP)、加速期(AP)、急变期(BP)。病程缓慢,多数患者因急性变而死亡。CML 的年发病率为 1 /10 万, 约占成人白血病的 15%～20%, 发病率随年龄增长而增加, 高峰发病年龄为 50～60 岁, 男女比约为 1.4:1。在我国该病年发病率 0.36/10 万,仅次于急性髓系白血病和急性淋巴细胞白血病,居白血病的第三位,并呈逐年上升的趋势。

慢性粒细胞白血病的确切病因至今仍未明确,可能与电离辐射、病毒感染、化学物质、遗传因素、基因或蛋白质变异有关。该病具有特征性的费城(Ph)染色体,即 t(9; 22) (q34; q11) 染色体易位。分子生物学标志是由该染色体易位而形成的 bcr-abl 融合基因异常改变。近年来, CML 的诊断和治疗在以往的基础上有了长足的进展。

"兰州方"是裴正学教授经过多年临床实践经验总结的、是治疗血液系统疾病的有效方剂之一。兰州方以健脾补肾，扶正固本为大法，此外加入马钱子、土大黄、水蛭等清热解毒、活血化瘀药物，使该方熔扶正、祛邪为一炉，以补为主，以攻为辅，攻补兼施。

慢性粒细胞白血病属祖国医学的"虚劳"、"积聚"、"癥瘕"等范畴。中医认为本病的发生主要是因为先天禀赋不足或后天失养而引起肾精亏虚，脏腑失养；外感六淫，内伤七情等引起气血功能紊乱，脏腑功能失调。肝气郁结，气郁日久，则气滞血瘀，瘀血内停，久积成块；饮食失调，过食肥甘酒食，伤及脾胃，脾虚失运，输布津液无权，湿浊内生，凝聚成积，痰气相搏，血流不畅，瘀块内生；起居无常，寒浊不调，感受外邪，邪毒入侵，中伤脏腑，伤血及髓，致使气虚血亏，邪与营血相搏结，脉络瘀阻，久而成积，发为本病。邪毒内郁，郁久化热，热熬津血，久而成结；邪毒气血相搏结，滞留不散，交合而成块；邪毒郁之，化热生火，扰及营血，灼伤阳络，迫血妄行。故临床见患者发热、乏力、皮肤瘀斑、齿衄、鼻衄、腹胀或痛、脾或肝、淋巴结肿大等症状。以上病因病机常兼夹并存，交互为患。总之，此病病位在骨髓、血分，涉及五脏六腑，为气血痰食邪毒相互搏结而成，基本病机是正虚邪实，正虚为气、血、阴的不足，邪实为痰、瘀、毒的搏结。

"西医诊断，中医辨证，中药为主，西药为辅"是裴老在三十余年前提出的中西医结合用于临床治疗的学术观点。此观点已经获得国内中西医结合学界的广泛认可，被称为"十六字方针"。此方针不仅对临床工作具有普遍的指导意义，还为当前中医学术的发展提供了新思路。西医诊断是借助现代医学先进的检查手段明确疾病诊断，在西医诊断基础上实施的中医辨证，是在特定条件下的辨证，其准确性得到了很大的提高，西医诊断明确后的中医辨证，自然而然地将西医的微观、局部观、病原观与中医的宏观、整体观、机体反应观相结合，弥补了各自的缺陷，也发挥了各自所长，为下一步的用药提供更为确切的依据。中药为主，西药为辅，突出中医方药的治疗作用，旨在中医发展。必要时采用西药辅助治疗，可进一步提高疗效。

立题依据

1 裴氏"兰州方"治疗慢性粒细胞白血病的现实意义

慢性粒细胞白血病（简称慢粒，CML）是一种造血干细胞的恶性克隆性疾病，患者大多表现为消瘦、乏力、腹胀、腹痛，伴肝脏及脾脏肿大、淋巴结肿大等临床特征。按其自然病程可分慢性期、加速期、急变期，一般慢性期通常持续1~4年，之后进入加速期和急变期，后者又被称为终末期。现代医学对本病至今尚无根治手段，通常采用口服羟基脲、马利兰等化疗药物以及干扰素治疗，但大多具有较大毒副反应，部分患者不能耐受。近年来伊马替尼等分子靶向治疗或骨髓移植术成为本病治疗的首选方案，但部分毒副反应、沉重的经济负担以及移植的巨大风险，使多数患者无法接受。近年来伴随着祖国医学的发展，中医药在慢粒的治疗中以其具有的有效达到缓解、延缓复发、毒副作用较小以及不易产生耐药等优势越来越广泛的被学界所关注。

裴氏"兰州方"是我国著名的中西医结合专家裴正学教授,在多年的临床实践中,以其"西医诊断,中医辨证,中药为主,西药为辅"十六字方针为指导思想,以辨证论治为理论基础,在治病求本、扶正祛邪原则的指导下,结合慢粒患者化疗、分子靶向治疗或骨髓移植的病理生理改变,而独创的治疗血液系统疾病的专方,以此方临症加减,裴正学教授治愈了许多慢粒患者,在长期的临床实践中,裴氏"兰州方"在治疗慢粒方面已显示出以下优势:①提高机体的免疫力;②对化疗减毒、增效、逆转多药耐药;③提高骨髓移植疗效,减轻术后排斥反应;④有效预防慢粒复发;⑤改善临床症状、延长生存时间,提高生活质量。

2 裴氏"兰州方"治疗慢性粒细胞白血病的理论基础

裴氏"兰州方"是裴正学教授经过数十年临床实践总结的,此方因成功治愈急性单核细胞性白血病(M_5)患者马长生而一举成名。1974年,苏州血液病会议对此病例的成功治愈做了专业评定后,将此方命名为"兰州方"。该方经过四十余年的临床验证,是治疗血液系统疾病的有效方药。此方组成为:北沙参、太子参、人参须、潞党参、生地黄、山茱萸、山药、麦门冬、五味子、桂枝、白芍、生姜、大枣、甘草、浮小麦。其中四参大补中气,是扶正固本的主药;生脉散益气养阴;六味地黄汤中的"三补"补肾生髓,乙癸同源,髓又能生血;桂枝汤外调营卫、内安脏腑;甘麦大枣汤养心安神,心神安则血安。正如《景岳全书·虚劳》所云:"其有气因精而虚者,自当补精以化气;精因气而虚者,自当补气以生精"。因此,此方之妙在于脾肾同补,熔扶正、祛邪为一炉,攻补兼施,以补为主,以攻为辅。

裴氏"兰州方"治疗慢粒的临床疗效分析

1 目的

本研究通过中医理论探讨、临床疗效观察对裴氏"兰州方"加化疗治疗慢性粒细胞白血病的临床疗效和作用机理进行了分析。根据治疗组与对照组治疗前后临床症状体征、血象及骨髓象的变化进行客观疗效评定,并作统计学分析。评价裴氏"兰州方"加化疗治疗慢性粒细胞白血病较单纯西医化疗的突出疗效,从而探讨裴氏中西医结合学术思想治疗较单纯西医治疗本病的特色与优势。

2 方法

2.1 临床资料

2.1.1 病例选择

符合以下诊断及分期标准

2.1.1.1 慢性期(CP)的诊断标准包括:

2.1.1.1.1 无临床明显症状:或有乏力、低热、多汗、体重减轻等表现;

2.1.1.1.2 血象:白细胞计数升高,主要为中性中晚幼粒细胞和中性杆状核粒细胞,原始细胞(Ⅰ型+Ⅱ型)<5%~10%,嗜酸和嗜碱粒细胞增多,可有少量的有核红细胞;

2.1.1.1.3 骨髓象:增生明显至极度活跃,以粒系为主,中性中晚幼粒细胞和杆状核粒

细胞增多,原始细胞(Ⅰ型+Ⅱ型)＜10%;

2.1.1.1.4 有 Ph 染色体;

2.1.1.1.5 CFU-GM 培养;集落或集簇较正常明显增加。

2.1.1.2 加速期(AP)的诊断标准

2.1.1.2.1 不明原因贫血、发热、出血进行性加重和(或)骨骼疼痛,进行性脾脏肿大;

2.1.1.2.2 原始细胞(Ⅰ型+Ⅱ型)在外周血和(或)骨髓中＞10%;

2.1.1.2.3 外周血嗜碱性粒细胞＞20%;

2.1.1.2.4 非药物引起的血小板计数进行性增加或减少;

2.1.1.2.5 除 Ph 染色体以外出现其他染色体异常;

2.1.1.2.6 CFU-GM 增生和分化缺陷,集簇增加,集簇和集落比值增高;

2.1.1.2.7 骨髓中出现显著的胶原纤维增生。

2.1.1.3 急变期(BP)的诊断标准

2.1.1.3.1 骨髓中原粒(Ⅰ型+Ⅱ型)或原淋+幼淋细胞或原单+幼单细胞＞20%;

2.1.1.3.2 外周血中原粒+早幼粒细胞＞30%;

2.1.1.3.3 骨髓中原粒+早幼粒细胞＞50%;

2.1.1.3.4 出现髓外浸润;

2.1.1.3.5 CFU-GM 培养呈小簇生长或不生长。[15]

排除标准:

一是排除其他血液系统疾病或恶性肿瘤者。

二是慢性粒细胞性白血病已急变为急性白血病者。

三是合并呼吸、循环、泌尿等系统有严重疾病者。

四是未规范用药无法判断疗效者。

2.1.2 一般资料

本研究观察了 2010 年 12 月至 2012 年 3 月经裴正学教授专家门诊(荟萃堂专家门诊、甘肃省肿瘤医院、甘肃省中医院),兰大一院血液科门诊及住院治疗的 30 例确诊慢性粒细胞白血病患者。单纯西药治疗组为对照组(共 15 例),兰州方加西药进行中西医结合治疗组为治疗组(共 15 例)。观察时间均为 3 个月。

表 1   患者一般资料

	治疗组	对照组
性别		
男	8	8
女	7	7
年龄		
<50 岁	10	9
≥50 岁	5	6
症状体征		
感染	6	5
贫血	14	13
出血	4	2
白血病细胞浸润	0	0

治疗组与对照组两组患者性别、年龄、症状体征的例数分布情况经 x^2 检验,结果($p>0.05$)无显著性差异,具有可比性。

表 2   患者血象及骨髓增生程度比较

	治疗组	对照组
血象		
WBC($\times10^9$/L)		
<10	2	1
10~200	13	14
HGB(g/L)		
<120	12	13
120~160	3	2
PLT($\times10^9$/L)		
<100	4	3
100~300	11	12
骨髓增生程度		
活跃	0	0
明显活跃	2	3
极度活跃	13	12

治疗组与对照组两组患者血象(白细胞计数,血红蛋白测定及血小板计数)与骨髓增生程度例数分布情况经 X^2 检验,结果($p>0.05$)无显著性差异,具有可比性。

2.2   治疗方法

2.2.1   单纯西医治疗

应用羟基脲 1~3g/d,分 1~3 次口服,待白细胞减少至 20×10^9/L 左右时剂量减半,降至 10×10^9/L 时,羟基脲剂量减至 0.5~1g/d。待 WBC 降至 5×10^9/L 以下时停药,若高于 10×

$10^9/L$ 时则继续服药。

2.2.1 中西医结合医治疗

自服用羟基脲开始之日起,给予裴氏"兰州方":北沙参 15g,太子参 15g,潞党参 15g,人参须 15g,生地黄 12g,山药 10g,山茱萸 30g,麦门冬 15g,五味子 3g,桂枝 10g,白芍 10g,甘草 6g,生姜 6g,大枣 4 枚,浮小麦 30g 水煎服每日 1 剂,分早晚两次温服。

若慢性期加入马钱子 1 个,土大黄 15g,水蛭 3g。

若加速期加入紫草 30g,龙胆草 10g,鸡血藤 15g,马钱子 1 个,寒水石 30g,贯众 10g。

2.2.3 合理应用抗生素、营养支持及对症治疗,必要时给予输血治疗。

2.3 观察指标

2.3.1 治疗前后的症状体征

观察两组治疗前后体征症状的消失天数、例数,用统计学方法计算消失时间和消失率,主要观察症状体征有感染、乏力、出血、白血病细胞浸润等。消失时间数据以天为单位,用 $\bar{x}\pm s$ 表示。

2.3.2 治疗前后的骨髓象

观察两组治疗前后骨髓细胞形态学的变化,主要对比骨髓增生程度。

2.3.3 治疗前后的血象

观察两组治疗前后血细胞分析,主要对比白细胞计数、血红蛋白、血小板计数以及白细胞分类计数等,用 $\bar{x}\pm s$ 表示。

2.3.4 客观疗效

参照张之南《血液病诊断及疗效标准》(第三版)分为完全缓解(CR)部分缓解(PR),未缓解(NR)。

2.3.4.1 完全缓解(CR):

2.3.4.1.1 临床:无感染、贫血、出血以及白血病细胞浸润表现;

2.3.4.1.2 血象:血红蛋白>100g/L,白细胞总数<$10\times10^9/L$,分类无幼稚细胞,血小板(100~400)×$10^9/L$;

2.3.4.1.3 骨髓象:正常。

2.3.4.2 部分缓解(PR):

临床表现、血象、骨髓象三项中有一或二项未达完全缓解标准。

2.3.4.3 未缓解(NR):

临床表现、血象、骨髓象三项中均未达完全缓解标准及无效者。

3 治疗结果及疗效分析

3.1 治疗前后临床症状体征的变化及分析

表 3　治疗前后症状体征的变化

	治疗组				对照组			
	例数	消失时间	消失例数	消失率	例数	消失时间	消失例数	消失率
感染	10	16 ± 1.7	8	80%	10	21 ± 2.8	6	60.7%
贫血	14	17 ± 3.8	12	85.7%	13	22 ± 4.9	7	53.8%
出血	6	9 ± 2.3	5	83.3%	5	13 ± 2.4	3	60%
白血病细胞浸润	–	–	–	–	–	–	–	–

经 t 检验($p<0.05$),表明治疗组消失时间较对照组明显缩短,中西医结合治疗 CML 可以在短期内可以有效改善患者的感染、贫血、出血等临床症状,从而达到提高患者生活质量的目的。消失率经 x^2 检验($p<0.05$),表明治疗组消失率较对照组也显著提高。说明裴氏"兰州方"可明显降低羟基脲的毒副作用,改善患者造血机能,可以有效控制临床不良反应。

3.2　治疗前后血象的变化及分析

表 4　治疗前后血象的变化

	治疗前			治疗后		
	HGB(g/L)	WBC(10^9/L)	PLT($\times10^9$/L)	HGB(g/L)	WBC($\times10^9$/L)	PLT($\times10^9$/L)
治疗组	96 ± 15.7	167 ± 64.2	207 ± 114.8	115 ± 9.7	8.7 ± 1.5	211 ± 64.8
对照组	100 ± 19.6	142 ± 50.4	239 ± 123.2	109 ± 16.3	9.3 ± 2.4	203 ± 25.6

治疗前后治疗组与对照组 HGB、WBC、PLT,经 x^2 检验($p>0.05$)无明显差异。考虑与化疗药物用量的及时调整有关。

3.3　治疗前后骨髓象的变化及分析

表 5　治疗前后骨髓象变化

	治疗前			治疗后		
	活跃	明显活跃	极度活跃	活跃	明显活跃	极度活跃
治疗组	0	2	13	12	3	0
对照组	0	3	12	9	4	2

从骨髓象缓解情况看,经过一段时间的临床用药,治疗组中原有的 13 例患者骨髓增生程度极度活跃中有 3 例降为增生明显活跃,10 例降为增生活跃;原有的 2 例患者骨髓增生程度明显活跃均降为增生活跃。而对照组原有的 12 例患者骨髓增生程度极度活跃中有 2 例仍为增生极度活跃,4 例降为增生明显活跃,6 例降为增生活跃;原有的 3 例患者骨髓增生程度明显活跃均降为增生活跃。经 x^2 检验,($p<0.05$)表明中西医结合治疗组较单纯西医化疗可以

更加有效降低 CML 骨髓恶性增生的程度,从而提高骨髓形态学上的缓解率。

3.4 客观疗效观察及分析

表 6 客观疗效分析

组别	CR(例)	PR(例)	NR(例)	完全缓解率(%)	总缓解率(%)
治疗组	12	2	1	80.00	93.33
对照组	7	5	3	53.33	80.00

参照张之南《血液病诊断及疗效标准》(第三版)分为完全缓解(CR),部分缓解(PR),未缓解(NR)。治疗组的完全缓解率为 80%,总缓解率为 93.33%。两项比对参数均高于对照组的完全缓解率 53.33%以及总缓解率 80%,两组数据经 x^2 检验有明显差异($p < 0.05$)。说明中西医结合治疗对慢性粒细胞白血病慢性期治疗作用优于单纯西医治疗。但是,由于研究经费有限、样本数量少以及观察时间短,因而对与裴氏"兰州方"加西药化疗作用于慢粒急变期、加速期的治疗作用需进一步研究。

4 讨论

4.1 祖国医学对慢性粒细胞白血病的认识

4.1.1 病名的认识

中医古代文献中虽无慢性粒细胞白血病此病名,但祖国传统医学对慢粒的认识渊源已久。大量文献表明,慢性粒细胞白血病属祖国传统医学的"癥瘕"、"虚劳"、"积聚"等范畴。中医通常认为此病的发生乃因先天禀赋不足或后天失养引起肾精亏虚,脏腑失养;外感六淫,内伤七情等引起气血功能紊乱,脏腑功能失调,肝气郁结,气郁日久,则气滞血瘀,脉络壅滞,瘀血内停,久积成块;饮食失调,过食肥甘酒食,伤及脾胃,脾虚失运,输布津液无权,湿浊内生,凝聚成积,痰气相搏,血流不畅,瘀块内生;起居无常,寒浊不调,感受外邪,邪毒入侵,中伤脏腑,伤血及髓,致使气虚血亏,邪与营血相搏结,脉络瘀阻,久而成积,发为本病。邪毒内郁,郁久化热,热熬津血,久而成结;邪毒气血相搏结,滞留不散,交合而成块;邪毒郁之,化热生火,扰及营血,灼伤阳络,迫血妄行。故临床见患者发热、乏力、皮肤瘀斑、齿衄、鼻衄、腹胀或痛,脾或肝、淋巴结肿大等症状。

4.1.2 病因病机的探讨

关于慢粒的病因、病机论述,虽然现代医家所述不一,但总不外乎正虚邪实,正虚为气、血、阴的不足,邪实以痰、瘀、毒的搏结。《灵枢·百病始生》曰:"风雨寒热,不得虚,邪不能独伤人。"李中梓《医宗必读·积聚篇》曰:"积之成者,正气不足而后邪气踞之。"说明正气不足,是疾患发生、发展的基础,即恰恰证实"正气存内邪不可干,邪之所凑其气必虚"的理论。张子和曰:"积之成也,或因暴怒喜悲思恐之气。"可见外感邪毒、情志失调等,是疾患发生、发展的重要条件。总之,本病病位在骨髓、血分,涉及五脏六腑,为气血痰食邪毒相互搏结而成。故本病实为本虚标实,虚实夹杂之证,临证治之,当须辨证论治,治病求本。《诸病源侯论·积聚病诸侯》认为:"积聚者,由阴阳不合,脏腑虚弱,受于风邪,搏于脏腑之气所为也。"朱稼曰:"虚劳之人阴阳虚损,血气涩滞,不能宣通,故成积聚之病也。"《血证论》曰:"瘀血在脏腑经络之间,则结为症瘕。"《景岳全书》曰:"积聚之病,凡饮食、血气、风寒之属,皆能致之。"又曰:"脾胃不足及虚弱之人,多有积聚之病。"故病因病机不外是外感六淫、七情内伤引起脏腑功能失调,气血功能紊乱,毒邪入侵,伤血及髓,流通失畅,脉络癖久而成积;饮食不节,脾胃受损,痰浊内生,久聚成积。同时《素问》指出"正气存内,邪不可干"、"邪气所凑,正气必虚"正气虚弱也是发病的条件。归纳起来为以下几点:①正气亏虚先天禀赋不足,或后天失养引起的脏腑亏虚,元气是由肾精化生而来。因肾精亏虚,元气不足则温养一身脏腑无力,故脾虚不能化生新的气血律液,或由外感六淫、损伤正气,或由内伤七情等引起气血紊乱,脏腑功能失调,致使正气虚弱,防御功能低下,抵抗邪毒无力,邪毒容易入侵而致白血病。②邪气内侵缠绵不愈,正气持不复所致。③酒色劳倦情志不畅,损伤五脏气血,脏腑功能失调,气血紊乱,生化不足而致。④大病久病,失于调摄,正虚邪恋,由虚致损,积久成之。以上病因病机常兼夹并存,交互为患。

4.1.3 治法方药总结

祖国医学对慢性粒细胞白血病的治疗虽然只有三十余年历史。但是早在《素问·至真要大论》中就有对癥瘕积聚治疗的记载,如:"坚者削之","结者散之","留者攻之"。《景岳全书·积聚》篇则认为积证治疗不过四法:"曰攻曰消曰散曰补,四者而已"。

慢粒因其病程的长短、邪正盛衰的不同而临床表现中差异很大。中医分型目前尚无统一标准。临床医家多根据其不同表现,采取不同方法进行辨证论治。祖国医学对慢粒的分期基本是结合了现代医学的分期标准,肖诗鹰[1]将其慢粒分为四期:①毒邪潜伏期:慢粒在出现体征、血象及骨髓象改变前约五至六年的时间,体内造血干细胞已存在着畸变的 pH 染色体阳性细胞,即毒邪已隐居于人体的血脉之中。②邪盛正实期:自出现临床体征确诊到病情出现明显进展,此期为邪盛正实阶段,毒邪虽盛,正气尚实,免可祛邪。③毒邪奎盛期:病情逐渐加重,毒邪奎盛,正气虚衰,伴有脾肿大或兼有血证。④毒盛正衰期:此期为阴阳衰竭的阶段,由于毒邪经久奎聚,正气衰败,癖积剧增,原有症状加重,高热、出血、头痛、呕吐或昏迷,患者多数死于此期。

吴颂康[2]将慢粒的辨证施治分为以下四型:①阴虚内热型:宜用清骨散加味;②热毒内炽型:可用玉女煎加抗癌药施治;③热伤营血型:为慢粒重证,方用犀角地黄汤加味;④气阴两亏型:用生脉散加减施治。

侯丕华[3]主张辨病辨证相结合,将慢粒施治分为以下阶段:①慢性期:一是毒邪侵髓,阴虚火旺:治疗以解毒为先,清热抗癌药并用;二是毒伏骨髓,气阴暗耗,毒瘀互结:治疗以扶正为主,解毒为辅,酌加活血药物,但不可破血。②加速期:中医辨证为毒热蒸腾,气阴俱伤,髓脉瘀滞:治疗以清热为主,解毒抗癌次之,重用滋阴清血分伏热,以退蒸解毒;③急变期:一是毒热炽盛,扰神动血,正气虚衰:治宜清热抗癌,解毒凉血,兼顾正气;二是阴虚阳衰,气伤血亏,余毒未尽:治宜补阴助阳,益气养血,祛余毒和胃。

从长期实践中我们已经认识到,中药配合化疗药物治疗慢性粒细胞白血病能够提高疗效,延长患者生存周期,改善生活质量。这与中药对患者机体综合调理、提高免疫机能、降低毒副作用、对抗肿瘤细胞多耐药性等机制有关。

4.2 现代医学对慢性粒细胞白血病的认识

慢性粒细胞白血病是由于造血干细胞的恶性转变而引起的,以粒系统细胞慢性增殖为主要特征的恶性克隆性疾病。白血病细胞有特征性 t(9;22)(q34;q11) 染色体易位(Ph 染色体) 及由该染色体易位导致形成的 bcr-abl 融合基因异常。近年来,慢粒的诊断和治疗较以往的发展上有了很大的进步。

4.2.1 慢性粒细胞白血病的病因和发病机制

4.2.1.1 细胞遗传学:慢粒的细胞遗传学特征是 Ph 染色体,即 9 号染色体 C-abl 原癌基因易位到 22 号染色体 bcr 区,形成 bcr-abl 融合基因。转录并翻译成由高酪氨酸蛋白激活的 bcr/abl 融合蛋白(P210),慢粒的致病与 P210 蛋白的高酪氨蛋白基酶活性密切相关。[4]90%～95%的 CML 患者都会出现 bcr-abl 重排[5]。研究发现,在不同的 CML 患者中 bcr 基因内的断裂位点不一样,但大多在 bcr 基因内约 5.8Kb 的范围内,该范围被称为主要断裂位点集中区(Major Breakpoint Cluster Region)[6]。Ph 染色体数量治疗后可以减少,但难以根除,故病容易复发。

4.2.1.2 G6PD 同工酶:慢粒的克隆性质进一步被 G6PD 同工酶的研究所证实。目前已知 G6PD 的基因密码子定位在 X 染色体上,女性体细胞中的两个 G6PD 调节因子中仅有一个处于活动状态。研究发现携带有 G6PD 同工酶的杂核子女性慢粒患者中,其粒细胞、单核细胞、红细胞及淋巴细胞仅有 A 型或 B 型的 G6PD 同工酶,更进一步提示慢粒的病变起源于多能干细胞水平上[7]。

4.2.1.3 细胞动力学:临床实验逐步证实在慢粒患者体内正常造血干细胞通常与病理性造血干细胞并存[8]。慢粒患者全身粒细胞总数增加,这种数量的增加并不是因为白血病细胞的迅速分裂和增殖,也不是因为成熟障碍所致,而是白血病细胞通过增殖池以及血中的时间延长,以干细胞扩大,正常造血干细胞池缩小导致大量细胞积聚。临床上缓解后血象可以达到正常,但异常细胞株仍存在[9]。

4.2.1.4 脾脏因素:脾脏在慢粒发病机制中所发生的作用至今未明。但许多实验和临床观察表明脾脏有利于白血病细胞移居、增殖和急变[10]。脾脏聚集大量白血病细胞,还为其增殖转移了有利环境,使白血病细胞在外周血液、骨髓与脾脏间的往返循环增加,而致使细胞正常释放的调节过程受到破坏[11]。

4.2.2 CML 的治疗

4.2.2.1 常规药物治疗

4.2.2.1.1 羟基脲属于细胞周期特异性抑制 DNA 合成的药物,曾经被推荐为 CML 单药治疗的首选药物,但加速期 CML 疗效差,急变期 CML 基本无效。[12]

4.2.2.1.2 马利兰属烷化剂,为细胞周期非特异性药物,对大多 CML 慢性期患者疗效确切,但有明显不良反应如骨髓抑制、皮疹、肺间质纤维化等。

4.2.2.1.3 干扰素治疗 CML 有已近 20 年历史,曾作为不能进行异基因干细胞移植的 ph 染色体阳性慢粒患者的一线治疗用药[13]。在 2006 年版 NCCN 的慢性粒细胞白血病治疗指南中已被调整为二线用药[14]。

4.2.2.2 分子靶向治疗

4.2.2.2.1 伊马替尼是人工合成的特异性酪氨酸激酶抑制剂(商品名 Gleevec)是 2-苯氨嘧啶的衍生物,可抑制 Ph 染色体阳性的白血病克隆的增殖和抗凋亡作用,是第一个成功治疗 Ph 染色体阳性的慢粒患者的靶向药物[15],最新研究表明它能增强抗原提呈细胞的抗原提呈功能,并解除 T 细胞对于肿瘤的免疫耐受。伊马替尼能获得明显高的主要细胞学遗传学反应和完全细胞遗传学反应,因此许多研究人员提出将伊马替尼作为慢粒早期治疗的一线药物[16]。

4.2.2.2.2 Dasatinib 在结构上与伊马替尼无关,它活化的构型结合到 abl,不但可以抑制 abl 激酶,还可以抑制 Scr 家族激酶。对除 T351 以外绝大多数突变型 bcr-abl 激酶都有较强的抑制作用,抑制作用较伊马替尼大 300 倍以上[17],同时也对伊马替尼耐药的慢粒和 Ph 染色体阳性的急性淋巴细胞白血病有较高的疗效和很好的耐受力[18]。

4.2.2.3 骨髓移植

4.2.2.3.1 同种异体骨髓移植(Allo-BMT)是现阶段唯一被证实可以治愈慢粒的手段[19]。大多数专家推荐 25 岁以下患者不论临床表现如何均可以进行同种异体骨髓移植治疗,对于 25 岁以上者则应考虑其临床表现及是否存在高危因素而做选择[20]。这些高危因素包括患者的性别、年龄、病程、供者来源、诊断至移植的时间、移植前治疗、预处理方案等[21]。诊断至移植的时间通常要求不超过一至两年,慢性期移植的存活率较加速期或急变期的存活率高,且复发率低。慢性期患者接受同种异体骨髓移植治疗后 5 年生存率在 70% 以上[22]。

4.2.2.3.2 自体骨髓移植(ABMT)对确诊为慢粒的患者,早期进行造血干细胞动员和自体移植,这种干细胞具有移植后重建造血的功能,并具有排异反应较同种异体骨髓移植小的优势[23]。

4.3 裴正学教授治疗慢性粒细胞白血病的经验

裴正学教授在临证中本虚治以"兰州方",标实则加马钱子、土大黄、水蛭、白花蛇舌草、半枝莲、三棱、莪术等清热解毒,软坚散结之品,又配以青蔻胶囊,每收良效。"兰州方"为裴老治疗白血病的主方,自 1974 年苏州全国血液病学术会议上被定名以来,在全国各地广泛运用,收到很好疗效。数十年来裴老以此方为主加减治疗数百例白血病患者,大部分得到了不同程度的缓解,部分病例完全治愈[24]。此方以六味地黄汤、生脉散、甘麦大枣汤、桂枝汤四方合方化裁而成。方中潞党参、太子参、人参须、北沙参,大补中气,堪称扶正固本之主药;党参、麦冬、五味子乃生脉散,益气养阴;生地黄、山茱萸、山药为六味地黄汤之三补,取补肾养血之寓意;且大剂量山茱萸有改善骨髓造血功能的作用,此"肾主骨,骨藏髓,髓血同源"之明证;甘草、大枣、浮小麦即甘麦大枣汤,养心安神,心神安则血安。桂枝、白芍调和营卫。诸药并用补肾填精,健脾益气,正如张景岳所云:"其有气因精而虚者,自当补精以化气;精因气而虚者,自当补气以生精。"(出自景岳全书·虚劳)因此,此方之妙在于脾肾同补[25]。若见脾大加三棱、莪术、海藻、昆布、土大黄、水蛭、马钱子;发热加二花、连翘、蒲公英、败酱草、清骨散、青蒿鳖甲汤等。临床据证加减,收效甚佳。

结　语

1　结论

慢性粒细胞性白血病(CML)是一种血液系统获得性造血干细胞恶性疾病,占我国白血病发病率的第三位。慢粒(CML)在中医学上属"虚劳"、"积聚"、"血证"、"瘰疬"等范畴,一般认为是因虚致病,或因病致虚,或虚实夹杂。邪实有热毒、瘀血、温热、痰热、湿热等;正虚有脏气不足、先天禀赋不足或后天失养,七情内伤;或脾失健运,痰浊内生;又或是邪毒外候,导致脏腑失利,气血运行不畅,或邪毒化火化热,灼伤脉络,导致衄血。这些病证的形成均与血瘀有关。诸邪毒侵入人体,通过经络侵及脏腑骨髓,导致气滞血瘀是发病的关键。瘀血不去,新血不生,因而导致各种虚实夹杂的临床征候群。《血证论》曰:"失血何根,瘀血即其根也"。表明血瘀学说与慢粒发病有着密不可分的关系。所以在治疗方面此病首要是祛邪,邪毒痰瘀祛除后,正气才能逐渐恢复,如果邪毒痰瘀不祛除最终可能会使邪毒化热入营血,耗伤正气,灼伤阴精,最终精血亏竭而死亡[26]。慢性粒细胞性白血病的重要临床症状之一是肝脾肿大,在临床上治疗多以活血化瘀,佐以清热解毒扶正、益气养阴等法为主,疗效显著。我们立足于祖国传统医学理论,结合慢粒发病特点,认为裴氏"兰州方"在慢粒治疗中起着重要的作用。应用"兰州方"配合西药化疗治疗慢粒可以加快白细胞下降恢复到正常程度的速度,提高脾脏肿大缩小的程度,并且对骨髓粒系细胞增殖具有抑制的作用,明显地提高了患者的生存质量和延长了生存时限,延缓了患者的病情向急变期的转化,减少化疗的毒副作用,具有非常好的远期疗效[27]。本研究通过采用"兰州方"的联合羟基脲治疗,既遵循了中医辨证施治理论,同时又针对羟基脲的毒副反应进行调理,对慢粒的确具有较好的治疗作用,从两组疗效观察结果对比表明,中西医结合治疗组的多项指标均优于单纯西药治疗组,联合使用疗效更好[28]。祖国传统医学治疗慢粒已有三十余年的历史了,如何更有效的使用中药来配合化疗,将成为当今及未来医学界治疗慢粒的研究方向[29]。

2　体会与展望

慢性粒细胞白血病是一种起源于造血系统多能干细胞的肿瘤性增生性疾病。中医理论认为其具有本虚标实,虚实夹杂的特点,热、癥、痰、虚贯穿疾病的全过程[30]。裴氏"兰州方"是导师裴正学教授,总结长期的临床经验,拟定的治疗血液系统疾病的有效方药。此方集健脾补肾,扶正祛邪,标本兼顾于一体。数十年来,裴氏"兰州方"在慢粒的临床应用中取得了比较满意的疗效,提高了慢性粒细胞白血病的缓解率,明显改善了症状体征,提高了患者的生活质量,减少了西药化疗的毒副作用。本课题的立题来源于裴正学教授行医五十余年来临床经验的启迪,充分体现了临床经验指导临床研究的思想,避免了临床研究的盲目性。本临床研究为运用现代医学的先进技术和方法研究开发传统中医理论指导下的抗血液系统肿瘤方药提供了思路和方法[31]。但因时间和经费等的限制,对于"兰州方"在临床上对慢粒加速期和急变期的影响以及通过何种途径诱导白血病细胞凋亡未做进一步工作。在今后的研究中,应当充分利用现代科学技术的新成果,深入研究裴氏"兰州方"治疗白血病的机制,探讨裴正学教授中西医结合防治血液系统疾患的思想、方法,使临床方药得到更多微观方面客观的科学解析[32]。

参考文献

[1]肖诗鹰.中医对慢性粒细胞白血病的认识及治疗概况.江西中医药 1992.23 (6):55

[2]吴颂康. 慢性粒细胞白血病的辨证治疗.浙江中医学院学报,1998,22(5):16

[3]侯丕华,梁贻俊. 对慢性粒细胞白血病的认识与治疗经验. 北京中医,1999,(2):69-7

[4]ODWYER ME. MAVRO MJ. DRNKERBJ. Recent advance in the treatment of chronic myelogenous leukemia [J]. Annb Rev Med,2002,53:369—381

[5]Carabasi MH. Caner Invest,1993;11:408

[6]汤立军.慢性粒细胞性白血病急变的相关分子研究进展.国外医学.生理病理科学与临床分册,1999;19 (1):48-50

[7]Heisterkamp Netal. Nature,1985;315(6022):758-761

[8]刘庆平,舍英,苏秀兰等.L615 白血病鼠胸腺和脾脏淋巴细胞脱氢酶同工酶的研究.1994;3(2):176-179

[9]Verfaillie CM,Miller WJ,Boylan K,et al Selection of benign primitive hematopoietic progenitors in chronic myelogenous leukemia on the basis of HLA-DR antingen expression. Blood,1992;79:1003

[10]刘辉芳,郑蔓蕾,沈亦奎.小儿慢性粒细胞性白血病 31 例临床分析.广东医学.1996;17(6):382-383

[11]陈贵延.实用中西医结合诊断治疗学.中国医药科技出版社,1994;3

[12]ODWYER ME. MAVRO MJ. DRNKERBJ. Recent advance in the treatment of chronic myelogenous leukemia [J]. Annb Rev Med,2002,53:369-381

[13]Wang H,Cheng F,Cuenca A,et al. Imatinib mesylate (STI-571) enhance antigen-presenting cell-function and overcomes tumor-induced CD4+ T-celltolerance[J]. Blood,2005,105(3):1135-1143

[14]刘利, 刘强, 非清髓单倍体造血干细胞移植联合格列卫治疗慢性粒细胞白血病. 临床血液学杂志,2006,19(1):3-6

[15]张之南,沈悌. 血液病诊断及疗效标准(第三版).科学出版社,2007;134-135

[16]孟凡义,孙竞,刘启发等.格列卫治疗慢性粒细胞白血病 pH 染色体转阴后进行自体外周血干细胞移植的

结果.第一军医大学学报,2003,23(12):1301-1306

[17]姚小健,刘春霞.甲磺酸格列卫在慢性粒细胞白血病异基因造血干细胞移植治疗前的应用.Joumalof-CliniealHematology,2005,18(3):154-158

[18]李慧民,石岚,温柏平等.格列卫联合异基因外周血造血干细胞移植治疗急变期慢性粒细胞白血病1例.JoumalofLeukemia&LymPhoma,2004,13(3):192

[19]苗土生.抗白灵治疗慢性粒细胞白血病的临床观察.浙江中医杂志,1997,32(6):245-246

[20]钟璐.慢性粒细胞性白血病治疗进展.中华血液学杂志,2000,9(4):252-254

[21]张之南,潘华珍.细胞凋亡与血液病.中华血液学杂志,1996,17(5):270

[22]减运华,李震.中药诱导白血病细胞凋亡研究近况.山东中医药大学学报,2002,6(7),312-314

[23]姚波,郭梅,骈淮媛等.慢性髓系白血病Ph染色体分析与bcrlabl mRNA检测.中华血液杂志,1999,20(3):137-139

[24]裴正学.中西医结合实用内科学.兰州:甘肃科学技术出版社,2010,548-557

[25]裴正学.血证论评释.兰州:甘肃科学技术出版社,2008,100-104

[26]裴正学.裴正学医话医案集.兰州:甘肃科学技术出版社,2004,25-27

[27]席孝贤.试论中药诱导肿瘤细胞凋亡的机制.山西中医学院学报,1999,22(5):62

[28]裴正学.裴正学医学经验集.兰州:甘肃科学技术出版社,2003,32-34

[29]李军山,张丹,董军等.益气养阴方对白血病细胞凋亡的影响.山东中医药大学学报,2000,24(4):305

[30]谢志忠.绞股蓝总皂贰及化疗药合用对培养慢性粒急变细胞株增殖的影响.衡阳医学院学报,1998,26(1):10-12

[31]许建华,赵蓉,柯月如等.姜黄素对人白血病细胞凋亡的影响.中药药理与临床,1998,14(6)22

[32]赵晓刚.713治疗慢性粒细胞白血病30例临床分析.中医药学报,1997,(1):24

裴氏软肝消痞丸配合西医治疗原发性肝癌的临床研究

董琴琴

摘　要

目的：通过临床试验研究，以原发性肝癌患者的瘤体缓解率、肝肾功能、血常规、AFP 值、卡氏评分为指标，观察裴氏软肝消痞丸治疗原发性肝癌的临床疗效。探讨运用裴氏中西医结合学术思想治疗本病的特色与优势。为中西医结合治疗原发性肝癌提供理论依据。

方法：2011 年 12 月至 2012 年 12 月在甘肃省肿瘤医院中西医结合科符合纳入标准的原发性肝癌住院病例 70 例，根据患者入院顺序按照随机数字法分为治疗组和对照组，每组 35 例。两组病人均给予基础治疗，即西医常规治疗。治疗组在给予西医常规治疗的基础上加裴氏软肝消痞丸，餐后口服，一次一包，一日两次，一个月为一个疗程。观察用药前后病人的瘤体缓解率、AFP、肝功能、卡氏评分来评价裴氏软肝消痞丸对原发性肝癌的临床疗效。并检测治疗前后血常规、肾功能等来评价药物的安全性。

结果：①治疗组可以明显改善患者瘤体缓解率，与对照组比较（$p<0.05$），有统计学意义。②治疗组可明显改善患者临床症状、卡氏评分，优于对照组（$p<0.05$），差异有统计学意义。③治疗组在降低 AFP 值方面明显优于对照组（$p<0.05$），差异有统计学意义。④在改善肝脏功能方面，治疗组优于对照组（$p<0.05$），有统计学意义。⑤在肾功能损害、血常规异常等方面，治疗组与对照组无明显差异（$p>0.05$）。

结论：裴氏软肝消痞丸配合西医治疗原发性肝癌可抑制肿瘤生长，明显改善患者生存质量，能起到减毒增效作用。安全可靠。体现中西医结合治疗本病较单纯西医治疗的特色与优势。

关键词：裴氏软肝消痞丸；原发性肝癌；中西医结合；临床研究

ABSTRACT

Objectives: Through the clinical trials research, observed Pei Shi ruangan xiaopi pills' clinical effect of primary liver cancer by the index of primary liver cancer patients' remission rate, the function of liver and renal, blood tests, value of Karnofsky grade. Discuss Pei Shi's academic thought of the combination of traditional Chinese and Western medicine' characteristics and advantages in treating this disease. Provided theoretical basis for treatment of primary liver cancer with traditional Chinese and Western medicine.

Methods: Fitted in 70 cases of primary liver cancer inpatients which were in accordance with the inclusive criteria from December 2011 to December 2012 in combination of Chinese traditional and Western medicine dept of Gansu Province Tumor Hospital. According to the order of admission divided the 70 cases into treatment group and control group by completely randomized digital table, with 35 cases in each group. During the treatment, the two groups were given basic treatment that was the western medicine convention treatment. The treatment group after admission on the basis of the basic treatment were used Pei Shi ruangan xiaopi pills for one mouth. Took one bag two times per day with water after dinner. Observed the changes of patients' remission rate, the function of liver and renal, blood tests, value of Karnofsky grade before and after taking drug to evaluate PeiShi ruangan xiaopi pills' clinical effect of primary liver cancer. And detected blood tests and renal function before and after taking drugs to evaluate the Pei Shi ruangan xiaopi pills' security.

Results:

1. The treatment group improved the remission rate more marked than control group ($p < 0.05$), there were statistically significants.

2. The treatment group could significantly improve clinical symptoms, Karnofsky grade, better than the control group ($p < 0.05$), the differences were statistically significant.

3. The treatment group in reducing AFP values in significantly better than the control group ($p < 0.05$), the differences were statistically significant.

4. In the aspact of improving the function of liver, the treatment group' curative effect was better than the control group's. And the differences were statistically significant.

5. In areas such as the function of renal, blood tests, between the treatment group and the control group ($p > 0.05$), the differences were not statistically significant.

Conclusion: Pei Shi ruanganxiaopi pills combined with Western medicine in treating primary liver cancer could inhibit tumor growth, significantly improved the quality of inpatients' life, could play to reduce toxicity. Safe and reliable. Reflected the characteristics and advantages in treating this disease by the combination of traditional Chinese and Western medicine.

Key words：Pei Shi ruangan xiaopi pill；primary liver cancer；combination of Chinese traditional and Western medicine；clinical trials research.

前　言

裴氏软肝消痞丸是裴正学教授集 50 年临床经验总结出来的治疗原发性肝癌、胃癌的有效方药。软肝消痞丸可提高患者机体免疫力，减少手术并发症、放化疗的副作用，临床症状改善明显，生存质量得到提高，防治肿瘤的转移和复发，具有一定的临床使用价值。

原发性肝癌(primary liver carcinoma，PLC)是世界常见的恶性肿瘤之一，我国每年大约有 34.7/10 万人死于 PLC，占全世界肝癌死亡人数的 53%左右[1-2]。此病具有进展迅速、预后不良、病死率极高等特点[3-4]。临床确诊时多数患者已属中晚期，已经丧失手术和介入栓塞治疗的机会[5-6]。严重危害着人类的生命健康。

PLC 的病因尚不明确，可能与下列因素相关：病毒感染、黄曲霉素、饮水污染、肝硬化、亚硝胺类等。PLC 病理类型有三种：①肝细胞型肝癌(HCC)，此种病理类型占 90%左右；②胆管型肝癌(ICC)；③混合型肝癌。早期小肝癌仍以外科手术切除为主；其次，介入治疗、放化疗、射频消融、生物治疗、中医中药等。但是 PLC 发现时大部分已属中晚期，已经产生肝内转移、肝外转移、肝硬化或其他合并症，错过了手术和介入治疗的机会。并且 PLC 对于化疗药物不敏感，化疗的细胞毒性作用使患者难以耐受。近来，有人提出炎症是癌症的好朋友，炎症的微环境可以促进癌细胞的生长，被认为是癌症七个特征之一[7]，抗感染治疗可抑制癌症的产生、进一步的发展、转移。提高机体的免疫力及对药物的反应性。众多研究表明，中医中药辅助治疗各类恶性肿瘤疗效较好[8-10]。

肝癌的 5 年生存率达到了一个瓶颈期，其主要问题是癌症的转移和复发。过度治疗和刺激会促进肝癌的转移[11]。且小肝癌也有很高的转移可能，而不只是晚期癌的表现[12]。中医中药是我国文化宝库，历史悠久，博大精深。现代医者利用先进的科研手段验证了在提高全身免疫系统、防治癌前病变、抑制癌细胞生长、减缓转移、复发等方面有它的巨大优势。

本临床试验研究，采用裴氏软肝消痞丸配合西医治疗 PLC 患者临床随机对照方法，观察患者瘤体缓解率、肝功能改善、生存质量情况及肾功能损害及血常规异常。验证裴氏软肝消痞丸治疗 PLC 的临床疗效，探讨裴氏中西医结合学术思想治疗较单纯西医治疗本病的特色与优势，为裴氏软肝消痞丸治疗 PLC 提供临床依据。

立题依据

1　裴氏"软肝消痞丸"配合西医治疗 PLC 的理论依据

裴正学教授认为医学的发展是依赖于经济的发展而发展的，西方医学是建立在大工业基础之上的，偏重于微观、局部及病原的致病性，而忽视了人是一个有机的整体；中医是一门经验医学，也就是通过望、闻、问、切，将这些信息经过医生思维整合、推理而进行疾病诊断，它是从宏观上认识疾病,偏重于整体、机体的反应性。两种医学各有所长,各有所短。两者的结合是历史的必然[11]。裴正学教授积50余年临床经验提出"西医诊断,中医辩证,中药为主,西药为辅"的临床诊疗思路。具体到PLC来说,首先利用西医先进的检查手段,如:肿瘤标记物、腹部CT、MRI、穿刺活检等确诊为PLC,在西医诊断明确的基础之上进行中医辩证,此时的中医辩证不单纯是八纲辩证、病因辩证、脏腑辩证、三焦辩证、六经辩证、卫气营血辩证,还将中医的宏观、整体观、机体反应性与西医的微观、局部、病原的致病性相结合,做到取长补短,古为今用,洋为中用,中西合璧。西医对于PLC的发病机制还不是很清楚;中医认为,"正气虚"是肿瘤致病的根本,《外科正宗》上记载:"积之成者,正气之虚也,正气虚而后积成",同时《素问·遗篇刺法论》中提到:"正气存内,邪不可干,邪之所凑,其气必虚"。其中"正气"就是现代医学所讲的机体的免疫系统。则扶正固本为大法。继而给予破积消癥、活血化瘀、软坚散结、清热泻火、利湿消肿、行气止痛。

裴氏软肝消痞丸就是裴正学教授秉承中西医结合的思想,在临床实践中锤炼而成的治疗PLC、胃癌等癌症的制剂。据不完全统计,裴氏软肝消痞丸临床治愈PLC15例,胃癌6例。裴氏软肝消痞丸已经过了大量的动物实验研究,研究表明,裴氏软肝消痞丸可显著改善荷瘤小鼠的脾脏指数、胸腺指数,进而增强荷瘤小鼠机体的非特异性免疫功能;使血清中IFN-γ和TNF-α的含量升高,证实裴氏软肝消痞丸可通过改善细胞因子来调节机体的免疫功能,抑制肿瘤细胞生长,提高荷瘤小鼠生存质量,疗效评价较好。[12]

2 裴氏"软肝消痞丸"配合西医治疗PLC的现实意义

PLC的治疗目前仍以消灭肿瘤为主,同时,调变肿瘤和机体的反应性也是必不可少的[13]。消灭肿瘤的主要手段有:手术切除、放疗、化疗、介入栓塞、射频消融等。但各存利弊。其中,手术治疗仅适用于一般状况良好、Child-Pugh分级较好的患者。PLC有起病隐匿、发展迅速的临床特点,确诊时已达中晚期,错过了手术机会。有研究表明,姑息性手术可使MMP2值上升,刺激残余的癌细胞转移[14]。无法进行手术治疗的患者则选择肝动脉化疗栓塞(TACE),但是,HCC是一种含血管丰富的恶性肿瘤,如果没有完全栓塞或者有侧枝血管的形成,肿瘤会再次复发。且TACE造成的局部缺氧环境能够刺激肿瘤血管内皮生长因子(VEGF),使肿瘤血管再生导致肿瘤复发[15]。其次,放疗、射频消融也属于肿瘤局部疗法,存在无法根除癌细胞,容易复发、转移等问题。由于PLC发病机制不明确,病情复杂多变,运用化疗药物毒副作用大、可重复性差、患者生存质量不高,很难被接受应用于临床。常规治疗已经到达一个瓶颈期,五年生存率并没有提高。对于晚期PLC的患者只能进行姑息支持综合治疗,而此时中医药发挥了它巨大的优势,做到扶正固本,祛邪而不伤正。为PLC的治疗提供一条切实可行的思路。

临床研究

1 临床资料

1.1 病例来源

收集 2011 年 12 月—2012 年 12 月期间在甘肃省肿瘤医院中西医结合科就诊,符合病例筛选标准的 70 例 PLC 初诊或复诊患者。

1.2 病例选择

1.2.1 纳入标准

1.2.1.1 符合中国抗癌协会肝癌专业委员会 2001 年通过的《原发性肝癌的临床诊断与分期标准》[16]:

1.2.1.1.1 甲胎蛋白(AFP)≥400μg/L,能排除妊娠、生殖系胚胎源性肿瘤、活动性肝病及转移性肝癌,并能触及肿大、坚硬及有大结节状肿块的肝脏或影像学检查有肝癌特征的占位性病变者。

1.2.1.1.2 AFP<400μg/L,能排除妊娠、生殖系胚胎源性肿瘤、活动性肝病及转移性肝癌,并有两种影像学检查有肝癌特征的占位性病变或有两种肝癌标志物,如脱酸凝血酶原(异常凝血酶原 DCP)、γ-谷氨酰转肽酶同工酶 II(γ-GGTII)、α-L 岩藻糖苷酶(AFU)及糖链抗原 19-9(CA19-9)等阳性及一种影像学检查有肝癌特征的占位性病变者。

1.2.1.1.3 有肝癌的临床表现并有肯定的肝外转移病灶 (包括肉眼可见的血性腹水或在其中发现癌细胞)并能排除转移性肝癌者。

1.2.1.2 符合 2001 年 9 月第八届全国肝癌学术会议上通过的"原发性肝癌的临床诊断与分期标准",选择 II、III 期 PLC 患者。

1.2.1.3 Karnofsky 评分≥60 分。

1.2.1.4 年龄为 18~75 岁。

1.2.1.5 经手术、放疗、化疗、介入治疗、射频消融治疗等抗肿瘤治疗结束 1 个月以上而仍有实体瘤,不适宜或拒绝进行化疗、放疗、手术、介入等治疗者。

1.2.1.6 预计生存期≥2 个月。

1.2.1.7 患者自愿接受本方案治疗,并签署知情同意书,依从性好。

1.2.2 排除标准

1.2.2.1 继发性肝癌。

1.2.2.2 合并严重心脑血管、肾脏、造血系统等原发性疾病和(或)精神病患者。

1.2.2.3 妊娠及哺乳期妇女。

1.2.2.4 同时服用其他中药抗癌制剂或免疫调节剂的患者。

1.2.2.5 依从性差,未按规定服药,无法判定疗效和(或)资料不全的病例。

1.3 研究实施方案

1.3.1 病例来源

采用随机对照试验方法，将符合纳入标准的甘肃省肿瘤医院中西医结合科 70 例住院病人，以 1 1 的比例随机分配至治疗组和对照组，每组 35 例。

1.3.2 随机化方法

病例分组采用简单随机的方法。根据患者入院顺序按照随机数字表法，任取一行从最左端开始横向连续取 70 个数字，奇数者编入治疗组，偶数者编入对照组。

1.3.3 治疗方法

基础治疗：给予保肝、利尿、止呕等对症支持治疗。

裴氏软肝消痞丸：早晚餐后口服，一次 1 包，2 次 /d。

裴氏软肝消痞丸（由柴胡、黄芪、丹参、三棱、莪术、海藻、昆布、穿山甲、皂角刺、川楝子、制乳没、白花蛇舌草、半枝莲等组成，规格 6g/ 包，甘肃省医学科学研究院，生产批号：090210）。

对照组：基础治疗。

治疗组：基础治疗 + 裴氏软肝消痞丸。

1.3.4 治疗疗程

治疗 1 个月为一个疗程，每组在治疗前后详细填写临床观察表，疗程结束后按照疗效判定标准作疗效判定。

1.3.5 观察指标及观察方法

1.3.5.1 瘤体客观疗效判定：采用 B 超、CT 等检查手段，于治疗前后各查 1 次，进行对比。

1.3.5.2 生存质量改善情况采用 Karnofsky 评分判定。

1.3.5.3 患者血分析、肝肾功能、肿瘤标志物(AFP)改善评定

1.3.5.3.1 血液分析：白细胞(WBC)、红细胞(RBC)、血红蛋白(HGB)。

1.3.5.3.2 肝功能检查：天门冬氨酸氨基转移酶(AST)、丙氨酸氨基转移酶(ALT)、γ - 谷氨酰转移酶(γ -GT)。

1.3.5.3.3 肾功能检查：血尿素氮(BUN)、血清肌酐(Cr)。

1.3.5.3.4 肿瘤标志物：甲胎蛋白(AFP)。

1.3.6 疗效判定标准

1.3.6.1 实体瘤客观疗效判定标准

依据《WHO 实体瘤疗效评价标准》进行瘤体客观疗效的判定，分为完全缓解(CR)、部分缓解(PR)、无变化(SD)和进展(PD)，以 CR+PR+SD 为有效。

有效率 =[(CR+PR)/(CR+PR+SD+PD)]×100%；

病灶稳定率 =[(CR+PR+SD)/(CR+PR+SD+PD)]×100%

1.3.6.2 按照 Karnofsky 功能状态评分标准，凡治疗后较治疗前评分增加 10 分或以上

者为改善,减少 10 分以上者为下降,治疗前后生存质量评分的变化介于两者之间的为稳定。

1.3.7　中止和撤出临床试验的标准

1.3.7.1　认真记录试验中止的原因及与该临床试验之间的关系。

1.3.7.1.1　不能坚持治疗者。

1.3.7.1.2　出现较严重副作用的患者。

1.3.7.1.3　试验过程出现严重的并发症者。

1.3.7.1.4　症状恶化,必须采取紧急应对措施者。

1.3.7.2　对于患者本人中途提出退出临床试验的,要明确记录退出原因,并详细记录中止时的评价指标。

1.3.8　临床研究记录

1.3.8.1　全部病例均按以上方案进行观察,认真填写临床调查表。

1.3.8.2　认真记录患者用药,对按时用药、漏用、未用药情况作详细记录及说明。

1.3.8.3　临床调查表作为原始材料,不允许更改,只能附加说明,签名并记录日期。

1.3.8.4　实验过程中各种相关实验数据均应记录。

1.3.8.5　在正常值范围内的实验数据也应记录,对显著异常的数据应加以核实。

1.3.9　统计学处理

统计学分析:数据处理采用 SPSS 17.0 统计软件。计量资料以均数±标准差($\bar{x}\pm s$)表示,组间比较采用两独立样本的 t 检验;同组治疗前后比较采用配对 t 检验;计数资料比较采用 x^2 检验,等级资料两样本比较采用秩和检验,以 $p\leqslant0.05$ 为差异有统计学意义。

2　技术路线

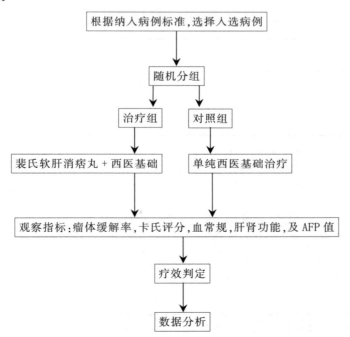

3 结果

3.1 患者一般资料

3.1.1 年龄资料:两组平均年龄情况见表1。

表1 两组平均年龄分布表($\bar{x}\pm s$)

组别	例数	年龄($\bar{x}\pm s$)	P
治疗组	35	52.97±9.265	0.88
对照组	35	49.62±10.860	

注:两组患者年龄经 t 检验,差异无统计学意义,$p>0.05$。

3.1.2 性别及分期资料:两组性别及分期情况见表2。

表2 两组性别、分期情况表

组别	例数	男	女	男:女	II	III
治疗组	35	27	8	3.395:1	14	21
对照组	35	26	9	2.889:1	12	23

注:两组患者性别、分期经 x^2 检验,差异无统计学意义,$p>0.05$。

3.2 两组患者基线资料

3.2.1 生存质量资料:生存质量判定按Karnofsky评分,两组患者治疗前生存质量情况见表3。

表3 两组患者治疗前生存质量情况表($\bar{x}\pm s$)

组别	例数	Karnofaky($\bar{x}\pm s$)	P
治疗组	35	64.53±8.440	0.634
对照组	35	67.41±7.762	

注:两组患者治疗前生存质量情况经 t 检验,$p>0.05$,无统计学意义,具有可比性。

3.2.2 两组患者AFP值情况:两组患者AFP值情况见表4。

表4 两组治疗前AFP值情况表(单位:ng/ml)

组别	例数	<30	30~	400~	>1000
治疗组	35	12	15	3	5
对照组	35	8	18	1	8

注:两组患者治疗前AFP值经秩和检验,$p>0.05$,差异无统计学意义,则两组治疗前AFP值具有可比性。

3.2.3 两组患者肝功能情况:两组患者肝功能情况用 ALT、AST、γ-GT 作为指标,其治疗前情况分别见表 5。

表 5 两组治疗前 ALT 值情况表($\bar{x}\pm s$)(单位:U/L)

组别	例数	ALT	AST	γ-GT
治疗组	35	85.36±23.437	77.09±18.286	92.97±19.855
对照组	35	91.15±18.768	76.03±17.011	83.68±20.418

注:治疗前两组患者 ALT、AST、γ-GT 值经 t 检验,$p > 0.05$,差异无统计学意义。

3.2.4 两组患者肾功能情况:两组患者肾功能情况用 BUN、Cr 作为指标,其治疗前情况分别见表 6。

表 6 两组治疗前 BUN、Cr 值情况表($\bar{x}\pm s$)(单位分别为:mmol/L、umol/L)

组别	例数	BUN	Cr
治疗组	35	5.494±0.9012	79.24±20.006
对照组	35	4.803±0.9200	81.94±19.486

注:治疗前两组患者 BUN、Cr 值经 t 检验,$p > 0.05$,差异无统计学意义。

3.2.5 两组患者血常规情况:两组患者血常规情况用 WBC、RBC、HGB 作为指标,其治疗前情况分别见表 7。

表 7 两组治疗前 WBC、RBC、HGB 值情况表($\bar{x}\pm s$)(单位分别为:$\times 10^9$/L、$\times 10^{12}$/L、g/L)

组别	例数	WBC	RBC	HGB
治疗组	35	7.635±1.9920	4.338±0.4292	111.32±15.505
对照组	35	8.132±2.2272	3.962±0.7726	109.15±17.308

注:治疗前两组患者 WBC、RBC、HGB 值经 t 检验,$p > 0.05$,差异无统计学意义。

3.3 临床疗效指标

3.3.1 两组患者瘤体客观疗效评价对比:两组患者治疗后瘤体客观疗效评价情况就见表8、图1。

表 8 两组患者治疗后瘤体客观疗效评价情况

组别	例数	完全缓解(CR)	部分缓解(PR)	稳定(SD)	进展(PD)	Z	P
治疗组	34	0(0%)	12(35.29%)	17(50.00%)	5(14.71%)	2.654	0.008
对照组	34	0(0%)	5(14.71%)	15(44.11%)	14(41.18%)		

注:治疗组瘤体缓解率为 35.29%,瘤体稳定率(CR+PR+SD)为 85.29%;对照组瘤体缓解率为 14.71%,瘤体稳定率(CR+PR+SD)为 58.82%。两组患者瘤体客观疗效整体对比,经秩和检验,差异具有统计学意义,$p < 0.05$,治疗组优于对照组。

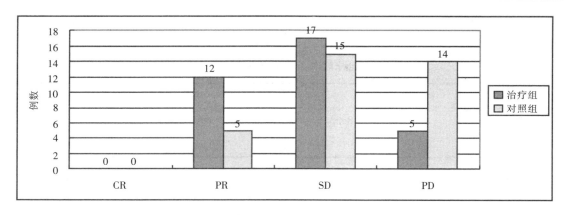

图 1 两组患者治疗后瘤体客观疗效评价情况

3.3.2 两组患者瘤体稳定率的对比：两组患者瘤体稳定率对比见表9,图2。

表 9 两组患者瘤体稳定率对比情况

组别	例数	稳定	进展	x^2	P
治疗组	34	29(85.29%)	5(14.71%)	4.675	0.029
对照组	34	20(58.82%)	14(41.18%)		

注：稳定 =CR+PR+SD；进展 =PD；两组患者瘤体稳定率对比情况,经统计分析中 x^2 检验,$p<0.05$,具有统计学意义,说明治疗组瘤体稳定率高于对照组。

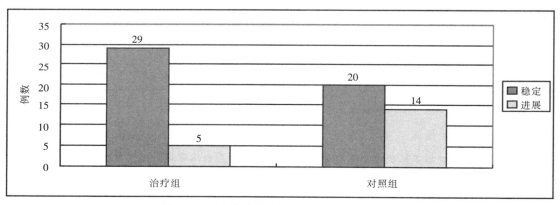

图 2 两组患者瘤体稳定率对比情况

3.3.3 生存质量改善情况：按 Karnofsky 评分标准对治疗后两组患者评分情况进行统计、分析,两组患者生存质量改善情况见表10。

表 10　两组患者治疗后生存情况表

组别	例数	Karnofsky($\bar{x}\pm s$)	P
治疗组	34	78.53±7.440	0.004
对照组	34	72.65±8.637	

注:两组患者生存质量经独立样本 t 检验,$p<0.01$,差异有统计学意义,说明治疗组在改善患者生存质量方面明显优于对照组。

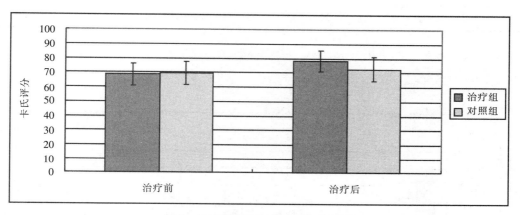

图 3　两组患者治疗前后生存情况

3.3.4　治疗后 AFP 值情况:两组患者治疗后 AFP 值改善情况见表11。

表 11　两组病例治疗后 AFP 值情况表(单位:ng/ml)

组别	例数	<30	30～	400～	>1000
治疗组	34	14	16	3	2
对照组	34	6	14	4	10

注:两组患者治疗后 AFP 值减少的例数,治疗组大于对照组,经统计学中秩和检验分析,$p<0.05$,有统计学意义,证实联合治疗组在降低患者 AFP 值水平方面优于对照组。

3.3.5　两组患者治疗后肝功能情况:两组患者治疗后 ALT、AST、γ-GT 值改善情况分别见表12、图4。

表 12　两组治疗后 ALT、AST、γ–GT 值情况表（$\bar{x}\pm s$）（单位：U/L）

组别		例数	治疗组	对照组
ALT	治疗前	35	89.67±23.437	85.15±18.768
	治疗后	34	39.76±7.824▲★	45.15±9.869▲
AST	治疗前	35	77.09±18.286	74.03±17.011
	治疗后	34	42.62±15.926▲★	56.03±16.991▲
γ–GT	治疗前	35	82.97±19.855	79.68±20.418
	治疗后	34	37.29±13.604▲★	48.12±13.089▲

注：治疗前后两组患者 ALT、AST、γ–GT 值经 t 检验，▲$p<0.05$，差异具有统计学意义，治疗后组间比较，★$p<0.05$，差异有统计学意义。

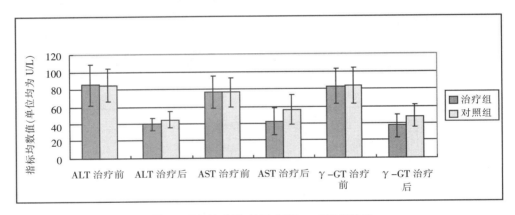

图 4　两组治疗后 ALT、AST、γ–GT 值情况

3.4　安全性指标

3.4.1　两组患者肾功能情况：两组患者肾功能情况用 BUN、Cr 作为指标，其治疗后情况见表 13。

表 13　两组治疗前后 BUN、Cr 值情况表（$\bar{x}\pm s$）（单位：mmol/L）

组别		例数	治疗组	对照组
BUN	治疗前	35	4.494±0.9012	4.008±0.8048
	治疗后	34	4.003±0.9200▲	3.993±0.9022▲
Cr	治疗前	35	80.24±20.006	83.47±15.166
	治疗后	34	81.94±19.486▲	80.59±16.967▲

注：治疗前后两组患者 BUN、Cr 值经方差分析，▲$p>0.05$，差异无统计学意义。

3.4.2 两组患者血常规情况:两组患者血常规情况用 WBC、RBC、PLT 作为指标,其治疗后情况分别见表 14。

表 14 两组治疗前后 WBC、RBC、HGB 值情况表($\bar{x}\pm s$)(单位:×10⁹/L、×10¹²/L、g/L)

组别		治疗组	对照组
WBC	治疗前	8.635±2.3020	8.132±2.2272
	治疗后	6.241±2.2396▲	5.894±1.3262▲
RBC	治疗前	4.138±0.4292	4.062±0.3726
	治疗后	4.576±0.6253▲	4.435±0.3821▲
HGB	治疗前	111.32±15.505	109.15±17.308
	治疗后	120.62±12.294▲	127.32±11.816▲

注:治疗前后两组患者 WBC、RBC、HGB 值经方差分析,▲$p>0.05$,差异无统计学意义。

3.5 不良事件

在治疗过程中治疗组患者接受裴氏软肝消痞丸配合西医基础治疗未发生不良反应事件,对照组给予西医基础治疗也未出现不良事件。

3.6 病例脱落情况

治疗组对照组各有一例病例脱落,其中治疗组病例为男性,入组三周后上消化道大出血死亡;对照组病例为女性,入组两周后自动放弃治疗。

4 病例分析报告

患者何某某,男性,56 岁,工人,主因"间断性右上腹部胀痛不适半年,双下肢浮肿 1 月"门诊以"原发性肝癌"收住入院。患者于 2012 年 3 月无明显诱因出现上腹部胀满不适,未进行特殊治疗。于 2012 年 7 月 18 日症状加重,并出现双下肢浮肿、咳嗽咳痰,就诊于兰州大学第二医院,胸片检查示:双肺支气管炎。门诊行 11 天的抗炎、利尿等(具体用药不详)对症治疗未见明显好转。于 2012 年 8 月 1 日兰州大学第二医院超声示:肝右叶实性占位,超声造影符合巨块型肝癌,并门脉主干及左右支癌栓形成;B 超示:①肝内实性占位,肝癌多考虑;②门静脉及其左、右支实性占位,癌栓多考虑;③胆囊继发性改变;④腹腔积液。患者入院前双下肢浮肿、腹痛、腹胀逐渐加重,为求系统治疗,门诊以"原发性肝癌"收住入院。自发病以来,患者神志清、精神可、饮食、睡眠正常,小便量少,大便正常,体重无明显改变。体格检查:T:36.4℃ P:88 次/分 R:22 次/分 BP:106/62mmHg,发育正常,营养中等,神志清楚,自动体位,对答切题,查体合作。全身皮肤黄染,无发绀及出血点。舌质暗红,苔黄腻,脉滑数。颈部、锁骨上、腋窝、及腹股沟等浅表淋巴结未触及肿大。头颅五官无畸形,巩膜黄染,结膜无充血,对光反射灵敏。耳郭正常,外耳道无异常分泌物,乳突区无压痛。鼻腔通气良好,无异常分泌物,副鼻窦无压痛。口唇无发绀,黏膜正常,伸舌居中,咽部无充血,扁桃体无肿大。声音无嘶哑。颈部无抵抗感,颈静脉无怒张。气管居中,肝颈静脉回流征阴性。甲状腺无肿大、压痛。胸廓对称,胸骨无压痛,未闻及胸膜摩擦音。心前区无隆起,心尖搏动正常,未触及震颤,心界无扩大,心率88次/分钟,心律齐,心音正常,各瓣膜区未闻及病理性杂音。未闻及心包摩擦音。周围血管征阴性。腹部膨隆,右肋缘下饱满,腹壁静脉曲张,未见肠型及蠕动波。剑突下及右上腹部压痛,全腹部无反跳痛,无腹肌紧张,肝脏肋缘下4cm,质地中等,轻压痛,边缘欠光整,胆囊未触及,墨菲氏征阴性,脾脏肋缘下未触及,腹部叩诊鼓音,肝肾区无叩击痛,移动性浊音阳性,肠鸣音正常,4-5次/分。脊柱及四肢无畸形,双下肢凹陷性浮肿,无骨压痛,腹壁反射(+),肱二、肱三头肌反射(+),膝腱、跟腱反射(-),Hoffman征(-),Babinski征(-),Chaddock征(-),Kerning征(-),Brudzinski征(-)。辅助检查:血常规:WBC:11.25×10⁹/1,RBC:5.8×10¹²/1,HBG:165g/1,PLT:345×10⁹/1,N:78.1%;生化检查示:ALT:232IU/L,AST:258IU/L,γ-GT:60U/L,GGT:563IU/L,AKP:501IU/L,TBIL:48.4umol/L,DBIL:34.2umol/L,IBIL:14.2umol/L,TG:2.28mmol/L,BUN:5.1 mmol/L,Cr:115umol/L,UA:519umol/L; 肿瘤标记物:CEA:3.7ng/ml,CA19-9:410.6U/ml,SF:>653.4ng/ml,AFP:>1000ng/ml;心电图示:大致正常心电图;2012年8月1日兰州大学第二医院超声示:肝右叶实性占位,超声造影符合巨块型PLC,并门脉主干及左右支癌栓形成;B超示:①肝内实性占位,肝癌多考虑;②门静脉及其左、右支实性占位,癌栓多考虑;③胆囊继发性改变;④腹腔积液。中医辨病辨证依据及鉴别诊断:患者男,56岁,主因"间断性右上腹部胀痛不适半年,双下肢浮肿1月"入院。入院症见:双下肢浮肿、腹痛、腹胀,小便量少,大便正常;舌质暗红色,苔黄腻,脉滑数。四诊合参,本病当属中医"积聚"范畴,证属"肝郁脾虚"。患者情志抑郁,饮食损伤,感受邪毒,侵袭人体,留着不去,均可导致脏腑失和,气血运行不畅,痰浊内生,气滞血瘀痰凝,日久形成积聚,积聚日久,正气大虚而邪气实甚,表现为积块较大,质地坚硬,疼痛。本病可与痞满相鉴别,痞满以患者自觉脘腹痞塞不通、满闷不舒为主要症状,但在体格检查时,腹部无气聚胀急之形可见,不能扪及包块,临床上以此与积聚相鉴别。中医诊断:积聚-肝郁脾虚。西医诊断:原发性肝癌,cT₄N₀M₀,卡氏评分:70分。治疗:①内科护理常规;一级护理;记24h出入量;②清淡易消化软食③治疗:给予肝醒灵250ml,静脉滴注,一日一次;10%葡萄糖500ml+辅酶A100u+ATP40mg+维生素C3.0g+维生素B₆0.2+10%氯化钾10ml,静脉滴注,一日一次;5%葡萄糖250ml+还原型谷胱甘肽1.8g,静脉滴注,一天一次;螺内酯40mg,口服,一天三次;托拉塞米20mg,肌注,一日两次;裴氏软肝消痞丸,一次一包,一天两次,口服。

经两周中西医结合治疗后,患者浮肿消退,无腹痛、腹胀,大小便正常。移动性浊音消失。实验室检查如下:血常规:WBC:4.5×10⁹/1,RBC:5.6×10¹²/1,HGB:146g/1,PLT:130×10⁹/1;肝功能:ALT:45IU/L,AST:38IU/L、γ-GT:20U/L;肾功能:BUN:4.1 mmol/L,Cr:105umol/L;AFP:302 ng/ml。影像学检查:腹部彩超示:肝右叶实性占位(11.3×10.8cm)。患者病情好转,遵嘱出院,嘱出院后继续服用软肝消痞丸,定期门诊复查。

讨　论

PLC 恶性程度高,早期症状不明显,不易早期诊断,病情进展迅速,大部分患者确诊时已经失去手术机会,这时多种方法联合治疗是首要选择,即综合治疗,但目前尚无综合治疗的统一标准。中西医结合显现出巨大优势,中医中药贯穿于 PLC 治疗的各个阶段,发挥显著作用,与西医完美结合,取长补短,可使 PLC 的治疗取得突破性进展。

1　裴氏软肝消痞丸治疗 PLC 的理论依据

PLC 根据其临床症状,如:肝大、腹水、黄疸、食欲减退、出血倾向等,符合中医中肝积、鼓胀、黄疸、癥瘕、积聚等范畴。临床表现复杂多变,辨证论治尚无统一标准,司富春等[16]对 1979 年 6 月到 2010 年 6 月收录于中国期刊数据库的 339 篇有关于中医诊治 PLC 的文献进行整理研究,研究结果表明:PLC 共出现 33 个不同的证型,其中肝肾阴虚、肝胆湿热、气滞血瘀、肝郁脾虚为常见证型,占全部证型的 50.92%;证候要素总结有 10 个,实性证候要素占 62.57%;病位以肝和脾分别占 48.56%、34.20%。由于病位主要在肝,治疗药物中入肝经的药物占首位为 20.3%,究其临床症状:腹痛、腹胀、腹泻、纳差、恶心、呕吐、消瘦、无力等都属于中医脾虚范畴。李挺《医学入门》曰:"善治庙癥者,调其气而破其血,消其食而豁其痰,衰其大半而止,不可猛攻峻施,以伤元气,宁扶脾胃气,待其自化。"因此,脾胃是顾护阳气和扶正的根本所在,是治疗 PLC 的重点之一。归脾经的药物占 17.1%。治疗肝癌所用药物前三位是:补虚药物、清热药物、活血化瘀药物,总占 59.43%。其中补虚药应用最多,占 27.18%,主要含补气滋阴药及补血药物。裴老认为,PLC 属本虚标实,肿瘤是全身性疾病的局部表现,亦为全身虚而局部标实之病。故在治疗上主张扶正以消积,消积而固本。本虚可包括脾气虚、肝肾阴虚、肝脾两虚等。"邪之所凑,其气必虚",肿瘤的发生发展主要取决于正邪两股势力谁处在优势地位,所以治疗 PLC 时必须应用补虚药物。

1.1　裴氏软肝消痞丸药方组成

本方是由:黄芪、丹参、三棱、莪术、汉三七、水蛭、川楝子、制乳没、白花蛇舌草、半枝莲、生苡仁、夏枯草、柴胡、枳实等组成的纯中药制剂。主要有扶正固本、破积消癥、活血化瘀、软坚散结、清热泻火、利湿消肿、行气止痛的功效。

方解:中医认为"积之成者正气之虚也,正气虚而后积成。"裴老主张补虚以治本,方中黄芪补气健脾,丹参养血,二药补益气血,扶正固本以为主。《卫生宝鉴》中记载:"养正积自除,令真气实,胃气强,积自消矣",故以黄芪、丹参扶正固本而消积化癥。积聚已成,则需破积消癥,三棱、莪术等为破积消癥之悍将,《药品化义》中提到:"蓬术味辛性烈,专攻气中之血,主破积消坚,去积聚癖块,经闭血瘀,扑损疼痛。与三棱功用颇同,亦勿过服。"癥瘕积聚者,血瘀也,汉三七、水蛭活血化瘀以为兼治;血瘀中必有气郁,盖气为血帅,血为气母,气行则血行,气滞则血瘀;气滞血瘀则导致气血不通,不通则痛,川楝子、制乳没行气止痛,亦为兼治;癥瘕积聚郁久生火,当需清之,白花蛇舌草、半枝莲、夏枯草,清热泻火,亦为兼治;生苡仁既有软坚散结、清热泻火之功,更有渗湿利水之效,癥瘕积聚阻塞三焦,水湿泛滥,则可渗之,利之,亦为兼治。肝性条达,喜疏泄,任何部位之癥瘕积聚皆需肝之疏泄条达,方可散之,柴胡、枳实、白芍、甘草,可担此大任而为引和。

1.2 单味药研究

黄芪(Radix astragali),为豆科草本植物蒙古黄芪、膜荚黄芪的根[17],始载于《神农本草经》,性味:甘、温。归经:肺经、脾经。具有托毒排脓、补气固表、利水消肿之功效。2000 年前就已经作为药材使用,其药理作用有加强机体免疫力、抗衰老、保肝、抗应激、降压、利尿和广泛的抗菌作用[18]。肖顺汉等[19]研究发现黄芪中含有的黄芪多糖成分能提高小鼠血清中的白介素水平。

丹参(Savia miltiorrhiza),唇形科植物,性味:味苦;性微寒。归经:归心经、肝经。功能:活血化瘀;凉血消痈。主治:妇女痛经;闭经;产后血瘀腹痛;癥瘕积聚;热入营血;疹差;痈疮肿毒等。其药理作用有:保护心血管系统的作用、保肝、抗菌、降血脂作用。多项研究表明,丹参中的丹参酮成分具有杀灭肿瘤细胞的作用[20]。

三棱(common buried rubber),黑三棱科植物,性味:味苦,性平。功效:破血行气,消积止痛。主治:癥瘕积聚,气滞血凝,胁下胀痛等。李娟等[21]以大鼠肝纤维化为模型,用三棱、莪术对大鼠进行灌胃处理,结果表明:三棱、莪术能抑制肝纤维化的形成。多项实验研究表明,三棱具有显著的抗肿瘤作用[22-24]。

莪术,始载于《雷公炮炙论》,性味:味辛,苦;性温。归经:归肝经、脾经。功效:消积止痛;行气破血。主治:血气心痛;饮食积滞;脘腹胀痛;血滞经闭;痛经;癥瘕瘤痞块;跌打损伤。莪术的药理作用有抗肿瘤作用、减轻化疗副作用、提高免疫保护、抗菌抗炎作用、保肝作用、抗血栓作用。莪术油为莪术的主要有效成分,临床研究显示[25-26],复方莪术油可作为一种新的肝动脉栓塞剂治疗 PLC,疗效显著。同时实验研究证实[27],莪术中含有的榄香烯可抑制和杀伤多种肿瘤细胞,且安全有效,对机体的免疫功能及造血功能有极大的保护和提高[28]。

乳香(frankincense),性味:性温,味辛苦,具有活血化瘀,消肿止痛之功效。没药(myrrh),性味:平,苦;具有活血止痛,消肿生肌的功效。乳香、没药常配伍使用,《本草纲目》中提到:"乳香活血,没药散血,皆能止痛、消肿、生肌,故二药每每相兼而用。"两者药理学研究发现,具有镇痛、抗炎、抗菌、抗氧化、降血脂、抗肿瘤等作用[29]。肖娟等[30]研究表明乳香的重要成分挥发油能抑制肝癌细胞株 SMMC-7721 的增殖,并能上调线粒体内 bax/bcl-2 的表达比值诱导 SMMC-7721 细胞的凋亡。

川楝子(Szechwan Chinaberry Fruit),性味:苦、寒。归经:归肝经、膀胱经、小肠经。功能:疏肝泄热,行气止痛,杀虫。主治:脘腹、胁肋、疝气疼痛,头癣。药理学研究发现具有:抗癌、抗病毒、镇痛抗炎、驱虫等作用。其主要成分川楝素具有抗肿瘤效应。刘小玲等[31-32]研究表明,川楝素通过线粒体途径诱导 K562 细胞凋亡。

柴胡为伞形科植物柴胡(Bupleurum chinensie DC.)或狭叶柴胡(Bupleurumscor

zonerifolium wild.)的干燥根[33],味苦,性辛,微寒,归肝、胆经。有解表和里、退热、疏肝解郁等功用。柴胡含有三萜皂苷类化合物、挥发油、多糖、黄酮类等成分[34]。柴胡可抑制人肝癌细胞生长,对抗人肝细胞癌[35],其提取物对小鼠 S-180 实体瘤抑制率为 87.21%[36]。

2 临床研究结果分析

2.1 裴氏软肝消痞丸对 PLC 患者瘤体缓解率的改善作用

裴氏软肝消痞丸有扶正固本之功效,"扶正"就是扶助正气,祖国医学中的"正气"相当于西方医学中的机体自身的免疫功能。固本就是调护人体抗病之本。通过扶正固本以促进生理机能的恢复,以达到正复邪退来治疗疾病的目的。"扶正固本"的目的在于发挥和调动机体能动性,这与现代分子生物学、免疫学之间存在着一定的共性。患者自身免疫功能提高,则抑制了肿瘤的生长。裴氏软肝消痞丸破积消癥、活血化瘀、软坚散结等直接作用于瘤体本身,相当于西医中消除肿瘤的作用,并且在减少身体损伤方面优于西医。

依据世界卫生组织制定的实体肿瘤疗效评定标准,将两组病例进行实体瘤疗效判定。治疗组与对照组患者均未达到完全缓解(CR);治疗组与对照组达到部分缓解(PR)的病例分别为 12 例、5 例,分别占 35.29%、14.71%,治疗组部分缓解(PR)率明显高于对照组;治疗组与对照组维持瘤体稳定(SD)的病例分别为 17 例、15 例,分别占各组病例数的 50.00%、44.11%,治疗组瘤体稳定例数高于对照组;治疗组与对照组瘤体进展病例分别为:5 例、14 例,分别占各组病例数的 14.71%、41.18%,治疗组瘤体进展率明显低于对照组。经秩和检验,两组患者瘤体疗效对比差异,$p < 0.05$,有统计学意义,治疗组优于对照组。两组患者瘤体疗效有效率(CR+PR)差异有统计学意义;两组患者瘤体稳定率(CR+PR+SD)分别为:29 例(占 85.29%)、20 例(占 58.82%)。瘤体稳定率经 x^2 检验分析,$p < 0.05$,具有统计学意义,治疗组稳定率高于对照组。说明裴氏软肝消痞丸具有一定的抑瘤作用,疗效优于单纯西医治疗组。

2.2 裴氏软肝消痞丸可改善 PLC 患者临床症状,提高生活质量

PLC 患者早期无明显症状,中晚期可出现乏力、腹水、食欲减退等常见临床症状。①肝癌患者往往病程已久,机体正气耗伤,累及肝脾。肝在体合筋,若肝精肝血不足,则筋脉失养,疲乏无力,正如《素问·六节藏象论》中所说:"肝者罢极之本"。治以补虚固元、滋养机体,裴氏软肝消痞丸有扶正固本、疏肝解郁的作用,在很大程度上可以改善患者乏力症状。②肝癌腹水是由于气滞血瘀、水湿内停所致,裴氏软肝消痞丸中汉三七、水蛭活血化瘀,柴胡有疏肝理气,黄芪利水消肿,生苡仁渗湿利水之功效。可有效消除腹水,无副作用。西医常给予抽水治疗,治标而不治本,容易复发,给患者带来痛苦。③根据中医脏腑相关学说,《金匮要略》云:"见肝之病,知肝传脾",肝失疏泄,气机郁滞,易致脾失健运,形成纳呆腹胀等症状。裴氏软肝消痞丸中含有四逆散,具有透邪解郁、疏肝理脾之功效。能有效改善肝脾不和之证。

生存质量(QOL)是一种新的评价疾病和健康的标准之一,它顺应了新的医学模式:生物—心理—社会医学模式的产生[37],它的意义是指患者对疾病或治疗所造成的身心及社会功能损害的一种主观能动感受,是反映患者机体健康状况的综合指标[38]。生存质量强调患者自身的

感觉和满意度,它包含多个方面,如:情感、生理和社会活动等[39]。更合乎以人为本的理念。这与中医学中的整体观不谋而合[40]。研究者普遍采用 Karnofsky 评分,该标准可行性、操作性强。

本试验采用 Karnofsky 评分评定,两组患者治疗后 Karnofsky 评分积分分别为 78.53 ± 7.440 和 72.65 ± 8.637,有明显差异($p < 0.01$)。证实裴氏软肝消痞丸配合西医治疗较单纯西医治疗可明显改善患者临床症状,显著提高患者生存质量。

2.3 裴氏软肝消痞丸降低 PLC 患者 AFP 值

肝癌细胞能合成或分泌较多的 AFP 释放入血中,AFP 是 PHC 最特异性肿瘤标志物,对肝癌治疗效果的评价有重要指导意义。肝细胞癌患者 AFP 增高比例占 70%~90%。正常水平为:$< 20 \mu g/L$。肝癌患者血清中 AFP 值水平的高低与肿瘤的大小、分化程度均有密切关系,但也存在个体差异。AFP 已成为筛查及诊断肝癌的一项重要标志物,在临床上被广泛应用,与 CT、MRI、超声等影像学检查结合为肝癌提供诊断依据。

裴氏软肝消痞丸中含有的乳香、没药、川楝子、柴胡等药物经现代药理学研究,具有抗肿瘤的作用。本次临床研究显示,治疗后两组患者 AFP 值均下降明显,联合治疗组较单纯西医对照组下降更显著($p < 0.05$),说明裴氏软肝消痞丸能增强机体抗肿瘤效应,抑制肿瘤的生长。

2.4 裴氏软肝消痞丸可改善患者肝脏功能

ALT 存在于肝细胞胞浆中,AST 存在于肝细胞线粒体内,1%的肝细胞破坏释放的转氨酶可使血清中转氨酶水平升高 1 倍。因此可作为检测肝脏损伤最灵敏指标[41]。γ-GT 是由肝细胞中线粒体产生的局限于肝细胞胞浆及肝内胆管的内皮细胞中的一种物质,由胆道途径排泄。肝脏损害时,同时胆道受压迫,胆汁排泄产生障碍可导致血中 γ-GT 升高,癌细胞的逆分化使 γ-GT 生成增多,同时由于癌组织本身及周围炎症刺激可使肝细胞膜通透性增大,故而血中 γ-GT 进一步升高[42]。我国 PLC 患者大部分合并肝炎、肝硬化,PLC 发生时肝细胞破坏已经存在,PLC 的发生同时又促进了肝细胞的破坏,两者互为因果。

裴氏软肝消痞丸中黄芪、丹参、三棱、莪术等具有保肝作用。本试验结果显示,治疗组经裴氏软肝消痞丸配合西医基础治疗后肝功能得到明显改善,较单纯西医基础治疗组改善明显,差异有统计学意义。

2.5 裴氏软肝消痞丸安全无毒副作用

本试验实验前后以 BUN、Cr 为肾功监测指标。结果显示,治疗组与对照组治疗前后 Cr、BUN 水平均衡可比,差异无统计学意义,未出现明显肾功能损害。血常规进行治疗后组内、组间对比,无明显差异,说明裴氏软肝消痞丸对于人体血液系统无损害,安全性较好。

结　语

1　结论

裴氏软肝消痞丸可抑制 PLC 肿瘤组织的生长,具有显著的抗肿瘤作用;能够显著改善患者临床症状,提高患者生存质量,加强患者机体的耐受性;修复损害肝细胞,改善肝脏功能;降低血清中 AFP 含量,增强机体抗肿瘤效应。并对肾功能、机体血液系统等无明显损害,安全可靠。

2 问题与展望

2.1 本次临床试验纳入病例为 70 例,样本量小,试验结果可能存在偏倚,需进行大样本补充研究证实。

2.2 由于试验时间、经费等条件限制,未将患者生存率情况进行观察,今后还需更全面深入的调查研究。

2.3 受伦理学及临床医患关系限制,本试验仅采用空白对照,未设立单纯裴氏软肝消痞丸组,一定程度上降低了说服力。

2.4 本试验未纳入免疫指标,没有将中药对机体反应性的重要作用详细阐述,否则还能更好的证明中医中药整体观的优势所在。

参考文献

[1]LTeufel A,Marquardt JU,Galle PR,et al.Hepatocelluar carcinoma:what's new [J].Dtsch Med Wochenschr. 2012,137(5):210~213

[2]Fomer A,LloverJM,Bruix J. Hepatocellua carcinoma[J].Lancet.2012,379(9822):1245~1255

[3]Salhab M,Canelo R.An overview of evidence-based management of hepatoc-ellu ar carci-noma:a meta-analysis[J].JCancer Res Ther.2011,7(4):463~475

[4]Flecken T,Schmidt N,Spangenberg HC,et al. Hepatocelluar carcinoma from im munobiolo-gy to immunotherapy[J].Z Gastroenterol.2012,50(1):47~56

[5]Kojiro M. Pathology of hepatocelluar carcinoma [J].Molecular Genetics of Liver Neopl-asia,2011 (2):37~48

[6]Bruix J,Sheman Management of hepatocelluar carcinoma:an update [J].Hepa to-logy. 2011,53(3):1020~1022

[7]Mantovani A. Canceer:Inflaming metastasis[J].Nature.2009,457(7225):36~37

[8]Wu P,Dugoua JJ,Eyawo O,et al. Traditional Chinese Medicines in the treatment of hep-atocelluar cancers:a systematic review and meta-analysis[J].Exp Clin Cancer Ress,2009,28:112

[9]Meng MB,Cui YL,Guan YS,et al. Traditional Chineese medicine plus tran scatheter arte-rial chemoembolization for unresectable hepatocelluar carcinoma [J].Altem Complement Med.2008,14 (8):1027~1042

[10]Chen PJ,Furuse J,Han KH, et al. Issues and controveersies of hepatocellular carcinoma-targeted therapy clinical trials in Asia:experts' opinion[J].Liver Int.2010,30(10):1427~1438

[11]裴正学.裴正学医学经验集.甘肃:甘肃科学技术出版社,2003,27

[12]单金姝.裴氏软肝消痞丸对荷 H_{22} 瘤小鼠血清 TNF-α 和 IFN-γ 的影响,甘肃中医学院,2011

[13]汤钊猷.关于肝癌疗效的策略.临床肝胆病杂志,2011,27,(4):337～338

[14]Ye QH,Qin LX,Forgues M,et al.Predicting hepatitis Bvirus-positive metastatic hepatocelluar carcinomas using gene expression profiling and supervised machine learning [J].Nat Med.2003,9(4):416～423

[15]黄修燕,黄自丽,许永华等.姑息性肝切除促进肝细胞癌侵袭潜能的实验研究.中华临床医师杂志,2011,5(2):479～481

[16]杨秉辉,夏景林.原发性肝癌的诊断与分期标准.中华肝脏病杂志,2001,9(6):324

[17]司富春等.近30年临床原发性肝癌中医证型和用药分析.世界中西医结合杂志,2011,6(1):8～10

[18]国家药典委员会.中华人民共和国典(2005版一部).北京:化学工业出版社,2005:212

[19]邱勇波等.黄芪化学成分及药理作用研究进展.中国疗养医学,2011,20(5):435～436

[20]肖顺汉,任美萍,刘明华等.黄芪多糖对荷瘤小鼠 IL-2、IL-6、IL-12 和 TNF-α 水平的影响.四川生理科学杂志,2009,31(1):7～8

[21]王昕.丹参酮药理研究及临床应用进展.光明中医,2011,26(7):1514～1517

[22]李娟,单长民,赵永德.三棱、莪术抗大鼠肝纤维化的作用机理探讨.山东医药,2010,50(37):25～27

[23]孙杰,王芍,郭斌等.三棱黄酮抗 HeLa 宫颈癌:降低分裂期细胞比率诱导细胞凋亡.食品科学,2011,32(1):210～214

[24]孙杰,王芍,马丁等.三棱黄酮提取及其抗 HeLa 宫颈癌成分的 HPLC 分析.西北植物学报,2010,30(12):2530～2535

[25]李学臣,张涛,魏晓东.三棱提取物 H_{22} 荷瘤小鼠的抑瘤作用.黑龙江医药科学,2010,33(5):78

[26]李循,孔繁智,朱婉萍.中药多糖抗肿瘤作用的研究进展.浙江中医杂志,2006,41(2):113

[27]许东晖,王胜,金晶,等.姜黄素的药理作用研究进展.中草药,2005,36(11):1737

[28]余成浩,彭成,余葱葱.川产道地中药材蓬莪术的研究进展.时珍国医国药,2008,19(2):388

[29]刘晓宇.中药温莪术挥发油化学成分的研究.沈阳药科大学硕士学位论文,2004

[30]文雯,张朋.乳香没药现代药理学研究与临床应用.河南中医,2009,29(2):204～206

[31]肖娟,刘选明,颜冬兰等.乳香挥发油抑制人肝癌 SMMC-7721 细胞株增殖及诱导凋亡的作用.中国天然药物,2007,5(1):68～73

[32]刘小玲,王进,张伶等.川楝素提取物诱导 K562 细胞凋亡的实验研究.中草药,2010,41(3):426～431

[33]王进,刘小玲,王鹏等.川楝素对 K562 细胞增殖和凋亡作用的影响.第四军医大学学报,2009,30(22):2528～2532

[34]中华人民共和国卫生部药典编辑委员会.中华人民共和国药典.北京:人民卫生出版社,2005,198

[35]陈莹,谭玲玲,蔡霞,胡正海.柴胡属植物化学成分研究进展.中国野生植物资源,2006,25(2):5～7

[36]Motoo Y, Sawabu N. Antitumor effects of saikosaponins, baicalin and baicalein on human hepatoma

cell lines[J]. Cancer Lett.1994,86(1):91～95

[37]宋景贵,肖正明,李师鹏等.柴胡提取物对人肝癌细胞和小鼠 S-180 肉瘤的抑制作用.山东中医药大学学报,2001,25(4):288～301

[38]卢冬彦,叶小卫.生存质量评价在中医药抗癌领域的应用.安徽中医学院学报,2011,30(6):70～72

[39]左芬,林胜友.生存质量与中医治疗肿瘤疗效评价探讨.云南中医中药杂志,2008,29(6):55～57

[40]谷朝晖,谢柳,何振华.MVP 方案化疗影响非小细胞肺癌患者近期生存质量.护理实践与研究,2007,4(1):18～19

[41]姜小帆,邵明义.生存质量量表在中医临床诊治中的应用探析.江苏中医药,2008,40(1):12～14

[42]俸家富,涂植光.肝功能相关的血清酶学研究进展.医学综述,2007,13(3):225～231

[43]张梅英,温志立,许艳华.ALP、γ-GT 和 CHE 检测在慢性乙型肝炎、肝硬化、肝癌、胆道疾病中的临床意义.南昌大学学报(医学版),2012,52(2):34～36

裴氏软肝消痞丸对肿瘤小鼠（H₂₂）瘤组织中 Ang-2 蛋白表达及血清 IL-12 含量的影响

The Effects of Peishiruanganxiaopi pills on the expression of Ang-2 in the tumor and IL-12 in the Serum on H₂₂ Bearing Mice

齐雪婷

中文摘要

目的：通过观察裴氏软肝消痞丸（PRGXP）对小鼠 H_{22} 瘤组织 Ang-2 的表达及血清 IL-12 含量的影响，以肿瘤血管的生成为研究点，探讨裴氏软肝消痞丸对肿瘤血管生成的抑制作用，以及对小鼠的免疫调节，为其抗肿瘤提供了理论依据。

方法：按照随机原则将 72 只小鼠平均分为 6 组，每组 12 只，分别为 A 空白组、B 对照模型组、C 裴氏软肝消痞丸小剂量组、D 裴氏软肝消痞丸中剂量组、E 裴氏软肝消痞丸大剂量组、F 复方斑蝥胶囊组。通过小鼠右前腋皮下接种瘤组织，为 B-F 组建立荷 H_{22}（肝癌）实体瘤小鼠模型，连续灌胃 12d，停药 24h 后小鼠称重，眼球取血法采血于干净试管，离心后收集好血清在 -20℃ 冰箱保存。小鼠脱白处死后，剥离瘤组织、胸腺、脾脏进行称重，计算抑瘤率，免疫器官（脾脏、胸腺）指数，制作小鼠肝癌细胞切片，进行 HE 染色，观察病理变化；采用免疫组化法测定荷瘤小鼠瘤组织中 Ang-2 的表达，用 ELISA 法测定荷瘤小鼠血清 IL-12 的浓度。

结果：①裴氏软肝消痞丸的各剂量组对荷瘤小鼠肿瘤组织均有抑制作用：大剂量组瘤重是（0.914±0.073）g，抑瘤率 32.2%，中剂量组瘤重是（0.777±0.084）g，抑瘤率 42.4%，小剂量组瘤重是（0.966±0.079）g，抑瘤率 28.2%，瘤重均明显低于模型对照组，与对照组相比具有统计学意义（$p<0.05$）；②HE 染色所示：裴氏软肝消痞丸各剂量组较模型对照组肿瘤细胞的坏死都有增多；③PRGXP 各剂量组的胸腺指数 TI、脾脏指数 SI，均高于模型组，中剂量组的 TI 是（52.8±11.6）mg/10g，SI 是（64.1±7.8）mg/10g，比较模型对照组具有统计学意义（$p<0.05$）；④裴氏软肝消痞丸各剂量组的血清 IL-12 含量较模型对照组均升高，大、中剂量的 IL-12 含量分别为（20.95±3.58）pg·ml⁻¹（21.15±3.33）pg·ml⁻¹，与模型组比较具有统计学意义（$p<0.05$）；复方斑蝥胶囊组（BM）血清中的浓度为（21.04±3.70）pg·ml⁻¹，与模型对照组比较有统计学意义（$p<0.05$）；⑤裴氏软肝消痞丸各剂量组的肿瘤组织 Ang-2 阳性细胞数的表达，均低于模型组，其中大、中剂量组与模型组比较有显著性差异（$p<0.05$）。

结论：裴氏软肝消痞丸对 H_{22} 荷瘤小鼠的肿瘤有明显的抑制作用,能够提升机体的非特异性的免疫功能,小鼠的胸腺、脾脏指数都相应增加,该药对 H_{22} 荷瘤小鼠瘤组织中的 Ang-2 的表达有抑制作用,同时升高了血清中 IL-12 含量,提示了裴氏软肝消痞丸抗肿瘤的作用之一可能是抑制了肿瘤血管的生成,从而抑制肿瘤的生长。

关键词：裴氏软肝消痞丸;H_{22}(肝癌);血管生成素 2(Ang-2);白介素 12(IL-12);血管生成

ABSTRACT

Objective: By observing the effect of Peishiruanganxiaopi pills （PRGXP）on the expression of Ang－2 in tumor and IL－12 in serum on H_{22} bearing mice, in order to re search the Tumor angiogenesis, we have discussed Peishiruanganxiaopi Pill on tumor angiogenesis inhibition, as well as regulating on the immune system of Tumor－bearing Mice, and provide a scientific basis for The anti－tumor effects of the drug.

Methods: According to the principle of randomization, 72 of tumor－bearing mice model was divided into six groups, each group 12. group A: blank group, and groupB: model group, group C: little dose group of PRGXP, group D: middle dose group of PRGXP, group E: great dose group of PRGXP, group E: FufangBanmao Capsule(BM) group. by hypodermic inoculation in the right front axilla of mice, we established the tumor－bearing mice model for B－F.Every group was dosed for twelve days. After 24h of the last dose, the eyeballs of the mice were extirpated for blood collection with clean test tube, collected after centrifugation serum in $-20℃$ refrigerator. Mice were killed after peeling tumor tissue, thymus, spleen weighing, Calculateing the tumor inhibiting rates, the thymus index(TI) and the spleen index(SI), make the slide of the H_{22} tumor from the mieeand to observe by HE teehnique;then we assessed effects of PRGXP on Ang－2 in tumor by immunohistochemistry method. Detected the concentration of IL－12 in serum by ELISA.

Results: ① each dose group of PRGXP on H_{22} tumor －bearing mice showed significant inhibition of tumor weight. The weight of tumor in E,D andC group separately are (0.914±0.073)g, (0.777±0.084)g, (0.966±0.079)g, which lower than the model group($p<0.05$), corresponding to the antitumor rate are32.2 %, 42.4% and 28.2%;②HE staining showed: There was more necrosis in each dose group of PRGXP than in the model group;③The SI and TI of the each dose group of PRGXP are higher than the model group. The SI and TI of the middle group are （52.8±11.6)mg/10g, (64.1±7.8)mg/10g, Compared with the modle group, there was a significantly difference($p<0.05$);④The density of the IL－12 in each dose group of PRGXP are higher than the model group, the density of the IL－12 of the middle and great group separately are(21.15±3.33)pg·ml^{-1}, (20.95±3.58)pg·ml^{-1}, which has statistic significance in compare with the modle group ($p<0.05$).⑤The expression of Ang－2 in tumor on PRGXP each dose groups have less than the model group.

PRGXP great and middle-dose group compared with the model group were significantly different ($p < 0.05$).

Conclusion: each dose group of Peishiruanganxiaopiwan （PRGXP)on H_{22} tumor-bearing mice showed significant inhibition of tumor weight. PRGXP can improve the body's non-specific immune function，increase the weight of spleen and thymus in Mice，PRGXP inhibit the expression of Ang-2 in H_{22} tumor-bearing mice，while elevated serum IL-12 content. PRGXP anti-tumor effect may be one of the mechanisms by inhibiting the expression of artery.

KEY WORDS: Peishiruanganxiaopiwan；H_{22} （transplanted liver cancer)；Ang-2；IL-12；Angiogenesis.

前　言

缩略词表

英文缩写	英文全称	中文名称
AIF	Angiogenesis inhibiting factor	血管生成抑制因子
Ang	Angiopoietin	血管生成素
BM	FufangBanmao Capsule	复方斑蝥胶囊
BRM	Biological response modifier	生物应答调节
CKS	Cytokines	细胞因子
ELISA	Enzyme-linked immune obsorbent assay	酶链免疫吸附测定法
EGF	Epidermal growth factor	表皮生长因子
END	Endostatni	内皮抑素
HE	hematoxylin and eosin stain	HE 染色
IL	Interleukin	白介素
IFN	Interferon	干扰素
LAK	lymphokine activated killer cell	淋巴因子激活的杀伤细胞
MMP	Matrix metallo proteinase	基质金属蛋白酶
PRGXP	Peishiruanganxiaopiwan	裴氏软肝消痞丸
PLC	Primary carcinoma of the liver	原发性肝癌
PDGF	Platelet derived growth factor	血小板衍生生长因子
SI	The spleen index	脾脏指数
TI	The thymus index	胸腺指数
TNF	Tumor necrosis factor	肿瘤坏死因子
TGF	Transforming growth factor	转化生长因子
TSP	Thrombospondin	凝血酶致敏蛋白
VEGF	Vascular endothelial cell growth factor	血管内皮生长因子

原发性肝癌(primary hepatocellular carcinoma,PHC)指发生于肝细胞或肝内胆管细胞的恶性肿瘤。在世界范围内有很高的发病率,每年的新增病例超过百万,也为我国常见的恶性肿瘤之一,仅次于胃癌和食管癌,居于第三位,而近几年仍有上升趋势[1]。肝癌具有恶性程度高、易转移易复发、病情隐匿、死亡率高的特点,原发性肝癌已被《中国癌症预防与控制规划纲要》列为我国癌症重点防治疾病[2]。

原发性肝癌属祖国医学的积聚、肥气、肝积、鼓胀等范畴,病因病机方面:《素问·刺法论》曰:"正气存内,邪不可干,邪之所凑,其气必虚",《景岳全书·论治》曾曰:"凡脾肾不足,及虚弱失调之人,多有积聚之病",故中医认为,正气虚损是肿瘤的主要病机。治疗方面:补益中气"脾为后天之本,气血生化之源";补益元气"肾为后天之本,藏髓生精",即"健脾"与"补肾"便为扶正固本的精髓,"扶正固本"旨在启动人体抗病力的观点和现代免疫学之间有很大的共同性[3-10],实验也证明,中医的"肾"、"脾"具有内分泌系统、免疫系统、植物神经系统、代谢系统等多方面的意义。

肝癌目前的治疗主要有手术、放疗、化疗、介入治疗、生物靶向治疗及中药治疗,而早期肝癌仍以手术为首选,由于早期缺乏典型症状,大部患者就诊时已是中晚期,丧失了手术时机,即使适合手术,患者的2年复发率亦高达50%[11],疗效不甚理想。肝癌对放、化疗也不敏感,且许多化疗药物作用于靶细胞的同时往往累及正常的细胞,患者的毒副作用很大,总会因无法忍受这些毒副反应而停止治疗。所以要找寻更有效的治疗,近年中医药对肝癌的实验研究和临床治疗取得了很大进展,在抑制肿瘤增长、改善症状、预防复发、减毒增效、提升生活质量等方面具有显著优势,中医药治疗肝癌是多部位,多环节,多靶点的[12],关键在于整体调节。因此找寻有效的中医药治疗肝癌方案是延长患者生存的时间、改善生存质量的重要途径,现实意义重大。

导师裴正学教授结合四十多年治疗肝癌的临床经验,认为原发性肝癌是正气虚损,脏腑失调而气滞、痰凝、血瘀等积聚而成。治疗其基本大法为扶正固本,调理脾肾,才可抗邪外出,做到扶正以驱邪、祛邪不伤正的目的。经重点斟酌、不断实践、合理用药,最后拟定为"裴氏软肝消瘤丸"(由黄芪、当归、鳖甲、柴胡、山甲,三棱,莪术、皂刺、海藻、昆布等组成),集益气健脾、活血化瘀、清热解毒于一体,多年临床应用该药治疗原发性肝癌,防治其复发、转移,提升患者的生活质量,延长带瘤生存期等有很好的疗效。本实验是通过肝癌血管的抑制与生成机制,观察Ang-2和IL-12的表达,说明裴氏软肝消瘤丸的抗癌作用,为其广泛在临床中的应用提供充分的理论依据。

立题依据

1 裴氏软肝消痞丸简介

1.1 裴氏软肝消痞丸治疗原发性肝癌组方的理论基础

裴氏软肝消痞丸是著名的中西医结合专家、我的导师裴正学教授在治疗肝癌之专方——"肝癌方"[13]基础上,经不断临床实践、加减进退而研制的方剂。此方集扶正固本、破血祛瘀、疏肝理气、清热解毒、软坚散结于一体,几十年来在治疗肝癌临床应用中疗效显著,不仅延长了患者的生命,且提高生存质量。

裴教授认为人体是一个有机的整体,肝癌的发生与发展是人体的气血、阴阳、脏腑功能失调所致。《内经》曾言"喜怒不适……寒温不时,邪气胜之,积聚已留","邪之所凑,其气必虚",即本在正气不足,又外感侵袭,七情内伤,则易致肝失条达而疏泄不利,《血证论》云:"肝属木,木气冲和条达,不致遏郁,则血脉得畅。"肝气不舒,气机不畅则胸胁胀满疼痛;气滞日久,血行瘀滞,血瘀形成;又因肝木克脾土,脾主运化功能失职,聚湿生痰,痰瘀互结日久渐成癥积;肝脾受损,则食欲下降,纳少便溏;脾虚运化失职,痰浊水饮内停,日久化热,湿热互结黄疸遂成,则见腹满身黄等;积聚日久易伤及肺肾,耗伤气血,腑脏失调,阴阳俱损,同时常见消瘦乏力,面色晦暗,气短心悸,同时湿、瘀等病理产物又互成因果,进一步耗损正气。总之,病位在肝、脾、肺、肾等脏腑;抓其主要矛盾"脾虚、肾虚",脾为后天之本,肾为先天之本,通过补益脾肾,提高人体正气;兼理气、软坚、祛湿、活血,达到治疗肝癌的目的。恩师经四十余年的苦心研究,临床实践,创立了裴氏软肝消痞丸,临床应用效果显著。

1.2 裴氏软肝消痞丸之方解

裴氏软肝消痞丸药物组成丹参、黄芪、鳖甲、山甲、柴胡、枳实、半枝莲、白花蛇舌草、三棱、莪术、昆布、海藻等。方中黄芪补气,丹参养血,二药益气补血,扶正固本为主药,正如《卫生宝鉴》中所言:"养正积自除,令真气实,胃气强,积自消矣";三棱、莪术、海藻、昆布、山甲、鳖甲为破积消癥,软坚散结之悍将,是为辅药;肝性条达,喜疏泄,任何部位之癥瘕积聚皆需肝之疏泄条达,方可散之,柴胡、枳实可当此大任而为引和;白花蛇舌草、半枝莲均为清热解毒之品。纵观全方,攻补兼施,消散合用,共凑补益气血、软坚散结、活血化瘀、清热解毒之效,扶正不留邪,去邪不伤正,做到标本兼治。

1.3 裴氏软肝消痞丸之现实意义

原发性肝癌发现之时已是晚期,现代治疗多是手术、放化疗,但副作用很大,且严重影响患者的生存质量,5年生存率仍然很低。导师著名的中西医结合医家裴正学教授多年前就已提出"西医诊断,中医辨证,中药为主,西药为辅"的十六字方针,即以准确的诊断为基础,治病求本为指导,再进行辨证,专方专药随症加减治疗肝癌,针对强,再结合手术、放化疗、介入等治疗手段,极大的融合了祖国医学与现代医学的优势,将中西医结合诊治肝癌之理法推上了一个新的平台。裴氏软肝消痞丸是裴老多年临床应用中证明行之有效而拟订的抗肿瘤的验方之一,该方药在临床用于抗肿瘤治疗已 30 余年,而且经临床证明对胃癌食道癌等均有明显疗效。经过统计治愈肝癌 15 例,胃癌 5 例,已为省内外数万名患者进行过治疗,其临床疗效得到了临床医生和患者的认可,在省内外享有很高的知名度。软肝消痞丸扶正固本注重机体整体的调节,提高机体的免疫功能,即祖国医学指出的"扶正消积而固本"之法,与分子生物学、免疫学、基因学等有着相似之处[14]。鉴于裴氏软肝消痞丸具有的显著疗效,此剂已经进行了较多分子生物学水平的实验研究,但在血管生成方面研究者尚不足。此次实验旨在通过建立 H_{22} 荷瘤小鼠模型,研究裴氏软肝消痞丸对小鼠 H_{22} 肿瘤组织中 Ang-2 表达及 IL-12 血清含量的影响,从肿瘤的血管生成抑制方面深入探讨裴氏软肝消痞丸的抗瘤机制。

2 肝癌与血管生成

丰富的血管是肿瘤的重要特征,血管生成则反映了肿瘤的生长与转移的能力,在肿瘤的发展过程中起到决定性作用。肝癌就是一个血管丰富的实体肿瘤。近几年来,抑制血管生成的治疗对抗肝癌(等肿瘤)的生长已成为研究抗肿瘤的热点。早在 1836 年学者 Virchow 就已研究证明——在肿瘤组织中及肿瘤旁,出现了卷曲扩张的血管,且数目增多;随后的 1945 年 Algire 首次提出了"肿瘤血管生成"或"血管新生化"的含义,人们逐渐意识到血管形成包括血管新生及血管发生两部分,而肿瘤生长是通过血管新生完成的。这在肿瘤的血管生成研究领域中起到里程碑式的作用;1971 年,Foklmna[15]提出"肿瘤的生长依赖于其血管的生成"这一论点,认为肿瘤持续生长、转移都有赖于血管生成为肿瘤细胞提供充足的营养,如果失去了肿瘤血管的供给,肿瘤组织将处于 1~2mm 的休眠状态或退化,反之,肿瘤组织的体积呈指数增长[16,17]。因此如果可以抑制肿瘤血管的生成,不仅可以使原发肿瘤体积缩小,甚至消失,而且能抑制肿瘤远处转移。

肿瘤血管的生成是处于特定的环境,在内外因的影响下,进而发生的由一系列相关细胞因子介导的多步骤的生化连锁反应。血管新生如何调控仍在研究当中,目前认识的较为清楚的是"血管新生开关平衡之假说",——由肿瘤细胞及周围基质中促进血管生成因子、抑制因子间的动态平衡调控的[18-20]。现代抑制血管生成的研究重心即阻断在肿瘤血管的生成中,可能参与其中的调控肿瘤血管细胞因子及关键步骤,从而达到遏制肿瘤血管生成的作用。肿瘤血管的生成有以下几个方面:[1]肿瘤组织生成多种促进血管生成细胞因子,而且活性增加,从而打破了促进与抑制肿瘤血管生成相关因子的平衡;[2]在促进血管生成因子的作用下血管内皮细胞发生形态和结构改变(多种细胞器的数目增加,体积变大并出现了伪足);[3]肿瘤细胞、血管内皮细胞都会释放出蛋白酶,作用即使毛细血管的基底膜与肿瘤细胞外的基质降解达到重塑细胞外基质的作用;[4]血管内皮细胞会从周围毛细血管后微静脉中迁移并增生,构成血管新芽而延伸;[5]最后肿瘤组织微血管分化并成型。正常组织中,形成新生血管是由促进血管生成因子和抑制血管生成因子共同调节完成的,维持于动态的平衡,这两种因子在肿瘤血管生成的过程中都发挥着重要的作用。但于肿瘤组织中,促进血管生成因子的病理性分泌会打破这一平衡,引发肿瘤新生血管异常生成,即当促进血管生成因子含量增加,抑制血管生成因子含量减少,结果会促进肿瘤血管生成,反之肿瘤血管会受到抑制,直接影响到肿瘤的生长与转移。现代研究表明多种肿瘤都会表达碱性成纤维细胞生长因子及血管内皮细胞生长因子,这两种因子密切影响肿瘤血管生成表型,其余已发现的促进血管生成因子还有血管生成素(Ang)、表皮生长因子(EGF)、基质金属蛋白酶(MMP)、转化生长因子(TGF)、肿瘤坏死因子(TNF)、血小板衍生生长因子(PDGF)等;抑制肿瘤血管生成因子包括白细胞介素12(IL-12)、血管抑素(Angiostatin)、血小板因子4、内皮抑素(Endostatni)、凝血酶致敏蛋白(TSP)等,都在肿瘤血管生成中发挥作用。

肝癌就是一个富血管、高转移复发的肿瘤,血管的新生对肝癌生长、转移影响重大。新生的血管促进肿瘤的生长,可以提供给肝癌细胞所需的营养、必需的细胞因子,且新生血管不完整的结构也为肝癌的肝内转移提供了便利的路径,又打开了肝癌肝外转移的门户。血管新生在肝癌这项恶性生物学程序中扮演了举足轻重的角色。肝癌新生血管如何调控是一个复杂的过程,多重因素参与其中,促进血管生成因子和抑制因子所发挥的作用最为重要。因此,肝癌的治疗中现代研究最有前景的就是如何抑制肝癌血管的新生,进而阻断了营养供给、癌细胞缺氧缺血无法增殖,达到了治疗肿瘤的疗效。软肝消瘤丸有增强机体的免疫,有效抑制肝癌的生长与转移,不易耐药,减少放化疗的毒副作用,增强它们的疗效等多重疗效。本次研究旨在从血管生成上探讨裴氏软肝消瘤丸之疗效,实验证明是否对促进与抑制肿瘤血管生成的因子产生影响。

3 祖国医学对原发性肝癌的认识

3.1 祖国医学对肝癌病名的记载

古代中医文献中无肝癌之命名,但却对肝癌的认识由来已久。大量医书中"疟癖"、"肝积"、"肝著"、"癖积"等症状与肝癌相似,属"癥瘕"的范畴。《灵枢邪气脏腑病形篇》中曰:"肝脉……急为肥气,在胁下若覆杯。"《和剂局方》曰:"心腹积聚……如水碗,时时腹胀,心下坚结。"《诸病源候论·积聚病诸侯》中曰:"诊得肝积……两胁下痛,邪走心下。"《医门法律》曰:"凡有癥瘕,积块……腹大如箕瓮,是名单腹胀。"等论述之病位、症状均与现代医学之肝癌的临床症状相似。

3.2 祖国医学对肝癌病因病机的认识

古代医家对肝癌病因病机多有论述,如华佗《中藏经·积聚癥瘕杂虫论第十》有曰:"积聚癥瘕杂虫者,皆五脏六腑真气失而邪气并……盖因内外相感,真邪相犯……积者系于脏也。"李中梓《医宗必读·积聚篇》曰:"积之成者,正气不足而后邪气踞之。"巢元方《诸病源候论》曰:"诊得肝积……两胁下痛;积者阴气……故上下有所穷已,诸脏受邪,初未为积聚,留滞下去,乃成积聚。"[21]张元素提出的"养正则积自除"后世医家也多有引用[22]。可见古代医家多认为正气虚损是肝癌的内在原因,正气虚损可为先天禀赋不足,或后天失于营养,致阴阳失衡,气血不足、脏腑亏虚功能失调,不能行正常生理功能,易导致气滞、痰湿、血瘀、癌毒等病理产物积聚。朱震亨《丹溪心法·积聚痞块》曾曰:"块乃痰与食积死血而成也。"指出积聚由食积、痰和瘀血兼挟聚成[23]。《诸病源候论·积聚病诸侯》中曰："人之积聚癥瘕,皆由饮食不节……成形。"由此导致肝癌发生;日久气郁化火,湿热乃生促进了肝癌进一步的发展;故肝癌为本虚标实之证。

3.3 祖国医学对肝癌用药治则的认识

《素问》曰："大积大聚……衰其大半而止[24]"首提出治疗原则——攻补兼施。《外台秘要》中也曾提出用活血化瘀、软坚散结、辛散温通之法,牛膝、鳖甲、细辛、川芎等药治疗颇佳[25]。元代的朱震亨反对使用下发,主导逐瘀,健脾、化痰之法,同时补法善后"块去必用大补",这些认识为后世医家提供了宝贵的经验[26]。李中梓在《医宗必读》曰:"初者,病邪初起,正气尚强,邪气尚浅,则任受攻;中者,受病渐久,邪气较深,正气较弱,任受且攻且补;末者,病魔经久,邪气侵凌,正气消残,则任受补[27]。"即根据病程采用攻补之法。清代也有医家指出补益脾胃,使气血壮则积自除[28]。历代医家的治法治则为后世拨开了治疗肝癌之迷雾,通过辨证论治都有好的疗效。

近年来多种中药、中药组方在治疗肝癌方面都取得了较好疗效,皆发挥了活血化瘀、软坚散结、清热解毒之法,而且经现代研究,表明其具体机制有:对肿瘤血管生成有抑制作用、促进癌基因的凋亡、逆转癌前病变、直接杀伤了肝癌细胞、防止肝癌的转移和复发、提高机体的免疫等作用。

3.3.1 中药可提高机体免疫力

肿瘤都发生在机体免疫系统紊乱和缺陷的时候,免疫系统(主要是细胞免疫)和肿瘤的发生发展、转移复发关系非常紧密,而中药提高机体免疫力成为了中药抗肿瘤的一大优势,现代研究表明:很多中药激活了 B 淋巴细胞、T 淋巴细胞、NK 细胞、巨噬细胞、树突状细胞的免疫功能,并且可以促进很多细胞因子 IFN、IL-1、IL-2、TNF 等的产生,共同发挥了抗肿瘤的疗效。如对黄芪[29]、人参[30]、川乌[31]等药的研究表明:黄芪多糖提升了 TNF-α 活性;人参皂甙提高 NK 细胞的杀伤力,促进凋亡体的产生和 DNA 片段化,诱导凋亡蛋白 Bax 的产生,促进肿瘤细胞凋亡;川乌亦能使 T 细胞增殖;中药组方的疗效更胜一筹,李庆等[32]研究参杞合剂的机制中发现它明显诱导 H$_{22}$ 荷瘤小鼠瘤细胞的凋亡,同时提高巨噬细胞和 NK 细胞杀伤活性,促进了 IL-12 等细胞因子的产生而发挥抑瘤作用。实际都是提高机体免疫力,防治肿瘤的产生,抑制肿瘤的生长,转移和复发,使放化疗的副作用降低,大大提高了生活质量。

3.3.2 中药可诱导肝癌细胞的凋亡或直接杀伤癌细胞

细胞凋亡——指多种基因控制下的细胞主动"自杀过程",即程序性死亡。多种中药参与诱导了凋亡过程,现代研究表明半枝莲[33]、苦参[34]、山豆根[35]能够调节凋亡蛋白的表达,如 Bax 蛋白、Bcl-2 蛋白、Caspase、p53、p21 等,诱导了癌细胞的死亡。司维柯[36]观察苦参碱诱导癌细胞凋亡时发现细胞因子 P27、P53、P16 表达上调,细胞周期素(cyclinD1) 表达下调,说明了苦参碱在诱导肝癌细胞凋亡中的机制。张侠[37]发现中药使癌细胞固缩,核染色质碎裂,阻滞了细胞周期而细胞凋亡。Yanet[38]研究发现白黎芦醇能使肿瘤细胞出现核固缩、核边集、核碎裂等凋亡特征。黄韧敏等实验发现 0.5μg/mL 的丹参酮ⅡA 可诱导体培养 NB4、HL-60 细胞成熟并可诱导细胞凋亡。蜂毒素亦可诱导肝癌细胞 FasmRNA、Fas 蛋白的表达上调，及诱导肝癌细胞的线粒体膜蛋白表达[39]。还有珠子参[40]使癌细胞 S 期 DNA 的合成受阻；姜黄素[41]诱使癌细胞出现了亚二倍体凋亡峰；人参二醇皂甙[42]的浓度越大，癌细胞越容易抑制于 G1/S 期。而且，文献中研究的多种中药组方如赵晓琴[43]的复方龙葵糖浆、李秀荣[44]的消瘤平移合剂、李东涛[45]的益气活血软坚解毒方等在诱导肝癌细胞发生凋亡上有不同的作用。

中药在直接杀伤癌细胞上也发挥着重要的作用，如蟾蜍[46]、西洋参[47]、半枝莲[48]、白花蛇舌草[49]、苦参[50]等中药，经过很多学者的实验研究表明直接可以抑制癌细胞的增殖，蟾蜍素具有细胞毒性作用，上调了基因 P21 的表达，又使 PCNA 即增殖细胞核抗原表达下降，起到了杀伤肝癌细胞的作用；西洋参能够杀伤癌细胞的机制在于将肿瘤细胞的增殖阻断于 S 期，并改变了细胞外衣的性质，对细胞膜直接破坏；白花蛇舌草能下调 Bcl-2、突变 P53 蛋白表达，调节 CyclinD1 细胞周期蛋白的合成，从而抑制癌细胞增殖；而程向东等[51]将苦参碱作用在 HepG2 发现其诱导 HepG2 细胞凋亡呈剂量依赖性，在下调 Bcl-2 基因表达成时间依赖性，降解 caspase-9、caspase-3，提高了 Bax 基因的表达，由此苦参碱是通过上调细胞中和 Bcl-2 和 Bax 蛋白表达，促进了 caspase-3、caspase-9 水解产生酶解级联反应，最终致 HepG2 细胞凋亡。半枝莲亦起到杀伤作用，促进其向成熟分化。Deng 等[52]发现马钱子碱对 HepG2 细胞线粒体膜去极化，降低 Cox-2（细胞内环氧化酶-2）和升高 caspase-3 水平，诱导 HepG2 细胞的凋亡。

3.3.3 影响肝癌细胞周期

文献研究指出益气药明显提高了肝癌细胞系 SMMC-7721 内的环磷酸腺苷的含量，养阴药抑制了肝癌细胞的增殖，都可诱导细胞进行分化。白锦雯等[53]实验研究青椒碱对肝癌大鼠模型的影响表明：青椒碱有效地抑制了其 DNA 的合成，阻止肝癌细胞由 G1 期进展到 S 期，抑制细胞分裂。间智勇[54]观察发现由海藻、莪术等活血软坚散结中药为主药的组方，抑制 H_{22} 肝癌细胞增殖的机制在于阻断细胞从 S 期到 M 期的移行，而以半枝莲、仙鹤草等清热药为主的组方阻滞细胞由 G0/G1 期向 S 期的移行，从使 DNA 合成、复制受阻。

3.3.4 促进诱导癌细胞的分化

恶性肿瘤发病学中细胞的分化异常（形态和功能）占非常重要地位，近年来治疗肿瘤的新思路就是促进诱导肿瘤细胞的分化。中药在这一领域中显示出独特的优势，即诱导癌细胞向正常的形态与功能转化。黄炜[55]发现甘草酸、甘草次酸能使原发性肝癌 Be-17402 细胞的增殖下降，并诱导癌细胞核质的比例降低，即诱导了其分化产生逆转。曾小莉、张锐[56-57]亦发现——人参总皂甙可以诱使癌细胞向正常分化，即使细胞核固缩、线粒体、异染色质及糖原增多，促使高尔基复合体增大。刘平[58]也证明出益气养阴中药（黄芪、白术、麦冬、北沙参等）的含药血清在抑制肝癌细胞的增殖、诱导其分化方面具有显著意义。而周建锋[59]对这些中药的研究也证明了这点。在诱导肝癌细胞分化的中药复方有：黄金玲[60]的加味小陷胸汤，胡兵[61]的龙力胶囊等，都表明了中药复方明显抑制肿瘤细胞的分化，龙力胶囊作用在可以诱导分化 HCC-9204 细胞、降低 AFP 的分泌等。

3.3.5　中药抑制肝癌的癌前病变及转移与浸润

中药对肝癌的预防疗效独特——可以抑制癌前病变、转移复发，从而延缓癌变，有效地保护了机体。王学江[62]、张学武[63]的研究中指出中药复方可以调节 GST-P 基因表达，调高 GSH-Px、SOD 的活性，清除自由基、抵抗了氧化，从而阻断肝癌的癌前病变及其发展。还有景明[64]研究的贞芪扶正片、李敏[65]研究的复方苦参注射液均可以抑制癌前病变延缓癌症的发生发展，修复致癌因子毒性对肝脏的损伤。

恶性肿瘤细胞从原发部位脱离，经过淋巴道、血管或体腔等转运，在远离原发部位仍生长相同性质的组织称为肿瘤转移。而肿瘤细胞并未通过周围的血管与淋巴，穿越了基底膜、脱离了原发病灶的生长称为肿瘤的浸润。这一过程包含有复杂的分子机制，蛋白溶酶、黏附因子、细胞因子、生长因子等都参与其中。恶性肿瘤最大的特征就是转移，也是致人死亡的主要原因。近年来研究发现中药对其有抑制作用，如王志学[66]研究消瘤平移合剂对 H_{22} 荷瘤小鼠肝癌术后的淋巴、肺的转移有抑制作用；周延峰证实扶正消瘤合剂对 H_{22} 荷瘤小鼠肝癌的肺转移也有抑制作用；李颖璐[67]研究中药刺五加可抑制肝癌的生长与转移；刁风声[68]研究当归补血汤对抑制 Hca-F25/16A3 肝癌小鼠的淋巴结转移率及程度疗效显著。

3.3.6　中药抑制肝癌血管的生成

恶性肿瘤生长有赖于血管新生，新生的血管不仅为恶性肿瘤细胞提供充足的氧分；而且肿瘤细胞是由新生的血管发生转移。因此近几年研究如何可能抑制肿瘤血管新生，已成为阻止肿瘤生长的重要手段之一，被视作最有前景的肿瘤导向治疗。血管生成素、血管内皮生长因子都是肿瘤血管新生的重要因子。单味中药的研究有白芨[69]、白黎芦醇[70]、壁虎[71]等均可以抑制肿瘤的血管新生，可以下调血管内皮生长因子蛋白的表达。中药复方的研究如杜萌[72]等实验研究 10 μL/mL 薏苡仁注射液注射动脉，发现新生血管极少，对血管抑制优于维生素 E 组（0.1mg/mL）。鳖甲煎丸[73]明显减少小鼠肿瘤的微血管计数而达到了对荷瘤小鼠的抑瘤作用。参麦注射液[74]通过抑制了血管内皮细胞增殖与迁移而影响肿瘤血管新生。

4　现代医学对原发性肝癌的认识

4.1　原发性肝癌的流行病学

2002 年调查全球人口中死于恶性肿瘤最多的肺癌居首位，其次是胃癌、肝癌；其中，82% 的肝癌病例发生在发展中国家。从全球范围来看，肝癌发病率、病死率在英国、日本、美国等国家过去二十年间都逐年上升，且渐渐低龄化。Goggins 等发现肝癌发病率美籍华人高于非洲裔黑人、白种人，低于大陆、香港、新加坡华人[75]。2006 年发布了《20 世纪 80 年代中国农村不同地域的调查报告》，指出中国占全球肝癌发病的 55%，34 万人／每年，仍有逐年上升趋势。通过对 67 个县的流行病学调查发现年龄分布上 35 岁男性肝癌的病死率低（＜0.5%），但广西、江苏省病死率达 4.3%。在肝癌的高发区江苏启东流调资料显示 1972—2005 这 30 年间肝癌发病率达 60. 69/10 万,还有上升趋势,机制目前尚不明确。

4.2 原发性肝癌的病因与机制

4.2.1 肝癌与肝炎

肝癌的发生与乙型病毒性肝炎关系密切,肝癌组织乙型肝炎病毒阳性标记率高达 80%以上,而接种乙肝疫苗后肝癌的发生率会明显减低,长期患有乙型肝炎的病人逐渐转化为肝癌可能的机制研究有以下几点:①临床观点:HBV 感染致长期的乙型肝炎,后转变肝硬化,而且病毒的感染时间愈长,肝癌的恶性转化愈高,加之吸烟、饮酒等不良饮食习惯的协同作用,都成为了造成肝癌的危险因素。②遗传观点,从分子水平上看癌症发生是由于抑癌基因及癌基因的协同作用发生突变,这不是单基因的表达,是多种基因共同参与表达的过程,即 HBV 感染后肝细胞内的遗传发生突变不断迁延累积发展到肝癌。③生物学观点,在 HBV 的基因表达产物中,只有 HBVX 蛋白参与了肝细胞恶变,它是一种蛋白酶的抑制因子,能够抑制在细胞凋亡过程中的蛋白酶 caspase-3,肝细胞的凋亡受到阻断,从而肝细胞会无节制的生长;HBVX 蛋白还可与抑癌基因 P53 直接结合而破坏 P53 的结构功能,即使 P53 突变未发生,也能使其失去正常功能;还有研究发现在肝癌发生之前会有生长的非整倍体小峰,证明 HBVX 蛋白高表达可诱使 DNA 合成,肝癌的复杂发生过程由此启动;相关文献还有证实,HBVX 蛋白参与激活肝细胞所表达细胞因子胰岛素样生长因子 -1、FASL、血管内皮生长因子,这些因子影响肿瘤形成与转移。

4.2.2 肝癌与饮水

流行病学调查显示肝癌与饮水关系密切。饮用污染的池塘水居民好发肝癌 60～101 每 10 万,而饮用井水的居民肝癌发生 0～19 每 10 万。由于池塘水大量的污染物质排入,致使水体大量繁殖藻类,尤其为蓝绿藻,它所产生的微囊藻毒素可促进基因 P53 第 8 外显子点的突变,丧失了正向调节细胞凋亡的作用,致肝细胞的增殖[76-78]。微囊藻毒素还能抑制蛋白磷酸酯酶的去磷酸根作用,蛋白激酶补充的磷酸而积聚,无法抑制细胞的增殖。还有不同类饮水中六六六、有机氯化合物及 DDT 的含量虽甚微,但这些致癌剂的长期摄入逐渐蓄积,仍会达到致癌阈[79]致癌发生。

4.2.3 肝癌与黄曲霉素

学者研究黄曲霉存在于花生、小麦、玉米等谷物当中,其生长与繁殖的适宜温度 30～38℃、相对湿度 80%, 而在 28℃～32℃的温度,85%的相对湿度下, 最适合其产生代谢产物黄曲霉素 B(AFB1),其具有较强的致癌性。当机体长期摄入黄曲霉素 B,肝脏在解毒过程中受到损害,导致肝细胞坏死出血,引起肝癌的高发[80],分子水平上主要使抑癌基因 P53 的 249 和 254 位点突变[81],癌细胞增殖。研究发现它还会抑制 RNA 和 DNA 合成。叶馥苏发现在广西南部地区乙肝病毒、黄曲霉素 B 与肝癌发生的关系呈正相关,体内 AFB1 水平高,肝癌的死亡率也会上升,在调查扶绥、启东两地居民摄入 AFB1 量时,发现这两地肝癌高发区的居民从尿中排出的 AFB1 量显著增高。

4.2.4 肝癌与不良生活方式

肝癌在 40～60 岁男性中高发,最可能的原因是男性较之女性更多的具有吸烟、饮酒等不良生活习惯。相关流行病调查出饮酒和吸烟都是肝癌之危险因素,摄入的量会明显增加肝癌的发生率[82-83]。白酒中的乙醇在体内长期且大量蓄积会活化体内的致癌因子,而乙醇本身就会引起基因突变,具备致癌性,因而加重肝脏损伤,免疫机能受到破坏,增加肝癌的发生。烟草内的尼古丁等化学物质会直接损伤肝细胞,造成肝小叶坏死,假小叶的增生。

4.2.5 肝癌与遗传因素及其他

李苏平[84]在泰兴市进行肝癌的遗传调查,发现肝癌遗传率是 35.74%,说明肝癌具有显著的家族遗传性及易感性。孟炜等[85]研究发现肝癌发生受到环境与遗传双重因素的影响。我们所处的环境中的偶氮芥类、亚硝胺类、有机氯农药等等都为可能致癌的化学物质。

4.3 原发性肝癌的治疗

4.3.1 肝癌的手术治疗

早在 1888 年,Langenbuch 就首次施行了肝左叶切除术,距今已有 100 多年的历史。直到目前,随着解剖认识的清晰,诊断手段的提高,手术经验不断的改进,手术切除肝癌已成为首选的治疗方法,肿瘤愈小的 5 年生存率愈高。蔡建强[86]对 712 例原发性肝癌患者行各种肝切除术,术后 第一、三、五年生存率分别是 88.3%、49.3%和 32.9%。故肝癌切除可分非规律性和规律性的肝切除。规律性的肝切除治疗更为彻底,除了切除癌变的肝叶段,还要切除周围较大部分非癌变肝组织,因而会影响到残存肝的代偿功能。现在多行非规律的肝切除,即仅局部切除肿瘤及边缘一定的距离,不影响残存肝脏的血供。但在我国,多数病人确诊已为中晚期,手术的切除率大大降低,仅有 20%的患者得到切除,临床统计结合其他综合治疗手段,术后出现并发症及转移复发的情况也大为好转。

肝脏移植术在我国技术发展日臻完善,它在肝癌外科治疗中举足轻重。肝移植是治疗原发性肝癌的根治方式,术后 3 年的生存率、无瘤生存率可达 80%、88%[87]。不仅彻底切除了肿瘤,还解除了肝内及远端转移隐患,而且会避免肝切除后而肝衰竭从而得到根治。但也存在问题,如肝脏的来源、移植后的排异、术后的高复发率,易感染、及需要长期服用抑制免疫药物等,并非能应用于所有人。

4.3.2 肝癌的放化疗

肝癌先天会高表达多药耐药基因,会对化疗药物不敏感。临床中肝癌常用的化疗药物包括:铂类药物、氟尿嘧啶及其衍生物、新药紫杉醇、蒽环类、拓普替康、吉西他滨等。传统的治疗应用单药给药疗效并不好,逐步采用以常规途径联合化疗后疗效也未改进,且化疗带给患者大量毒副作用,让患者难以耐受。近些年,愈来愈深入研究肝癌的发生机制,抑制肿瘤血管生成制剂如环氧合酶 -2 抑制剂、血管生长因子受体抑制剂、血管紧张素转化酶抑制剂等会发展成为新的化疗药物达到抑制血管生成的作用。而且如何联合化疗药物、给药途径上都有改进。如报道中指出的采用肝动脉的插管给药、联合放疗都颇为有效。

原发性肝癌对放射较敏感,放疗法适用于不适于手术的肝癌患者,而且适于因肿瘤体积过大不能手术者,在术前放疗会使肿瘤缩小变为可手术切除的指征,扩大了肝癌的手术适应范围。目前主要采用放疗有效方式为三维适形放疗、硼中子俘获、放射性粒子植入等,可以提升靶区的放射剂量,减少了周围正常组织受照剂量。对控制肿瘤、改善症状、提高生存率具有较高价值,再与手术及化疗、中医中药相结合综合防治,已开辟出了肝癌治疗的新时代。

4.3.3　肝癌的介入治疗

肝癌发病率高,确诊时已为晚期,适应手术者少,需进行非手术疗法的居多。正常肝脏有80%血液供应来自门静脉,而肝癌90%～100%的血液供应来自肝动脉,正因肝脏如此特殊的血液供应,本世纪以来,国内外学者研究经导管肝动脉栓塞、经导管肝动脉栓塞化疗、超声引导下经皮穿刺注射无水乙醇等疗法达到阻断肝癌的血液供应的作用,这些疗法为无法切除肿瘤患者之首选,不仅方法简便、且创伤小及药物直达病处。常用栓塞剂有明胶海绵、碘化油及中药栓塞药,化疗药有阿霉素、丝裂霉素等对细胞所处各分裂期及G0期都起杀伤作用,而顺铂、氟尿嘧啶会对细胞增殖中的某一期起特异杀伤作用。目前多将栓塞剂结合化疗药物共同注入肝动脉,不但提高了肿瘤组织中所含药物浓度,而且减慢血流速度,使癌细胞与药物的接触时间延长,此时缺血的癌细胞更易让药物进入胞内杀死癌细胞,达到了缩小肝癌体积,彻底清除肝癌术后仍残存的癌细胞之治疗目的[88]。超声引导下经皮穿刺注射无水乙醇之法也已发展为在CT引导下进行。

4.3.4　肝癌的局部热疗

肝癌局部热疗已发展出激光热疗、射频热疗、微波固化疗法、超声聚焦疗法。激光热疗目前研究疗效较确切,其机制指在超声、CT、MRI指导下,将光能转变成热能,肿瘤组织吸收热能后温度上升,癌细胞选择性的被杀伤,肿瘤组织发生凝固坏死(范围超过瘤组织0.5～1.0cm为适),而正常肝细胞极少受损。适用于肿瘤直径<5cm,数目<3个的肝癌,激光热疗可将其损毁;肿瘤直径>5cm需采用分次热疗或联合其他疗法;对高龄、伴肝外转移、无法耐受手术、术后复发者均适于此法。

射频热疗分为射频容性加热法和射频热消融法。射频热消融法是在超声CT指导下,将高频交流电使肿瘤组织中介质在高频电流作用之下震动摩擦产热形成局部高温,致癌组织蛋白变性、溶解、凝固坏死;射频容性加热法是将热源放置体表,逐步使病灶升温,该法虽属无创治疗,但很难使肿瘤达到理想的治疗温度(41℃～45℃),故临床常与其他疗法联合[88]。Hildebrand等[89]观察88例肝癌患者,此法治疗后患者在21.2个月内的肿瘤清除率达83%,极少数患者出现并发症。

微波固化疗法是利用微波中的带电离子和极性分子,在交变的电场下产生极化振动,所产生的高热被肿瘤组织吸收,肿瘤细胞的热敏感较正常高,而肿瘤组织出现凝固坏死,达到根治局部肿瘤的目的。当前微波技术已发展到可经皮穿刺、经内窥镜治疗,该治法因热凝固范围局限而适于较小的肿瘤。Liang[90]等用微波固化疗法对74例肝癌患者治疗中,发现治疗1年后生存率91.4%,3年的生存率是46.4%,5年的生存率是29%,疗效显著。

超声聚焦疗法是一种低创安全的新技术,它可以定位又具有瞬间高温上升的特点,更适合无手术适应证患者。但患者肋骨会限制超声定位,临床应用仍在探索。Li 等[91]用该法对151 例肝癌晚期患者治疗,发现治疗患者的甲胎蛋白的水平及症状评分、第1、2 年的生存率都显著高于对照组。但该治疗方法仍进一步研究。

4.3.5　肝癌的生物治疗

生物治疗是通过基因、生物制剂等调节机体的免疫机制而达到抗肿瘤之效,它对肿瘤的靶向性更高,毒副作用更小。在分子生物和免疫学发展的今日,也逐渐成为一种全新的治疗模式。包含有基因治疗、免疫治疗和靶向治疗。

基因治疗是在靶细胞中利用遗传和分子生物技术,进行基因矫正或增补,使原本不表达基因进行表达,异常基因抑制表达。研究的热点有免疫基因的治疗、抑癌基因治疗和自杀基因的治疗。此为现在肿瘤治疗中前景最为广阔的领域,临床应用还需进一步进行临床试验。

免疫治疗是使肿瘤特异性表达抗原,调节增强了机体的免疫力,从而特异性的抑制了肝癌细胞达到杀伤肿瘤的作用。目前用于治疗的细胞因子包括白介素、干扰素、肿瘤坏死因子等,免疫细胞包括替尔细胞、纳克细胞等,可以激活非特异性的细胞免疫和外周血的免疫细胞、提升癌细胞免疫原性。临床应用可以杀伤癌细胞、抑制肝癌复发并延长生存期。

分子靶向治疗利用细胞信号通路中的抑制剂、血管生成的抑制因子、生长因子抑制剂等以肿瘤细胞中超表达的分子为标志靶点,可有效地调控标志分子,抑制相关信号传导的通路,阻碍了肿瘤生长及转移。在临床中都显示了良好的疗效与前景。目前研究索拉非尼这一多靶点的药物成为治疗肝癌的药物,它可阻滞细胞新生血管生成及促进细胞凋亡。

4.3.6　肝癌的综合治疗

每个肝癌患者存在个体差异,肿瘤发展阶段分期都有同,因此应个体化综合治疗。即从每个个体入手而科学的选择一种针对的治疗方式辅以其他几种联合治疗,以尽可能的缩小肿瘤、增强抗肿瘤的能力、提高患者抵抗力为宗旨。做到延长患者的生存时间,提高了生活质量。

实验研究

1　实验材料

1.1　实验动物

健康 SPF 级昆明小鼠 72 只,体重 18～22g,雌雄各半(甘肃中医学院实验动物中心提供),动物的合格证号:医动字第 SCXK(甘)2011-0001。要求实验环境:温度为 20℃～22℃,相对湿度为 45%～50%。

1.2　肝癌瘤株

小鼠(H_{22} 肝癌)瘤株,引进于中国医学科学院北京药物研究所,在甘肃医学科学研究院药理毒理实验室小鼠腹腔中传代。

1.3　实验药物

裴氏软肝消痞丸(由黄芪、当归、鳖甲、柴胡、山甲、三棱、莪术、皂刺、海藻、昆布等组成),

规格为 6g/ 包,由甘肃省医学科学研究院提供,生产批号:110210。

复方斑蝥胶囊,0.25g/ 粒,国药准字:Z20013152,生产批号:120501,由陕西方舟制药有限公司生产。

1.4 实验试剂

小鼠 IL-12 ELISA 试剂盒:上海研卉生物科技有限公司,产品编号:YH-10071E,生产批号:20120529。

免抗鼠 Ang-2 单克隆抗体:中杉金桥生物工程有限公司,产品编号:BA1530。

山羊抗小鼠 -IgG(二抗):中杉金桥生物工程有限公司,产品编号:PV6001-3。

DAB 显色试剂盒:中杉金桥生物工程有限公司,产品编号:ZLI9017。

枸橼酸盐缓冲液:中杉金桥生物工程有限公司,产品编号:040015。

磷酸盐缓冲液(PBS):中杉金桥生物工程有限公司,产品编号:040013。

1.5 实验仪器和设备

超净工作台 (苏州净化设备有限公司,SW-CJ-1F),电子天平 (上海精科天平公司,JA-2003),双目生物显微镜(日本,OLYMPUSPM BHB),恒温恒湿箱(上海医疗器械厂,S-648),冰箱(北京伊克斯公司,伊克斯),智能控制生物组织自动脱水机(湖北泰维医疗科技有限公司,TC-120),包埋机(常州市中威电子仪器有限公司,BMJ-III),轮转式切片机(浙江,JYD),低速冷冻离心机(科大创新股份有限公司中佳分公司,KDC-2044),微量移液器(上海,WKY 型5～25μl),酶标仪(Themo Labsystems,multiskan MK3)。

2 实验方法

2.1 肝癌的模型制备

2.1.1 先选取 H_{22} 腹水型小鼠饲养 7 至 10d,选取传代较好的小鼠,在超净工作台上严格按照无菌操作抽取浓稠乳白色腹水(若为血性或颜色清亮应弃去不用),用生理盐水稀释至瘤细胞计数为 $2×10^6$ 个 /ml[92],放在冰块上保存。用胎盘蓝染色镜下观察悬液中瘤细胞存活率保证大于 95%。

2.1.2 严格无菌操作在欲接种小鼠的右前腋部皮下注射 0.2ml[93]细胞悬液,观察无溢液后放回笼中,24h 后给药,接种的成功率是 100%。

2.2 动物分组及给药剂量

2.2.1 分组

72 只 SPF 级昆明小鼠随机分出 12 只当空白组, 余下 60 只在接种 24h 后称重按随机数字表分为 5 组,每组 12 只,分别为:荷瘤对照组、裴氏软肝消痞丸(PRGXP)大、中、小三个剂量组和复方斑蝥胶囊组(BM)。

2.2.2 给药与剂量

裴氏软肝消痞丸与复方斑蝥胶囊给药前研细,用蒸馏水制成混悬液,根据小鼠的灌胃容积 0.2ml/10g[92]给药。

空白组:蒸馏水 0.4ml/只。

复方斑蝥胶囊组:胶囊 0.25g/粒,成人每日口服 2 次,3 粒/次,人以 60kg 的体重算,则成人每日给药量 0.025g/kg·d,而小鼠给药量相当成人给药量的 10 倍,给药 0.25g/kg·d。

裴氏软肝消痞丸组:6g/包,成人每日口服 2 次,1 包/次,人以 60kg 的体重算,则成人每日给药量 0.2g/kg·d,小剂量的小鼠给药量相当成人给药量的 5 倍,即 1g/kg,中剂量的小鼠给药量相当成人给药量的 10 倍,即 2g/kg,大剂量的小鼠给药量相当成人给药量的 20 倍,即 4g/kg。每组每日 8～9Am 给药 1 次/d,称重后按重量给药,共给药 12d,后脱臼处死小鼠。

2.3 观察小鼠一般的状态

造模后,主要观察每组小鼠每一天的进食、精神活动情况、皮毛、排泄、有无死亡等情况。隔日固定时间测定体重并记录。

2.4 测定抑瘤率和脾脏胸腺指数

末次给药 24h 后将小鼠进行称重,后脊髓脱臼法处死,消毒其右前腋下皮肤,完整剥离肿瘤组织并称重,后固定于甲醛(10%)中做好标记。随后取胸腺与脾脏称重,最后按照公式分别计算抑瘤率[93]、胸腺及脾脏指数[94]:

抑瘤率(%)=[(模型组平均瘤重 - 治疗组平均瘤重)/ 模型组平均瘤重]×100%

胸腺指数(mg/10g)= 胸腺重 /(结束体重 - 瘤重)×10

脾脏指数(mg/10g)= 脾脏重 /(结束体重 - 瘤重)×10

2.5 ELISA 法检测血清 IL-12 浓度

摘除小鼠眼球取血后收集于干净试管,在室温中凝固 2h,离心机 1500 转 10min 后收集血清,放置在 -20℃环境保存。①配制标准品:设 8 个标准孔依次进行倍比稀释,先于各孔中均加入 100μl 样品稀释液,于第 1 孔中加 100μl 标准品,混匀溶解后用加样器吸出 100μl,移到第 2 孔,混匀后吸出 100μl 如第 3 孔,如此反复至第 7 孔,后从第 7 孔吸去 100μl 舍去,各孔容积均是 100μl,第 8 孔是空白组。建立标准曲线图。②每孔加入待测血清 100μl 后将其放入 37℃培养箱孵育 90min。③孔内加洗涤液 3～5 次充分洗涤后,在滤纸上拍干。④备好一抗工作液 50μl 依次加入每孔,封板胶密封好,37℃下反应 60min。⑤孔内加洗涤液 3～5 次充分洗涤后,在滤纸上拍干。⑥将酶标抗体工作液加入每孔 100μl 后将其放入 37℃培养箱孵育 60min。⑦洗板同上。⑧将底物工作液加入每孔 100μl 后将其放入 37℃培养箱孵育 5～10min。⑨最后加 50μl 终止液终止反应。⑩反应板放入酶标仪(450nm)测定 OD 值,根据 OD 值在坐标上找到浓度。

2.6 HE 染色

将肿瘤组织从甲醛中取出冲洗后, 置于 70%、80%、95%、100%的乙醇溶液中分别浸泡 3h、2h、1.5h、1.5h,目的脱水;之后再于二甲苯中浸泡 2h,取出浸泡于新二甲苯溶液 1h,然后于二甲苯:软蜡溶液(1:1)中浸泡 2h,最后将肿瘤包埋于蜡中至凝固。蜡块制好后切片机切片置于防脱片上。

随后对片子进行 HE 染色,步骤如下 A 切片依次置于 3 杯二甲苯中各 10min,再于 100%、100%、95%、80%、70% 的乙醇中各浸 2min,最后放入蒸馏水中 2min,使其脱蜡→B 将切片放于苏木素 15min 染色,拿出冲洗→C 切片再浸在 1% 盐酸酒精中 15s 分色→D 于自来水下冲洗 5min 反蓝;E 伊红复染 13 min, 再冲洗→F 切片再于 70%、80% 乙醇中各 30 秒、90%、95% 乙醇中各 1min、100%、100% 乙醇中各 2min 脱去组织水分→G 组织透明将切片放在酒精:二甲苯(1:1)溶液、二甲苯ⅠⅡ分别 2min→H 最后封片在镜下观察肿瘤组织细胞变化。

2.7 免疫组化 SP 法

对余下片子进行免疫组化染色:①同 HE 染色的步骤 A 将切片脱蜡;②PBS 洗 2～3 每次 5min;③滴加 3%$H_2O_2$10min,目的消除内源性过氧化物酶活性使具有特异性;④PBS 洗 2～3 每次 5min;⑤切片放入盛有 0.01M 枸橼酸钠缓冲溶液(pH6.0)水浴锅中加热到 92℃～95℃左右 15min,要自然冷却,为使其充分暴露抗原决定簇;⑥同 2;⑦室温条件滴加山羊血清工作液 10min;⑧滴加一抗在 37℃培养箱中孵育 2h;⑨拿出后冲洗同 2;⑩滴加生物素二抗工作液,置于 37℃培养箱孵育 15min;⑪拿出后冲洗同 2;⑫滴加辣根酶标记链霉卵白素工作液,置于 37℃培养箱孵育 15min;⑬拿出后冲洗同 2;⑭DAB 显色试剂盒中试剂滴加至切片,显微镜下观察显色,控制反应时间 5～30min 后洗涤;⑮复染后再脱水,封片;⑯显微镜下观片。

2.8 肿瘤组织中 Ang-2 阳性判断标准

Ang-2 阳性反应主要表现在细胞质,胞浆棕黄色或棕褐色即 Ang-2 的阳性反应。高倍镜下随机观察 10 个视野,分别数每个视野 100 个肿瘤细胞的阳性细胞数,用平均值作为 Ang-2 的阳性细胞数。

2.9 统计学方法

所有实验数据以均数±标准差($\bar{x}$±s)表示,多组均数采用单因素方差分析,以 $p < 0.05$ 为有统计学意义。

3 实验结果

3.1 荷瘤小鼠的一般情况

造模 24h 后开始观察,各组小鼠第 3 日均有右前腋下局部肿胀,模型组腋下瘤体逐日变大,从第 3 日进食水量减少,皮毛稍粗糙,活动倦怠嗜睡,第 7 日开始瘤体迅速增长,皮毛枯乱,进食明显减少消瘦,反应迟钝活动受限;裴氏软肝消痞丸各组小鼠相比模型对照组,毛色较正常,精神活动尚可、饮食有所减少;斑蝥组状况较模型组也好。

3.2 裴氏软肝消痞丸对抑瘤率及荷瘤小鼠瘤重的影响

解剖后发现治疗组瘤体较模型组生长缓慢,裴氏软肝消痞丸大、中、小剂量组的平均瘤重均低于模型组,分别是(0.914±0.073)g,(0.777±0.084)g,(0.966±0.079)g,与模型组比较均具有统计学的意义($p < 0.05$),抑瘤率分别是 32.2%、42.4% 和 28.2%。(见表 1、图 1、图 2)

表 1 裴氏软肝消痞丸对荷瘤小鼠瘤重的影响($\bar{x} \pm S$)

组别	剂量(g·kg⁻¹)	例数(只)	平均瘤重(g)	抑瘤率(%)
模型对照组	—	12	1.347±0.125	—
PRGXP 小剂量组	1.0	12	0.966±0.079*	28.2
PRGXP 中剂量组	2.0	12	0.777±0.084*	42.4
PRGXP 大剂量组	4.0	12	0.914±0.073*	32.2
BM 组	0.25	12	0.928±0.071*	28.9

注:*$p < 0.05$,与模型对照组进行比较

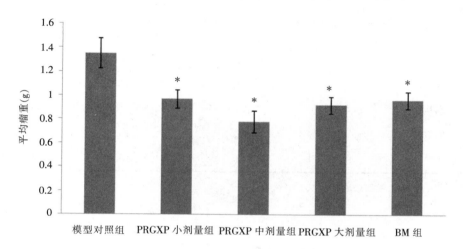

图 1 裴氏软肝消痞丸对荷瘤小鼠的平均瘤重的影响(n=12;$\bar{x} \pm S$)

(*$p < 0.05$,与模型对照组进行比较)

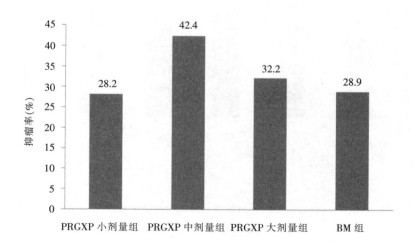

图 2 裴氏软肝消痞丸对荷瘤小鼠抑瘤率的影响(%;n=12;$\bar{x} \pm S$)

3.3 裴氏软肝消痞丸对荷瘤小鼠的免疫器官胸腺和脾脏的影响

裴氏软肝消痞丸作用后显示:模型对照组的胸腺、脾脏体积减小且重量减轻,出现胸腺呈灰白色分叶不清,脾脏变淡红色。PRGXP 大中小剂量组小鼠胸腺指数(TI)都较模型组高,中大剂量组 TI 分别是(52.8 ± 11.6)mg/10g、(52.1 ± 15.3)mg/10g 与模型对照组比较都有统计学意义$(p<0.05)$。模型组与空白组相比 TI 降低$(p<0.05)$。PRGXP 各剂量组小鼠脾脏指数 SI 均较模型组高,中大剂量组小鼠 SI 为(64.1 ± 7.8)mg/10g、(56.3 ± 9.1)mg/10g 与模型组相较有统计学意义$(p<0.05)$。模型组与空白组相比 SI 降低$(p<0.05)$。PRGXP 各剂量组及 BM 组间无统计学意义$(p>0.05)$。(见表 2、图 3、图 4)

表 2 裴氏软肝消痞丸对荷瘤小鼠胸腺指数和脾脏指数的影响$(\bar{x}\pm S)$

组别	剂量$(g\cdot kg^{-1})$	例数(只)	TI(mg/10g)	SI(mg/10g)
空白组	–	12	$60.6\pm10.8^{*}$	$70.6\pm13.0^{*}$
模型对照组	–	12	39.2 ± 7.2	45.6 ± 9.5
PRGXP 小剂量组	1.0	12	44.6 ± 10.7	$56.2\pm9.2^{*}$
PRGXP 中剂量组	2.0	12	$52.8\pm11.6^{*}$	$64.1\pm7.8^{*}$
PRGXP 大剂量组	4.0	12	$52.1\pm15.3^{*}$	$56.3\pm9.1^{*}$
BM 组	0.25	12	$51.3\pm15.8^{*}$	$61.6\pm11.1^{*}$

注:$^{*}p<0.05$,与模型对照组进行比较;

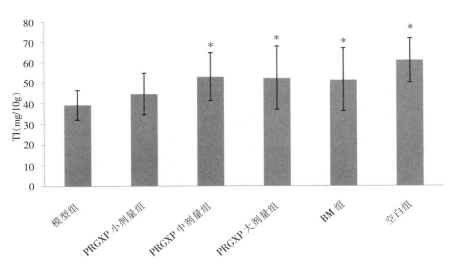

图 3 裴氏软肝消痞丸对荷瘤小鼠胸腺指数的影响$(n=12;\bar{x}\pm S)$

$(^{*}p<0.05,$与模型对照组进行比较$)$

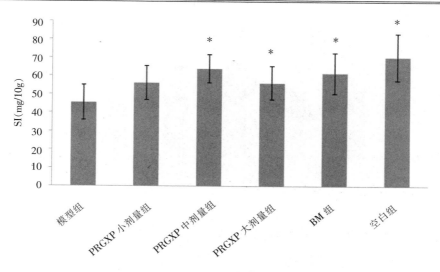

图 4　裴氏软肝消痞丸对荷瘤小鼠脾脏指数的影响　(n=12;$\bar{x}$±s)

(*p<0.05,与模型对照组比较)

3.4　裴氏软肝消痞丸对荷瘤小鼠血清 IL-12 浓度的影响

PRGXP 各剂量组小鼠血清 IL-12 的含量均有升高。PRGXP 中、大剂量组、斑蝥组及空白组与模型组比较有显著性差异(p<0.05),与小剂量组比较有显著性差异(p<0.05)。PRGXP 各剂量组与 BM 组间差异无显著性(p>0.05)。(见表 3、图 5)

表 3　裴氏软肝消痞丸对荷瘤小鼠血清 IL-12 含量的影响(n=12,$\bar{x}$±s)

组别	剂量(g/kg)	IL-12 含量(pg/ml)
模型组	-	14.70±2.79
PRGXP 低剂量组	1.0	15.49±3.10
PRGXP 中剂量组	2.0	21.15±3.33*▼
PRGXP 高剂量组	4.0	20.95±3.58*▼
BM 组	0.25	21.03±3.70*▼
空白组	-	23.31±2.99*▼

注：*p<0.05，与模型组比较；▼p<0.05,与小剂量组比较；

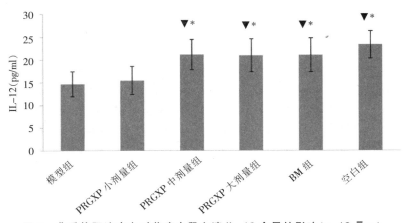

图 5 　裴氏软肝消痞丸对荷瘤小鼠血清 IL-12 含量的影响(n=12,$\bar{x}\pm s$)

(*$p<0.05$,与模型组比较;▼$p<0.05$,与小剂量组比较)

3.5　裴氏软肝消痞丸对荷瘤小鼠肿瘤组织中 Ang-2 表达的影响

免疫组化 SP 法结果:PRGXP 各剂量组中肿瘤组织 Ang-2 阳性细胞数的表达不同程度低于模型组,PRGXP 大中剂量组、BM 组与模型组相较有显著性差异($p<0.05$)。PRGXP 剂量组和 BM 组无显著差异($p>0.05$)。(见表 4、图 6、附图 2 Ang-2 免疫组化照片)

表 4 　裴氏软肝消痞丸对荷瘤小鼠肿瘤组织中 Ang-2 表达的影响(n=12,$\bar{x}\pm s$)

组别	剂量(g/kg)	Ang-2 阳性细胞数
模型组	–	65.21±8.62
PRGXP 小剂量组	1.0	61.41±7.20
PRGXP 中剂量组	2.0	56.32±7.93*
PRGXP 大剂量组	4.0	55.05±5.93*
BM 组	0.25	53.95±5.60*

注:*$p<0.05$,与模型组比较

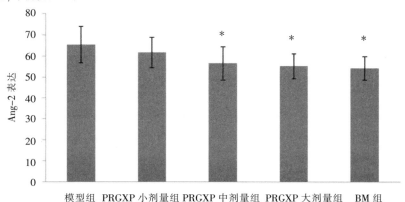

图 6 　裴氏软肝消痞丸对荷瘤小鼠肿瘤组织中 Ang-2 表达的影响(n=12,$\bar{x}\pm s$)

(*$p<0.05$,与模型对照组比较)

3.6 HE 染色分析

模型对照组:癌细胞紧密排列,体积变大,形态不规则,细胞核变大变多,核具有分裂象,且细胞间相互重叠看不清界限;高剂量组:癌细胞体积变小,核固缩,分裂象较模型组少,见坏死细胞,且细胞间隙变大;中剂量组:也有核固缩,分裂象明显减少,见大片坏死细胞,肿瘤细胞间隙显著变大;低剂量组:与高剂量组差异不大;斑蝥组:肿瘤细胞分布较模型组分散,有核固缩且核分裂象减少,可看到部分坏死区。(附图1,HE 染色图片)

4 讨论

裴氏软肝消痞丸为裴老结合四十余年的临床,具有扶正固本、破血祛瘀、疏肝理气、清热解毒、软坚散结等效的中药制剂。治疗失去手术机会的中、晚期肝癌疗效显著,达到直接消瘤抗癌的功效;结合放化疗,同时还会减轻它们的副作用,提高了患者的生存质量。本实验进一步研究了该药的机理,计算了 H_{22} 荷瘤小鼠的抑瘤率与胸腺脾脏指数,并用 Elisa 测定 IL-12 的血清含量,免疫组化法测定了 Ang-2 在瘤组织的表达,探讨了裴氏软肝消痞丸与肿瘤血管生成之间的关系。

4.1 裴氏软肝消痞丸的组方分析

裴氏软肝消痞丸药物由丹参、黄芪、皂刺、半枝莲、白花蛇舌草、莪术、海藻等药物组成。其中黄芪味甘性温,主入肺、脾经,具有补气固表、托毒排脓之效,现代药理研究黄芪中含有黄酮类成分芒柄花黄素、红芪多糖、葡萄糖甙等成分,提高了非特异性免疫功能。丹参味苦、性寒,入心、脾血分,具有活血祛瘀,养血安神的功效,药理研究丹参酮ⅡA可诱导肿瘤细胞分化,促进凋亡。研究利于 SMMC-7721、HepG2 细胞的凋亡,可能是与下调 VEGF、COX-2 mRNA 的水平、上调 p38MAPK 的表达有关[94 95];半枝莲、白花蛇舌草均属清热解毒之品,药理研究发现白花蛇舌草中的熊果酸可诱导癌细胞分化、防止突变、抑制血管生成。皂刺辛、温,归肝、胃经,具拔毒排脓、活血消肿之效。其中的黄酮类化合物可以抑制变型 P53、增殖细胞核抗原,提高血清 IL-12、IL-2、TNF-α 的含量影响肿瘤增殖。莪术性温味辛苦,具活血破瘀、行气止痛等效。研究发现莪术中的莪术油体外可以抑制 HepG2 细胞表达 Ang-2 和 COX$_2$,诱导肿瘤细胞凋亡。海藻味咸性寒,归肾、肝经,具利水消肿、软坚散结之效。海藻中含有萜类化合物可提升血清 TNF-α、IL-6 含量,从而增强了免疫功能。纵观全方根据肝癌"虚、瘀、毒"之病机潜方用药,达到扶正不存邪,邪去不伤正之标本兼顾的效果。

4.2 动物模型的建立

此次实验采用药物抑制肿瘤的经典造模方法——小鼠 H_{22} 肝癌移植模型。依照实验不同的需要有以下三种移植模型:原位移植模型(即将肝癌细胞或组织移植至动物肝脏)、皮下-肝原位移植瘤模型(即先将完整的肝癌组织接种动物皮肤下长成移植瘤,再将移植瘤接种在动物的肝内)、和异位移植模型(即肝癌细胞或组织移植至动物皮下等部位),而本实验采用的第三种方法最常用。H_{22} 瘤株(肝癌实体肿瘤)是中科院上海药物所于 1963 年引进的,并将此瘤株变为腹水型,检测发现仍然具有上皮组织特点,成为低分化的肝癌。因此结合大量文献,且前任师姐们造模都表明,该方法成瘤比率可达100%,生物学特征稳定,生长速度较快,操作容易,因此药物在体内代谢及分布能得到更好的体现。

4.3 阳性对照药物的选择

在选择阳性对照药物时要遵循一定原则,其一可比性,复方斑蝥胶囊也有破血祛瘀、清热解毒、软坚散结等效,临床治疗原发性肝癌等消化道肿瘤,在功效主治及给药途径上均与软肝消痞丸相似;其二合法性,复方斑蝥胶囊是依照《药典》标准所生产的合法药品;其三该药是当前公认的有效抗癌药物,实验表明斑蝥中斑蝥素成分可抑制肿瘤细胞 DNA、RNA 合成,诱导凋亡,并可阻断癌细胞分裂终止于 M 期,破坏细胞结构[96]。故本实验选用复方斑蝥胶囊从功效、药理研究方面与裴氏软肝消痞丸颇具相似之处,故选其为阳性对照药。

4.4 裴氏软肝消痞丸的抑瘤作用

实验结果提示:裴氏软肝消痞丸三个剂量组平均的瘤重均小于模型组,分别为 (0.914 ± 0.073)g,(0.777 ± 0.084)g,(0.966 ± 0.079)g,与模型对照组比较均具有统计学意义 $(p<0.05)$,抑瘤率分别为 32.2%、42.4%和 28.2%,证明裴氏软肝消痞丸可明显抑制肿瘤生长,且中剂量效果最好。

4.5 裴氏软肝消痞丸对免疫器官的影响

机体的免疫功能与肿瘤的产生发展关系密切。如免疫功能强大,会增强机体对肿瘤产生的免疫效应,抑制其生长。脾脏和胸腺为最重要的免疫器官。脾脏是外周最大之免疫器官,各种免疫细胞居于其中,是对抗原产生免疫应答的场所,产生多种免疫效应物的集合地。胸腺是中枢重要的免疫器官,是细胞免疫的主要参与者,是 T 细胞产生、分化及成熟的重要场所。它可介导肿瘤的细胞免疫。因此,胸腺和脾脏的改变一定程度评价了机体免疫状态的强弱,是否提升胸腺和脾脏的质量作为了提高免疫功能的客观指标之一。

对模型组小鼠的胸腺与脾脏称重重量减轻,体积缩小,少数胸腺呈灰白色,脾脏呈淡红色。裴氏软肝消痞丸各剂量组的胸腺指数均高于模型组,中大剂量较模型对照组增长比较具有统计学意义 $(p<0.05)$。裴氏软肝消痞丸各剂量组的脾脏指数均高于模型组,中大剂量较模型对照组增长比较具有统计学意义 $(p<0.05)$。各剂量组与斑蝥组之间无显著性差异 $(p>0.05)$。实验结果表明:裴氏软肝消痞丸可改善 H_{22} 荷瘤小鼠免疫器官胸腺和脾脏,表明该药能增强荷瘤小鼠非特异性免疫功能。

4.6 裴氏软肝消痞丸对所选指标的影响

4.6.1 对 Ang-2 的影响

促血管生成素(angiopoietin,Ang)是近年研究发现的一族蛋白分子,家族成员主要有 Ang-1,Ang-2 两种分子。其主要表达在胚胎发育时期,以促进心血管系统完善成熟;成年时期的表达中,只有女性的生殖系统即卵巢子宫中高表达,其他组织中均呈低表达。肿瘤形成新生血管与一般的血管生成过程不同,它会在原有肿瘤血管床上新生,而新生的血管源于成血管细胞,新生过程分为血管生成前期和血管生成期,血管生成期会经历内皮细胞的增生迁移、细胞内外基质的重塑、新生毛细血管发生分化相互吻合等。在此过程中 Ang-1 调节新生血管的数目与管径,参与影响到血管周围基质细胞和内皮细胞之间黏附增强起到维持血管的稳定与成熟。而 Ang-2 是 Ang-1 的天然拮抗剂[97],与恶性肿瘤关系密切。研究表明[98 99]Ang-2 能促进肿瘤血管新生,而有利于肿瘤的转移与浸润。下面对 Ang-2 的结构、及如何促进肿瘤血管新生概括如下。

1996 年研究者发现分子量 75kd 的 Ang-2,496 个 AA 构成全长 149bp。Ang-1 与 Ang-2 有 60%同源性,人与鼠的 Ang-2 有 85%的同源性。Ang-2 与 Ang-1 结构相似,它的蛋白结构氨基端含有 coilde-coilde 结构域,梭基端含有纤维蛋白原样结构域。Angs 共同特点即能结合 Tie-1 或 Tie-2,诱导出芽[100]。Tie 受体家族是受体酪氨酸激酶超家族(Reeeptor Tyrosin Kinases RTKs)的一类,该家族是一种细胞表面蛋白,可以介导细胞间信号进入胞浆,如血管的维持与建立[101 102]。Tie 受体包括 Tie-1 和 Tie-2 两种亚型,Tie-2 生理状态主要结合的配体是 Ang-1,它由血管内皮细胞周围的支持细胞来合成,再与其周围血管内皮细胞膜的 Tie-2 受体通过旁分泌来结合, 激起 Tie-2 受体磷酸化来发挥作用——促使胞外的信号通过 Ang-1/Tie-2 系统进入胞内[103],Ang-1 帮助了血管内皮细胞的生存,抑制凋亡,促进了内皮细胞的出芽与迁移,而维持了血管的成熟与稳定。所以 Ang-1/Tie-2 系统主要介导了血管成熟。而 Ang-2 是 Ang-1 的拮抗剂,在血管的侵入部位血管内皮细胞内 Ang-2 与 Tie-2 大量结合相互作用,抑制 Ang-1 生物作用,直接致使血管内皮细胞发生凋亡而血管萎缩,血管内皮细胞之间、内皮细胞同周围基质细胞解离,破坏了 Ang-1 所维持的血管稳定性,此时血管具有极大的弹性,更易于对 VEGF 等内皮生长因子的出芽信号作出反应,因而促进了肿瘤血管形成与重构[104]。研究发现 Ang-2/Tie-2 在肿瘤组织内皮细胞表达显著高于周围组织[105],表达量都与肿瘤的血管数目与肿瘤发展的恶性程度正相关[106]。且 Ang-2 特异性表达程度最高部位是肿瘤边缘血管新生区[107],参与到肿瘤血管的新生与延续,直接影响肿瘤生长和转移。

采用免疫组化法观察肿瘤组织中 Ang-2 的表达:软肝消痞丸各剂量组 Ang-2 的阳性细胞数表达均低于模型组,大、中剂量组与模型组比较有显著性差异($p<0.05$)。结果表明:本药可以降低荷瘤小鼠肿瘤组织中 Ang-2 的表达,达到抑制肿瘤血管生成抗肿瘤作用。

4.6.2 对 IL-12 的影响

白细胞介素 12 (IL-12) 是一种重要的免疫调节因子, 还是一种抑制血管生成的因子。IL-12 于 1986 和 1989 年由两个研究小组分别独立发现,给其命名为细胞毒淋巴细胞成熟因子(CLMF)、自然杀伤细胞刺激因子(NKSF)[108]。虽给予不同的命名,但 1991 年经研究者进行基因克隆证明它们是同种物质,因而统一命名——白细胞介素 12。IL-12 是由 P40 与 P35 这两个亚单位,通过二硫键共价结合,而形成的分子量是 75KD 的异二聚体糖蛋白。这两个亚单位由不同的基因分别编码,在细胞内这两者再组合成完整的 IL-12 分子结构而释放出来。IL-12 的异二聚体形式是 IL-12P70,它是 IL-12 所发挥生物效应的最基本分子构成,游离的 P40 或 p35 亚单位的单体不会表现 IL-12 的生物效应。IL-12 通过抗原的呈提细胞产生,如 B 淋巴细胞、单核细胞、巨噬细胞、树突状细胞、上皮细胞、朗罕氏细胞和中性粒细胞等。

大量实验证明,IL-12 能够显著抑制多种肿瘤(结肠癌、肝癌、乳腺癌、卵巢癌等)生长转移,因此 IL-12 在肿瘤、自身免疫性疾病等的防治中扮演着重要角色,主要发挥的生物学效应有:一是参与机体的免疫①促进幼稚的 Th 细胞发展为 Th1 细胞,促进 Th1 细胞表达IL-12Rβ$_2$,增强了干扰素 - γ(IFN-γ)、TNF 等细胞因子合成和分泌,介导细胞的免疫应答;②促 NK 细胞增殖活化产生了 INF-γ,增加了 NK 细胞内穿孔素、颗粒酶合成并释放,激活了 NK 细胞的细胞毒作用;③活化并加强了中性粒细胞的杀灭、吞噬细菌的能力,使外周的血白细胞增强分泌 IFN-γ;④使巨噬细胞内 NO 的分泌增加(NO 是促使细胞程序化死亡的细胞毒分子);⑤促使 B 细胞分裂增殖,分化成为浆细胞,分泌了 IgM;6. 协同 IL-2 等细胞因子使 NK 细胞增殖,增强了 ADCC 作用,并且促进造血干细胞的增殖;二是参与抑制血管生成①首先诱导 INF-γ 生成,再诱导蛋白 -10(IP-10)等细胞因子抑制肿瘤血管的生成。②上调血管细胞黏附分子、钙粘着素含量,预防肿瘤生长与转移。

本实验用 ELISA 法测定荷瘤小鼠血清中 IL-12 的浓度,结果显示:裴氏软肝消痞丸各剂量组的血清 IL-12 含量较模型对照组均升高,大、中剂量的 IL-12 含量分别为(20.95±3.58)pg·ml^{-1}、(21.15±3.33)pg·ml^{-1},与模型组比较具有统计学意义($p < 0.05$);复方斑蝥胶囊组(BM)血清中的浓度为(21.04±3.70)pg·ml^{-1},与模型对照组比较有统计学意义($p < 0.05$),PRGXP 中大剂量组、BM 组与 PRGXP 小剂量组比均具统计学意义($p < 0.05$);结果表明:本药可以升高荷瘤小鼠血清 IL-12 的含量,达到抑制肿瘤血管生成抗肿瘤作用。

4.6.3 两个指标之间的关系

IL-12 是目前所发现对免疫活性细胞诱导作用最强的细胞因子,IL-12 可不赖免疫系统只抑制内皮细胞而抑制肿瘤血管生成,IL-12 可以上调 IP-10 等抑制血管生成因子,下调 Ang-2、VEGF、bFGF 等促进血管生成因子,协同抑制了肿瘤的血管新生。进一步研究表明,IL-12 能够抑制血管内皮细胞增殖抑制肿瘤血管生成的可能机制[109]有,IL-12 在肿瘤组织中,参与抑制 Ang-2 基因表达,使 Ang-2 无法拮抗 Ang-1/Tie-2 信号的传导途径,因而 Tie-2 受体会磷酸化,内皮细胞受到抑制,支持了内皮细胞之间、内皮细胞和周围基质细胞间的连接,稳定了内皮细胞保持的静息状态,维护了血管完整,内皮细胞不能出芽形成新的血管,血管的生成受到抑制,因而肿瘤生长无法继续。

综上所述:裴氏软肝消痞丸对 H$_{22}$ 荷瘤小鼠肿瘤的生长起到明显抑制作用;对胸腺、脾脏等免疫器官起到增重作用;对 H$_{22}$ 荷瘤小鼠肿瘤组织中 Ang-2 的表达起到抑制作用;同时又升高了血清中 IL-12 的含量。证明了裴氏软肝消痞丸促进机体的非特异性免疫功能,抗肿瘤作用的机理之一可能是通过下调肿瘤组织 Ang-2 的表达和上调血清 IL-12 的含量,从抑制肿瘤血管生成而实现抗肿瘤作用。

结　语

1　结论

1.1　裴氏软肝消痞丸能够改善小鼠的一般情况。

1.2　裴氏软肝消痞丸能够明显抑制肿瘤的生长，其药理效应与多年临床应用中疗效相一致。

1.3　裴氏软肝消痞丸提高荷瘤小鼠的胸腺指数、脾脏指数,增强了荷瘤小鼠非特异性免疫功能。

1.4　裴氏软肝消痞丸能够提高血清中 IL-12 的含量,下调肿瘤组织中 Ang-2 的表达,提示是裴氏软肝消痞丸抗肿瘤的可能途径之一。

2　体会与展望

裴氏软肝消痞丸集扶正固本、软肝散结、活血逐瘀、清热解毒于一体,治疗原发性肝癌的中药制剂,对胃癌及食管癌均有奇效。近年来,动物实验进一步研究证实了该药的疗效。本实验选择 H_{22} 荷瘤小鼠的造模方法科学易操作,且成功率很高。所选指标 Ang-2 和 IL-12 证明了该药可以抑制肿瘤血管的生成,本实验为该药在临床中开发和推广奠定了一定的理论基础。

本课题的立题依据来源裴正学教授四十余年临床经验的启发,充分体现用临床经验指导实验的研究思想,避免了实验研究的盲目性。在今后的研究中,要利用好现代科学技术的新成果,对裴氏软肝消痞丸调节血管生成的相关机理再进行深入研究,更加完善实验设计深入探讨裴老的中西医结合防治肿瘤的思想方法,使该方药得到更多微观阐释。

参考文献

[1]中国抗癌协会肝癌专业委员会等. 原发性肝癌规范化诊治专家共识. 临床肿瘤学杂志,2009,3(14):259

[2]中国癌症预防与控制规划纲要. 中国肿瘤. 2004,02:65-68

[3]hang W,Leonerd T,Bath-Hetxll F,et al.Chinese herbal medicine for atopiceczema. Cochrane Database Syst Rev. 2005:CD002291

[4]Chen X,Murakami T,Oppenheim JJ,Howasd OM. Triptolide,aconstiyent of immunosuppressive Chinese herbal medicine,is a potent suppressor of dendritic-cell maturation and trafficking.Blood. 2005;106: 2409-2416

[5]Tamura R,Takahashi HK,Xue D,etal. Enhanced effects of combined bu-zhong-yi-qi-tang (TJ-41)and interleukin-18 on the production of tumor necrosis factor-α and interleukin-γ in human peripheral blood mononuclear cells. J Int Med Res. 2004;32:25-32

[6]Shao BM,Xu W,Dai H,Tu P,Li Z,Gao XM. A study on the immune recepors for polysaccharides from the roots of Astragalus membranaceus,a Chinese medicinal herb. Biochem Biophys Res Commun. 2004;320:

1103-1111

[7]Qiu D,Kao PN,Immunosuppresswive and anti-inflammatoru mechanisms of triptolide, the principal active diterpenoid from the Chinese medicinal herb Triperygium wilfordii Hook. f. Drugs R D. 2003; 4:1-18

[8]Tejeda M,Gaal D ,Barna K,etal. The antitumor activity of the somatostatin structural derivative (TT2232) on different human tumor xenografts[J]. Anticancer Res , 2003 , 23(5A) :4061-4066

[9]Jean Marx. ANGIOGENESIS : A Boost for Tumor Starvation. Science , 2003 , July 25, 301: 452～454

[10]裴正学.扶正培本与免疫.裴正学医学经验集,甘肃科学技术出版社,2003:95-97

[11]Thomas MB, Zhu AX. Hepatocellular carcinoma: the need for progress [J].J Clin Oncol, 2005, 23: 2892-2899

[12]Hang W,Leonerd T,Bath-Hetxll F,etal.Chinese herbal medicine for atopic eczema. Cochrane Database Syst Rev. 2005;CD002291

[13]裴正学.肝癌方初探.裴正学医学经验集.甘肃科学技术出版社,2003,143- 144.

[14]裴正学.扶正培本与免疫.裴正学医学经验集.甘肃科学技术出版社,2003:234- 246.

[15]HAUBNER R,WESTER H J.Radiolabeled tracers for imaging oftumor angiogenesis and evaluation of anti-angiogenic therapies Current Pharmaceutical Design.2004

[16]Liotta LA, Tumor invasion and metastasis role of the extracellular matrix: Rhoadsmemorial award lecture[J].Cancer Res, 1986, 46(1): 1-7

[17]Cao Y, O'Reilly MS, Marshall B, etal.Expression of angiostatin cDNA in a mur-ine fibrosarcoma suppresses primary tumor growth and produces long-term dorman-cy of metastases. J Clin Invest, 1998, 101(5): 1055-1063

[18]姜志胜,唐朝枢.血管新生极其意义.中国动脉硬化杂志.2000(02)

[19]Valenzuela DM,Griffiths JA,Roja sJ,etal.Angiopoietin-3and4:Diverging gene eounteprarts in mice and human. PNAS,1999,96(5):1904-9.

[20]Chug YS,Tomaso ED,McDonald DM,etal. Mosaic blood vessels in tumors: Ferqueney of cancer cells in contact with flowing blood PNAS97:14608-13

[21]南京中医学院校.诸病源候论校释.北京:北京出版社,1980.576-580

[22]罗天益.卫生宝鉴.北京:人民卫生出版社,1983.212

[23]朱震亨.丹溪心法.上海:上海科学技术出版社,1959.214

[24]李东涛,李富玉,李军艳等.中医治疗肝癌的历史沿革.光明中医,2008;23(1):8

[25]王焘.外台秘要.人民卫生出版社影印,1982.329

[26]朱震亨.丹溪心法.上海:上海科学技术出版社,1959.214

[27]李中梓.医宗必读.北京:人民卫生出版社,1995.378

[28]张璐.张氏医通.上海:上海人民出版社,1990.133

[29]桑国优,韦世秀,刘成军等.黄芪抗肿瘤作用及机制和临床应用研究进展.时珍国医国药,2008,19(12):3022-3033

[30]邓晶,蒋永新.人参皂苷CK抗肿瘤活性研究进展.现代肿瘤医学,2009,17(11):2235-2236

[31]许杜娟,陈敏珠.川乌抑瘤作用及其机制.中国医院药学杂志,2005,25(10):923-925

[32]李庆,范晓磊等.参杞合剂抗肿瘤免疫的动态实验研究.大连医科大学学报,2007,29(3):219-220

[33]韦鹏涯,浦洪琴,韦星等.半枝莲提取物诱导人肝癌SMMC-7721细胞凋亡及其对凋亡相关蛋白表达的影响[J].时珍国医国药,2007,18(12):3020-3022

[34]Ma L, Wen S, Zhan Y, He Y, Liu X, Jiang J. Anticancer effects of the Chinese medicine matrine on murine hepatocellular carcinoma cells[J].Planta Med.2008,74(3):245-251

[35]Hsu SC, Kuo CL, Lin JP, Lee JH, Lin CC, Su CC, Lin HJ, Chunq JG. Crude ex tracts of Euchresta formosana radix induce cytotoxicity and apoptosis in human hepatocellular carcinoma cell line (Hep3B)[J].Anticancer Res..2007,27(4B):2415-2425

[36]司维柯,李鹏,姚婕.苦参碱对HepG2细胞代谢水平和基因水平的影响.第三军医大学学报,2002,24(11):1346-1349

[37]张侠,刘端棋,刘彦珠等.温阳散结中药诱导BEL-7402细胞凋亡的初步研究.中国中药杂志,2000,25(7):428-430

[38]Yan F, Tian XM, Ma XD. Effects of resveratrol on growth inhibition and gap-junctional intercellular communication of HepG2 cells [J].Nan Fang Yi Ke Da Xue Xue Bao.2006, 26(7):963-966

[39]宋长城,吕祥等.蜂毒素对人肝癌裸鼠移植瘤的抗血管生成作用.实用癌症杂志,2011,53(3):150-153

[40]陈涛,胡卫,崔帮平等.珠子参对小鼠H_{22}肝癌抑制作用及机制.世界华人消化杂志,2007,15(24):2597

[41]李子健,尤玥等.姜黄素抗肿瘤作用实验研究.中国科技信息,2012,23(2):171-173

[42]孙震,陈石良,谷文英等.人参二醇皂甙体内抗肿瘤作用的实验研究.药物生物技术,2001,8(5):279-283

[43]赵晓琴.复方龙葵糖浆诱导小鼠H_{22}肝癌细胞凋亡作用机制的研究.辽宁中医杂志,2005,32(9):974-975

[44]李秀荣,张丹,齐元富等.消瘤平移合剂含药血清诱导肝癌H-7402细胞凋亡的实验研究.中国中西医结合杂志,2001,21(9):684-687

[45]李东涛,孙桂芝,裴迎霞等.益气活血软坚解毒方含药血清诱导人肝癌细胞系Bel-7402细胞的凋亡.世界华人消化杂志,2005,13(18):2217-2221

[46]宋长城,吕祥等.蟾蜍灵抗肿瘤作用极其分子机制研究进展.现代肿瘤医学,2010,18(09):1863-1865

[47]李冀,付雪艳等.西洋参多糖多糖类物质研究进展.中医药信息,2006,23(4):14-15

[48]张妮娜,卜平,朱海杭等.半枝莲抑制肿瘤血管生成的作用及其机制研究.癌症,2005,24(12):1459-1463

[49]吴洪斌.白花蛇舌草含药血清对SMMC-7721人肝癌细胞的生长和分化的影响及机制研究.广州中医药大学,2008

[50]朱宁希,罗文纪,吕庆华等.苦参碱对白血病细胞诱导分化作用.上海中医药大学学报,2001,15(1)43-44

[51]程向东,杜义安,黄灵等.苦参碱在调节 Bax 和 Bcl-2 蛋白表达诱导 HepG2 细胞凋亡中的作用.中国肿瘤临床,2008,35(12):711-713

[52]Deng X K,Yin W,LiW D,etal.The anti-tumor effects of al-kaloids from the seeds of Strychnos nux-vomica on HepG2cell sand its possibleme chanism[J].J Ethnopharmaco,2006,106(2):179

[53]白锦雯,张颖,吴菁.青椒碱对 DEN 诱发大鼠肝癌抑制作用的流式细胞光度术分析.北京中医药大学学报,1999,22(6):34

[54]闻智勇,张天娥,杨彦等.癌肿宁对荷实体型肝癌 H_{22} 小鼠肿瘤红细胞免疫和肿瘤细胞周期的影响.中国中西医结合脾胃杂志,2008,(1):17-19

[55]黄炜,吕冬霞,罗佳滨等.甘草酸对人肝癌 SMMC-7721 细胞 Caspase-3 和 p53 表达的影响.黑龙江医药科学,2007,30(6):3-4

[56]曾小莉,涂植光.人参皂甙 rh2 对人肝癌细胞 SMMC-7721 的诱导分化作用.癌症,2004,23(8):879-884

[57]张锐,崔永安等.单味中药诱导肿瘤细胞分化的研究进展.现代中西医结合杂志,2008,17(36):5706

[58]刘平,周建峰,胡义扬等.益气益阴诱导 SMMC-7721 肝癌细胞分化作用与意义.中国中医基础医学杂志,2000,6(8):29-34

[59]季秀海,钱晓萍等.中药有效成分抗肿瘤血管生成研究进展.现代肿瘤医学,2010,18(3):594-596.

[60]黄金玲,蔡横顾武军.加味小陷胸汤抗肿瘤作用的实验研究,中国中医药科技,2007,14(4):251-252

[61]胡兵,安红梅,李新民.龙力胶囊对人肝癌细胞诱导分化及机理研究.成都中医药大学学报,2000,23(1):46-48

[62]王学江,钱英,丰平.调肝颗粒剂阻断肝癌前病变过程中的抗氧化和清除自由基作用.中国肿瘤,2004,24(5):470-472

[63]张学武,张学斌.珍珠梅提取物对 DEN 所致大鼠肝癌前病变抑制作用的研究.中国实验方学杂志,2004,20(4):33-35

[64]景明,李沛清等.贞芪扶正分散片对肿瘤化疗的增效和减毒作用研究.时珍国医国药,2010,21(3):604-605

[65]李敏,钱晓萍等.奥沙利铂联合复方苦参注射液抗血管生成作用的实验研究.中国癌症杂志,2008,18(3):167-170

[66]王志学,焦中华.消瘤平移合剂抗肿瘤术后转移的临床及实验研究.山东中医药大学学报,1999,23(4):213

[67]李颖璐,王留兴等.刺五加叶皂甙在 EC9706 裸鼠模型中的抑瘤作用.山东医药,2008,48(9):49-50

[68]刁风生,杨大国,吴其恺等.正肝方及其拆方影响人肝癌细胞增殖及端粒酶活性的体外实验研究.中国中西医结合急救杂志,2005,12(6):338-340

[69]张续平,易玉海等.超微化白芨粉悬液栓塞治疗原发性肝癌的临床效果.实用医药杂志,2006,12(3):330-335

[70]曹文涛,石巍.白黎芦醇抗肿瘤血管生成机制.国际肿瘤学杂志,2006,33(12):918-921

[71]刘菲,王建刚,席守民等.中药壁虎抗肿瘤作用的实验研究.时珍国医国药,2008,19(4):957-959

[72]杜萌,丁安伟等.薏苡仁化学成分及其防止肿瘤作用机制研究.吉林中医药,2012,32(2):195-197

[73]陈达理,张绪慧.鳖甲煎丸抗肿瘤血管生成的实验研究.浙江中医杂志,2004,(12)535-537

[74]李绚,王伯瑶,阎容华等.参麦注射液对人脐静脉血管内皮细胞的作用研究.四川中医,2005,23(1):20-22

[75]钦伦秀,孙惠川,汤钊猷.原发性肝癌研究进展.China J Surg,2006,44(15):1070

[76]陆再英,陆南山.内科学.北京:人民卫生出版社,2008,457-462

[77]庞春艳.微囊藻毒素促肝癌过程中 p53、p21 基因表达改变及相关机理研究.福建,福建医科大学,2004

[78]Yao DF, Wu XH, Zhu Y, et al. Quantitative analysis of vascular endothelial growth factor, microvascular density and their clinicopathologic features in human hepatocellular carcinoma [J].Hepatobiliary Pancreat Dis Int,2005,4(2):220-226

[79]张萍,钟儒刚等.微囊藻毒素诱发癌症的作用机制研究进展.癌变.畸变.突变,2009,23(1):96

[80]刘东涛,张涛等.原发性肝细胞癌中黄曲霉素 B1-DNA 加合物暴露水平分析.宁夏医科大学学报,2012,18(4):218-220

[81]李缓,苏建家,曹骥等.用 cDNA 阵列技术研究黄曲霉毒素 B 诱发树韵肝癌形成过程中的基因变化.中华肝脏病杂志,2003,11(2):96-99

[82]裴广军,付莉等.中国人群饮酒与原发性肝癌的 Mate 分析.现代预防医学,2008,14(2):88-91

[83]方俊,刘伯齐,张庆镐等.吸烟与肝癌关系的病例对照研究.延边大学医学学报,2003,(2):106-108

[84]李苏平,丁建华,吴建中等.泰兴市肝癌的分离比及遗传度估算.肿瘤防治杂志,2001,8(6):570-572

[85]孟炜,陆鸿雁,蔡如琳等.原发性肝癌的遗传流行病学研究.中华流行病学杂志,2002,(6):193-194

[86]蔡建强,毕新宇.原发性肝癌的个体化综合治疗.临床肝胆病杂志.2011,27(4):20

[87]樊嘉,周俭,徐泱.肝癌肝移植适应证的选择.上海复旦标准.中华医学杂志,2006,86(18):1227-31

[88]彭磷基,陆大祥.肝癌治疗学的研究进展.中国老年学杂志,2009,9(5):628-631

[89]Hildebrand P,KleemannM, Roblick UJ,et al. adiofrequency-ablation of unresectable primary and secondary liver tumors: results in 88 pa-tients[J].LangenbecksArch Surg, 2006; 391(2): 118-23

[90]Liang P,Dong B,Yu X,etal. Prognostic factorforpercutaneousmicro-wave coagulation therapy of hepatic metastases[J].JR Am J Roent-geno,l 2003;181(5):1319-25

[91]LiYY,ShaWH,Zhou YJ,etal. hortand long term efficacy ofhigh in-tensity fo cused ultrasound therapy foradvanced hepatocellular carcinoma[J].J GastroenterolHepato, 2007;22(12):2148-54

[92]刘展华, 黄福海等. 参桃软肝丸对术后复发性肝癌的治疗作用. 广州中医药大学学报,2006,23(6):467-468

[93]徐叔云,卞如濂,陈修.药理试验方法学.人民卫生出版社,2002:1757-1827

[94]李琦,王炎,范忠泽等.丹参酮 IIA 及其纳米粒诱导肝细胞凋亡及对 p38MAPK、TGFβ-1 信号蛋白表达的影

响.肿瘤,2008,28(1):8-12

[95]符寒,和水祥,徐俊丽等.丹参酮 IIA 对肝癌细胞血管内皮生长因子表达的影响.西安交通大学学报(医学版),2009,30(1):115-118

[96]刘晓兰,陈家旭,刘燕等.去甲斑蝥素诱导 HL60 细胞凋亡的研究.北京中医药大学学报.2000,23(4):35-37

[97]Willima N,ProcoPio,Paul1.Pelvain,William M.F.Lee,and Newmna M. Yeild ing. AngioPoietin-1 and-2 coiled-coiled domains Mediate destinet homo-oligomerization Pattems, but fibrinogen-like domains mediate ligand aetivity JBC. 1999, 274(42): 30196-201

[98]Vicholas W.Gale and George D.Yanco poulos.Growth factors Acting via en dothelial cell-specific receptor tyrosine kinases: VEGFs. angiopoietins, and ephrins invascular development Genes Develop. 1999,13:1055-66

[99]Davis S,Aldrich TH,Jones PF. etal. Isolation of angiopoietin-1, a lignad for the Tie2 receptor, by secretion-trep expression clolling cell 1996,87(7):1161-9

[100]MaisonPierre PC,Suri C,Jones PF,etal.Allgiopietin-2,a natural antagonist for Tie2 that disrupts in vivo angiogenesis. Seienee,2000,277:55-60

[101]Valenzuela DM,Griffiths JA,Rojas J, etal. Angipooietin-3 and 4: diverging gene counterparts in mice and human. PNAS,1999,96(5):1904-9

[102]krikun G,sehatz F,Finlay T,etal.Expression of angiopoietin-2 by human en dometrial Endothelial cells:regulation by hypoxia and inflannnation.Biochernical and biophysieal esearch communications,2000,275(1):159-163

[103]suri C,oJnes PF,Patna S,Barttulkova S,MaisoPnierre PC,Dvais S,Sato TN, yancoPouofs GD.Reuiqsite role of angiopoietin-1,a ligand for the TIE2 receptor During embryonic angiogenesis. Cell,1996,87(7):1171-1180

[104]MaisonPierre PC,Sur iC,Jones P,Fbartuknova S,Wiegnad SJ,Radziejewski C, ComPton D, McClain J,Aldrieh TH,Ppaadopoulos N,Daly TJ,Dvais S,Satol TN, yan copou los GD. Angiopoietin-2,a natural antagonist for Tie2 that disrupts in vivo angiogenesis. Science,1997,277(5322):55-60

[105]Chen L,yang Z,wang C, Expression of angiopoietin-2 gene and its receptor Tie2 in hepatocellular carcinoma. J Tonji Med Univ,2001,21(3):228-230

[106]Koga K, Todka T, Mornika M,Hmada J,Kai Y, Yano S,Okamura A,Takakura N, Su da, T, Ushio Y, Expression of angiopoietin-2 in human glioma cells and its role for angiogenesis. Cancer Res, 2001,61(16):6248-6254

[107]Bunone G, Vigneri, P, Mariani L, Buto S, Collini P, Pilotti S, Pierotti MA, Bongarzone I. Expression of angiogenesis stimulators and inhibitors in human thyroid tumors and correlatoin with clinical pathological features. Am J Pathol,1999, 155(6):1967-1976

[108]Feng KK, Zhao HY,Qiu H,etal.Combined therapy with fik 1-based DNA vaccine and interleukin-12 results in enhanced antiangiogenic and antitumor effects.Cancer letters,2005,221(1):41-47

[109]Yu Q, St amenkovic I.Angiopoietin-2 is implicated in the regulat ion of tumor angiogenesis. Am J Pathol,2001,158:563-570

附录1 各组HE染色结果（×400）

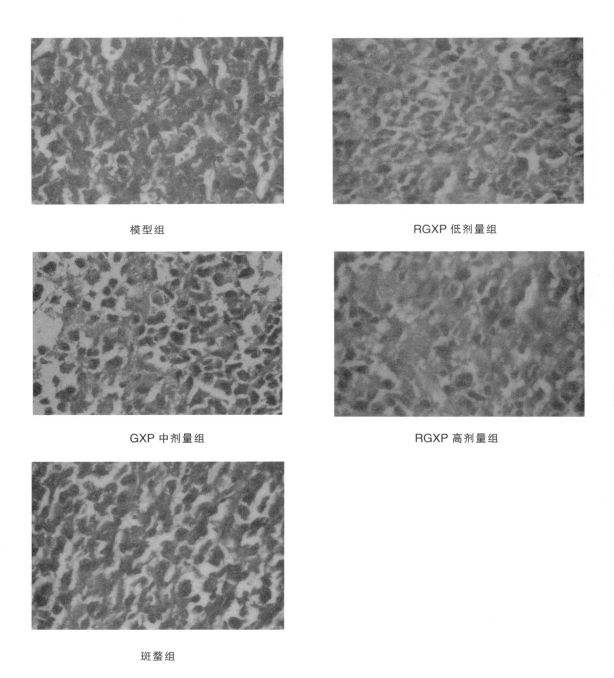

模型组

RGXP 低剂量组

GXP 中剂量组

RGXP 高剂量组

斑蝥组

附录2　Ang-2在小鼠H$_{22}$肝癌移植瘤组织中的表达(SP法)

Ang-2 免疫组化照片（免疫组化染色,×400）

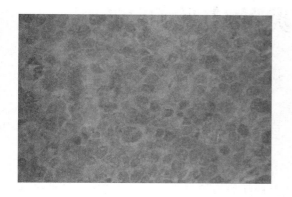

模型组

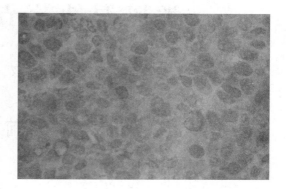

RGXP 低剂量组

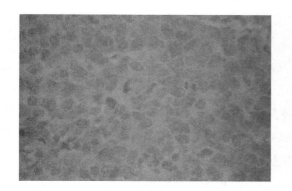

RGXP 中剂量组

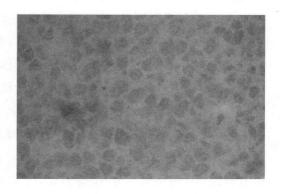

RGXP 高剂量组

斑蝥组

裴氏消风Ⅱ号胶囊治疗
类风湿性关节炎的实验研究

万　强

前　言

一、研究的目的和意义

类风湿性关节炎(RA 以下简称)是一种致残性较强的系统自身免疫性疾病,如不采取积极有效的治疗,一般在 1 至 2 年内将发生关节侵蚀性病变,在我国发病率为 0.32%～0.36%,是造成我国人群丧失劳动力及致残的主要原因之一。现代医学仍以药物治疗为主,常用 MTX、CTX、糖皮质激素等治疗,虽短期内可改善症状,但远期疗效差,副作用大,如消化道出血、血小板功能障碍、生殖能力损害等,多数患者因不能长期服药,在较短时间内进入关节和骨的破坏阶段。我国著名老中医裴正学教授多年潜心致力于痹证中药治疗,提出痹证的本质以正气不足为本,而"风、寒、湿三气相合"为标,他博采众方,并结合长期临床实践,以温阳除湿、活血化瘀、通脉止痛立法,以桂枝、白芍、知母、川草乌、马钱子、雷公藤、水蛭等为主要成分制成消风Ⅱ号胶囊应用临床多年,治愈了无数例病人。其中,其一代产品消风除湿胶囊曾作为自选课题对各种自身免疫疾病进行临床研究,总有效率为 81%,消风Ⅱ号胶囊又对其有所改进,本胶囊具有迅速改善关节肿疼、延缓关节变形时间、副作用小、便于长期服用的特点。本课题通过采用大鼠佐剂性关节炎(adjuvant arthritis,AA)模型及镇痛实验模型,确定了该药对痹证的治疗作用;通过去肾上腺 AA 大鼠模型及小鼠嗜酸性粒细胞升高模型探讨该药抗炎与肾上腺皮质关系;并通过炎性组织中 PGE2 及 NO 含量的测定,探讨其抗炎镇痛的相关作用机制,为中医的辨证论治及申报国家级新药提供科学依据。

二、国内外研究现状

类风湿性关节炎(痹证)是一种致残性较强的系统自身免疫性疾病,如不采取积极有效的治疗,一般在 1 至 2 年内将发生关节侵蚀性病变,现代医学仍以药物治疗为主,[1](13)常用非甾体抗炎药(NSAIDs):分传统的 NSAIDs 及选择性环氧化酶－2(cox-2)抑制剂,如塞米昔布,罗非昔布等,配合慢反应药物 DMARDs,其中来氟米特为新型免疫抑制剂。90 年代中叶逐渐出现生物制剂及免疫治疗,[2-7]如可溶性 IL-1 受体和 IL-1 受体拮抗剂,人鼠嵌合型 TNFα 单克隆抗体(infliximab),抗 IL-6 受体抗体等药物。基因治疗方面 Otani K、NitaI 等[8]曾向关节腔内注入同源 IL-10 的腺病毒载体,可明显降低单关节炎症进展等,但这些皆处于实验阶段,未大规模用于临床,现仍以 CTX、MTX、金制剂等"倒金字塔"联合应用或配合激素治疗,但临床出现的副作用较大。据 2004 年美国风湿学会报告,采用抗风湿药物治疗的 1300 万 RA 病人,有近 7 万余人因消化道不良反应而住院,而且每年有超过 7000 人死于消化道疾病;其次为肾毒性、血小板功能降低、生殖能力损害等。而中医药治疗 RA 具有明显的优势,近几年文献有以下几方面报道:①调整机体免疫机能:如李氏[9]观察到三生汤 2 号按 0.2ml/10g 体重给小鼠每天 2 次灌胃,连续 9d 可减低 SRBC 免疫后小鼠的溶血素反应,表明三生汤对异常的体液免疫有抑制作用;陈氏[10]观察到通脉灵(桂枝芍药知母汤 + 制乳没 + 制马钱子)采用大鼠滑膜细胞进行原代培养的方法,可明显降低培养上清液中 PGE2 含量,使其接近或恢复正常水平。②改善血液流变学和微循环:傅益群等[11]研究表明,白虎追风丸(白虎桂枝汤 + 桂枝芍药知母汤 + 乌头汤)在改善 RA 大鼠全血粘度,红细胞比容,红细胞聚集指数等方面有显著作用。③对细胞因子影响:陈氏[10]通过检测 RA 大鼠关节滑膜细胞培养上清液,发现通脉灵(桂枝芍药知母汤 + 制乳没 + 制马钱子)可明显降低模型组升高的 TNF-α 水平。④抗自由基损伤:周学平等[12]观察到,舒美冲剂能使 RA 大鼠内源性抗氧化酶 SOD 活性明显提高,减轻自由基对关节的病理损伤。总结近几年中药治疗 RA 的文献,大多以改善临床症状,机体免疫功能的调节,血液流变学等方面为主,而对 RA 病理学改善及与肾上腺皮质功能影响研究较少。

理论依据

1 本课题的创新点

1.1 本方以汉代名医张仲景《金匮要略》桂枝芍药知母汤为基础,融合老中医长期临床经验及现代医学治疗观点科学配伍治疗类风湿性关节炎的复方制剂。有坚实的实践基础和理论基础。

1.2 本实验通过消风Ⅱ号胶囊对去肾上腺与非去肾上腺大鼠佐剂关节炎模型、去肾上腺小鼠嗜酸性粒细胞增高模型、炎性组织中 PGE2、NO 含量测定等一系列的实验研究,初步探讨了消风Ⅱ号胶囊治疗类风湿性关节炎作用机制,为老中医的辨证论治提供可靠的科学依据,为进一步申报国家级新药奠定了基础。

2 研究内容和方法结果

本课题采用大鼠佐剂性关节炎(adjuvant arthritis,AA)模型及镇痛实验模型,确定了该药对类风湿关节炎的治疗作用;通过去肾上腺 AA 大鼠模型及小鼠嗜酸性粒细胞升高模型探讨了该药抗炎与肾上腺皮质的关系;并通过炎性组织中 PGE2 及 NO 含量的测定,探讨其抗炎镇痛的相关作用机制。

2.1 处方组成及中医理论依据

消风Ⅱ号胶囊处方由桂枝芍药知母汤为基础组成。桂枝芍药知母汤见于汉代名医张仲景《金匮要略》"中风、历节篇"经云"诸肢节疼痛,身体尫羸,脚肿如脱,头晕短气,温温欲呕者",近代多用治疗(寒湿性)类风湿性关节炎等自身免疫性疾病。裴老结合自己 40 年的临床经验加用川草乌、细辛、马钱子、雷公藤、水蛭、桃仁等,具有温阳除湿、活血化瘀、通脉止痛等功效,改附子用川草乌,《长沙药解》云"乌头,温燥下行,其性疏利迅速,开通关腠,驱寒湿之力甚效",其性刚性雄烈,大热补阳,起到"益火之源以消阴翳",为君药,麻黄开腠理而迎阳光,桂枝温通经脉,白术补中,干姜温中,甘草和中健脾和胃,知母滋阴以防川草乌等太过燥热之性,雷公藤除湿通脉,消肿止痛,抑制免疫反应,可选择性影响免疫活性细胞的 CAMP 代谢,提高CAMP/GAMP 比例,增加机体对自身抗体的耐受,从而减轻自身免疫疾病的发生,促使循环免疫复合物的清除,阻断免疫复合物的致炎作用,加速炎症修复。痹证日久,入络,深入血脉,血脉瘀滞,加用水蛭、桃仁、红花等,全方活血、除湿、通脉,扶正与祛邪并用,使气血调和,经脉通畅,痹证自愈。全方性味温热,燥裂,故对寒湿型类风湿性关节炎疗效最好。素体阴虚内热或热痹患者慎用。

2.2 制备工艺及其研究资料

2.2.1 处方组成

麻黄,桂枝,白术,干姜,知母,白芍,川草乌,细辛,马钱子。

水蛭,桃仁,雷公藤浸膏等。

2.2.2 根据中医药理论及经验对处方的论述

2.2.3 制备工艺

2.2.3.1 剂型的筛选:

裴氏消风Ⅱ号胶囊系以"桂枝芍药知母汤"为基础方,该方原以汤剂为用,根据我国著名老中医裴正学教授本人多年临床经验证明,裴氏消风Ⅱ号胶囊以汤剂入药临床效果最佳,但汤剂在制备和使用上有诸多不便,故建议研制新制剂时作成与汤剂近似且服用方便的固体制剂,在研制过程中,我们曾将其作成片剂、颗粒剂和胶囊剂,经临床观察实验比较,结果认为胶囊剂型效果更好,因此我们选择胶囊剂。

2.2.3.2 工艺合理性的研究:

消风Ⅱ号胶囊的制备工艺是根据药性、临床、生产等多方面的因素,经过反复实验研究、分析、比较而得来。从文献资料中查阅出消风Ⅱ号胶囊中各药物的有效成分及溶解性能。川草乌、马钱子采用渗漉法提取生物碱,麻黄、桃仁、甘草以及川草乌、马钱子渗漉后的药渣一起用水煎煮提取,其余药物粉碎成细粉,现将工艺流程简述如下:

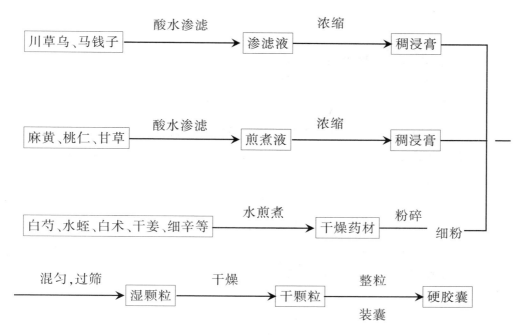

2.2.3.3　制法：

按处方要求称取炮炙合格的中药饮片,将白芍、水蛭、白术、干姜、细辛等粉碎成细粉,备用。川草乌、马钱子粉碎成粗粉,用 pH 值＝1 的酸水润湿 1h,装渗滤筒,浸渍 24h 后,开始渗滤,收集渗滤液,浓缩成稠膏状,(相对密度 1.18℃～1.22　80℃),备用。药渣和麻黄、桃仁、甘草一起加水煎煮 3 次,第一次 2h,第二次、第三次各 1.5h,合并三次煎煮液,滤过,滤液浓缩成稠浸膏,加入白芍、水蛭等药物细粉,混匀,减压干燥,粉碎,过筛,分装即得。

实验研究

1　消风Ⅱ号胶囊抗大鼠佐剂性关节炎实验研究

类风湿性关节炎(rheumatoid arthritis,RA)是一种病因不明的慢性、炎性、系统性的自身免疫性疾病,目前常用非甾体抗炎药及免疫抑制剂改善临床症状,但治疗过程中存在消化道不良反应、肾脏毒性、血小板功能降低、生殖能力损害等毒副作用,从而影响治疗效果。佐剂性关节炎(adjuvant arthritis,AA)大鼠的临床、病理表现及免疫学指标与 RA 有许多相似之处,是研究 RA 及筛选评价抗炎免疫药物的较理想动物模型之一。消风Ⅱ号胶囊是我国著名老中医裴正学教授 40 余年治疗类风湿关节炎的临床经验总结,具有温阳散寒、活血化瘀、祛风止痛之功能。本实验观察了消风Ⅱ号胶囊对 AA 大鼠继发病变的预防和治疗作用。

1.1　材料与方法

1.1.1　药品

消风Ⅱ号胶囊,内装棕色粉末,100 粒／瓶,每粒为 0.375g,临床应用量为 2.25g/60kg,大鼠给药剂量为成人临床用量的 5 倍、10 倍。由兰州中药厂提供。

1.1.2　动物

Wistar 雄性大鼠,体重 180～200g,由兰州大学实验动物中心提供,合格证号:医动字第 14～006 号;实验室环境设施合格证号:医动字第 14～018 号。实验室环境:温度 20℃～22℃,相对湿度:45%～55%。

1.1.3　试剂及其配制

1.1.3.1　试剂:卡介苗(50mg/ 支),(上海生物制品研究所);地塞米松磷酸钠注射液,(天津药业焦作有限公司);雷公藤多甙片 (10mg/ 片),(黄石飞云制药有限公司);羊毛脂,Sigma(由兰州轻工化工研究所馈赠);液体石蜡,(天津市化学试剂第二厂)。

1.1.3.2　Freund's 完全佐剂的制备:取液体石蜡 10g 和羊毛脂 5g 加热至 70℃熔融振摇, 高压灭菌。临用前在超净工作台内, 针管吸取熔融液 10ml 加入经 56℃灭活的卡介苗 100mg,将两只 20ml 无菌注射器接通来回推拉,充分混均乳化,直至将其滴在水面上呈半球形不散开为止,即为 Freund's 完全佐剂,备用。

1.1.4　仪器

JA-2003 千分之一电子天平、S-648DIAN 电热恒温水浴箱、SW-CJ-1F 生物净化工作台、0-125mm 游标卡尺。

1.1.5　实验方法

1.1.5.1　大鼠 Freund's 完全佐剂性关节炎(AA)模型的建立:试验前用游标卡尺测量每只大鼠的左、右后肢踝关节基础周长值,消毒后于每鼠左后肢足趾皮内注射 Freund's 完全佐剂 0.1ml。

1.1.5.2　消风Ⅱ号胶囊对 AA 大鼠继发病变的预防实验

取 AA 大鼠 40 只随机分成 5 组,即模型对照组、消风Ⅱ号胶囊低剂量组(188mg/kg)、高剂量组(375mg/kg)、西药阳性地塞米松组(0.5mg/kg)、中成药阳性雷公藤多甙片组(7.5mg/kg),另设正常对照组,每组 8 只。致炎 7d 后每日灌胃给药 1 次,连续灌胃给药 7d,灌胃容积为 1.0ml/100g 体重,模型对照组给予等容积的蒸馏水。地塞米松组腹腔注射 0.5ml/100g 体重。每 3d 测量一次大鼠的左、右后肢踝关节周长,计算踝关节肿胀度及肿胀抑制率。同时观察体重变化、前肢、耳和尾部病变发生率和严重度,并按 5 级评分法评分,计算病变发生抑制率。

踝关节肿胀度(cm)= 致炎后踝关节周长 - 致炎前踝关节周长。

踝关节肿胀抑制率(%)=(对照组平均踝关节肿胀度 - 给药组平均踝关节肿胀度)/ 对照组平均踝关节肿胀度×100%。

病变发生抑制率(%)=(对照组病变发生平均分值 - 给药组病变发生平均分值)/ 对照组病变发生平均分值×100%。

1.1.5.3　消风Ⅱ号胶囊对 AA 大鼠继发病变的治疗试验

分组、给药剂量和途径同 1.1.5.2,致炎后 7d 开始用药,连续 21d,并每 3d 测量一次试验组大鼠的左、右后肢踝关节周长,计算踝关节肿胀度及肿胀抑制率。同时观察体重变化、前肢、耳和尾部病变发生率和严重度。并按5级评分法评分,计算病变发生抑制率。试验结束时,称大鼠体重,颈部脱臼处死大鼠,解剖,取出各组大鼠的胸腺、脾脏称重,并以每100g体重求出胸腺、脾脏指数。

胸腺(脾)重量指数(mg/100g)= 胸腺(脾)重量 / 大鼠体重 ×100。

1.1.5.4 病理组织学检查

试验结束时,每组各取3只大鼠的后肢左、右足爪,用8%甲醛固定。将固定的骨组织放入5%硝酸溶液中浸泡24h,脱水,包埋,切片,HE染色,并进行组织学检查。

1.1.5.5 统计学方法

所有数据用SPSS12.0统计软件中的单因素方差分析法进行统计。

1.2 结果

1.2.1 消风Ⅱ号胶囊对AA大鼠继发病变的预防作用

结果表明,消风Ⅱ号胶囊低、高剂量组对佐剂注射侧肿胀度抑制率分别为13.1%和9.7%,与模型组相比,差异无显著性($p > 0.05$);但消风Ⅱ号胶囊低剂量组对另侧后肢因迟发型超敏反应引起的足肿胀有一定的抑制作用,抑制率达37.8%($p < 0.05$);同时可减轻大鼠的耳部红斑、前肢和尾部病变的损害,病变发生抑制率为47.9%($p < 0.01$),作用与雷公藤多甙片相近。雷公藤多甙片组对非佐剂注射侧足肿胀抑制率达52.2%($p < 0.01$),对耳部红斑、前肢和尾部病变的损害病变发生抑制率为52.1%($p < 0.01$);地塞米松组作用最强,佐剂注射侧足肿胀抑制率达80.7%,非佐剂注射侧达95.7%,病变发生抑制率82.6%,与模型组相比,差异均有显著性($p < 0.001$)。见表1。

表1 消风Ⅱ号胶囊对AA大鼠继发病变的预防作用($\bar{x} \pm S$)

组别	剂量(mg/kg)	动物数(只)	踝关节肿胀抑制作用		耳、前爪和尾肿胀评分总和
			肿胀度 cm(抑制率%)		
			佐剂注射侧	非佐剂注射侧	
模型对照组	–	8	1.45±0.13	0.23±0.05	2.88±0.99
低剂量组	188	8	1.26±0.26(13.1)	0.15±0.06*(37.8)	1.50±1.20**(47.9)
高剂量组	375	8	1.31±0.15(9.7)	0.19±0.09(17.4)	2.00±1.07(30.6)
地塞米松组	0.5	8	0.28±0.17***(80.7)	0.01±0.02***(95.7)	0.50±0.53***(82.6)
雷公藤多甙片组	7.5	8	1.16±0.19*(20.0)	0.11±0.04**(52.2)	1.38±1.06**(52.1)

与模型组相比 *$p < 0.05$ **$p < 0.01$ ***$p < 0.001$

1.2.2 消风Ⅱ号胶囊对 AA 大鼠继发病变的治疗作用

结果表明,消风Ⅱ号胶囊对大鼠佐剂性关节炎继发病变有明显的抑制作用,低、高剂量组对佐剂注射侧肿胀度抑制率分别为 24.4% 和 19.2%,与模型组相比,差异有显著性($p<0.01$);雷公藤多甙片组达 30.2%,与模型组相比,差异有显著性($p<0.001$);地塞米松组达 71.5% ($p<0.001$)。消风Ⅱ号胶囊低剂量组对另侧后肢因迟发型超敏反应引起的足肿胀有较强的抑制,抑制率达 44.1%($p<0.01$),同时对耳部红斑、前肢和尾部病变的损害病变发生抑制率为 64.8%($p<0.001$)。雷公藤多甙片组非佐剂注射侧肿胀度抑制率为 47.1%,对耳部红斑、前肢和尾部病变的损害病变发生抑制率为 64.8%,与模型组相比,差异均有显著性($p<0.001$);地塞米松组作用最强,非佐剂注射侧达 82.3%,病变发生抑制率 94.8%,与模型组相比,差异均有显著性($p<0.001$)。见表 2。

表 2 消风Ⅱ号胶囊对 AA 大鼠继发病变的治疗作用($\bar{x}\pm S$)

组别	剂量(mg/kg)	动物数(只)	踝关节肿胀抑制作用 肿胀度 cm(抑制率%)		耳、前爪和尾肿胀评分总和
			佐剂注射侧	非佐剂注射侧	
模型对照组	–	8	1.72±0.16	0.34±0.09	2.50±0.93
低剂量组	188	8	1.30±0.19*** (24.4)	0.19±0.06** (44.1)	0.88±0.83*** (64.8)
高剂量组	375	8	1.39±0.20** (19.2)	0.30±0.07 (11.8)	1.63±0.92* (34.8)
地塞米松组	0.5	8	0.49±0.20*** (71.5)	0.06±0.06*** (82.3)	0.13±0.35*** (94.8)
雷公藤多甙片组	7.5	8	1.20±0.15*** (30.2)	0.18±0.08*** (47.1)	0.88±0.64*** (64.8)

与模型组相比 *$p<0.05$ **$p<0.01$ ***$p<0.001$

1.2.3 消风Ⅱ号胶囊对 AA 大鼠胸腺、脾脏指数及体重的影响

结果表明消风Ⅱ号胶囊低、高剂量组大鼠体重、胸腺、脾脏指数与正常对照组相比,差异均无显著性($p>0.05$);地塞米松组可明显抑制大鼠胸腺、脾脏指数,体重明显减轻,与正常对照组相比,差异均有显著性($p<0.001$);雷公藤多甙片组的胸腺重量减轻,与正常对照组相比,差异有显著性($p<0.05$);脾脏指数、体重均有所下降,但与正常对照组相比,差异均无显著性($p>0.05$),见表 3。

表3 消风Ⅱ号胶囊对佐剂性关节炎大鼠脏器指数及体重的影响($\bar{x}\pm S$ n=8)

组 别	剂量(mg/kg)	脏器指数(mg/100g 体重)		体重(g)
		胸 腺	脾 脏	
正常对照组	-	174.3±49.5	229.4±30.5	280.3±19.1
模型对照组	-	167.4±25.2	250.6±50.2	275.2±22.8
低剂量组	188	147.6±39.4	232.9±32.2	285.8±22.4
高剂量组	375	152.0±29.3	271.5±63.4	274.1±23.3
地塞米松组	0.5	55.0±10.9***	152.9±26.3***	201.0±8.3***
雷公藤多甙片组	7.5	133.6±10.3*	218.1±62.3	265.2±28.2

与正常组相比 $^*p<0.05$ $^{***}p<0.001$

1.2.4 消风Ⅱ号胶囊对 AA 大鼠踝关节组织病理学变化的影响

致炎第 29 天,佐剂注射侧膝关节周围软组织明显水肿,出血,变性坏死,大量炎性细胞浸润(淋巴细胞、浆细胞和嗜酸细胞);大鼠关节滑膜增生,个别滑膜缺失,腔内炎性细胞浸润;非佐剂注射侧膝关节迟发超敏反应严重,滑膜增生,周围组织毛细血管增生,淋巴细胞增多。消风Ⅱ号胶囊小剂量组和雷公藤多甙片组佐剂注射侧膝关节周围软组织水肿,有炎性细胞浸润;有少数动物局部滑膜增生,滑膜周围软组织有淋巴细胞浸润。非佐剂注射侧膝关节迟发超敏反应病变不明显。地塞米松组大鼠两侧膝关节软组织未见明显水肿,有少量炎性细胞浸润,个别动物局部滑膜轻度增生。

1.3 结论

1.3.1 本研究采用 AA 大鼠模型,重现了大鼠膝关节肿胀、脏器指数变化,关节病理学显示佐剂注射侧软组织明显水肿,出血,变性坏死,炎性细胞浸润(淋巴细胞、浆细胞和嗜酸细胞);滑膜增生、缺失、腔内炎性细胞浸润等类风湿性关节炎临床症状。

1.3.2 消风Ⅱ号胶囊由桂枝、芍药、川草乌、水蛭等中药组成,具有温阳散寒、活血化瘀、祛风止痛的作用,能缓解类风湿关节炎的临床症状,在调节机体免疫功能,改善微循环等方面有一定的疗效。本实验结果消风Ⅱ号胶囊对佐剂注射侧肿胀度在第 14d 和第 27d 抑制率分别为 13.1%和 24.4%($p<0.01$)。对另侧后肢因迟发型超敏反应引起的足肿胀有较强的抑制,抑制率达 37.8%($p<0.05$)和 44.1%($p<0.01$),同时减轻大鼠的耳部红斑、前肢和尾部病变的损害,病变发生抑制率为 47.9%($p<0.01$)和 64.8%($p<0.001$)。对 AA 大鼠体重及脏器指数有所改善;病理组织学显示佐剂注射侧膝关节周围软组织水肿减轻,淋巴细胞浸润明显减少,滑膜增生受抑制。非佐剂注射侧右侧膝关节迟发超敏反应病变不明显。

1.3.3 西药阳性对照组地塞米松可较好治疗 AA 大鼠引起的致炎侧和非致炎侧踝关节肿胀,对另侧后肢因迟发型超敏反应引起的足肿胀有较强的抑制,同时控制大鼠的耳部红斑、前肢和尾部病变的损害。但对大鼠胸腺、脾脏指数有明显的抑制作用,大鼠饮食下降、体重减轻,与各实验组相比,差异均有显著性。中药阳性物雷公藤多甙片也可有效的治疗 AA 大鼠引起的致炎侧和非致炎侧裸关节肿胀,可不同程度控制前肢、耳、尾等部位的病变。但使大鼠胸腺指数降低,体重也有所降低。

1.3.4　消风Ⅱ号胶囊在对 AA 大鼠继发病变的预防和治疗过程未出现明显毒副作用,其治疗作用与雷公藤多甙片相近,但毒副作用与地塞米松及雷公藤多甙片比较,明显降低。

2　消风Ⅱ号胶囊对佐剂性关节炎大鼠病理组织学观察

2.1　实验方法

Freund's 完全佐剂于大鼠左后肢足趾皮内注射,诱导大鼠佐剂性关节炎模型。实验分消风Ⅱ号胶囊低、高剂量组,另设西药阳性对照地塞米松组、中成药阳性雷公藤多甙片组、正常对照组。造模后第 7 天开始给药,连续给药 21d,停药后 24h 处死动物,取左右裸关节置 8%甲醛溶液中固定。

将固定好的标本,放置在 5%硝酸溶液中 24h 脱钙,取适当大小的组织脱水,石蜡包埋,切片,HE 染色,光镜检查。

2.2　检查结果

2.2.1　正常组:左、右侧膝关节软骨表面光滑,滑膜为单层细胞。

2.2.2　模型组:佐剂注射侧膝关节周围软组织严重水肿,出血,变性坏死,大量炎性细胞浸润(淋巴细胞、浆细胞和嗜酸细胞);大鼠关节滑膜增生,个别滑膜缺失,腔内炎性细胞浸润;非佐剂注射侧膝关节迟发超敏反应严重,滑膜增生,周围组织毛细血管增生,淋巴细胞增多。

2.2.3　地塞米松组(阳性组)两侧膝关节软组织未见明显水肿,有少量炎性细胞浸润,个别动物局部滑膜轻度增生。

2.2.4　雷公藤多甙片组(阳性组)佐剂注射侧膝关节周围软组织水肿,有炎性细胞浸润;有少数动物局部滑膜增生,滑膜周围软组织有淋巴细胞浸润。非佐剂注射侧膝关节迟发超敏反应病变不明显。

2.2.5　低剂量组　佐剂注射侧膝关节周围软组织水肿,炎性细胞浸润,有少数动物局部滑膜增生,滑膜周围软组织有炎性细胞浸润。非佐剂注射侧膝关节迟发超敏反应病变不明显。

2.2.6　高剂量组　佐剂注射侧关节周围软组织明显水肿,炎性细胞浸润,有少数动物滑膜增生,滑膜周围软组织有淋巴细胞浸润。非佐剂注射侧膝关节迟发超敏反应较明显。

2.3　结论

2.3.1　Freund's 完全佐剂诱导大鼠关节炎病变特点明显。

2.3.2　地塞米松组(阳性组)对 Freund's 完全佐剂诱导大鼠关节炎有明显的治疗作用。中成药雷公藤多甙片组(阳性组)也有较明显的治疗作用。

2.3.3　消风Ⅱ号胶囊对 Freund's 完全佐剂诱导大鼠关节炎有一定的疗效。其低剂量组治疗作用较明显。

3　消风Ⅱ号胶囊的抗炎作用实验研究

消风Ⅱ号胶囊具有温阳散寒,活血化瘀,抗炎镇痛作用。本试验通过小鼠腹腔毛细血管色素渗出试验及小鼠肉芽肿抗炎试验对该药进行抗炎药理作用研究。

3.1 材料与方法

3.1.1 药品

消风Ⅱ号胶囊,内装棕色粉末,100粒／瓶,每粒为0.375g,临床应用量为2.25g/60kg,小鼠给药剂量为成人临床用量的10倍、20倍。

3.1.2 动物

昆明种小鼠,雌性,体重18～20g,雄性,体重20～23g,由兰州大学实验动物中心提供,合格证号:医动字第14～005号;实验室环境设施合格证号:医动字第14～019号。实验室环境:温度20～22℃,相对湿度:45%～55%。

3.1.3 试剂:阿司匹林,合肥久联制药有限公司,批号:20050201;地塞米松磷酸钠注射液,天津药业焦作有限公司,批号:05021601-1;冰醋酸,西安化学试剂厂,批号:030213;氨苄青霉素,哈药集团制药总厂,批号:A03094507。

3.1.4 仪器:721型分光光度仪;SW-CJ-1F生物净化工作台(苏州净化设备器厂);电子天平(JA-2003上海);202-2型电热干燥箱(上海)。

3.1.5 氨苄青霉素棉球的制备:准确称取脱脂棉15mg,搓紧成球状,高压灭菌,在80℃左右干燥箱中烘干,于每个棉球上滴氨苄青霉素0.1ml(1mg),置38℃的恒温箱中烘干,备用。

3.1.6 伊文思兰标准浓度曲线测定:准确称取伊文思兰,依次配制成25μg、12.5μg、6.25μg、3.12μg、1.56μg和0.78μg/ml的浓度。在波长590nm处比色,读出OD值,根据OD值绘出伊文思兰标准浓度曲线图。

3.1.7 小鼠腹腔毛细血管色素渗出实验方法:将40只雌性小鼠随机分为消风Ⅱ号胶囊高剂量组、低剂量组、阿司匹林阳性对照组及模型组,每组10只。每日分别灌胃给予消风Ⅱ号胶囊375mg/kg、750mg/kg、阿司匹林200mg/kg及等容量蒸馏水。灌胃容积0.2ml/10g体重。每日1次,连续3d。于第3次给药1h后,于每鼠腹腔注射0.7%冰醋酸0.2ml,30min后分别于小鼠尾静脉注射0.5%伊文思兰0.1ml/10g,20min后处死小鼠向腹腔内注入6ml生理盐水,轻轻揉动,从腹腔内吸取4ml液体,3000r/min离心15min,吸取上清液,用721分光光度仪在波长为590nm处测定其OD值。通过标准曲线求出小鼠腹腔内伊文思兰渗出浓度μg/ml,并计算抑制百分率。

抑制百分率 (%)= (对照组平均伊文思兰－给药组平均伊文思兰)/对照组平均伊文思兰×100%。

3.1.8 小鼠棉球肉芽肿实验方法:将40只雄性小鼠经乙醚浅麻醉,仰面固定在实验板上,消毒后,在小鼠腹上部开一小口,将灭菌棉球15mg/个分别植入小鼠两侧腋窝部皮下,缝合刀口并滴青霉素消炎。待小鼠苏醒后随机分为消风Ⅱ号胶囊高剂量组、低剂量组、模型组及地塞米松阳性对照组,每组10只。当日分别灌胃给予消风Ⅱ号胶囊375mg/kg、750mg/kg及等容量蒸馏水,灌胃容积0.2ml/10g;阳性对照组腹腔注射地塞米松0.5mg/kg,注射容积

0.1ml/10g。每日 1 次,连续给药 7d。于第 8 天处死小鼠,剥离并取肉芽肿组织,与 60℃烘箱内干燥 12h 称重,减去原棉球重量即为肉芽肿净重,计算肉芽肿重量抑制率。

肉芽肿重量抑制率(%)=(对照组平均肉芽肿重量 - 给药组平均肉芽肿重量)/ 对照组平均肉芽肿重量×100%。

3.1.9　统计学分析:所有数据用 SPSS12.0 统计软件中的单因素方差分析法进行统计。

3.2　实验结果

3.2.1　消风Ⅱ号胶囊对小鼠腹腔毛细血管通透性增高的影响

3.2.1.1 伊文思兰标准浓度曲线测定结果

通过伊文思兰含量测定,绘制标准曲线,得计算公式为

$Y=16.879X-0.5075$,$R2=0.9994$。

3.2.1.2　实验结果表明:消风Ⅱ号胶囊低、高剂量组均可降低冰醋酸致炎所引起小鼠腹腔毛细血管通透性增高,抑制率分别为 42.0%和 43.6%。与模型组比较,差异有显著性($p<0.01$);阿司匹林组抑制率为 74.2%,($p<0.001$),见表 1。

表 1　消风Ⅱ号胶囊对小鼠腹腔毛细血管通透性的影响($\bar{x}\pm S$)

组别	动物数(只)	剂量(mg/kg)	伊文思兰(μg/ml)	抑制率(%)	P 值
模型组	10	−	5.55±1.43	−	−
低剂量组	10	375	3.22±1.34	42.0	0.008
高剂量组	10	750	3.13±1.66	43.6	0.005
阿司匹林组	10	200	1.43±0.56	74.2	0.000

2.2　消风Ⅱ号胶囊对小鼠肉芽肿炎性增生作用的影响

结果表明:消风Ⅱ号胶囊低、高剂量组及地塞米松组对小鼠棉球所引起的肉芽肿炎性增生均有较好的抑制作用,消风Ⅱ号胶囊抑制率分别为 32.6%、35.6%,与模型组对比,差异有显著性($p<0.05$);地塞米松组抑制率为 54.5%,与对照组相比,差异有显著性($p<0.01$),见表 2。

表 2　消风Ⅱ号胶囊对小鼠肉芽肿重量的影响($\bar{x}\pm S$)

组别	动物数(只)	剂量(mg/kg)	肉芽肿重量(mg)	抑制率(%)	P 值
模型组	10	−	69.4±26.4	−	−
低剂量组	10	375	46.8±17.1	32.6	0.045
高剂量组	10	750	44.7±18.0	35.6	0.026
地塞米松组	10	0.5	31.6±17.6	54.5	0.001

3 结论

消风Ⅱ号胶囊由桂枝、芍药、川草乌、水蛭等中药组成,具有温阳散寒、活血化瘀、祛风止痛的作用,能缓解类风湿性关节炎的临床症状。通过实验可以看出,消风Ⅱ号胶囊对冰醋酸所致小鼠腹腔毛细血管通透性增高有明显抑制作用。低、高剂量组对小鼠慢性棉球肉芽肿亦有抑制作用,与对照组比较均有明显差异($p<0.05$),表明该药对炎性渗出及结缔组织增生等炎症过程有一定的抑制作用。

4 消风Ⅱ号胶囊的镇痛实验研究

消风Ⅱ号胶囊,具有温阳散寒、活血化瘀、祛风止痛作用。本试验通过小鼠热板镇痛试验及小鼠冰醋酸刺激扭体试验对该药进行镇痛药理作用研究。

4.1 材料与方法

4.1.1 药品

消风Ⅱ号胶囊,内装棕色粉末,100 粒／瓶,每粒为 0.375g,临床应用量为 2.25g/60kg,小鼠给药剂量为成人临床用量的 10 倍、20 倍。

4.1.2 动物

昆明种小鼠,雌雄均有,体重 18~22g,由兰州大学实验动物中心提供,合格证号:医动字第 14—005 号;实验室环境设施合格证号:医动字第 14—019 号。环境:温度 20℃~22℃,相对湿度:45~55%。

4.1.3 试剂
盐酸哌替啶,沈阳第一药厂,批号:031003。阿司匹林,合肥久联制药有限公司,批号:20050201。冰醋酸,西安化学试剂厂,批号:030213。

4.1.4 仪器
GJ—8402 热板镇痛仪(宁波白石电子医药仪器厂)。

4.1.5 热板镇痛实验方法
取雌性昆明种小鼠 50 只,于(55℃±0.5℃)热板镇痛仪上记录出现舔后足所需时间(s)为该鼠的痛阈值,选痛阈值在 5~30s 内为合格。将筛选合格的小鼠随机分 4 组,每组 10 只,即消风Ⅱ号胶囊低剂量组(375mg/kg)、高剂量组(750mg/kg)、对照组及盐酸哌替啶阳性对照组(20mg/kg)。灌胃给药,容量为 0.2ml/10g 体重,对照组给予等容量蒸馏水,阳性对照组腹腔注射盐酸哌替啶,容量 0.1ml/10g。每日给药 1 次,连续给药 3d。于第 3 次给药后 1h、2h、3h、4h、5h 分别测定小鼠痛阈值,若小鼠 60s 内仍无舔后足反应,则痛阈值按 60s 计算。计算各组小鼠痛阈平均值及痛阈提高百分率,并以时间为横坐标,痛阈提高百分率为纵坐标,绘出镇痛作用时间曲线图。

痛阈提高百分率 (%)=(给药后平均痛阈值 - 给药前平均痛阈值 -1)/ 给药前平均痛阈值×100%。

4.1.6 化学刺激镇痛实验方法
取雄性昆明种小鼠 40 只,分组和给药方法同 1.5。阳性组灌胃给予阿司匹林(200mg/kg)。于第 3 次给药 1h 后每鼠腹腔注射 0.7%冰醋酸 0.2ml,记录注射致痛剂后 20min 内各组动物的扭体的潜伏时间及扭体次数,计算试验各组扭体次数、抑制率及潜伏时间延长率。

扭体次数抑制百分率(%)=(对照组平均扭体数-给药组平均扭体数)/对照组平均扭体数×100%。

潜伏时间延长率(%)=(给药平均潜伏时间-对照组平均潜伏时间)/对照组平均潜伏时间×100%。

4.1.7 统计学分析:所有数据用SPSS12.0统计软件中的单因素方差分析法进行统计。

4.2 实验结果

4.2.1 消风Ⅱ号胶囊对小鼠热板疼痛作用的影响

结果表明:消风Ⅱ号胶囊各剂量组给药后均可延长小鼠舔足时间,提高小鼠痛阈值。高剂量组在2h、3h的痛阈提高率分别为66.2%及90.6%,与对照组比较差异均有显著性($p < 0.05 \sim p < 0.01$),低剂量组在4h的痛阈提高率最高,为61.6%,与对照组相比差异有显著性($p < 0.01$);盐酸哌替啶组在1h的痛阈提高率最高,为95.7%($p < 0.01$),见表1。

表1 消风Ⅱ号胶囊对小鼠疼痛的作用(热板法) ($\bar{x} \pm S$ n=10)

组别	剂量 mg/kg	给药前 痛阈(s)	给药后不同时间痛阈(s)				
			1h	2h	3h	4h	5h
对照组	-	13.9±3.3	16.4±3.8 (18.0)	15.6±3.7 (8.6)	14.8±3.8 (6.5)	15.6±4.6 (12.2)	16.4±3.7 (16.6)
低剂量组	375	13.8±5.2	15.2±4.9 (10.1)	16.0±8.7 (15.9)	21.5±9.2 (55.8)	22.3±9.1* (61.6)	20.9±7.2 (51.4)
高剂量组	750	13.9±4.2	16.8±9.0 (20.9)	23.±8.4* (66.2)	26.0±8.0** (90.6)	21.7±9.0 (56.1)	20.7±8.9 (48.9)
盐酸哌替啶组	20	13.9±4.3	27.2±7.1** (95.7)	25±5.3** (81.3)	22.2±6.7 (59.7)	20.4±5.0 (46.8)	18.9±5.3 (36.0)

与对照组相比,*$p < 0.05$ **$p < 0.01$

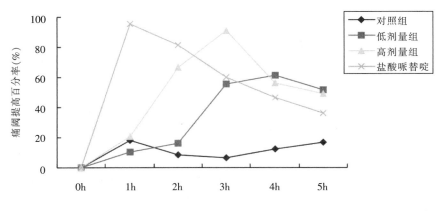

消风Ⅱ号胶囊镇痛作用时程曲线图

从图中可以看出,对照组痛阈值增长平缓,盐酸哌替啶在1h时痛阈值最高,消风Ⅱ号胶囊高剂量组在3h时痛阈值明显提高,低剂量组在4h时阈值明显提高。盐酸哌替啶给药后起效快,镇痛效果强,但作用时间短;消风Ⅱ号胶囊起效较慢,但作用持久。

4.2.2 消风Ⅱ号胶囊对小鼠化学刺激疼痛作用的影响

结果表明:腹腔注射醋酸后可引起小鼠持久腹腔疼痛,出现腹腔收缩内陷、身体扭曲、后肢伸展,臀部高起(扭体)反应。消风Ⅱ号胶囊低、高剂量组均能减少小鼠扭体次数,抑制率分别为42.9%、50.4%,与对照组比较差异均有显著性($p < 0.001$);并可延长出现扭体的潜伏时间,潜伏时间延长率分别为56.0%、65.9%,与对照组比较差异均有显著性($p < 0.05$);阿司匹林组能减少小鼠扭体次数,延长出现扭体的潜伏时间,抑制率为61.3%和94.2%($p < 0.01$),见表2。

表2 消风Ⅱ号胶囊对小鼠镇痛作用(扭体法) ($\bar{x} \pm S$ n=10)

组别	剂量(mg/kg)	扭体次数(抑制率%)	潜伏时间(s)(延长率%)
对照组	–	40.3±2.1	218.4±80.9
低剂量组	375	23.0±8.2*** (42.9)	340.8±111.6* (56.0)
高剂量组	750	20.0±7.7*** (50.4)	362.4±140.7* (65.9)
阿司匹林组	200	15.6±7.6*** (61.3)	424.2±148** (94.2)

与对照组相比, *$p < 0.05$ ***$p < 0.001$

4.3 结论

4.3.1 热板镇痛法实验表明,消风Ⅱ号胶囊各剂量组给药后均可提高小鼠痛阈值,镇痛作用持久;750mg/kg剂量组痛阈提高率为90.6%($p < 0.01$)。

4.3.2 化学刺激镇痛实验表明,消风Ⅱ号胶囊各剂量组均可减少醋酸诱导的小鼠扭体次数,延长出现扭体的潜伏时间,750mg/kg剂量组小鼠扭体抑制率可达50.4%,潜伏时间延长率达65.9%($p < 0.001$ 及 $p < 0.05$),表明消风Ⅱ号胶囊具有较好的镇痛作用。

5 消风Ⅱ号胶囊对小鼠嗜酸性粒细胞的影响

消风Ⅱ号胶囊是我国著名老中医40余年治疗类风湿性关节炎临床经验总结,其主要成分有桂枝、芍药、知母、川草乌、马钱子、水蛭、雷公藤等,具有温阳散寒、活血化瘀、祛风止疼的功效,副作用小,具有皮质激素样作用而无激素的副作用。实验研究也证实消风Ⅱ号胶囊具有较明显治疗类风湿性关节炎的作用。为确定该药是否具有皮质激素样作用,现进行对小鼠嗜酸性粒细胞的影响相关研究。

5.1 材料与方法

5.1.1 药品

消风Ⅱ号胶囊,内装棕色粉末,100粒／瓶,每粒为0.375g,临床应用量为2.25g/60kg,小鼠给药剂量为成人临床用量的10倍、20倍。

5.1.2 动物

昆明种雄性小鼠,体重25～30g,由兰州大学实验动物中心提供,合格证号:医动字第14—005号;实验室环境设施合格证号:医动字第14—019号。实验室环境:温度20℃～22℃,相对湿度:45～55%。

5.1.3 试剂及其配制

5.1.3.1 试剂:伊红 天津市天新精细化工开发中心生产;丙酮 中国成都化学试剂厂生产。

5.1.3.2 嗜酸性粒细胞稀释液的配制:2%伊红5ml,丙酮5ml,加蒸馏水至90ml。混匀备用。

5.1.4 仪器 SW-CJ-1F生物净化工作台(苏州净化设备器厂),OLYMPUS双目显微镜。

5.1.5 实验方法

5.1.5.1 嗜酸性粒细胞增高模型的建立:取成年小鼠40只,乙醚麻醉后摘除双侧肾上腺,并饮用生理盐水,第3d后,尾部采血20μl加入0.4ml嗜酸性粒细胞稀释液中,摇匀,放置15～20min后,在计数板中计数9个大方格内嗜酸性粒细胞数,将所得细胞总数乘22,换算成10^9/L嗜酸性粒细胞(10^9/L)。同时设假手术组,即只进行手术,但不摘除肾上腺。以嗜酸性粒细胞大于$1×10^9$/L以上为模型成功动物。

5.1.5.2 取模型成功的小鼠32只随机分成4组,每组8只,即模型对照组、消风Ⅱ号胶囊大剂量组(750mg／kg)、小剂量组组(375mg/kg)、氢化可的松组(25mg/kg),同时设假手术组。各组分别灌胃给予药物或等容量蒸馏水,灌胃容积0.2ml/10g体重,每日1次,连续给药3d。阳性对照组肌肉注射氢化可的松25mg/kg,注射容积0.1ml/10g。于末次给药后3h,各组均尾部采血计数嗜酸性粒细胞数。比较各组动物嗜酸性粒细胞下降的百分率。

5.1.5.3 统计学处理 所有数据用SPSS12.0统计软件中的单因素方差分析法进行统计。

5.2 结果

摘除肾上腺后3d,小鼠嗜酸性粒细胞数明显升高,与假手术组比较,差异有显著性$p<0.001$,表明模型成功。连续给药3d后,消风Ⅱ号胶囊各剂量组均可使动物嗜酸性粒细胞下降,消风Ⅱ号胶囊低、高剂量组降低百分率分别达31.0%和36.3%,与模型组比较,差异有显著性$p<0.01$;地塞米松组降低百分率达50.5%($p<0.001$),见表1。

表 1　消风Ⅱ号胶囊对去肾上腺小鼠嗜酸性粒细胞的影响　（n=8）

组　别	剂量 (mg/kg)	术后 3d 嗜酸性粒细胞数(10⁹/L)	给药 3d 嗜酸性粒细胞数(10⁹/L)	降低百分率(%)
假手术组	-	0.598 ± 0.174	0.540 ± 0.164	-
模型组	-	$1.904 \pm 0.308^{***}$	1.735 ± 0.302	-
低剂量组	375	$1.922 \pm 0.295^{***}$	$1.198 \pm 0.173^{\triangle\triangle}$	31.0
高剂量组	750	$1.873 \pm 0.306^{***}$	$1.106 \pm 0.147^{\triangle\triangle}$	36.3
氢化可的松	25	$1.859 \pm 0.306^{***}$	$0.859 \pm 0.166^{\triangle\triangle\triangle}$	50.5

与假手术组相比 $^{***}p < 0.001$ ；与模型组相比 $^{\triangle\triangle}p < 0.01$, $^{\triangle\triangle\triangle}p < 0.01$

5.3　结论

消风Ⅱ号胶囊 375mg/kg 和 750mg/kg 均可使动物嗜酸性粒细胞降低，下降百分率分别达 31.0%和 36.3%。与模型组比较，差异有显著性 $p < 0.01$。表明消风Ⅱ号胶囊有一定的皮质激素样作用。

6　消风Ⅱ号胶囊对大鼠佐剂性关节炎肾上腺皮质功能实验研究

消风Ⅱ号胶囊的药效学提示其具有明显抑制佐剂性关节炎(AA)大鼠继发病变的预防和治疗作用，同时该药对急慢性炎症均有一定的抗炎作用，并可提高小鼠痛阈值，镇痛作用持久；该药还可减少醋酸诱导的小鼠扭体次数，延长出现扭体的潜伏时间。表明消风Ⅱ号胶囊具有较好的治疗类风湿关节炎的作用。为探讨其抗炎与肾上腺皮质关系，本实验观察了消风Ⅱ号胶囊对去肾上腺和非去肾上腺 AA 大鼠的继发病变的预防和治疗作用的影响。

6.1　材料与方法

6.1.1　药品

消风Ⅱ号胶囊，内装棕色粉末，100 粒／瓶，每粒为 0.375g，临床应用量为 2.25g/60kg，大鼠给药剂量为成人临床用量的 5 倍、10 倍。由兰州中药厂提供。

6.1.2　动物

Wistar 雄性大鼠，体重 180～200g，由兰州大学实验动物中心提供，合格证号：医动字第 14—006 号；环境设施合格证号：医动字第 14—018 号。实验室环境：温度 20℃～22℃，相对湿度：45%～55%。

6.1.3　试剂及其配制

6.1.3.1　试剂：卡介苗(50mg／支)，(上海生物制品研究所)；地塞米松磷酸钠注射液，(天津药业焦作有限公司)；雷公藤多贰片 (10mg／片)，(黄石飞云制药有限公司)；羊毛脂，Sigma(由兰州轻工化工研究所馈赠)；液体石蜡，(天津市化学试剂第二厂)。

6.1.3.2　Freund's 完全佐剂的制备：取液体石蜡 10g 和羊毛脂 5g 加热至 70℃熔融振摇，高压灭菌。临用前在无菌超作台内，针管吸取熔融液 10ml 加入经 56℃灭活的卡介苗 100mg，将两只 20ml 无菌注射器接通来回推拉，充分混均乳化，直至将其滴在水面上呈半球形不散开为止,即为 Freund's 完全佐剂,备用。

6.1.4 仪器

JA-2003 千分之一电子天平、S-648DIAN 电热恒温水浴箱、SW-CJ-1F 生物净化工作台(苏州净化设备器厂)、0-125mm 游标卡尺。

6.1.5 实验方法

6.1.5.1 AA 大鼠模型及去肾上腺 AA 大鼠模型的建立

取大鼠用 3.3%水合氯醛麻醉后摘除双侧肾上腺,并饮用糖盐水。第 3d 后试验前用游标卡尺测量每只大鼠的左、右后肢踝关节基础周长值,消毒后于每鼠左后肢足趾皮内注射 Freund's 完全佐剂 0.1ml。另取正常大鼠按上述方法注入完全佐剂 0.1ml。

6.1.5.2 消风Ⅱ号胶囊对去肾上腺和非去肾上腺 AA 大鼠继发病变的预防实验

取去肾上腺 AA 大鼠 24 只,随机分成去肾上腺模型对照组、消风Ⅱ号胶囊低剂量组 (188mg/kg 组)、高剂量组(375mg/kg);另取 AA 大鼠 24 只,分组同上。致炎 7d 后每日灌胃给药 1 次,连续灌胃给药 7d,灌胃容积为 1.0ml/100g 体重,模型对照组给予等容积的蒸馏水。每 3d 测量一次大鼠的左、右后肢踝关节周长,计算踝关节肿胀度及肿胀抑制率。同时观察体重变化、前肢、耳和尾部病变发生率和严重度。并按 5 级评分法评分,计算病变发生抑制率。

踝关节肿胀度(cm)= 致炎后踝关节周长 - 致炎前踝关节周长。

踝关节肿胀抑制率(%)=(对照组平均踝关节肿胀度 - 给药组平均踝关节肿胀度)/ 对照组平均踝关节肿胀度×100%。

病变发生抑制率(%)=(对照组病变发生平均分值 - 给药组病变发生平均分值)/ 对照组病变发生平均分值×100%。

6.1.5.3 消风Ⅱ号胶囊对去肾上腺和非去肾上腺 AA 大鼠继发病变的治疗实验

给药剂量和途径同 6.1.5.2,致炎后第 7 天开始用药,连续 21d,并每 3d 测量一次试验组大鼠的左、右后肢踝关节周长,计算踝关节肿胀度及肿胀抑制率。同时观察体重变化、前肢、耳和尾部病变发生率和严重度。并按 5 级评分法评分,计算病变发生抑制率。试验结束时,称大鼠体重。

6.1.5.4 病理组织学检查

试验结束时,每组各取 3 只大鼠的后肢左、右足爪,剥皮后,用 8%甲醛固定。将固定的骨组织放入 5%硝酸水溶液中浸泡 24h,脱水,包埋,切片,HE 染色,并进行组织学检查。

6.1.5.5 统计学方法

所有数据用 SPSS12.0 统计软件中的单因素方差分析法进行统计。

6.2 结果

6.2.1 消风Ⅱ号胶囊对去肾上腺和非去肾上腺 AA 大鼠继发病变的预防作用

结果表明,消风Ⅱ号胶囊低、高剂量组对佐剂注射侧肿胀度抑制率分别为 3.0%和 4.2%,与模型组相比,差异无显著性($p>0.05$);而消风Ⅱ号胶囊高剂量组对另侧后肢因迟发型超敏反应引起的足肿胀有一定的抑制作用,抑制率达 12.5%;同时可减轻大鼠的耳部红斑、前肢和尾部病变的损害,病变发生抑制率为33.5%。但作用效果低于非去肾上腺低剂量组。见表1。

表1 消风Ⅱ号胶囊对 AA 大鼠继发病变的预防作用($\bar{x}\pm S$ n=8)

组别		剂量 (mg/kg)	踝关节肿胀抑制作用		耳、前爪和尾肿胀评 分总和
			肿胀度 cm(抑制率%)		
			佐剂注射侧	非佐剂注射侧	
去 肾 上 腺	模型对照组	－	1.65±0.11	0.16±0.12	2.63±1.06
	消风Ⅱ号胶囊 低剂量组	188	1.60±0.19 (3.0)	0.15±0.06 (6.3)	1.88±0.83 (28.5)
	消风Ⅱ号胶囊 高剂量组	375	1.58±0.21 (4.2)	0.14±0.06 (12.5)	1.75±0.89 (33.5)
非 去 肾 上 腺	模型对照组	－	1.45±0.13	0.23±0.05	2.88±0.99
	消风Ⅱ号胶囊 低剂量组	188	1.26±0.26 (13.1)	0.15±0.06* (37.8)	1.50±1.20** (47.9)
	消风Ⅱ号胶囊 高剂量组	375	1.31±0.15 (9.7)	0.19±0.09 (17.4)	2.00±1.07 (30.6)

与模型组相比 *$p<0.05$ **$p<0.01$

6.2.2 消风Ⅱ号胶囊对去肾上腺和非去肾上腺 AA 大鼠继发病变的治疗作用

结果表明,消风Ⅱ号胶囊对去肾上腺大鼠佐剂性关节炎继发病变有一定的抑制作用,低、高剂量组对佐剂注射侧肿胀度抑制率分别为8.4%和9.6%,与模型组相比,差异无显著性;消风Ⅱ号胶囊高剂量组对去肾上腺大鼠另侧后肢因迟发型超敏反应引起的足肿胀有一定的抑制,抑制率达30.8%($p<0.05$),同时可减轻大鼠的耳部红斑、前肢和尾部病变的损害,病变发生抑制率为44.4%($p<0.05$)。与模型组相比,差异有显著性($p<0.05$);其作用效果低于非去肾上腺低剂量组,见表2。

表2 消风Ⅱ号胶囊对去肾上腺和非去肾上腺 AA 大鼠继发病变的治疗作用($\bar{x}\pm S$ n=8)

组别		剂量 (mg/kg)	踝关节肿胀抑制作用		耳、前爪和尾肿胀评 分总和
			肿胀度 cm(抑制率%)		
			佐剂注射侧	非佐剂注射侧	
去 肾 上 腺	模型对照组	－	1.78±0.37	0.39±0.10	2.25±0.71
	消风Ⅱ号胶囊 低剂量组	188	1.63±0.30 (8.4)	0.28±0.07* (28.2)	1.38±0.52* (38.7)
	消风Ⅱ号胶囊 高剂量组	375	1.61±0.48 (9.6)	0.27±0.11* (30.8)	1.25±0.89* (44.4)
非 去 肾 上 腺	模型对照组	－	1.72±0.16	0.34±0.09	2.50±0.93
	消风Ⅱ号胶囊 低剂量组	188	1.30±0.19*** (24.4)	0.19±0.06** (44.1)	0.88±.83*** (64.8)
	消风Ⅱ号胶囊 高剂量组	375	1.39±0.20** (19.2)	0.30±0.07 (11.8)	1.63±0.92* (34.8)

与模型组相比 *$p<0.05$ **$p<0.01$ ***$p<0.001$

6.2.3 消风Ⅱ号胶囊对去肾上腺 AA 大鼠体重的影响

结果表明:去肾上腺 AA 大鼠体重明显降低,消风Ⅱ号胶囊低、高剂量组大鼠体重与正常对照组相比,差异无显著性意义。见表3。

表3 消风Ⅱ号胶囊对去肾上腺 AA 大鼠脏器指数及体重的影响($\bar{x}\pm S$)

	组　别	剂量(mg/kg)	动物数(只)	体重(g)
去肾上腺	正常对照组	–	8	280.3±17.6
	模型对照组	–	8	243.9±34.7*
	低剂量组	188	8	268.6±28.5
	高剂量组	375	8	265.3±28.8
非去肾上腺	模型对照组		8	275.2±22.8
	低剂量组	188	8	285.8±22.4
	高剂量组	375	8	274.1±23.3

与正常组相比　*$p < 0.05$

6.2.4 消风Ⅱ号胶囊对去肾上腺 AA 大鼠膝关节组织病理学变化的影响

致炎第29d,去肾上腺 AA 大鼠佐剂注射侧膝关节周围软组织严重水肿,出血,变性坏死,大量淋巴细胞浸润,可见浆细胞和嗜酸细胞;滑膜增生、脱落,腔内炎性细胞浸润;非佐剂注射侧膝关节迟发超敏反应严重,膝关节周围软组织水肿,滑膜增生,周围组织毛细血管增生,淋巴细胞增多。消风Ⅱ号胶囊高剂量组去肾上腺 AA 大鼠佐剂注射侧关节周围软组织水肿,炎性细胞浸润,个别动物滑膜局部轻度增生,滑膜周围软组织有炎性细胞浸润(多见中性细胞)。非佐剂注射侧膝关节迟发超敏反应较明显。

6.3 结论

6.3.1 本研究采用去肾上腺及非去肾上腺 AA 大鼠模型,重现了大鼠膝关节肿胀、脏器指数变化,关节病理学显示佐剂注射侧软组织明显水肿,出血,变性坏死,炎性细胞浸润(淋巴细胞、浆细胞和嗜酸细胞);滑膜增生、缺失、腔内炎性细胞浸润等类风湿性关节炎临床症状。

6.3.2 本实验结果消风Ⅱ号胶囊对去肾上腺 AA 大鼠佐剂注射侧肿胀度抑制率分别为9.6%。对另侧后肢因迟发型超敏反应引起的足肿胀有较强的抑制,抑制率达30.8%($p < 0.05$),同时可减轻大鼠的耳部红斑、前肢和尾部病变的损害,病变发生抑制率为44.4%($p < 0.05$)。病理组织学显示大鼠关节水肿,淋巴细胞浸润减少,滑膜增生受到一定抑制,但其作用低于非去肾上腺组。表明消风Ⅱ号胶囊对佐剂性关节炎模型的治疗作用不仅具有一定的皮质激素样作用,同时也可通过调节肾上腺皮质功能而发挥作用。其作用机制有待于进一步实验

研究。

7 消风Ⅱ号胶囊对去肾上腺佐剂性关节炎大鼠病理组织学观察

7.1 实验方法

将大鼠麻醉后,摘除双侧肾上腺后,用Freund's完全佐剂,于大鼠左后肢足趾皮内注射,诱导大鼠佐剂性关节炎模型。实验分消风Ⅱ号胶囊高、低剂量组,模型组,另设正常对照组。造模后第7天开始给药,连续给药21d,停药后24h处死动物,取左右裸关节置8%甲醛溶液中固定。将固定好的标本,放置在5%硝酸溶液中24h脱钙,取适当大小的组织脱水,石蜡包埋,切片,HE染色,光镜检查。

7.2 检查结果

7.2.1 正常组:左、右侧关节软骨表面光滑,滑膜为单层细胞。

7.2.2 模型组:佐剂注射侧膝关节周围软组织严重水肿,出血,变性坏死,大量淋巴细胞浸润,可见浆细胞和嗜酸细胞;滑膜增生、脱落,腔内炎性细胞浸润;非佐剂注射侧膝关节迟发超敏反应严重,膝关节周围软组织水肿,滑膜增生,周围组织毛细血管增生,淋巴细胞增多。

7.2.3 低剂量组 佐剂注射侧膝关节周围软组织明显水肿,炎性细胞浸润,有少数动物滑膜增生,滑膜周围软组织有炎性细胞浸润。非佐剂注射侧膝关节迟发超敏反应病变明显。

7.2.4 高剂量组 佐剂注射侧关节周围软组织水肿,炎性细胞浸润,个别动物滑膜局部轻度增生,滑膜周围软组织有炎性细胞浸润(多见中性细胞)。非佐剂注射侧膝关节迟发超敏反应较明显。

7.3 结论

7.3.1 Freund's完全佐剂诱导大鼠关节炎病变特点明显。

7.3.2 消风Ⅱ号胶囊高剂量组对去肾上腺后Freund's完全佐剂诱导大鼠关节炎有一定的治疗作用。

8 消风Ⅱ号胶囊对AA大鼠炎性组织中PGE2及NO含量的影响

消风Ⅱ号胶囊的药效学提示其具有明显抑制AA大鼠继发病变的预防和治疗作用,同时该药对急慢性炎症均有一定的抗炎作用,并可提高小鼠痛阈值,镇痛作用持久;该药还可减少醋酸诱导的小鼠扭体次数,延长出现扭体的潜伏时间。表明消风Ⅱ号胶囊具有较好的治疗类风湿关节炎的作用。本实验在药效学实验的基础上,探讨了消风Ⅱ号胶囊治疗AA大鼠继发病变的可能机制。

8.1 材料与方法

8.1.1 药品

消风Ⅱ号胶囊,内装棕色粉末,100粒/瓶,每粒为0.375g,临床应用量为2.25g/60kg,大鼠给药剂量为成人临床用量的5倍、10倍。

8.1.2 动物

Wistar雄性大鼠,体重180~200g,清洁级,由甘肃省医学科学研究院实验动物中心提供,小鼠合格证号:医动字第 14—06 号;环境设施合格证号:医动字第 14—018 号。实验室环境:温度 20℃～22℃,相对湿度:45%～55%。

8.1.3　试剂及其配制

8.1.3.1 试剂　卡介苗(50mg/ 支),(上海生物制品研究所);地塞米松磷酸钠注射液,(天津药业焦作有限公司);雷公藤多甙片(10mg/ 片),(黄石飞云制药有限公司);羊毛脂,Sigma(由兰州轻工化工研究所馈赠);液体石蜡,(天津市化学试剂第二厂);磺胺(上海试剂二厂生产);磷酸(北京化工厂);萘乙二胺(北京化学试剂公司生产);甲醇(天津化学试剂六厂三分厂生产);氢氧化钾(北京化工厂生产);亚硝酸钠(北京化学试剂公司生产)。

8.1.3.2　试剂配制

8.1.3.2.1　Freunds 完全佐剂的制备:取液体石蜡 10g 和羊毛脂 5g 加热至 70℃熔融振摇,高压灭菌。临用前在无菌超作台内,针管吸取熔融液 10ml 加入经 56℃灭活的卡介苗100mg,将两只 20ml 无菌注射器接通来回推拉,充分混均乳化,直至将其滴在水面上呈半球形不散开为止,即为 Freunds 完全佐剂,备用。

8.1.3.2.2　Gress 溶液配制:A 液 磺胺 1.0g,加蒸馏水 97.5ml 溶解再加磷酸 2.5ml 混匀。B 液 1%萘乙二胺溶液:称取萘乙二胺 1.0g 加蒸馏水至 100ml 溶解。临用前将 A 液与 B 液1:1 混匀使用。

8.1.3.2.3　0.5mol/LKOH- 甲醇溶液配制:称取氢氧化钾 10.0g,置 500ml 的容量瓶中,加甲醇至 500ml 完全溶解备用。

8.1.3.2.4　亚硝酸钠标准曲线溶液配制:先配制 1mmol/L 亚硝酸钠标准溶液,倍比稀释成 100μmol/L、50μmol/L、25μmol/L、12.5μmol/L、6.25μmol/L。

8.1.4　仪器:日本岛津 UV-240 紫外分析仪、721 型分光光度仪、JA-2003 千分之一电子天平、S-648DIAN 电热恒温水浴箱、SW-CJ-1F 生物净化工作台;TDL-5M 台式大容量冷冻离心机、0～125mm 游标卡尺。

8.1.5　实验方法

8.1.5.1　AA 大鼠模型的建立及实验分组给药方法

将适应环境 7 天的大鼠消毒后于每鼠左后肢足趾皮内注射 Freund's 完全佐剂 0.1ml。将 AA 大鼠随机分成模型对照组、消风Ⅱ号胶囊低剂量组(188mg/kg)、高剂量组(375mg/kg),同时设正常对照组。致炎第 7 天开始灌胃给予药物,灌胃容积为 1.0ml/100g 体重,模型对照组给予等容积的蒸馏水,连续给药 21d。

8.1.5.2　AA 大鼠炎性组织中 PGE2 含量的测定

给药结束后次日处死大鼠,在大鼠后肢踝关节上 5mm 处剪下左、右炎性肿胀足爪、称重、剪碎后放在 5ml 的生理盐水的离心管中浸泡 2h。取出足爪,3000 转 /min 离心 10min,吸取上清液 0.1ml,加 0.5mol/LKOH- 甲醇溶液 2ml,在 50℃的水浴中异构化 20min,取出后置冰水中终止反应,在紫外分光光度仪 278nm 处测其光密度(OD)值,以异构化的 KOH- 甲醇溶液作空白对照,并以每克炎性组织相当的吸收光密度值表示 PGE2 的含量。

8.1.5.3 消风Ⅱ号胶囊对大鼠炎性组织一氧化氮含量的测定

准确取 1.5.2 中的离心上清浸泡液 0.75ml 加 Gress 试剂 0.75ml 混合均匀、振荡,室温放置 10min 后,于 721 分光光度计波长 550nm 处测定其光密度(OD)值。标准曲线测定,用亚硝酸钠标准溶液代替上述上清液,其他步骤同上。并以标准液测定值,求出公式 $y=346.01x+2.9038$,$k2=0.9995$,换算各组大鼠每克炎性组织中 NO 的含量。

8.2 结果

8.2.1 消风Ⅱ号胶囊对大鼠炎性组织 PGE2 含量的影响

结果表明,AA 大鼠模型非佐剂注射侧及佐剂注射侧炎性组织中 PGE2 的生物合成明显高于正常对照组,统计处理($p<0.01$ 及 $p<0.001$)。消风Ⅱ号胶囊低、高剂量组均可抑制大鼠非佐剂注射侧炎性组织中 PGE2 的生物合成,抑制率分别为 41.2% 和 33.6%,与模型对照组相比,差异有显著性($p<0.001$ 和 $p<0.01$);但对佐剂注射侧炎性组织中 PGE2 的生物合成抑制率低,统计学处理无意义,见表 1。

表 1 消风Ⅱ号胶囊对大鼠炎性组织 PGE2 含量的影响($\bar{x}\pm S$)

组别	动物数 (只)	剂量 (g/kg)	佐剂注射侧 PGE2(OD)	抑制率 (%)	非佐剂注射侧 PGE2(OD)	抑制率 (%)
正常对照组	8	−	0.194±0.037	−	0.224±0.015	−
模型对照组	8	−	0.351±0.062▽▽▽	−	0.357±0.105▽▽	−
低剂量组	8	0.188	0.322±0.024	8.3	0.210±0.031***	41.2
高剂量组	8	0.375	0.341±0.059	2.8	0.237±0.065**	33.6

模型对照组与正常对照组比较 ▽▽$p<0.01$ ▽▽▽$p<0.001$

与模型对照组比较 **$p<0.01$ ***$p<0.001$

8.2.2 消风Ⅱ号胶囊对大鼠炎性组织 NO 含量的影响

结果表明,模型对照组佐剂注射侧及非佐剂注射侧炎性组织中 NO 的含量明显升高,与正常对照组比较,差异有显著性($p<0.001$ 及 $p<0.01$);消风Ⅱ号胶囊低、高剂量均可抑制大鼠佐剂注射侧炎性组织中 NO 的含量,抑制率分别为 39.9% 和 29.7%,与模型对照组相比,差异有显著性($p<0.001$);对大鼠非佐剂注射侧炎性组织中 NO 的含量抑制率为 15.0% 和 6.8%,统计学处理无意义,见表 2。

表2　消风Ⅱ号胶囊对大鼠炎性组织NO含量的影响($\bar{x}\pm S$)

组别	动物数（只）	剂量（g/kg）	佐剂注射侧NO(vumol/l)	抑制率（%）	非佐剂注射侧NO(vumol/l)	抑制率（%）
正常对照组	8	–	25.34±4.24	–	25.97±4.73	–
模型对照组	8	–	69.74±8.86▽▽▽	–	33.06±5.49▽▽	–
低剂量组	8	188	41.89±8.03***	39.9	28.11±4.97	15.0
高剂量组	8	375	49.00±7.10***	29.7	30.82±3.44	6.8

模型对照组与正常对照组比较　▽▽$p<0.01$　▽▽▽$p<0.001$

与模型对照组比较　　***$p<0.001$

8.3　结论

8.3.1　前列腺素(PG)作为第三信使是炎症反应的重要介质,炎症的发生发展与局部PG含量有密切关系,PGE1、PGE2等在多种关节炎中均起一定的作用。它们能使局部毛细血管扩张,血管通透性增加,组织充血,血浆渗出,组织水肿,发生炎症。研究认为,在关节炎的发病过程中,PGE2的作用最为强烈。NO作用为生物体内的一种结构的自由基,具有氧化还原特性,它可能与组织的损伤有关, 其损伤作用是与超氧阴离子反应, 形成过氧亚硝酸离子(ONOO⁻),ONOO⁻的毒性很大,它可氧化蛋白质和非蛋白的巯基,膜磷脂,引起细胞损伤,另有研究表明NO与急性炎症、关节炎的组织损伤有关。同时NO是一种非经典的新型递质和信息传递分子,大量实验证据表明NO在外周及中枢不同水平的痛觉调制中起重要作用。

8.3.2　本实验结果表明消风Ⅱ号胶囊对AA大鼠非佐剂注射侧炎性组织PGE2及NO含量有明显抑制作用,抑制率分别可达41.2%($p<0.001$)及39.9%($p<0.001$),表明其抗关节炎作用有可能是通过抑制PGE2和NO的合成或释放而使局部炎性组织中PGE2及NO含量下降而发挥作用。同时消风Ⅱ号胶囊所表现出的镇痛作用,也可能是因NO产生量的减少。

结　语

1　结论

1.1　通过对消风Ⅱ号胶囊对实验性关节炎的治疗作用研究,采用Wistar大鼠Freund's完全佐剂性关节炎(AA)模型进行药效学实验,消风Ⅱ号胶囊对佐剂注射侧肿胀度在第14d和27d抑制率分别为13.1%和24.4%($p<0.01$)。对另侧后肢因迟发型超敏反应引起的足肿胀有较强的抑制,抑制率达47.9%,同时减轻大鼠的耳部红斑、前肢和尾部病变的损害,损害病变发生抑制率为64.8%。对AA大鼠体重及脏器指数有所改善;病理组织学显示佐剂注射侧膝关节周围软组织水肿减轻,淋巴细胞浸润明显减少,滑膜增生受抑制。以上表明其具有较好的治疗类风湿性关节炎的作用。同时也表明其治疗作用与雷公藤多甙片相近,但毒副作用与地塞米松及雷公藤多甙片比较,降低较为明显,值得进一步推广应用。

1.2 通过对消风Ⅱ号胶囊抗炎镇痛作用研究,采用热板镇痛法、醋酸致痛模型,热板镇痛法实验表明消风Ⅱ号胶囊各剂量组给药后均可提高小鼠痛阈值,痛阈提高率可达90.6%($p < 0.01$)。化学刺激镇痛实验表明,消风Ⅱ号胶囊各剂量组均可减少醋酸诱导的小鼠扭体次数,延长出现扭体的潜伏时间,扭体抑制率可达50.4%($p < 0.01$),潜伏时间延长率达65.9%($p < 0.05$),以上表明消风Ⅱ号胶囊具有较好的镇痛作用,镇痛作用持久。

1.3 通过对消风Ⅱ号胶囊活血通络作用研究,采用小鼠棉球肉芽肿模型、醋酸致毛细血管通透性增高模型,实验显示消风Ⅱ号胶囊对冰醋酸所致小鼠腹腔毛细血管通透性增高有明显抑制作用,抑制率达43.6%($p < 0.05$);对小鼠慢性棉球肉芽肿亦有抑制作用,抑制率为35.6%($p < 0.05$),以上表明消风Ⅱ号胶囊对炎性渗出及结缔组织增生等炎症过程有明显的抑制作用。

1.4 通过对肾上腺皮质激素样作用的实验研究,采用去肾上腺小鼠嗜酸性粒细胞增高模型,实验显示消风Ⅱ号胶囊可使动物嗜酸性粒细胞降低,下降百分率分别达36.3%,表明消风Ⅱ号胶囊具有一定的皮质激素样作用。

1.5 通过对消风Ⅱ号胶囊抗炎与肾上腺皮质关系的实验研究,采用去肾上腺与非去肾上腺大鼠Freund's完全佐剂性关节炎(AA)模型,实验结果显示消风Ⅱ号胶囊对去肾上腺大鼠佐剂注射侧肿胀度抑制率为9.6%。对另侧后肢因迟发型超敏反应引起的足肿胀有一定的抑制,抑制率为30.8%($p < 0.05$),同时可在一定程度减轻大鼠的耳部红斑、前肢和尾部病变的损害,损害病变发生抑制率为44.4%($p < 0.05$)。病理组织学显示大鼠关节淋巴细胞浸润有所减少,滑膜增生受到一定程度抑制,其作用效果低于非去肾上腺低剂量组。表明消风Ⅱ号胶囊对佐剂性关节炎模型的治疗作用不仅具有一定的皮质激素样作用,同时也可通过调节肾上腺皮质功能而发挥作用。

1.6 通过对消风Ⅱ号胶囊治疗类风湿性关节炎中对炎性因子PGE2及NO的影响实验研究,采用大鼠Freund's完全佐剂性关节炎(AA)模型,对其炎性肿胀组织中炎性因子PGE2及NO进行测定。实验结果显示消风Ⅱ号胶囊对AA大鼠炎性组织PGE2及NO含量有明显抑制作用,抑制率分别可达41.1%($p < 0.001$)及39.9%($p < 0.001$),表明其治疗类风湿性关节炎,镇痛作用,有可能是通过抑制PGE2和NO的合成或释放,使局部炎性组织中PGE2及NO含量下降而发挥作用。

总之,通过本课题我们可以得出如下结论,消风Ⅱ号胶囊具有较好的治疗(寒湿型)类风湿性关节炎的作用,具有迅速改善关节肿疼、延缓关节变形时间,抗炎镇痛作用持久,具有肾上腺皮质激素样作用,同时可通过调节肾上腺皮质功能而发挥抗炎镇痛作用,毒副作用轻,便于长期服用。

2 经济社会效益分析和对科技进步的意义

消风Ⅱ号胶囊以汉代名医张仲景《金匮要略》桂枝芍药知母汤为基础,融合老中医长期临床经验及现代医学治疗观点科学配伍治疗类风湿性关节炎的复方制剂。临床应用多年,该药疗效确切,副作用小,价格低廉,每年均有十余万元的收入,且逐渐增加,表明该药已得到患者的充分认可,知名度逐年提高。本研究课题的开展对挖掘、整理、研究和开发名老中医经验方,发挥中医药治疗类风湿性关节炎的优越性,提高中医药科技含量,满足人民日益增长的健康需求,必将产生巨大的经济效益与社会效益。

3　推广应用的条件和前景

消风Ⅱ号胶囊已经按现代工艺制成胶囊,也已经在临床应用多年,通过所完成的一系列实验研究,为本胶囊大规模推广奠定了基础,消风Ⅱ号胶囊药效明显,无明显的副作用,价格低廉,易为患者所接受,和中药同类制剂相比较,消风Ⅱ号胶囊组方合理精炼,立意独特,可以预期其广泛推广将为患者带来极大的福音。

4　问题与展望

存在的问题:因经费有限,无法进行Ⅱ型胶原所致关节炎等复合因素制作痹证病证结合的动物模型的建立。今后如有条件可以在以下几方面开展工作:①Ⅱ型胶原所致关节炎痹证的动物模型(更类似于人类的类风湿性关节炎)建立及实验研究。②进一步探讨消风Ⅱ号胶囊与垂体—肾上腺皮质系统关系(肾上腺维生素C含量、尿17-酮类固醇、肾上腺抗坏血酸等的测定)。③同时揭示消风Ⅱ号胶囊低剂量组稍好于高剂量组,原因不详,下一步开展药代动力学,长期毒性实验研究等,有望找到最佳配伍剂量,制备工艺。通过以上研究工作,进一步完善研究资料,将其开发为治疗类风湿性关节炎的疗效确切,质量易控、方便经济的中药新药。

5　对临床工作的指导意义

通过本课题研究,使中医药治疗类风湿性关节炎的优越性得到进一步的体现,为老中医的辨证论治提供了科学依据,因而在临床工作中对类风湿性关节炎认识,能做到有的放矢,使中西医有机结合起来,不断开拓祖国医学遗产,更好为广大患者服务。同时临床上类风湿性关节炎相当普遍且发病率有逐年增加的趋势,而其他结缔组织疾病如皮肌炎、亚败病、系统性红斑狼疮等也趋向于中药治疗,可以相信该药的推出将会在同类产品中脱颖而出,迅速占领市场,同时将不断扩大其应用范围,具有临床推广实用价值。

参考文献

[1]张乃峥.类风湿性关节炎.内科学.北京:人民卫生出版社,1990:800-805

[2]王勇,类风湿性关节炎中基因治疗分类.医学综述.2001,7(2):83

[3]陈丽华.氨甲蝶呤治疗类风湿性关节炎七年随访.风湿病杂志,1997,2(2):17-19

[4]Scott D L Advances in the medical management of rheumatoid arthritis [J].Hosp Med,2002,63(5):294-297

[5]Dreview B E Recombinant human interleukiml receptor type1 in the treatment of patients with active rheumatoid arthritis[J]. Arthritis Rheum, 1996,39(2):257-265

[6]Markham A．Lamb H M．infliximab:a review of its use in the management of rheumatoid arthritis [J].Drugs.2002,59(6):1341-1359

[7]Lorenz H M，Kalden J R．New therapy developments in rheumatoid arthritis[J].Rheumatol,2001,60 (5):326-332

[8]Otani K．Nita 1,macanlay W．et al.Suppression of antigen induced arthritis in rabbits by exvivo gene therapy [J].immunol,1996,156(9):3358-3562

[9]李学增，张明鹤，三土汤治疗活动性类风湿性关节炎的临床与实验研究．中国中医药学报.1992,7 (2):7-10

[10]陈纪藩,赵会芳,沈晓燕等．通痹灵对佐剂性关节炎大鼠滑膜细胞产生 IL-1,TNF-α 及 PGE2 的影响.广州中医药大学学报.1999,16(1):30-33

[11]傅益群,赖天松,施旭光等.白虎追风丸对痹证模型的血液流变学和形态的影响.中国中西医结合风湿病杂志.1998,(3):148

[12]吕爱平,刘振丽等.宣发膜原法对免疫性关节炎(痹证)小鼠免疫功能的影响.中国中西医结合杂志. 1997,17(11):679-681